护理人际沟通
Communication in Nursing

第 8 版

原著 Julia Balzer Riley
主译 隋树杰 徐 宏
主审 罗松娜 吴怀兰

人民卫生出版社

图书在版编目（CIP）数据

护理人际沟通/（美）朱莉娅·鲍尔泽·赖利（Julia Balzer Riley）著；隋树杰，徐宏主译. —北京：人民卫生出版社，2018

ISBN 978-7-117-26385-6

Ⅰ.①护… Ⅱ.①朱…②隋…③徐… Ⅲ.①护理学-人际关系学 Ⅳ.①R471-05

中国版本图书馆 CIP 数据核字（2018）第 073272 号

护理人际沟通

主　　译：隋树杰　徐　宏
出版发行：人民卫生出版社（中继线 010-59780011）
地　　址：北京市朝阳区潘家园南里 19 号
邮　　编：100021
E - mail：pmph @ pmph.com
购书热线：010-59787592　010-59787584　010-65264830
印　　刷：三河市宏达印刷有限公司（胜利）
经　　销：新华书店
开　　本：787×1092　1/16　　印张：22
字　　数：535 千字
版　　次：2018 年 5 月第 1 版　2018 年 5 月第 1 版第 1 次印刷
标准书号：ISBN 978-7-117-26385-6/R·26386
定　　价：98.00 元
打击盗版举报电话：010-59787491　E-mail：WQ @ pmph.com
（凡属印装质量问题请与本社市场营销中心联系退换）

护理人际沟通
Communication in Nursing

第 8 版

原著　**Julia Balzer Riley**

主译　隋树杰　徐　宏

主审　罗松娜　吴怀兰

译者（以姓氏笔画为序）

王　磊　黑龙江中医药大学
甘璐雨　哈尔滨医科大学护理学院
石　华　哈尔滨医科大学护理学院
李虹毓　哈尔滨医科大学护理学院
吴怀兰　哈尔滨医科大学附属第一临床医院
陈　冬　哈尔滨医科大学护理学院
邰春玲　哈尔滨医科大学附属第二临床医院
罗松娜　哈尔滨医科大学护理学院
庞　淼　哈尔滨医科大学护理学院
郭　佳　黑龙江农垦职业学院
常广明　哈尔滨医科大学附属第二临床医院

人民卫生出版社

ELSEVIER
Elsevier(Singapore) Pte Ltd.
3 Killiney Road
#08-01 Winsland House I
Singapore 239519
Tel:(65) 6349-0200
Fax:(65) 6733-1817

Communication in Nursing,8/E
Julia Balzer Riley

ISBN-13:978-0-323-35410-3

This translation of Communication in Nursing,8/E by Julia Balzer Riley was undertaken by People's Medical Publishing House and is published by arrangement with Elsevier (Singapore) Pte Ltd.
Communication in Nursing,8/E by Julia Balzer Riley 由人民卫生出版社进行翻译,并根据人民卫生出版社与爱思唯尔(新加坡)私人有限公司的协议约定出版。

《护理人际沟通》(第8版)(隋树杰　徐宏　主译)
ISBN:978-7-117-26385-6

注　　意

本译本由 Elsevier (Singapore) Pte Ltd. 和人民卫生出版社完成。相关从业及研究人员必须凭借其自身经验和知识对文中描述的信息数据、方法策略、搭配组合、实验操作进行评估和使用。由于医学科学发展迅速,临床诊断和给药剂量尤其需要经过独立验证。在法律允许的最大范围内,爱思唯尔、译文的原文作者、原文编辑及原文内容提供者均不对译文或因产品责任、疏忽或其他操作造成的人身及/或财产伤害及/或损失承担责任,亦不对由于使用文中提到的方法、产品、说明或思想而导致的人身及/或财产伤害及/或损失承担责任。

图字号:01-2017-5547

致　谢

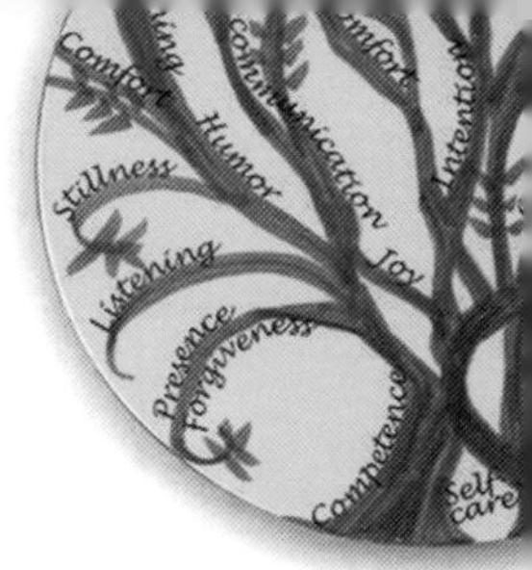

感谢爱思唯尔科技及医学出版公司项目研发专家 Melissa Rawe、内容策划 Jamie Randall，感谢甘于奉献的团队完成这一版的修订。

还要感谢我的先生，感谢你无条件的爱，感谢你带给我生活的安宁，感谢你对我工作和生活的支持。

前　言

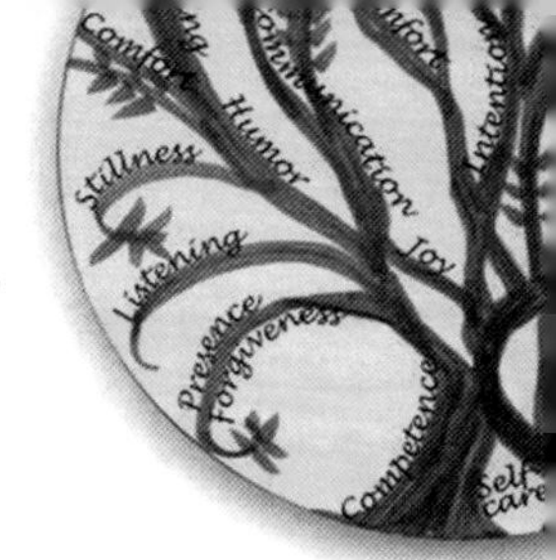

20 多年前，沟通已被认为是影响医疗卫生服务质量和安全的主要因素。事实上，在70%的医疗卫生服务差错事故中，沟通一直被认为是起重要作用的因素（Kohn，2000 年，国家医学院，2003 年）。已有学者在医疗卫生服务的各种情形中探索提高专业性沟通及团队合作的方式，研究结果表明保持优质安全的护理有赖于在观察、评估、资料收集及指导方面清晰、简明、精确的沟通。护士有直接护理的任务和责任，因此比医疗团队中其他成员有更多的时间接触患者。护士有责任通过精准地评估和观察来判断患者及其家庭的需求。护士们必须将这些重要的信息告诉团队里的其他成员，以便做出最好的实施方案。

第 8 版教材继续为培养护士必要的沟通技巧提供策略，使护士完全参与到医疗服务团队中。通过对沟通的关注，有效调整护理方式，让护士对护理计划提出自己的建议。本书旨在帮助需要提高沟通技能的护士学会处理各种复杂情况。每章都包括多种类型的学习实践，部分章节以提升完全纳入护士职业标准的护理质量和安全及胜任力为目标，提供了丰富的实践机会，希望所有护士在国家项目"护士的质量与安全教育（QSEN）"中提高六项职业能力，即：以患者为中心的护理，团队精神与协作能力，循证护理，质量改进，护理安全与信息素质（Cronenwett 等，2007 年）。这些能力要求源于 2003 年国家医学院（IOM）制订的职业能力培养规划，为培养能够达到 21 世纪提高护理质量和安全目标的卫生专业人员提供了路径。国家医学院规定所有卫生专业人员应学会在跨专业团队合作中传递基于最新循证医学指南和质量控制标准的以患者为中心的护理。每一项能力指标在"护士的质量与安全教育（QSEN）"项目（www. qsen. org）中都从知识、技能及态度（KSAs）三个角度进行描述，为促进护理教育与实践的实施提供了具体指导。

"护士的质量与安全教育（QSEN）"项目以将六项能力指标中的知识、技能及态度应用于护理临床学习与实践为目标。2007 年，Cronenwett 等学者也描述了预注册护士应掌握的每一项护理职业能力及其知识、技能与态度（www. qsen. org）。

- **以患者为中心的护理**　接纳并尊重患者及家属作为整个团队的成员，以及将他们视为移情和协作的参与者，并以患者的个人喜好、价值观及需求为指导提供护理服务。在护理计划的制定、疼痛管理的伦理评价、护理计划的沟通及真诚、精准、及时的效果反馈等事项中，了解患者独特的文化背景是非常重要的。
- **团队精神与协作能力**　团队合作采用开放式沟通、相互尊重和共同决策是护理质量和安全的关键。团队成员必须认同每一项训练实践，并充分支持做决定的权力领导者。团队中的透明沟通对于包括患者和家属在内的所有成员十分重要。
- **循证护理**　护理同当前最热门的循证医学一样，需要通过信息学技术完成大数据研究和适应性评估，还要认识到护理标准的不同取决于患者和家属的价值观和信仰。调查或询问是循证实践的基础；护士需要详细地询问患者做了什么，为什么要以这种独特的方式来做，还考虑过哪些其他的方式。事实上，护士们还需要运用批判性的推理、临床思维判断及反思实践来不断提高自身的专业知识与技术。
- **质量改进**　质量改进是监测护理效果的过程。数据应以标准的方法进行收集，如患者跌倒、医院获得性感染及护理管理等方面。这些数据会被用来与其他部门或机构的数据进行比较和测试,以判断绩效上的差别,或者用于需要提升护理质量和安全系数结果的地方。

- **护理安全** 医疗卫生服务同其他行业一样需要遵循安全科学。通过检查系统有效性和个人表现,将系统重点放在减少患者风险和降低医疗服务提供者风险的方法上。每一次不良事件上报都可以让我们对错误产生新的态度,要通过系统的回顾及本源分析,认真从失误中吸取教训。通过追溯不良事件的发生经过,我们从中能够学到,不同的选择会导致不同的结果。例如,患者可能连接有多个端口的管道,很容易发生将它们错误连接到不对应的设备上(例如,将鼻饲管连接到静脉输液袋上),通过收集这类不良事件的相关数据,护士能够学习管理多种管道的方法,避免所有医疗服务提供者类似失误的发生。
- **信息素质** 信息技术可以帮助护士通过多种资源检索信息、使用决策支持工具,管理护理质量控制数据,报告不良事件,整理电子护理文件等达到具备职业能力的目标。护士应进一步参与到所使用信息系统设备的设计过程中,以确保他们能充分掌握信息系统的使用,处理好护理问题,尊重患者的隐私和喜好。信息系统还有安全监控及警示作用,提醒护士患者病情变化,药物和液体的管理,以及其他安全因素。培养这些职业能力可以使护士遵循新的安全准则。安全文化的组织哲学包括照顾者识别和报告不良事件的过程,以此为基础,分析每个阶段护理决策的制订;以提升护理质量为目标,重新设计防止将来出现差错的护理步骤,是与患者及其家属沟通的重要方面。每一种职业能力都能帮助护士提高护理技能,形成能够提升安全系数的沟通基础。

总之,在 21 世纪,在为患者提供所需要的复杂护理服务时,沟通是一项至关重要的技能。加强多学科间的协作,例如:内科医师、药剂师和其他涉及患者护理需要的学科,以提升护士的沟通水平。护士将能够领导并参与情况介绍(规划)、凝聚队伍(解决问题)和任务报告(过程改进)。本书的练习部分能够帮助护士提高护理工作所需的情商,包括自我认识、自我监督及自我管理,以将他们打造成为一名高效的团队成员。沟通在护理工作中体现的效果不同,准确、及时、有效的沟通能够减少患者的痛苦,提高团队合作能力,并能改善护士的工作环境。

Gwen Sherwood

参考文献

Cronenwett L, Sherwood G, Barnsteiner J, et al: Quality and safety education for nurses. *Nurs Outlook* 55(3):122-131, 2007.

Institute of Medicine: *Health professions education: a bridge to quality*, Washington, D.C., 2003, National Academies Press.

Kohn L, Corigan J, Donaldson M (eds.): *To err is human: building a safer health system. Committee on Quality of Health Care in America, Institute of Medicine*. Washington, D.C., 2000, National Academies Press.

介 绍

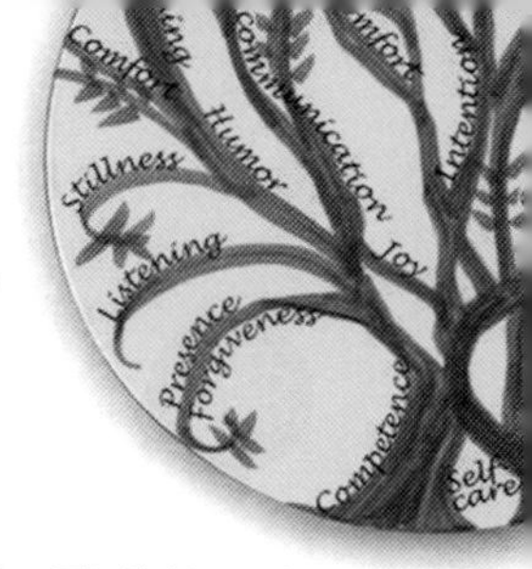

从诞生的奇迹到死亡的神秘，护理就是与患者、家属的一次亲密旅程。良好的沟通技巧在生活中、护理服务中都是至关重要的。护士在工作实践中需要充满自信的沟通，为护理对象提供健康教育，帮助他们改变伴随终身的不良习惯。护士需要与处于压力状态下的患者、家属及同事进行沟通，也要与愤怒、沮丧、痴呆、精神失常、快乐和绝望等各种各样的人相处。护士不仅是患者的代言人，还是具有不同护理理念的跨学科队伍中的一员。护士需要接受专业的继续教育培训，开展护理研究，成为护理开业者。护士扮演着管理者、领导者、个案管理者、感染控制专家、质量控制专家和教育者等不同的角色。护士需将临床技能同他们对卫生保健的理解相融合，掌握获取护理信息的技能，将传播信仰与教区护理结为一体。护士们可以走进职场，关注职业健康；走进学校和社区，改善社区和广大人群的健康。护士创建了能够影响卫生健康保健的新岗位，能够在全球范围内交流并分享健康知识，能够自信地发现和提出问题，得到全世界的关注。作为护士，自信地说出自我需求，坚持自我主张，使自我生活状态能够保持平衡至关重要。如果失去平衡，护理效率在高压环境下便会下降。

除了技术的复杂性、护士工作时间的多重性外，与患者的密切程度也会影响护理质量，这对护患双方都会产生不同的影响。随着沟通技巧的不断改善和自信的逐步树立，护士会逐渐从新手演变为专家。护士能以谦逊的态度对待不同的患者，给予充分的尊重，并且学会相信自己的直觉，这被犹太籍理论家 Martin Buber 称作你-我关系。沟通的神圣之处在于了解每个人的本质，即上帝所赐予的天性。

请关注第 8 版的封面设计，圆形的图案上镶嵌着曼陀罗花。本书的内容为“治愈”的沟通艺术，代表护理就像我们的生命之树在生长。树上的这些词汇，体现了护士作为“治愈环境”中创造者角色的素质与行为。

曼陀罗，在梵文中表示“神圣的轮回”，是一个代表整体的符号。为了祈祷得到痊愈，佛教徒们用沙子来描画曼陀罗，并在完成之后将沙子撒向空中，向信徒们传达命令。瑞士心理学家 Carl Jung 从这一传统中得到启发，发现患者通过创作曼陀罗这种圆形绘画而获得了自我意识和洞察力。他说当我们在圆圈里作画时，就像是在表达我们自己，我们的整个世界（Marshall，2003）。因曼陀罗标志着我们此时此刻的境况，西方治疗师 Kellog（2002）和 Cornell（1994）也将其作为治疗工具。整体护理告诉我们，每个人都是一个独立的整体，然而在人生旅途中的某时某地，生病的经历总让我们更加深刻地体会到生命的不同意义。护士被召集到治愈的过程中，将自己作为康复治疗的工具以支持患者治疗的“旅程”，同情患者的脆弱和痛苦等（Hines 等，2015）。曼陀罗圆圈里的字为表达性写作的例子，是展现护士和患者自我护理的艺术形式。这些文字反映了护理生涯的意义和馈赠。

看着封面你会联想到哪些单词，并考虑自己会在树枝上添加哪些词汇。其他有表现力的艺术形式能够支持你的护理实践（Riley，2012）。记住，我们要带着“我们是谁”的理念来进行护理实践。一位护士可能给昏迷的患者或者给有压力的同事唱一首幽默的歌曲；一位爱好栽培花草的护士可能将鲜花带到医院；一位做美食的护士可能在危机时刻带可口的食物让同事一起享用。想想，你会带什么礼物？

在这版书中，曼陀罗的标志提醒我们，当我们投入到与患者、家属和同事之间的互动时应表达我们的关爱。当你看到曼陀罗标志时，就可以找到"沟通时刻"，这是有经验的护士同你分享他们的故事，帮助你享受神圣的护理职业生涯这一旅程。

参考文献

Cornell J: *Mandala: luminous symbols for healing*, Wheaton, Ill., 1994, Quest Books.

Hines ME, Wardell DW, Engebretson J, et al: Holistic nurses' stories of healing another, *J Holist Nurs* 33(1):27-45, 2015.

Kellog J: *Mandala: path of beauty*, Belleair, Fla, 2002, Association of Teachers of Mandala Assessment.

Marshall MC: Creative learning: the mandala as teaching exercise, *J Nurs Educ* 42(11):517, 2003.

Riley JB: *Art in small spaces: art at the bedside*, Ellenton, Fla, reprinted in 2012, CSP. [This is an expressive arts guidebook for self-discovery and healing. For more information e-mail julia@constantsource.com.]

新增了哪些内容?

这本书重新修订的目的是为了更好地发挥沟通在护理工作中的重要作用。

"主动学习"，每一章的开始部分都有一个专题帮助读者目标明确地、有效地阅读。

我们继续强调坚定而自信的沟通在提升护理质量与安全中的重要性。此外，QSEN的项目练习是对这个观点的重要支持。QSEN 的职业能力在更新的前言部分已经由 Gwen Shewood，PhD，RN，FAAN（"QSEN"项目的合作者）给予解释。

在第三十章，向读者展示了有丰富工作经验的护士们的观点。他们分享了自己工作中涉及沟通的实例，为我们提供了一份生动的馈赠。

增加了更多创造性的表达练习，使你能够选择不同的方法来培养自己的沟通技巧。这些方法包括写读后感、艺术创作、诗歌写作及电影赏析。Carper（1978）指出，护理学将实践知识、个人知识、伦理学知识以及美学知识相互融合。美学是指护理的艺术，是指南丁格尔所定义的无形的品质——思想、灵魂、形象的统一（Nightingale，1852；Stockhausen，2006）。当护士在处理不清楚、不确定的情况时，创造力能够帮助她们有效地应对这种情况。我曾经讲授过《康复中的艺术》这门课程，是 Tampa 大学护理专业的研究生课程之一，其目的是通过艺术来促进健康。学生们最初感到不理解，而到了期末的时候，学生通过艺术鉴赏，改变了原有观点并发掘了内心的情感，逐渐能够理解艺术在康复中的价值。学生们运用有表现力的艺术方式，如诗歌，简单的拼贴画以及曼陀罗图案，帮助患者放松身心。学生们称这些方法帮助他们更加了解患者。学生们整个学习过程通过日记进行自我减压、自我发现。

参考文献

Carper B: Fundamental patterns of knowing in nursing, *Adv Nurs Sci* 1(1):13, 1978.

Nightingale F: *Nightingale notes on nursing*, New York, 1852, Churchill Livingstone. [Reprinted 1980.]

Stockhausen L: Métier artistry: revealing reflection-in-action in everyday practice, *Nurse Educ Today* 26(1):54, 2006.

重点内容是什么?

为更好地了解自己及实践过程，加强沟通技巧方面的努力，建议开始记反思日记。一些章节中的练习能够作为这一过程的开始。随着时间的推移，解决问题的能力会随着经验的累积而增强。学完沟通课程之后，回顾这一过程，将会帮助你检视自己所取得的成绩，并在护理职业生涯中得到新的启示。

有关"幽默"和"精神性"的章节提供了新的视角用以支持整体护理实践。有效的阅读技巧可以增强对内容的记忆。每一章的思考练习用来帮助读者应用所学内容。阅读每一章前，注意本章结尾处的问题、阅读目的以及黑体字的标题。在阅读过程中，思考你如何回答这些问题，这会使你在阅读时集中精力。注意"智慧库"部分以及每章开始的格言、语录，这些可以帮助你提高洞察力并了解所涉及的内容。大量的阅读和多种多样的生活经历会使你的思维开阔，这些附加部分还可以防止“我在哪？”的想法出现。

尊重你工作的神圣本质，每天花时间思考你工作的目的，并为每天的护理工作设立目标。思考可以反映护理工作目的的词汇或短语，让它激励你一整天的工作。

记住：

要花时间进行冥想练习。

确保身体、心理和精神三者的统一。

你不能给予患者你没有的。

对工作要严肃认真，但自己要放轻松。

假设有其他的事情要让你将注意力从面前的人身上移开……此时此刻，你应该意识到自己面前的人最重要。

作者注：你可以选择不同的道路继续护理职业生涯，以达到新的目标，把真实的自我展示给患者。从1968年起，当我在华盛顿特区的圣伊丽莎白医院完成我的精神科护理课程时，我对艺术治疗的价值产生了兴趣。当我在整体护理中为护士提供额外的艺术研习班时，这种愿望越来越强烈。我在患者家里、安养院、护理之家和医院病房里，为患者提供艺术活动。这些富有表现力的艺术提供了一个探索情感的机会，鼓励人们对生命和疾病的经历进行对话和思考。

Julia Balzer Riley, RN, MN, AHN-BC
Registered Expressive Arts
Consultant and Educator
(REACE)

目　录

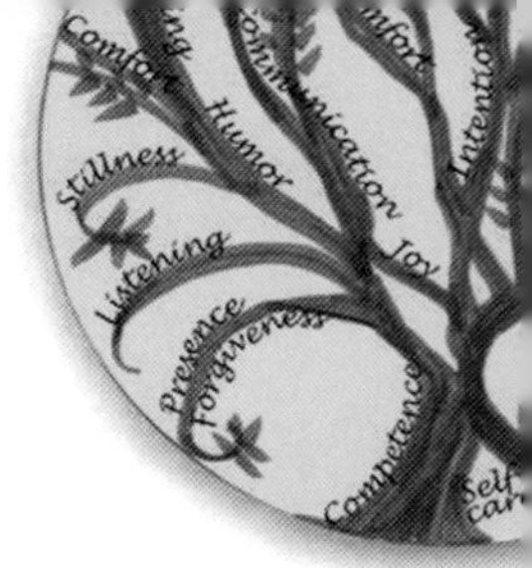
Comfort
Communication
Humor
Intention
Stillness
Listening
Joy
Presence
Forgiveness
Competence

第一部分　整装待发

第二部分 尊重旅途中的伙伴

第三部分 在旅途中发展有价值的实践

第四部分 接受路途中的变革过程

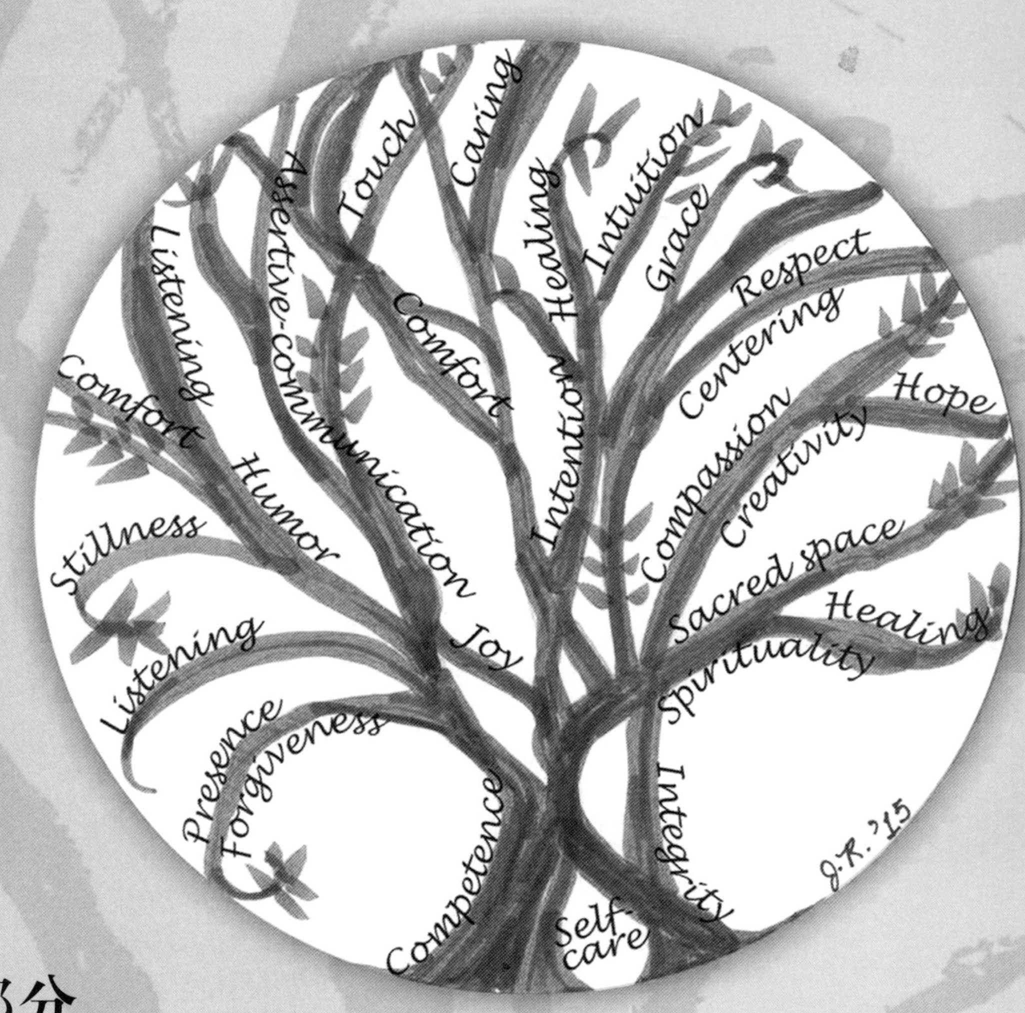
Caring
Touch
Assertive-communication
Listening
Healing
Intuition
Grace
Respect
Comfort
Comfort
Centering
Hope
Intention
Compassion
Creativity
Humor
Stillness
Sacred space
Healing
Joy
Listening
Spirituality
Presence
Forgiveness
Integrity
Competence
Self-care
J.R.'15

第一部分

整装待发

第一章

开启沟通之旅——责任、自信、关爱与护理沟通

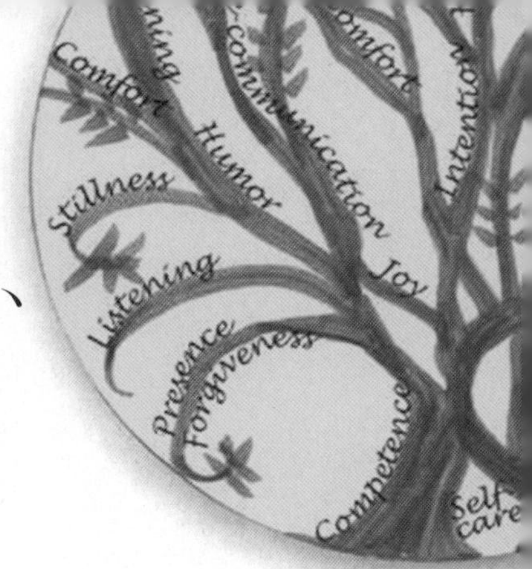

关怀始于当下，即以同情、慈爱、宽容、平和的心态关怀他人。这需要我们充满对人性的爱，承认世间万物生命的存在。感受生活中的阴晴圆缺、沧桑变幻，无论痛苦还是快乐，都积极地参与其中。

Jean Watson（2008）

学习目标

1. 认识护理人际沟通的作用
2. 区别自信型、不自信型和攻击型沟通
3. 明确自信型沟通技巧的三个步骤
4. 明确自信的权利
5. 识别阻碍自信型沟通的非理性观念
6. 解释陈述、表达、目的、结果（DESC），培养自信反应
7. 明确自信的三种形式
8. 判断自信反应的三个重要标准
9. 描述自信护士的行为
10. 列举自信型沟通的优点
11. 描述责任型沟通
12. 描述护理工作中关怀的作用
13. 训练责任型、自信型、关怀型沟通技巧

为什么我们要学习和练习沟通？当阅读第一章内容时，你可以思考这个问题的答案。Wilson（2014）提出，www. nursejournal. org 作为一个关于护士的国际社会团体，推荐 Simon Sinek 从 2010 年 5 月开始进行 TED 演讲，这是护士中的首例。这个演讲的标题是“伟大的领导者如何激励自我行动力”，阐述行动是基于我们的信念，我们会问自己为什么那样做，而后采取行动。我们认为：

- 沟通是一场终身之旅。
- 践行关怀型、自信型、责任型护理沟通，对患者的生活有很大的影响。
- 随着表达技巧的不断提高，你会在职业生涯及个人生活中建立良好的人际关系。
- 在伦理、能力、关怀的实践中尊重彼此的权利，勇于提升自信的沟通技巧。
- 你会从简短的案例链接中得到启发，并且有充足的时间学习如何充分发挥沟通的作用。
- 本章节将会让你的工作旅途变得有意义。

护理专业学生在开始自己的职业之旅时，可以充分利用这本书，护士在实践中也会发现这本书的作用。在快速发展的护理进程中，人们清楚地认识到沟通是成功的重要组成部分，与患者、同事、管理人员以及其他社区员工之间的沟通，已经成为护士角色适应的重点。如果你还没有阅读本书介绍，作为成人学习者，在阅读此书的同时，将它作为一个重要的实践活动，结合自身经历，主动阅读并探索本书的内涵，进而提高自我的专业技能。

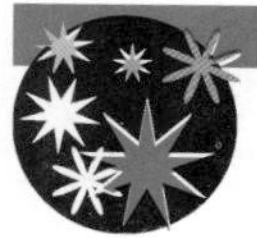

主动学习……

整装出发：责任型、自信型和关怀型护理沟通

我们知道，读者在阅读的时候，积极提问和回答才能提升阅读理解能力。为了提高沟通技能，阅读本章内容时，请认真思考以下问题，写出你的答案。

写出你在本章中所学到的知识。
这些知识如何影响你的护理实践？
你将如何运用这些新知识或技能？

想一想……

接下来需要理解四个重要的概念：沟通、自信、责任和关怀，这些概念是本书的框架，具有重要意义。

> 沟通是护理的核心，用你不断增长的知识和能力，把同情、关爱用于护理实践。
>
> **JoEllen Goertz Koerner，2010**
>
> 智慧库

人际沟通的意义

沟通是双向过程，在这一过程中，信息在两个或更多的人之间发送或接收。本书旨在关注护士与患者及同事间的沟通。沟通既能促进医疗机构内医患间关系的发展，也可阻碍其发展（Stuart，2012）。

一般来说，面对面的沟通分为两部分：信息发送者思想、情感的语言表达和非语言表达。语言表达指通过语句、声调和语速传达认知和情感信息。非语言表达指通过眼神、面部表情和肢体语言传达信息。利用电话或电子通讯设备进行沟通会失去非语言沟通的效果。非语言在有效沟通中可以单独使用，例如：一个怀疑的眼神，一个温暖的微笑等。

信息发出者决定将什么样的信息传递给接收者，并将他们的想法和感觉编码成语言和手势。信息发出者可通过声音、眼神、触摸，偶尔也通过嗅觉和味觉同信息接收者交流。

信息接收者必须理解这些语言和非语言的传递媒介，了解信息发出者的想法和感觉。在理解发出者的语言形式和内容、面部表情、肢体变化后，信息接收者再通过语言或非语言表达解码及反馈信息。

两个人（如患者与护士）交流时，双方同时互为信息的发出者和接收者。发出者说话的同时，接收来自倾听者的信息，倾听者不仅接收说话者的信息，同时发出信息。图 1-1 解释了沟通过程的双向性。

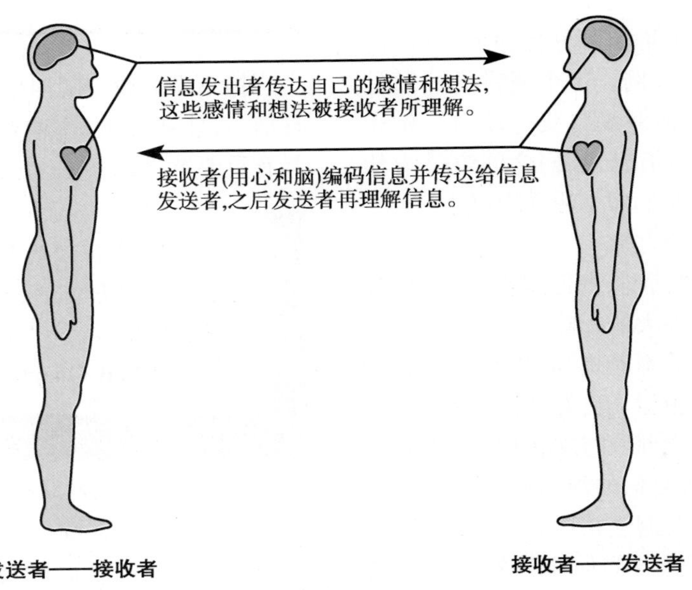
信息发出者传达自己的感情和想法，
这些感情和想法被接收者所理解。
接收者(用心和脑)编码信息并传达给信息
发送者,之后发送者再理解信息。
发送者——接收者
接收者——发送者

图 1-1 人际沟通的双向性

在人际沟通过程中，人们时刻通过语言和非语言进行着思想和情感的发送和接收。因此，人际沟通是个复杂的过程，许多因素影响信息的发送和接收。思考一下哪些因素影响人们交流信息，在下列各项中补充自己的观点。

- 环境因素：礼节，情绪，个人隐私，亲近程度，自由，约束，人与人之间的身体距离，氛围，心情，建筑，家具摆放。
- 领域和个人空间：拥挤程度，座次，角色，地位，职位，身体特征（尺寸，身高）。
- 外貌和衣着：身形，人种，气味，发型，性别，肢体动作，饰物，姿势，年龄。
- 非语言暗示：面部表情，眼神，声音暗示。
- 内省因素：发展阶段，语言能力，感知差异，决策差异，价值观差异，自我概念。
- 对"我"和"你"的应用：比如，用"我不同意你的观点"代替"你错了。"以上因素都有可能促进或阻碍沟通效果，对人际沟通过程的影响因素可参见图 1-2。

沟通的重要功能是双方信息的传递。沟通的真正目的是创造意义，信息发出者希望向接收者传达意思，反之亦然。鉴于此，信息发出者选择符合自己信息表达的语言和手势，确保信息传达清晰易懂。

沟通的目的不仅是让他人明白信息，而是影响他人并使其发生改变。发出者试图说服接收者对自己的观点做出反应，与患者或同事之间沟通要围绕以下几点：

- 理解
- 行动
- 信息
- 舒适

信息的发出可能是直接的，也可能是间接的。例如：

某患者主诉术后刀口疼痛，他在生理上需要减轻痛苦。他问："我上一次使用止痛药是什么时候？"（他很畏惧疼痛，握着自己的手腕）。他的直接目的是询问上一次使用止痛药的时间，间接目的是什么时间能再次

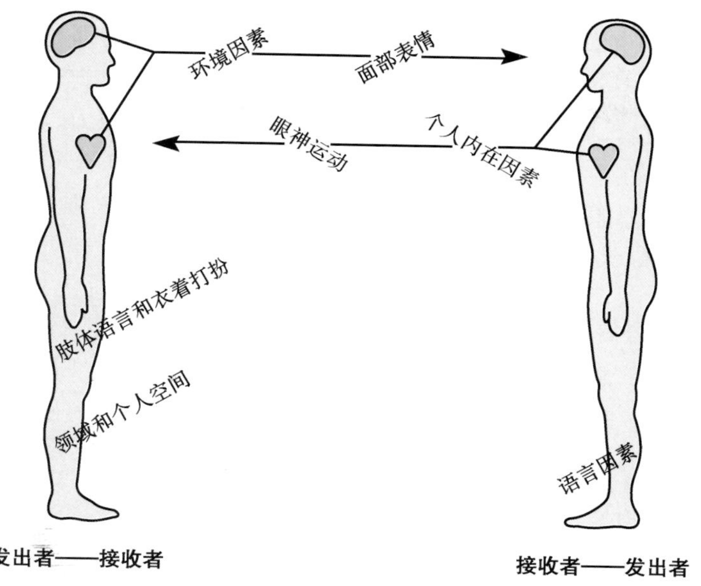

图 1-2 人际沟通的影响因素

使用止痛药。为了舒适，他期待一种行动（你给他止痛药）。

在交接班时，一位助理护士说："我头痛得厉害。因为女儿生病，昨晚我只睡了三个小时，你有阿司匹林吗?"她在生理上需要休息和缓解疼痛，她的直接要求是理解（对她的疼痛表示同情）和行动（给她阿司匹林）。可能间接地希望你安慰她，告诉她那不是她的最佳状态。

新聘用的护士需要融入和适应集体。当他要求你带他参观科室时，他的直接要求是希望你做出行动，领他熟悉环境，告诉他这里的工作程序和相关政策。他的间接要求是想让你知道在这里他感到孤单和没有安全感，他可能同时还希望以此受到欢迎。

在人际关系中，护士既是信息的发出者又是接收者。本书的目的是提高信息发出者的清晰表达能力和信息接收者的理解能力，你将学习如何传达令人信服的信息和准确理解患者及同事传递的信息。你将自信地解读直接信息和间接信息，自信地做出回应并敢于承担责任（方框 1-1）。

方框 1-1 护理人际沟通的重要作用

- 沟通是建立治疗关系的媒介。
- 沟通是影响他人行为的方法，对有效的护理干预起着重要作用。
- 沟通的本质是人际关系，没有沟通，就没有护患间的治疗关系。

摘自：Stuart GW, laraia M: Principles and practice of psycbiatric nursing, ed 8, St Louis, 2005, Elsevier Mosby.

自信型沟通的意义

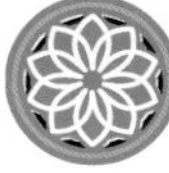

案例链接……

一个护生的反馈

一个女患者躺在病床上，与别人谈话时她总是保持较远距离，没亲属来探望她，没有人能了解她。直到我建议她去洗个澡，她开始活跃起来，开始说话，一个故事接一个故事地讲。在一天早上洗漱后，她对我说了声谢谢，她是一个与众不同的人。当我转身离开时，她抓住我的手，看着我的眼睛说："你让

我再次复活了。”我笑着说这是该做的，这时我才意识到这些小事情的重要意义，这是我在护理学校第二学期的一次真实经历。●

自信是与患者、家属、护士和同事建立成功人际关系的关键，是在不受约束、不耽误他人时间的情况下，表达思想、想法和情感的能力；自信者目标清晰，言谈举止彬彬有礼。

一个自信的护士能够表现得积极，让人舒适。自信的行为即积极的行为，同优柔寡断的消极行为和攻击行为形成对比，前者忽视自己的需求和权力，后者忽视别人的需求和权力。自信的护士积极、有爱心、不偏见、简单、爽快，不给人强势或咄咄逼人的印象（表1-1）。

表1-1 自信型和非自信型沟通方式

特征	自信型	非自信型	攻击型
对自己和他人的态度	我很好 你很好	我不好 你不好	我很好 你不好
做决策	自己做决定	让对方做决定	选择其他人做决定
出现问题时的行为	直接参与正面冲突	逃避，让步	偏激性攻击
语言行为	客观、真实、明确地表达	言行不一、含糊不清	谴责、高傲
非语言行为	自信，传递恰当的信息	用行动代替语言（不表达自己的感受）；语言和行为运用不恰当	优越感、草率、讽刺
声音	坚定、热情、自信	无力、模糊、犹豫	颤抖、刺耳、吵闹、冷漠、苛求、独裁
眼神	热情、真诚	游移、沮丧、悲观、恳求	冷酷，狭隘，凝视
姿势	放松	谦恭，依赖	双手放在臀部；双脚分开
手	在恰当时间运用手势	坐立不安，手心湿冷	双拳敲打或紧握
相处方式	不贬低别人而抬高自己	贬低自己	通过贬低别人而抬高自己
他人反应	互相尊重	不尊重，内疚，生气，沮丧	伤害，自卫，羞辱
方式结果	我赢，你赢；“双赢”或“没有失败”	我失败，你失败；成功只凭运气或他人的施舍	我赢，你输；不惜一切代价打败他人

修改于 Piaget G：Characterological lifechart of three fellows we all know. In Phekos S，Austin N：The assertive woman，San Luis Obispo，Calif，1975，Impact Pulishers；and Gerrard B，Boniface W，Love B：Interpersonal skills for health professionals，Reston，Va，1980，Reston Publishing.

自信交流是需要终身练习的学习技能，要勇于接受自己也会犯错误的事实，要有足够的耐心。被动的人尝试新行为时，可能看起来很突然、生硬、害羞、脆弱，这种状态不应长久地持续。学习新技术时，必须要坚决果断，否则会被认为优柔寡断。当开始实践时，选择一个能够支持并接纳你的环境，对提高自信有很大益处。建议把有关自信的书同室友、配偶和朋友分享，共同练习，从小事做起，如到商店退货或说一句赞美的话。

自信是一个选择性问题。自信很重要，它可以让你畅所欲言，但表达想法不分场合就显得不那么明智。任何场合遇到的任何人，都要由你自己决定采用何种沟通方式，选择的语言和表达方式可以是自信的、不自信的或攻击性的。事实上,你不会总是在沟通中维护权利或充分地表达自己。当人处于焦虑或恐慌时,很难做出合理的反应。当害怕上级的报复或失去工作时,必须选择恰当的问题、时间、地点、人物,展开恰当的自信行为。本章的目标是培养沟通技巧,帮助你做出最有利于护患利益的选择。记住,自信可以帮助你快速地发送或接收可能被忽视而造成严重后果行为的反馈(Grover,2005)。这种"积极地阻挡"可以力挽狂澜,转危为安(Gaddis,2008)。

如何开始

阅读并思考自信型沟通内容的同时,分析生活中做出自信反应的事情。面对发生的事情,是如何反应和应对的?行动与不行动的结果对比是怎样的?应用以下的三个步骤:

1. 回顾方框1-2中自信的权利目录,看看因为自己没有坚持,放弃了哪些权利?

方框1-2 自信权利

1. 有被尊敬对待的权利
2. 有拥有合理工作量的权利
3. 有要求合理工资的权利
4. 有决定优先的权利
5. 有为自己提出要求的权利
6. 有拒绝的权利而不存在任何借口或内疚感
7. 有犯错误并对其承担责任的权利
8. 有作为专业人员接收或发出信息的权利
9. 有给予患者最大利益的权利
10. 有作为人的权利

摘自:Chenevert M:Mosby's tour guide to nursing school:a student's road survival kit,ed 6,St. Louis,2011,Mosby.

2. 回顾方框1-3影响你获取自己最大利益的不合理观念。

方框1-3 非理性观念

非理性观念产生于对自信的焦虑和消极结果的过度关注。相反,理性观念则关注事物的积极结果。

非理性观念

- 如果我自信,别人会不安,受到伤害或生气。
- 如果有人和我生气,我会不知所措。
- 自信的人冷酷、自私。
- 对我来说,拒绝合理要求是错误的。

理性观念

- 他不会受到伤害或生气,他更喜欢坦诚和诚实,这个人感觉很亲近,能帮助我解决一些问题。
- 面对怒气我不会失去自控力。生气不是我的责任,是一种选择。
- 自信的反应诚实可靠,显示对他人观点的尊重,自信可建立良好的人际关系。
- 拒绝合理要求对我来说可以接受。首先考虑自己的需求,因为自己不可能一直满足他人的需求。

摘自:Ellis A:Overcoming destructive beliefs,feelings,and behaviors:new directions for rational emotive theray,Amherst,NY,2001,Prometheus Books.

3. 查阅方框1-4 DESC的描述,阐述如何自信地做出反应。

方框1-4 自信反应的剖析

自信反应的组成结构称为DESC,这是个很实用的工具,但不是任何情况都必须包含所有步骤。

D 陈述情况
E 表达的想法和情感
S 详细描述的要求
C 结果

摘自:Bower S A,Bower GH:Asserting yourself,Reading,Mass,1991,Addison-Wesley.

为了建立自信技巧，你需要进一步学习和应用。培养自己的耐心并牢记，获得自信是终身事业（方框 1-5）。

方框 1-5 自信类型

1. 基本类型——简单表达一个想法、信念和观点，维护自己的权利和别人的权利。例如"我想……""我不想你……""你能……吗？""我想当你……""我有一个不同的想法，我想……""我有各种不同的反应，基于这些原因我同意这些看法，但我可能因此受到影响。"
   - 需要时间考虑："明天给你答案，请给我时间考虑。"
   - 应对打扰："请谅解，请让我好好想想。"
   - 退货："我不满意这件商品，请给我退货。"
   - 说不："我不能借钱给你了。"
2. 移情——借助情景表达感情
   - "我知道这个科室缺少员工，但我已经履行了我的职责，不能再承担两个班的工作。"
   - "我知道你不能告诉我计算机技术人员到达的具体时间，但这要花费我一整天的时间，我很想知道是上午还是下午来。"
3. 逐步上升——当那些简单的自信不能帮你完全达到你的目标而且还妨碍你的时候，你要表现得更强势一点。
   - "我告诉你作为护士我不能和你有任何关系，我要求你绝不能问我私人问题。"
   - "我告诉过你，没经过我的同意不要用我的电脑。你没有正确关闭电脑，已经损坏了一些文件，以后请不要再用了。"

摘自 Bower SA，Bower GH：Asserting yourself，Reading，Mass，1991，Addio-wesley.

摘自 Lange JA，Jakubowski P：Responsible assertive behavior；Champaign，Ill，1978，Research Press.

当决定做出自信反应时，考虑三个重要的成功准则：

- 时间安排
- 实质内容
- 接纳能力

这个人能倾听你的忧虑吗？现在是否特别忙？叫一个人的名字能否引起他的注意？你的措辞是否尊重自己和对方？这个人现在接受了还是需要一个冷静期？注意，有时自信的反应是保持沉默，倾听更多的信息。（方框 1-6 至方框 1-8）。

方框 1-6 何为自信型沟通？

- 熟悉各种表达想法和感觉的沟通策略，它能同时保护你和他人的权利。
- 愿意诚实、直接地沟通。
- 感到舒适，能控制焦虑、紧张、害羞和恐惧。
- 有信心做到既尊重自己又尊重他人。
- 尊重自己和他人共同拥有的权利。

方框 1-7 自信的护士

- 表现自信、镇定
- 保持眼神交流
- 语言清晰、简洁
- 讲话坚定、明确
- 说话真诚、避免讽刺
- 使用非训斥性语言
- 主动介绍环境
- 同时运用语言和非语言方式传达信息

方框 1-8 自信行为的优点

- 目的清楚会加大实现目标的可能性
- 清楚、坦率、诚实地交流，获得尊重
- 坚持自己的权利，体现自尊
- 当他人的权利受到侵犯时可免遭其反击
- 更加独立
- 成为决策者
- 感到更平和、舒畅

请记住：自信行为不能保证帮助你获得想要的一切，但可以增加其可能性。如果你因家庭聚会想同另一位护士换班，可以自信地询问。下列哪一项表达是自信的？

A. “Jim，我想知道你是否介意……这可能有些过分，但是……嗯，假如你能和我换一下这周六的班，我就可以去参加家庭聚会了。”

B. “Jim，你没考虑过我的社交活动吗？我已经和你换过多少次班了？周末我一定要跟你换班，这样我也可以感受生活了。”

C. “Jim，这周六我们家有个特别的聚会，我真的很想参加。如果这周六你能和我换班，我将非常感谢你。我会报答你的。”

你选择C吗？如果是，说明你已经理解了，这样的表达尊重了自己提出要求的权利，同时也尊重了他人拒绝的权利。语言清楚，不混乱，并表现出尊重。参见方框1-4。

陈述：“我家里有个聚会”

表达：“我很想参加”

目的：“同我换班”

结果：“我很乐意报答你”

需要注意，A反应犹豫、惭愧、不直接，用词否认了请求的权利。B的语气是责备的，甚至有些抱怨。

不自信的沟通是一种失败的沟通方式，致使我们无法维护自身和他人的合法权益。表现不自信是由于内心认为自己在某些方面不及别人。如果我们消极、不敢大声说出自己的观点，别人会因为缺乏兴趣和不理解而打断我们（Sully和Dallas，2005）。有时不自信使人暂时脱离困境，我们会因不好意思拒绝而答应别人的请求。在不能清楚表达自己的需要时，请想想这句话：“短期获得，长期痛苦”。不自信意味着失败，因为没有恰当地表达自己的需要，而未受到他人的尊重，这样有损我们的自尊。我们感觉自己像个受气包，自己的需要不但没有被满足，还“主动邀请”他人利用我们。

攻击行为指使用强制、对抗性的方式得到想要的东西，甚至牺牲他人的利益。当表现出攻击行为时，超出了他人的应对范畴，尽管攻击者一时得意，但很快就会意识到当初的决定让自己陷入尴尬境地，甚至伤害了别人。攻击行为经常引起愤怒和悔恨，导致报复行为。当采用攻击行为时，相互尊重会丧失。表1-1是自信、不自信和攻击型沟通的区别。

自信时自我感觉良好。然而，在人际交往中，要求护士优先考虑和理解他人，在满足个人需求和关怀他人之间找到平衡点不是一朝一夕的事。攻击型护士很容易意识到此种行为会导致和他人疏远，而当你明白什么时候该说话、什么时候该保持沉默时，事情将会变得简单。在感到无助时，你可以选择热心地为他人做一些事，自愿承受给自己带来的麻烦。交流之后的感觉可以检验自己是否自信，如果感觉很好，说明你是自信的。请记住，当大部分时间表现消极被动，你会因为优先考虑自己感到内疚。但如果不优先考虑自己，内心积聚的愤恨将损害你的人际关系。

自信型沟通技巧使互动更加公平，所有参与者都有权力表达自己的思想、感情和观念。当苛刻的患者让你生气时，你可以这样想：患者是希望得到优质服务的消费者，不是被动的护理接受者（方框1-9）。自信型沟通

方框1-9　自信者

- 敏捷
- 有学问和教养
- 明确自我需要
- 想知晓并参与问题解决过程
- 不想依赖“专家”

摘自Herzlinger R：Market driven health care：who wins，who loses in the transformation of America's largest service industry，Reading，Mass，1997，Addison-Wesley.

让双方都受益，帮你树立自信，认识到满足自己需要的同时，仍可公平地对待他人，形成一种相互尊重的态度。把自己的思想和情感清楚、直接地告知他人，比消极的表达更容易接受，自信可建立人与人之间的信任。Adubato 报道，近 90% 的护理纠纷与沟通有关，并说明自信是有效沟通的一个重要策略。当护士勇于承认犯错并改正，表达歉意，并努力寻找如何避免犯错的方法时，信任就建立起来了。

责任型沟通的意义

负责任就是“可以被信任去做正确的、符合预期和要求的事情”（Merriam Webster Online Dictionary，2014）。对于护士来说，有责任心可以被视为对职业行为结果负责。

有时责任型沟通只是一句简单的关怀，“止痛药物会使你感到更舒服些”；有时责任型沟通是一种倾听艺术，如果不知道该说什么就安静地和患者坐在一起。

责任型沟通是在特定情况下以事实为依据解决问题的方式，是一种逻辑沟通，应根据护理知识和实际情况而定。护理程序是体现护士对患者负责的系统化方法，包含五个阶段：评估、诊断、计划、实施和评价（American Nursing Association，2014）。

评估——收集关于患者、家属和社区的信息，明确患者的需要、问题、关注和反应。

诊断——评判地分析收集的数据，得出结论，明确护理诊断，为其他阶段提供依据。

计划——设计已确定护理问题的优先顺序，包括患者和家属在内，安排护理干预计划，以获得预期结果。沟通策略，包括护理计划的内容，实施的时间，方法和地点。

实施——实施护理计划中的干预措施，同时关注患者和同事做出的反应，本书提倡自信、负责任的反应。

评价——对照预期结果，持续地评估患者的康复进展。在这个阶段，应该检验你的反应是否自信、负责任，目标（预期结果）是否达成。

解决问题的过程是检验护患（或护士与同事）沟通效果的途径，是每天工作的一部分。接收信息时，通过决定是否接受发送者的要求，然后发出自信、负责任的信息。人们每天不断地发出和接收信息，发送时，要观察接收者对你说的话和手势的反应（方框 1-10）。在复杂、严峻的医疗环境中，运用沟通技巧能保证在医疗团队中充分发挥安全护理的作用（Swinny，2010）。

方框 1-10 责任型沟通护士

- 致力于护理过程和问题解决的过程
- 考虑患者以及患者家属的情况
- 从患者角度考虑
- 领会细心照顾患者的神圣角色
- 保持质疑的科学态度，把每个人看作独立的个体来对待
- 了解患者的另一个途径是相信直觉

沉默也是一种祈祷。

Apache Proverb

智慧库

关怀的意义

关怀是护理专业的基础。即使具备自信、负责任的沟通技巧，但缺少关怀，就不能称之为完美的护理，研究关怀的意义很重要。

关怀不是一个抽象的概念，护士把关怀视为护理的本质（Colby，2012）。关怀是护士沟通中展示爱心的具体方式，无微不至的关怀体现我们对每一个不同的、有尊严的个体

所赋予的博爱和尊重。关怀是生命的基本要素之一，是护患关系的重要特征。北卡罗纳大学医院的护士们实施了 Carolina 护理模式，并融入 Swanson 关怀理论，将护理过程与患者的幸福联系起来（Tonges 和 Ray，2011）。思考 Swanson 五个关怀的过程（Swanson，1993）：

1. 信念—坚信他人的转变能力和拥有有意义人生的能力。

2. 理解—努力理解他人生命的意义。

3. 呈现—向他人表达情感。

4. 行为—自己能帮助他人。

5. 能力—帮助他人提高照顾自己和家人的能力（Tonges 和 Ray，2011）

该关怀模型是基于人们对自我生活情绪管理的信念，结合护理同情（理解和陪伴）和能力（行动和实现），来促进患者的康复与幸福（Tonges 和 Ray，2011）。

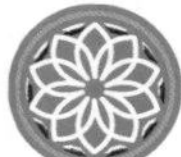

案例链接……
敢于护理

一名护士负责照顾一个因为脑瘤而丧失交流能力的患者。这名患者由于疼痛躺在床上辗转反侧，无法入睡，就算是止痛药也无法缓解他的痛苦。护士陪患者坐在床上，轻轻安抚他，就像对待自己儿子一样为他哼唱摇篮曲。不久，患者逐渐放松下来，安静地依偎在护士的臂弯里慢慢地睡着了。当天夜里，患者在睡梦中离世了。这名护士说在此之前她从未如此相信直觉和灵感的力量。“我猜那天一定是上帝在指引着我行动，他给了我勇气让我在正确的时间和地点用不同于以往的护理方式去照顾这位患者。”（Riley 1999）●

来自全球志愿者组织的护士们正在为提供优质的医疗服务和改善人们的生活质量展示她们的关怀。一位护士说“既然我们生活在如此困难时期，我们能做到的就是使每个人生活安宁”（Justin，2002）。

关怀是指引护士贯穿护理过程的道德理想，有智慧的关怀是沟通的最高形式（Watson，1995）。即使不能成为职业关怀人员，护士也要掌握大量的科学事实和理论，成为技术专家。虽然护士可以做到学术上准确无误，但很难避免道德缺失。尽管技术水平令人满意，但仍无法像与患者、家属和同事紧密沟通时获得的满足那样经久难忘。对患者的关注不能局限于病情（Hunter，2006），护理沟通是整体的，要把患者看成完整的普通人给予尊重，而不仅仅是对身体需求做护理干预。有时患者家属也需要作为整体中的一员被关怀，用整体需求替代个体需求（Guilianeli 等，2005）。如何保证你的沟通体现了关怀呢？作为护士，应有意识地使患者产生被关怀的感觉，并以行动体现出来，但要注意，不是所有的关怀都能被患者接受。有的护士认为把电子推车推到床边，认真给患者配药，就完成了关怀，看一下将治疗车置于患者面前的这个案例。关怀要视情况而定，关怀是坚持不懈地提高知识和技能去辨别关怀需要和护理的行为，它有利于保护和提高人的尊严。

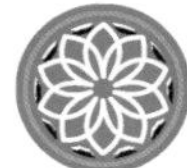

案例链接……
先见护士后见仪器

Anne 是一名注册护士，在一所老年医院的小科室里上班，科室里没有移动性的护士站。Anne 小心地推着车，确保它不会撞到病床。Rauer 先生，是一位从来没有住过院的老人，当 Anne 用扫描仪扫他的腕带时，他似乎被车上的电脑屏幕和扫描仪吓到了。“我感觉自己像是杂货店的一块肉。”Anne 才意识到她将机器视为主体，而不是自己。她退出了房间，重新拉起她后面的车。“让我们重新开始！我的名字是 Anne，今天我是您的责任护士。”当 Anne 说“先见护士后见仪器”的时候，患者们都笑的很开心。她注视着患者，采用人性化的关怀，向他解释道车上的仪器可以帮助自己为其提供安全的护理，并询问是否需要其他帮助（Winstanley，2014 和 Mikesell，2013）。●

> 知识是善良的源泉。
> **Plains Indian proverb**
>
> 智慧库

理解了关怀的内涵后，须了解患者认为对康复起重要作用的行为，证明实施的关怀行为发挥了作用，并逐步进行完善。这些步骤是责任护理的重要组成部分。在患者发脾气时，我们更易于恼怒，而不愿冷静地分析其原因；我们更易于劝告受虐待的妻子离开丈夫，而不愿倾听她的痛苦；我们更易于规劝一个使用安全套，而不愿倾听她的那些故事：母亲吸毒，没有父亲，以及那位声称如果她怀孕就和她结婚的 22 岁男友（Carpenito，2000）。一个研究患者关怀体验的项目组认为，关怀就是让患者能够吐露心声，表达痛苦和不适；让护士倾听他们的意愿，并表现出为他们着想。护士为手术后需禁食禁水的患者供应午饭，患者就会感到被忽视，觉得自己不重要，是个累赘（Karlsson 等，2004）。当你感觉到有压力或焦虑时，停下来，深呼吸，问自己怎样才能让他人理解你的非语言行为。想象有些事就像微笑一样简单，包括赞同、鼓励和接受（Hader，2006）。

给予同事的关怀与给予患者的同样重要。如果同事间互相给予关怀，快乐的感觉很可能传递给患者。反之，同事间的关心很少，护士们没有满足感，也不可能向患者传递关怀。关怀包括自信和责任感，如果因为不自信而受制于他人，或因为自大而侵犯了别人的权利，你将做不到关怀他人。如果认真关心自己，建立起自信，才能知道怎样关怀他人。Watson（2007）提出，"在尊重、爱护、关怀别人，维护其尊严之前，我们需要先爱护、尊重、关怀自己，维护自己的尊严。"

怎样学会自信和负责任地沟通

本书认为，有效地提供关怀的护理沟通能力不是天生的，是后天培养的。你可以学会胜任的、关怀的、自信的沟通方式，以有益的措施来改善无效的沟通习惯。不断提高沟通技巧，就会加强在各种情景下自信沟通的能力。当你缺乏信心时请记住，自信更多的来自对自己和护理的重视，以及相信自己有更多成功的机会（Sudha，2005）。

教育心理学家建议，学习包括三个领域（Woodruff，1961；Meichenbaum，1977；McCroskey，1984）。本书关注有关沟通学习过程的认知领域（理解和含义）、情感领域（感觉、价值、态度）和心理活动能力领域（体能）。

依照本书的指导原则，你将学会基本沟通技巧（认知领域）；把积极沟通的价值和影响变成你的信条，将为你建立自信（情感领域）；把技能落实到行动上，去迎接挑战（精神领域）。

认知领域：基本沟通能力

沟通能力是在任何情况下都能恰到好处地进行沟通的能力，沟通能力由人际关系中恰当或不当的行为来评定。

情感领域：把积极沟通的价值和影响当成信仰

把积极沟通的价值和影响当成信仰，促使护士寻找反馈，实践自我关怀策略，从而建立自信。

精神领域：把所有的东西放在一起

沟通技能是在任何环境下都能够实施恰当沟通行为的能力。一个沟通能力强的护士，必须能够实施自信的、负责任的护理沟通策略。图 1-3 显示了怎样通过这三个领域技能的培养，成长为具有关怀型沟通能力的护

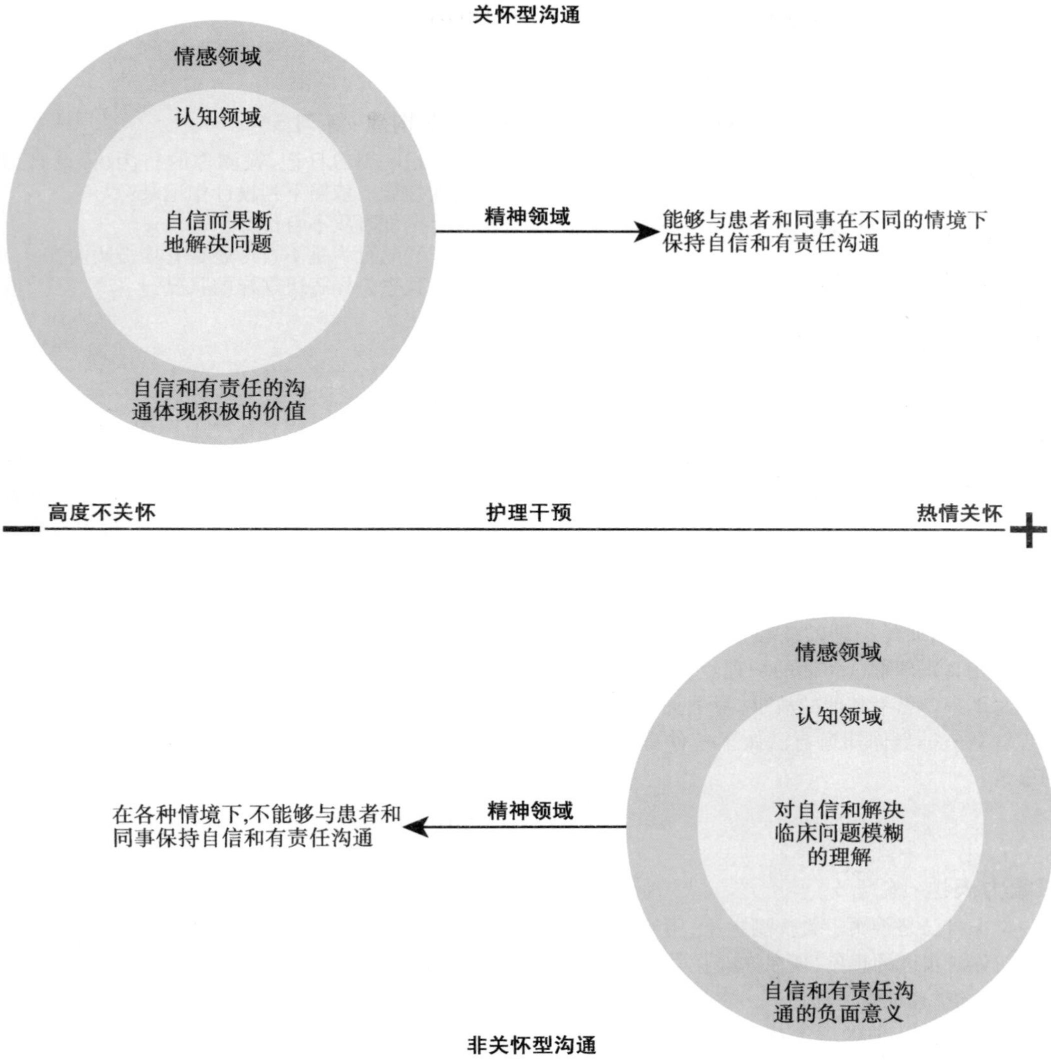

关怀型沟通

情感领域

认知领域

自信而果断地解决问题

自信和有责任的沟通体现积极的价值

精神领域

能够与患者和同事在不同的情境下保持自信和有责任沟通

— 高度不关怀　　护理干预　　热情关怀 +

情感领域

认知领域

对自信和解决临床问题模糊的理解

自信和有责任沟通的负面意义

精神领域

在各种情境下，不能够与患者和同事保持自信和有责任沟通

非关怀型沟通

图 1-3　关怀型和非关怀型沟通的差异

士，图中还描述了三个领域中因培养不全面所带来的不良后果。

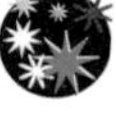

返回本章开头的“主动学习”，并写下你的答案

练习责任、自信、关爱型沟通

在线活动:练习 1

Swanson 关怀过程开始于"相信他人的转变能力和拥有有意义生活的能力。"有一个令人震惊的例子,一次 TED 演讲提出可以通过网络来克服和治愈身体创伤。TED 在线致力于"传播有意义的思想"。搜索 www. ted. com,有一个 Janine Shepherd 的 TED 演讲视频——"身体残缺并不等同于人的残缺"(19 分钟),被 www. nursingschoolhub. com 宣传为护士必看的十大 TED 演讲之一。当你看的时候,可以发现一个利用吸管与患者脊髓损伤护理衔接的创新点。

反思日志:练习 2

思考"沟通是护理的核心"对你的意义。回想你开始真正理解这句话的护理经历,并把它简单地写下来。思考其他的故事,写下关于自己的护理智慧……当你知道自己做了一件有影响力的事情。

想象力表达:练习 3

考虑自己是否属于关怀型护士,用恰当的诗意装扮你对自己的想象,现在你试着写下去:

"我的护理就像一棵树……它的树枝触及他人……"或者"我的护理像花儿……它的花瓣充满色彩,充满活力。"

或者闭上眼睛,唤起你的想象,"我的护理是什么样子?"(把想象写下来)《美国护理学杂志》中有个栏目称为"护理艺术",你可以发表诗歌或其他内容,还有许多这样的杂志。

技能构建:练习 4

现在,为提高自信技巧,回顾方框 1-2,列出你已经放弃了的权利。回顾方框 1-3 所列出的权利中,哪些非理性的信念干扰了你的行为。

技能构建:练习 5

记一周的日记,检测你的行为,提高自信型沟通技能。依照下列设计作记录:

哪件事我不自信?

我的行为是不自信还是有攻击倾向?

我想怎样解决这样的状况?

技能构建:练习 6

在临床中观察其他学生、老师、职员、同事和家庭成员。确定一个可以充当自信型沟通榜样的人。确定职业生活和个人生活中,你能够做到自信的情况。闭上眼睛,想象你的行为榜样。问自己,这个人怎样解决这一状况。想象你能看见这个人,她说了什么,做了什么。写下你的所学所想,提高自信交流的技巧。

Q. S. E. N. 学习策略:练习 7

以患者为中心的护理是建立安全文化和促进护理质量持续改进的基本概念。它贯穿于提高医疗保健质量和安全性的各个环节中,且护理质量和安全教育(QSEN)项目对医疗保健的质量和安全性进行了定义和描述(see www. QSEN. org)。沟通是建立安全文化的基础。因此,在本书的许多章节中设置有特定的 QSEN 学习策略。护士用心地与每一个患者及家属进行互动,指导他们的护理,这有助于降低错误的发生率,改善护理效果。护士全心地投入到照顾中,有助于更有效地与患者沟通,完成护理评估,将患者和家属视为护理的平等合作伙伴。当你打算护理患者时,应考虑如何用心投入来提供以患者为中心的护理,如何进行关怀型沟通。

- 清除头脑中的杂念,专注于你的患者,将其视为一个具有独特希望、价值、健康信念的社区成员。
- 你需要知道哪些重要信息来为患者制订有效的护理计划?
- 你能为患者提供哪些护理选择,以表现你对他(她)的关心?
- 此时你能为患者做的最重要的事情是什么?
- 什么时候尊重患者的喜好比严格遵守护理标准更重要?

参考文献

Adubato S: Making the communication connection, *Nurs Manage* 35(9):33, 2004.

American Nursing Association: Nursing process. http://www.nursingworld.org/EspeciallyForYou/What-is-Nursing/Tools-You-Need/Thenursingprocess.html (Accessed 7/3/14).

Carpenito LJ: Nurse, always there for you, *Nurs Forum* 35(2):3, 2000.

Colby N: Caring from the male perspective: a gender neutral concept, *Int J Hum Caring* 164:36, 2012.

Gaddis S: Positive, assertive, "pushback" for nurses, *New Hampshire Nursing News* 32(3):17, 2008.

Grover SM: Shaping effective communication skills and therapeutic relationships at work: the foundation of collaboration, *AAOHN J* 53(4):177, 2005.

Guilianeli S, Kelly R, Skelsky J, et al: The critical care nurse manager's perspective: the critical care family assistance program, *Chest* 128(3):118S, 2005.

Hader R: If you're happy and you know it..., *Nurs Manage* 37(2):6, 2006.

Hunter LP: Women give birth and pizzas are delivered: language and Western childbirth paradigms, *J Midwifery Womens Health* 51(2):119–124, 2006.

Iranmanesh S, Axelsson K, Savenstedt S, et al: A caring relationship with people who have cancer, *J Adv Nurs* 65(6):1300, 2009.

Justin F: Acting globally, *Adv Nurs* 4(13):21, 2002.

Karlsson M, Bergbom I, von Post I, et al: Patient experiences when the nurse cares for and does not care for, *Int J Hum Caring* 8(3):30, 2004.

Koerner JG: Reflections on transformational leadership, *J Holist Nurs* 28(1):68, 2010.

McCroskey JC: The communication apprehension perspective. In Daly JA, McCroskey JC (eds): *Avoiding communication: shyness, reticence and communication apprehension*, Beverly Hills, Calif, 1984, Sage Publications.

Meichenbaum D: *Cognitive-behavior modification: an integrative approach*, New York, 1977, Plenum Press.

Merriam-Webster Online Dictionary: Definition of responsible. http://www.merriam-webster.com/dictionary/responsible (Accessed 7/3/14).

Mikesell L: Medicinal relationships: caring conversation, *Med Educ* 47:443, 2013.

Riley JB: *From the heart to the hands...keys to successful healthcaring connections*, Ellicott City, MD, 1999, Integrated Management Publishing Systems.

Stuart GW: *Principles and practice of psychiatric nursing*, ed 10, St. Louis, 2012, Mosby.

Sudha R: How to be an assertive nurse, *Nurs J India* 96(8):182, 2005.

Sully P, Dallas J: *Essential communication skills for nursing*, Edinburgh, 2005, Mosby.

Swanson K: Nursing as informed caring for the well-being of others, *Image* 25(4):352, 1993.

Swinny B: Assessing and developing critical-thinking skills in the intensive care unit, *Crit Care Nurse Q* 33(1):2, 2010.

Tonges M, Ray J: Translating caring theory into practice, *J Nursing Adm* 41(9):374, 2011.

Watson J: *Nursing: human science and human care: a theory of nursing*, Sudbury, Mass, 2007, Jones & Bartlett.

Watson J: *Nursing: the philosophy and science of caring*, Boulder, CO, 2008, University Press of Colorado.

Watson J: Postmodernism and knowledge development in nursing, *Nurs Sci Q* 8(2):60, 1995.

Wilson, B: Seven awesome TED talks to inspire nurses. www.nursejournal.org (Accessed 7/3/14).

Winstanley HD: How to bring caring to the high-tech bedside, *Nursing* 44(2):60, 2014.

Woodruff AD: *Basic concepts of teaching*, Scranton, PA, 1961, Chandler.

课外阅读

Alberti RE, Emmons M: *Your perfect right: assertiveness and equality in your life and relationships*, San Luis Obispo, CA, 2008, Impact Publishers.

第二章

护患关系——帮助关系

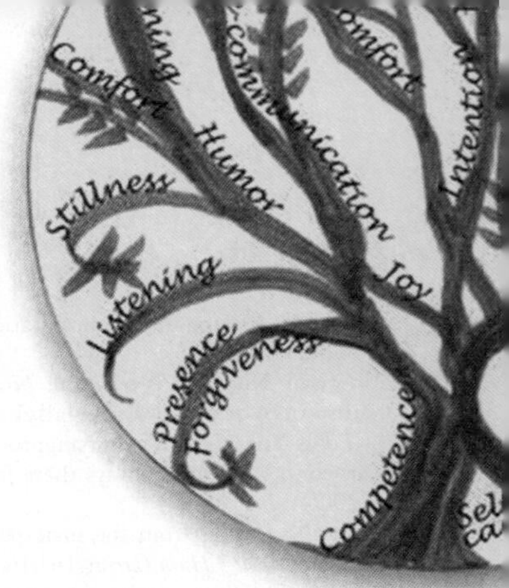

人生的真正乐趣——有一个明确而远大的目标，经历磨难，不怨天尤人，最终成为一个坚强有力、幸福快乐的人。

George Bernard Shaw

学习目标

1. 明确护患关系的目的
2. 描述在治疗过程中患者和护士的认知、情感和心理活动
3. 讨论患者作为健康护理服务对象的权利
4. 明确和谐的护患关系特征
5. 明确治疗性沟通技术
6. 明确非治疗性沟通技术
7. 掌握护患关系的实质
8. 识别护患关系中的联系行为维度
9. 讨论当前的 F. O. C. U. S. E
10. 识别故事捕手的特点
11. 讨论倾听技术
12. 参与护患关系技能训练

"你体验过患者的无助、缺乏信心、害怕的感受吗？一句友好的话语，一个微笑，一个关于你感觉如何的问题可以让你平静下来"。在一项研究中，一位患者自述道"友好的护士看起来好像什么都知道"。开朗、乐观、爱笑的护士给人业务能力强的感觉（Wysong 和 Driver,2009）。该研究的受试者认为，护士的沟通技巧和护理技术同样重要，患者希望自己被看作"正常人"（Geanellos,2004）。我们接触的患者中，有的体贴，乐于助人；有的冷酷，甚至恶语伤人。热情、有爱心的护士，总是希望能与患者进行友好、愉悦的交流。本章教你如何同患者建立良好的关系。

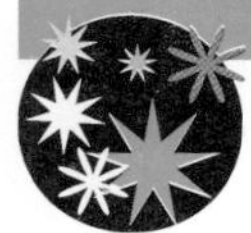

主动学习……

整装出发：护患关系——帮助关系

阅读本章内容时，请认真思考以下问题，写出你的答案。

写出你在本章中所学到的知识。

这些知识如何影响你的护理实践？

你将如何运用这些新知识或技能？

想一想……

本章你将学习专业的护患关系，了解它与社会关系、同事关系及亲属关系的不同。了解护患关系中护士的责任，明确每个阶段的角色。阅读本章时，思考你能与患者建立帮助型关系的程度。

自我评价工具

在护理中，我们开始理解患者有选择护理提供者的权利。因此，我们需要了解护士的职责及为患者提供优质服务的重要性。回想自己作为消费者的经历，你就会理解为消费者服务并不是一个普通的概念，技能和态度是其核心内容。富有同情心、表达清楚，甚至超过患者的期望水平，这是护理服务的实质。许多患者投诉的不是医疗问题，而是缺少关怀的粗鲁服务态度。同时，你还需要与院内同事及其他科室的工作人员进行沟通。请结合沟通技能和服务态度来填写自我评价表，这个表不仅能快速检测沟通技能，也可用于改善服务的教学，课前阅读课程和临床评价可以帮助你实现预期的目标。

护士与患者的沟通遵循着一套预先设定的规范与目标。一些涉及朋友和家人的沟通规范可能有一些重叠。帮助关系与社会关系的一个重要区别在于帮助关系是建立在患者的利益之上，而亲属关系和朋友关系都是为了满足彼此的需要。实际上，护患关系更需要帮助患者达到并保持最佳健康状态。

自我评价工具：沟通——服务的关键

说明：按照从4（非常熟练）到1（没有技巧）的档次评价自己。

1. 对自己的沟通技能感觉很满意	4	3	2	1
2. 对患者、家属和工作人员微笑	4	3	2	1
3. 保持目光接触	4	3	2	1
4. 自我介绍并佩戴胸牌	4	3	2	1
5. 正确地叫出患者的名字	4	3	2	1
6. 如果不清楚会寻找方法澄清	4	3	2	1
7. 与患者沟通前让自己保持平静	4	3	2	1
8. 有责任寻找问题答案	4	3	2	1

自我评价工具:沟通——服务的关键(续)

说明:按照从4(非常熟练)到1(没有技巧)的档次评价自己。

9. 能快速接电话并面带微笑	4	3	2	1
10. 解释问题步骤清晰	4	3	2	1
11. 鼓励患者和家属提出问题	4	3	2	1
12. 鼓励患者对工作给予反馈	4	3	2	1
13. 积极接受对工作的反馈	4	3	2	1
14. 感谢给予帮助的同事	4	3	2	1
15. 主动帮助同事	4	3	2	1
16. 在没有异议的情况下认真倾听并保持安静	4	3	2	1
17. 尊重患者的人格	4	3	2	1
18. 因延迟表示歉意	4	3	2	1
19. 轻柔地抚摸患者	4	3	2	1
20. 注重着装、仪表	4	3	2	1
21. 尽力为患者、家属及同事多做些事	4	3	2	1
22. 上班时学习应对各种问题的能力	4	3	2	1
23. 及时赞美患者、家属及同事(包括医师)	4	3	2	1
24. 知道自己做事不够完美还需要学习	4	3	2	1
25. 试着做自己,把自己特有的天赋运用到护理实践中	4	3	2	1

得分:把所选数字加在一起。记住这是自我评价,老师,同行和患者的反馈将增加数据。得分在77~100分代表你对必要技能有较高的认识;53~76分,表示对技能有一般认识,查看较低的得分项并选择改善领域。25~52分,对必要技能认识较少,需要特别重视技能提高。

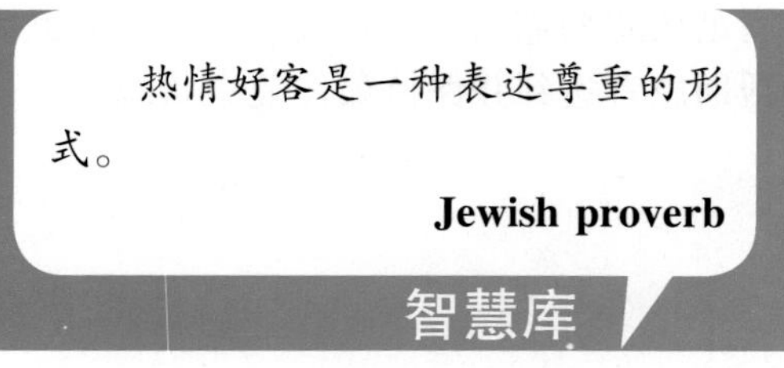

热情好客是一种表达尊重的形式。
Jewish proverb
智慧库

帮助关系的实质

护患关系与朋友关系的不同是由护患关系的特点决定的,不是因为护士处于优势地位,而是因为护患关系建立在相互信任和负责的基础之上。

护理计划制订过程中应尊重患者及家属的期望与意愿,满足每位患者的不同需求。护士耐心地为患者提供所需的健康知识,帮助患者做出关于自我护理、康复、疾病预防及善终的明确决定,护士需要与患者、家属及其他护理人员建立合作关系。

国家护士执业条例(American Nurses Association,美国护士协会,2010)规定:职业护理人员需为服务对象——患者提供的护理负责。护患关系的目标是将患者利益放在首位,其最佳效果是双方满意。当患者的健康治疗需求被满足并得到关怀护理时,他们就有满足感。当护士的业务水平高,护理措施产生积极效果,达到关怀护理水平时,护士就会有成就感。护患关系是相互学习的体验,其最终目的是让患者受益(Stuart,2012)。

不要认为在护患关系中患者始终扮演

被动接受服务的角色，护患关系包含对彼此的尊重、认知程度、态度、感觉、技巧和行为方式。沟通的这种依附关系，将患者和护士联结在一起，体现了彼此的相互依存与互助。

虽然患者和护士对护患关系中认知、情感和心理活动能力的认识各不相同，但他们的共同目标是促进患者的健康。护士有责任鼓励患者交流看法、价值观和技巧。如果护患之间的帮助关系是令人满意的，那么这三个层面的沟通一定是有效的。

治疗接触中的认知、情感和心理活动能力

下面探讨患者和护士在治疗接触中表现的认知、情感和心理活动能力。表 2-1 进一步说明了患者和护士各自的观念和期望怎样影响双方关系的进展。

表 2-1 帮助关系中患者与护士在知识、态度、技巧方面的沟通

患者给护患关系带来了什么?	护士给护患关系带来了什么?
认知	
感知和判断的首选方式	感知和判断的首选方式
对一般疾病和所患疾病的了解和看法	对一般疾病的了解和看法
对一般健康维护和改善的了解与看法，对自身健康护理行为的认识	对临床专业知识的理解；对预防疾病，促进、恢复、保持健康行为的了解和看法
解决问题的能力	解决问题的能力
学习能力	帮助患者提高健康知识
情感	
文化价值观	文化价值观
寻求护士帮助的感受	作为护理帮助者的感受
对待护士的大体态度	对待患者的大体态度
对健康的态度	对护理康复的偏好
预防疾病的价值	加强健康的价值；用行动预防疾病或提高健康状况的价值
愿意积极配合护士改善自己的健康状况	愿意帮助患者积极改善患者健康状况
心理活动	
同他人相处和沟通的能力	同他人相处和沟通的能力
落实健康护理计划的能力	有效实施护理干预的能力
学习自我护理新方法的能力	为患者讲授护理干预知识的能力

认知

患者和护士对健康和疾病知识均有一定的了解，特别是关于患者个人的健康问题。对于认知关系，患者有自身关于“感知生活、事件、人、情境……沟通、想法、感觉、行为和反应方式”的观点，患者非常清楚自己生病的原因及其对自我成长和实践的影响；他们也知道“什么能够让他们健康、优化实践或促进自我成长”，这些知识被称为自我保健

知识(Erickson 等,1983)。作为护士,我们要帮助患者获得和使用自我保健知识,以达到更好的健康和幸福状态;而护士也有自己的观点,这些观点是基于他们的知识和帮助患者的信念。为了防止患者和护士独自行动或目标不一致,双方必须进行信息交换。

除观点不同外,患者和护士也有各自的世界观和做决定的方式。每个人面对选择时都有各自不同的心理,其需要的程度、期望的高度及自身的优势形成了性格的核心(Myers,1998)。患者和护士首选的思维方式也不同,特别是感知和判断的方式(Myers,1998)。感知包括对事物、人、事件和思想等的认识;判断包括对所观察到的东西所做的结论。

一部分患者和护士在实践中,习惯运用直接经验、手中的文字资料或具体事实进行资料的收集。迈尔斯使用"感觉"这个词语来描述在问题解决中收集资料的首选方法。另外一部分患者和护士喜欢考虑可能发生什么事,而不考虑正发生什么。他们的思想空间填满了直觉想象:通常不依靠真实感觉的想法和期望,Myers 称这种收集资料的方法称为直觉。

阅读下列情景,理解这两种感知方式的差异及对护患关系的影响。

Zabrick 先生 80 岁高龄,与 70 岁退休并丧偶的妹妹一起住在老年公寓。过去 9 个月中,他因肺癌而接受放射治疗和化学治疗。现在肿瘤已经消失,血液系统也稳定了,他却感到没有精神,厌食。

8 天前,他妹妹夜里醒来,发现他在浴缸中。他错把浴缸当成厕所,掉了进去。她才注意到他的哥哥腿脚不稳,体重也在减轻。

细心或敏感的患者(或家庭成员)及护士,通过所见的事情察觉到了 Zabrick 先生状态的变化。他们能够观察到口干、棕色舌苔和口臭,看到他少而干的大便和腹水,感觉到他皮肤的肿胀和肌肉的萎缩,注意到他摄取的食物及液体的量。

关注细节的患者或护士把这些片段记录下来,得出结论:Zabrick 先生出现了脱水症状。注重感觉方式的人偏向于可测量的信息,每一步都有记录,思维过程较为系统化。

喜欢用直觉感知过程的患者(或家庭成员)和护士,在获取所有资料前,就会对 Zabrick 先生的情况匆忙做出结论,他们可能在数据中寻找模式(而不是从离散的信息中获得)。他们也许开始考虑可能的解释,之后回过头去寻找事实。例如,他们应该注意到 Zabrick 先生说过"为什么要这么麻烦呢?如果可以再选一次,我不会接受治疗",此时应该考虑他是否已经被疲劳和痛苦所压垮。他们也许还记得 Zabrick 先生的儿媳在经过化学治疗后仍然离开了人世;与他世交的一个朋友 3 周前被确诊为脑癌。应该考虑 Zabrick 先生的症状可能是因为亲人走后失去了生活的希望。直觉关注的另一方面内容是治疗手段、改变饮食和锻炼给 Zabrick 先生身体造成的伤害与睡眠剥夺现象,及过去 7 周身体发热和多汗现象之间的关系。

感觉和直觉这两个过程截然不同。护士应明确自己喜欢的感知方式,并了解患者喜欢的感知方式。这两种探索的方式都是有价值的,没有优劣之分,只是各自关注点不同。

判断,是对通过感知收集到的信息做决定的方式,患者和护士有着不同的思考过程。有些人的决策过程体现了逻辑性、条理性和善于分析的特点,能客观地看待世界(Myers,1995)。这种类型的人喜欢把所有的经验运用到逻辑心智系统中。Myers 认为这种决策是基于对事实的批判性分析,尊重公平,将它称之为"思维优先"。另一些患者和护士喜欢把感觉和价值置于主观世界,Myers 称之为"感觉优先",认为这种决策是基于对他人的影响进行分析,尊重和谐。

每个人只偏好于其中的一种(Myers,1995)。阅读下面的情景,可以更好地理解这两个判断过程。

Jossie,大一学生,19 岁,未婚,怀孕 8 周。

她正在就如何选择进行咨询。在三种选择中立刻做出决定：做人工流产、继续妊娠之后将孩子送人或生下孩子并亲自抚养。

倾向于理智、客观地作决定的护士，将建议她考虑所有情况之后，再做出合适的决定。他们将分析 Jossie 所做决定的所有后果，用思维而不是感情做出判断。他们为避免感情牵涉，从长远出发，可能鼓励 Jossie 现实地看待未来，做出最理智的选择（Myers，1995）。

有些患者、家庭成员和护士，倾向于考虑该事件对相关人员的影响。这时他们会研究 Jossie 对每种选择的感受是否符合她的价值观。强调每个方案对她的益处而不是批判该方案，他们很可能尊重 Jossie 的个人看法。

这两种不同的思维方式提示我们在帮助关系中可能出现误解，我们不能假设患者的思想行为准则与我们相同。患者、家属和同事的推理方式也许与你相同，或者他们喜欢的认知和判断方法与你不同。你重视的他们可能不重视，你感兴趣的他们也许不感兴趣（Myers，1998）。

我们应用不同的认知和判断组合，偏好相同的同事或患者往往是最容易相处和理解的群体。他们兴趣相似（因为他们有相同的认知类型），关注点相同（因为他们有相同的判断类型）（Myers，1998）。

另一方面，有些同事和患者与我们的认知及判断有所不同，很难理解和预测他们的行为。我们看问题的立场可能与异于我们思维过程的同事和患者相反（Myers，1998）。“治疗型护患关系是相互学习的过程，对患者来说，是情感矫正的体验，它以护士和患者的内在人文关怀及对不同种族文化的相互尊重和理解为基础”（Stuart，2012）。

如果你想进一步学习有关你的认知和决策倾向以及人格倾向的知识，要求学校咨询或指导部门安排参加 MBTI（Myers-Briggs 类型指标）。MBTI 取材于易于确认反应的自我评定，目的在于明确认知和判断的基本倾向（Myers，1998）。了解自己的倾向，才能意识到护患帮助关系中你的思考方式对行为的影响。Keirsey 性格分类表列出了相似内容，可查询网址 www. keirsey. com 或 Keirsey 的作品（Keirsey，1998）。

情感

所有患者和护士对帮助关系存在积极和消极两方面认识，在对待另一方问题上，每一方都有自己的倾向。在具体健康问题上，每一方都有不同于别人的倾向。患者和护士的态度极大地影响着工作的协调性，各自的知识是显露还是隐含，以及是否履行了促进患者健康的义务。此外，人的“思维模式”或“世界观”包括他们对健康的定义或认知（Erickson 等，1983），Smith（1981）发现人们的健康观包括四个不同的模式：临床模式，没有疾病；角色模式，在生活中履行自己的角色；适应模式，健康取决于个人应对压力的能力；幸福模式，健康被视为一种生活质量，一个人享受生活，拥有有意义的人际关系，处于一种幸福状态的能力。了解护士和患者对健康的理解是非常重要的，因为它影响护理计划、预期目标和结果。如前所述，当护士倾听患者的故事后，他们对于如何理解健康会有更深刻的见解。

文化是我们价值体系的主要来源。当今的美国，文化是由不同成分组成的（有很多文化群体），护士和患者拥有不同的信念和价值，尤其美国人来自世界各地，现代医疗和护理技术是移民们用来保持相互联系的两种外部力量。在美国医疗卫生体系下，移民们面临着选择：到底应该保留多少本民族文化哺育的传统医学。文化模式是人们适应变幻莫测环境的重要方式之一（参见第四章）。

心理活动

患者需要了解护士的技术水平，护士需要清楚患者参与治疗方案的能力。为改善患者健康状况，双方各自承担着不同的任务，在此问题上双方必须达成一致。设想一个情节:某患者使用万方网查找信息的熟练程度超过护士,你能想象如何合作、共享信息吗?患者找到信息,护士帮助患者了解什么资源最可靠(参见第二十二章)。

帮助关系中患者的权利

护士和患者资源共享,致力于治疗和康复。他们共同探讨疾病对患者和家人的影响及工作对自我实现和个人成长的意义等问题。作为健康护理服务的消费者,患者具有以下权利:

- 期望护士考虑周到和组织有序,对健康情况进行系统、准确的调查研究。
- 告诉护士自己的健康状况,回答提出的所有问题,清楚理解护士的意图。
- 接受对诊断具备丰富知识护士的健康护理,这些护士能提供安全有效的护理。
- 相信能够获得礼貌对待,护士真心关注自己。
- 相信任何私人信息都被保密。
- 被告知为自己实施的任何操作。
- 在不损害护患关系前提下,可拒绝或同意护理处置。
- 获取帮助的同时应方便他人,没有争吵或障碍。
- 接受所有护士连续的护理。

患者与护士帮助关系的特征

护患关系是一种特殊的帮助关系,有以下特征:

- 是伙伴关系,共同合作提升患者的健康状况。
- 是关于人性的哲学,为健康的人和患者提供人生动力。护士应该了解自己的信念和价值,并能清楚地表述。
- 目的明确并有成效。患者和护士能够在健康问题上达成一致,按设计开展、实施计划以达到目的。患者和护士共同评估结果,决定是否达到了预期及期望的结果。
- 保持患者目前的健康状况,预防未来的健康威胁,帮助关系也增长了双方的知识。
- 通过护士的安慰,减轻患者的担忧和恐惧;采取恰当的措施减轻痛苦。
- 得到精神上和道德上的提升,患者从护士那里受到积极的关注和帮助。
- 具有实用性,提供有效、达到预期结果的健康问题干预方法。
- 具有方便性。无论何时何地,只要患者和护士碰面,就存在帮助关系。
- 包含一系列过程:开始(起初),中间(保持)和结束(终止)。
- 沟通因人而异,满足每个特定患者的需要。
- 尽管护士对患者有很强烈的感情,但提供的关怀应是专业性的。希望护士保持充分的客观性和洞察力,提供治疗性帮助。
- 具有保密性。患者可能会表露生活细节,护士有责任保护患者的隐私。
- 建立牢固的情感。患者和护士能培养彼此与众不同的依赖关系。

与非治疗性沟通技术相比,护士应更多采用治疗性沟通技术完成护理过程。(表 2-2、表 2-3)

表 2-2 治疗性沟通技巧概要

技能	定义	治疗意义
倾听	积极接收信息过程,检验自己对信息接收情况的反映	护士关注患者的非语言沟通
保持沉默	参与者没有语言沟通的阶段	护士接纳患者的非语言沟通

表 2-2 治疗性沟通技巧概要(续)

技能	定义	治疗意义
建立指导方针	有关具体沟通的角色、目的和局限性	帮助患者知道对他的期望是什么
开放式评语	要求患者决定沟通方向的大体评语	允许患者决定什么最有意义,并鼓励他坚持下去
减少距离	逐渐缩小患者与护士间的身体距离	护士想参与并了解患者的非语言沟通
承认	认可患者对反复沟通的贡献	证明在这种关系中患者的重要性
重新陈述	对患者重述护士表达的主要想法或思想	要求护士对信息解释的准确性
反应	返回到患者的想法,感觉问题和意愿的方向	试图给患者说明其想法、感觉和解释的重要性
试图澄清	为了理解接收到的信息要有额外的要求	证明护士想理解患者的沟通
试图验证同感	试图让双方都明白词语的指示意义和内涵意义	证明护士想理解患者的想法
关注	用提问的方式帮助患者发展或延伸想法	把谈话引入重要主题
汇总	描述沟通中的主要谈论领域	帮助患者从不相关的材料中分离出来,回顾和结束沟通
计划	共同决定沟通的目标、方向等	反复强调在关系中患者的角色

摘自:Sundeen SJ,DeSalvo Rankin EA,Stuart GW,Cohen SA *Nurse-client interaction*:*implementing the nursing process*,St Louis,1998,Mosby,113.

表 2-3 非治疗性沟通技巧概要

技术	定义	治疗价值
倾听失败	没能接受患者想要表达的信息	把护士的需要放到患者之上
调查失败	描述模糊,回答不恰当,形式过场太多,没有分析患者的解释,导致数据收集不准确	构建了不恰当的决策数据库,导致缺少个性化的护理
鹦鹉学舌式的模仿	不断重复患者的语句	给人的印象是“没在听”或“不胜任沟通”
评价性	赞同或不赞同描述	暗示护士有权形成依赖性关系
安慰	试图让词语发挥神奇的魔力	否定害怕感觉,不进行沟通
拒绝	拒绝同患者讨论题目	患者感觉到不仅沟通被拒绝,自己也被抛弃了
提出建议	向患者提出护士的想法	否定患者作为合作者的价值
辩护	消除消极反馈的影响,保护一些人和事	否定患者表达想法的权利
做千篇一律的反应	用老套、没有意义的词语表达	否定患者沟通的意义
改变话题	护士的沟通方向转向自我而不是患者关注的领域	从非语言沟通看,护士主宰讨论的决定权,可导致错过对患者很重要的话题
屈尊俯就	对患者显示出态度高傲的沟通类型	暗示护患关系不公平,护士处于优越地位

摘自:Sundeen SJ,DeSalvo Rankin EA,Stuart GW,Cohen SA. *Nurse-client interaction*:*implementing the nursing process*,St Louis,1998,Mosby,117.

> 当我们真诚地问自己，在我们生活中最重要的人是谁时，我们会发现，是那些愿意分担我们的痛苦、用温暖抚摸我们伤口的人，而不是给予建议、解决方案或治疗的人。朋友可以在我们绝望或迷茫的时刻，陪我们一起沉默，陪我们度过悲伤和痛苦的时光。只有真正关心我们的朋友，才能忍受我们的无知、伤痛、疾病，陪我们面对无能为力的现实。
>
> **Henri J. M. Nouwen**
>
> 智慧库

护患帮助关系中的注意事项

这部分说明护患帮助关系中什么该做，什么不该做。

该做的事

- 精神上、情感上和身体上做好准备，帮助患者解决健康问题。
- 同患者交往应守时和礼貌。
- 提升患者幸福感与舒适度，改进患者健康状态。
- 把患者的需要和关注放在第一位，表现你的友善。
- 要敢于计划并找出有创造性的解决方法。
- 拥有娴熟的护理技能，安全、成功地护理患者。
- 表扬和鼓励善待自己的患者。
- 有耐心，理解患者对健康状况做出的反应。
- 坚守帮助患者保卫健康的誓言。

不该做的事

- 庇护患者。
- 说教或迫使他们改变。
- 用标签把患者分类，如"好"、"懒惰"或"不合作"，这样做妨碍你把患者看作真正的人。
- 拒绝患者的合理要求。
- 使用医学术语贬低患者，或以任何形式让他们感到不满足或疏远。
- 因为遗漏或其他原因责备患者，这对健康有消极的影响。
- 对患者的种族、宗教或信仰持有偏见。
- 在护患帮助关系中热衷于寻找或试图满足自己的需要。
- 为了避免被人认为无知，不懂装懂，护士负责患者的健康，患者有权利接受诚实的、直率的沟通。

对患者的健康状况做详细的评估，选择和实施恰当的护理行为及落实评估，这些都是护士的责任，但这并不意味着你接替或代替患者实施。护理质量由护士和患者之间知识、态度和技能交流的完整性来决定。

为了更好地帮助所有患者，确保征求他们的意见，明确他们的感情和态度，考虑到自我看护的优势和局限，充分利用这些信息权衡自己的护理，以适应患者。此外，必须意识到知识、态度和技术影响你的帮助能力。

有效的护理要求自信、有责任心。你的目标是帮助患者达到最好的健康状态，因此你的方法必须能够表现专业能力。希望你能努力获取这两种令人期待的结果。

你必须负责地完成护理目标。你需要从患者那里收集潜在的信息，针对你的护理做准确的评估。本书提供的人际沟通方式将帮助你培养这方面的技能，下一章的内容是如何把解决问题变成你与患者之间的双方沟通过程，使用这种方式你将变成自信和有责任心的护理帮助者。

护患关系的纽带

患者和护士都有助于良好关系的形成，

结合经验分享患者和护士之间发生的彼此关联的事。有研究开发了测量护士关怀行为及患者满意度的工具，Tejero（2009）开发了一个护士与患者之间联系程度的测量工具。该工具采用观察和访谈中的定性数据，在文献中被证实，在实践中被检验。该研究确定了两个相关联的、开放性的和参与性的指标，并描述了各个行为维度。护患联系维度的长期关系和频繁接触关系这两项评分较高。这些维度可以为你提供与患者建立联系的线索。方框 2-1 列出了患者和护士的开放性、参与性的指标及缺陷。

方框 2-1 护士与患者之间的联系：开放和接触

通过定性研究的观察和基于临床相关文献的访谈，得出以下维度。下列行为作为开放和参与的指标，以护士和患者的缺陷部分作为联系的指标。

开放

患者	护士
注视着接近的护士，期望护士向自己走来	迎接患者，或回馈一个语言或非语言的问候
回应护士的第一声问候	停下来检查患者，似乎想确认评估内容或资料
用语言或非言语回应护士，例如：微笑	停止观察患者，明确评估内容和数据
通过回答，微笑，点头或类似的行为以示赞同护士的观点	交流友好/积极的评论或笑话，自然的与患者相处
表现出轻松的行为，如积极的评论，友好的言论/笑话	做出澄清，询问后续问题以进一步评估
不需要提醒，也能主动说出基本信息，目前的身体状况，既往史和现病史	询问患者已经了解了什么，例如药物治疗、程序、住院等患者想了解的内容
表达情感，心理社会状况	倾听患者的感受、健康状况、个人/家庭的信息
谈论支持人员和其他资源	询问患者/家属其他相关信息，这些信息可能不需要记录，但对于护理患者而言很重要
谈论其他个人问题	

不开放

患者	护士
避免与护士接触	忽视患者的问题及言论
打断护士的问话	打断患者的谈话，暗示其不要发表过多言论或提出问题
与护士交谈时比较冷漠，例如，在谈话中不看着护士，转身盯着其他的东西	表情严肃或冷淡
通过面部表情表现不满，如噘嘴，简短的回答，高亢的声调，不耐烦的动作	专注于任务，未与患者保持目光接触
愤怒的语气等	从面部表情、声音语调和肢体语言中看出其较为急躁
	从简短的回答，匆忙的动作中看出其较为忙碌
	用愤怒的语气交谈

方框 2-1 护士与患者之间的联系:开放和接触(续)

参与

患者	护士
愿意接受护理 主动为将要进行的护理程序做准备 寻求解释以实施适当的护理 表明理解/接受护士的建议,并遵循护士的指示 要求护士提供数据 询问其他预期的程序或干预 花费时间来回答问题,要求重复问题或指示	实施干预措施/程序及时、准确 在完成常规工作时,对患者表达友善的评价且表现出对患者的高度关注 确认并解决患者的护理需求 即使患者或家属未要求,也自愿提供信息 在需要的时候安慰患者,使其安心

不参与

患者	护士
用不情愿的语言或非语言交谈,勉强/拒绝听从护士所说的话	只注意静脉输液和其他常规操作,忽略患者 嘲笑或挖苦患者 严格要求患者遵守指示,表现不耐烦

摘自:Adapted from Tejero LM. Development and validation of an instrument to measure nurse-patient bonding,Int J Nurs Stud 47:608-615,2009.

如何倾听

当有人认真地听你说话时,你感觉如何?当有人目光呆滞地向你笑笑,点头打招呼时,你感觉如何?当有人没有听懂你的话而且还插话,你感觉如何?Nichols 认为"在人类体验中几乎没有什么动机像渴望被理解那样强烈。有人认真听你讲话意味着我们受到重视,对正在谈论的事情及想法和感觉得到了真正的理解。"(Nichols,1995)。如果你像听课一样倾听,将会产生多大的效果呀(Mlyniec,2006)。首先寻求理解,然后再寻求被理解(Covey,2013)。

倾听:使用肢体语言,双臂展开,不要交叉;用眼睛交流,不要怒目而视;要回应对方的话,或复述事实和感受;身体微微倾向说话的人;不要打断对方;集中注意力;试着放松。为保持谈话的连续性,你可以说:"我明白;我懂了;这是个好点子;我明白你对此的感觉很强烈;我理解你的看法"。别让你的思维走神,注意他说了什么,在头脑里重复,试试换位思考情况会怎样。全身心倾听意味着安静地听,时时刻刻陪伴着你,不要试图改变什么(Shafir,2000)。深呼吸然后放松,有意识地把杂念放在一边,如果注意力不集中,就会被其他事情吸引,那么那些事就显得比眼前这个人更重要。这种分散属于非语言沟通,会逐渐损害你作为真正的、关怀型护理工作者的形象。

有人对护理本科学生的经验在护理实践中的作用进行研究,结果发现一种很值得关注的模式。学生经历了了解患者、与患者沟通的两个重要阶段。通过与患者相处并倾听他们的话语,让学生能够与工作人员展开协商,要求转变关怀行为;让有些学生在与患者的第一次接触时心中就产生了责任感(Ironside,Diekelmann 和 Hirschmann,2005)。“关怀对话”已经证明,以患者为中心才能提高护理质量,患者与护士的沟通是通过存在、接触和倾听建立的(Olthuis 等,2006)。

最后,认识到沟通对于人类始终是很重要的。Watzlawick(1967)提出,当两人面对面时,他们不得不沟通。这意味着什么? 这意味着无论是语言或非语言沟通,沟通总是在发生。人际沟通专家认为,60% ~75% 的沟通都属于非语言沟通。正如前面提到的,我们如何控制自己的身体,我们的手臂是打开还是交叉,我们是靠近还是远离他人,我们是给予直接的目光接触还是茫然、呆板地与患者进行交流。沟通的接收是依赖于人的认知和世界观(Erickson,2006)。对于护士而言,用非语言的方式与患者沟通非常重要,因此要特别留意患者的非语言行为向我们传达的信息,“记住,任何时候别人直接或间接地与我们接触都是在沟通”(Erickson,2006)。

> 如果我们不把自己的观点强加于人,实事求是,不随意附和,而是自由地分享,这是一场真正的文化革命。
>
> **David Bohm**
>
> 智慧库

真正的关怀

技术是什么? 技术对称职的护士意味着什么? 记住:令人赞叹的技能好像是一个重大发现,是结束的一种方式,并非自我完结。护理工作是以人为本,而非技能为先(Bernardo,1998)。真正的关怀是见证患者的经历,从患者的角度去理解,尊重患者的尊严和做决定的权力。“护理的目的是一种动力,它通过……在此刻同其他人真正地交流,”理解这个人在此刻是健康的,不必重新恢复(Locsin,2002)。存在,即“伴随左右”与“为其做事”形成对比,是临终关怀护士的主要任务(Krisman-Scott 和 McCorkle,2002)。

我曾与护士一起工作过,发现护理学生试图明确什么是真正的“当下”。受 Buber(1958)的启发,我开发了 F. O. C. U. S. E. D. 型(方框 2-2)。在护士做护理工作时体现出了“我-他”关系,教育和关怀作为常规护理,虽然其方式良好,但与患者之间可能缺乏务实或真正的联系。“我-他”是“体验和使用”的世界…一个典型的主角-对象关系。“我-你”关系需要整体地去体会。“我-你”关系有“相互性,直接性、当下性、紧张性的特征”(Friedman,1966)。“它是永恒的蛹,而你认为它是永恒的蝴蝶”(Buber,1958)。这个联系的时刻就是存在的本质。作为一个当代护士,必须摆脱以个人为中心的观念,感受和观察并将一些看似微小的动作联系起来,发现患者、家人或同事的焦虑状态。护士应试着了解他人,而不是致力于被别人理解。分享这些案例就是分享我们如何来定义护理,这使我们的分享变得有意义。要让护士有精力去关注其他人,搞好我-你关系,自我护理是必不可少的。护士通过寻找方法来激励自己,花时间从悲伤中抽离,才会有利于自身的恢复。第十八、第十九、第二十、第三十章将介绍具体的自我保健内容。记住这句话:“你不能给予别人你所没有的”。

Watson 的人性关怀模式把这些需要护士行动的时刻称为“关心时刻”(Simourd,2013)。行动以“意向和观念如何充分表达,展现给其他人,表达同情心和联系,超越自我控制的重点”为指导(Watson,2008)。护士和相关组织进行了国际协作,以理解和展示关怀行为。蒙特利尔大学的研究人员运用“护士观察工具”来测量语言和非语言的关怀互动。在英国,诺丁汉大学医院的

方框 2-2 F. O. C. U. S. E. D. 连接……存在的模型

F. O. C. U. S. E. D. 此刻……连接的意义

我-他和我-你的关系(Martin Buber)……寻找神圣关系

"此刻与上帝接触的是什么？谁都可能被称为伟大的存在……"(Cameron, 2002)

Ⅰ. 感受

脱离个人烦扰。停留在当下，预测患者、家庭、员工和社区的需求。一次只做一件事

Ⅱ. 观察

寻找机会接触。注意恐惧、焦虑、悲伤和混乱的迹象。注意语言和非语言线索

Ⅲ. 连接

主动接近。聆听，谈话，触摸，分享，推荐资源，酌情进行沉默的祷告，提供一个私人的地方，或提供一些饮料

Ⅳ. 理解

理解前先了解(Covey, 2013)，分享疾病经验中的意义。分享自己的经历，表达同情，给予希望。考虑你能学到的东西

Ⅴ. 分享

分享连接时刻的故事。庆祝连接，赞扬亲密时刻。今天和每一天……使医疗保健的未来变得有所不同，通过讲述的故事来指导我们的实践

Ⅵ. 现在……保持 F. O. C. U. S. E. D……重申你对生活平衡的承诺

A. 激发…找到恢复你能量的方法

B. 断开…花点时间独处，使用内部资源

79 个病房正在实施全天护理计划，根据每小时的活动来预测基本的护理需求(Hutchings, Ward 和 Bloodworth, 2013)。Snellman 和 Gedda 在瑞典写出了六条值得护士追求的价值观："信任、亲近、同情、支持、知识和责任"(Snellman 和 Gedda, 2014)。他们认为，关怀与伦理对话是体现这些价值的先决条件。

Dr. Sullivan 是弗吉尼亚大学护理学院的院长，在 2013 年秋季会议中谈到医疗保健中的"暂停力量"，进行短暂的休息能够使医务人员从压力中恢复过来，投入当前的工作，给予患者足够的重视。在这所大学的医学中心，工作人员需要时间来暂停和思考接下来的危机。研究表明，任务繁多会降低生产力，注意力分散会造成压力。弗吉尼亚大学的冥想科学中心在课程中融合了静修练习，如用冥想消除压力，集中注意力，创造意义和智慧(Kelly, 2013)。Cashman 认为"暂停原则"是退后一步再往前看，他建议领导者行动之前暂停和反思(Cashman, 2012)。

> 当事情变得疯狂失控时，耐心是唯一的解决办法，请按暂停键。
>
> **Douglas Rushkoff**
>
> 智慧库

一项关于骨髓移植患者在技术上诱发脆弱性和内心不确定性的研究中，一位参与者认为关怀是护士的职责所在(Cooper 和 Powell, 1998)。当患者不舒适时，他们才会意识到护士关怀的重要(Cooper 和 Powell, 1998)。这项研究描述的关怀可以超越技术，承认这种紧密关系源于对共享人类体验的认同(Younger, 1995)。

护士实施的护理操作以患者的经历为基础，需弄清患者与护士的责任、期望、机会和岗位职责(Bernardo, 1998)。真正的关

怀是护理科学的基础,是护理学科的本质(Lynaugh 和 Fagin,1988)。陪伴是护理实践的核心,是一种艺术。虽然当今高度技术化的护理环境影响着我们的心灵,但感情强烈的陪伴对患者和护士来说是真实的时刻……护士们,你们拥有的是:独一无二的机会,关怀艺术,专家级服务;用你们的真心和双手,创造一个时刻:启动治愈之旅(Wendler,2002)。

胜任现代关怀型护理技术已经成为关怀的一个内容,这个观点受到护士理论家的支持(Orem,1985;Rogers,1985;Newman,1986 和 Parse,1992)。这些建议认为技能的竞争是更多地了解患者的另一种方法。鉴于此,帮助关系重视此刻的这个人:期望充实地生活,有自己的希望和梦想。挑战在许多方面也成为一种竞争:运用技术并以评判的方式把护理传递给不同人的能力。在帮助关系中建立沟通技巧会帮助你和患者发现沟通时刻的意义。

智慧库

在 Seidel 的小说《请记住》中,一个年轻女人开了一家咖啡馆。书中对此有很清楚的描述:"她很擅长经营,因为她受过临床培训师的指导,知道如何让人感到温暖和吐露心声,她很少谈及自己,总是想着如何了解对方。这种方法既不让人感觉虚伪也不让她觉得在否认自己。她更关注对方,听他人讲自己的故事。"

Seidel KG

做个听者

Baldwin(2005)说,讲故事的人是用心在传递语言、故事产生的背景、讲者的语境、突出的关系、整个故事的前后连接及其对听者的影响。她说,有时故事会把我们带入其中,使我们失去自我。

考虑到这些讲故事人的素质,看看如何注意这些,收集他们的故事,可能会加深你对患者体验的理解。对于意义和洞察力的好奇;好奇但不作判断;比起答案更注重问题;能够在关系中保持个人的界限;呈现体验别人经历的情感和洞察力,能够在神圣的空间去聆听;能够宽恕,释放并意识到故事的力量,有意识的利用它。

听患者的故事是一个重要的评估工具,能够让护士了解患者的自我保健知识,更深入地了解他们的世界观(Erickson,2011)。通过听故事,护士能够了解什么是患者最重要的,进而制定出个性化的护理计划。

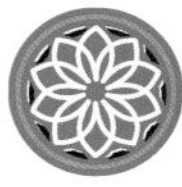

案例链接……

Erickson(2011)分享了以下的故事:

Erickson 进入房间,向老先生介绍自己,这位老先生患心绞痛,已经排除心肌梗死的可能,问他为什么认为应该住院治疗,他说:"你可以检查我的化验单,都在那里"。她说道"我想知道你为什么认为自己要住院。"他说:"我和妻子结婚61 年了,她是我的另一半,也是我最好的朋友,6 个月前她走了,我很伤心"。基于他的故事,她制订了一个全面的整体护理计划来帮他解决失去亲人的悲伤,后来他的心绞痛好了。●

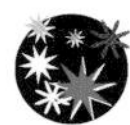

返回本章开头的"主动学习",并写下你的答案

练习护患关系

评判性思维：练习1

读下面的诗刊内容。这是一位外科护士在参加了一台手术后所写的，确认这位护士没有应用到表2-2中的治疗性沟通技巧中的哪一项。你认为这位护士没有关怀照顾这位患者吗？假如你了解到患者写下了这样的话，在有限时间内，为帮助这个患者更多地得到照顾，这个科室的护士应该怎样应对？

我来到你身旁……我的患者
你来的匆忙，从四面八方
仅仅扫视一眼腕带
发一粒药片，听听肺脏
转身离去……住院患者
从住院到治疗
感谢你
当你离开的时候
状态良好，以至于忽略
你病重的话语
你呼叫过护理人员吗？
如果是这样的话，是什么时候
停止倾听？
被护理的心脏，变得虚弱了
我祈祷，祈求心跳
让你立刻复苏
在职业生涯余下的每一刻

讨论：练习2

以下问题帮助你思考如何做一名护理帮助者。这些问题关注帮助者的基本观念和价值，并不容易回答。开始时，先自己回答这些问题，然后和同学一起讨论彼此的答案，你们会从对方学到很多。

- 健康对你来说意味着什么？
- 是什么因素影响患者主动关注自身的健康？
- 你认为健康是权利还是特权？
- 你认为多大程度上患者应对自己的健康问题负责？

讨论：练习2(续)

- 作为护士，你能做些什么以促使患者更加乐于照顾自己？

要想成为一个有效的帮助者，必须知道对这一角色的认知如何影响你同患者的沟通方式。

- 你认为多大程度上患者应该自己解决健康问题？
- 你和患者之间让你满意的依赖(独立)的程度？
- 你最喜欢通过什么方式来帮助患者？
- 你最讨厌的是什么？

护士应该能够熟练地实行一系列的护理治疗。

- 在临床领域中，你对实施最重要的护理干预胜任力如何？
- 你对自己指导的患者照顾他们自身健康的能力是如何评估的？

反思日志：练习3

努力练习写作技巧，帮助自己提高自我理解的能力，以及应对患者和护士的能力。只用几分钟，不修改并连续写下你的想法和感觉……仅仅写下出现在你头脑中的内容，不用留有空格。思考书写内容可以使混乱的、尴尬的事件变得清晰，可以帮助你认清自己的想法。你可以用手写也可以用电脑输入(Shellenbarger等，2005)。

技能构建：练习4

采访一个最近住过院或在任何一家医疗机构与护士接触过的人。使用开放式的问题，鼓励其分享被护士照顾的故事。询问这个人认为积极的、受到支持的事情，或者消极的、未得到支持的事情。思考这些内容，写出你从中学到了什么，这些感悟将如何影响你的护理工作。

思考他人如何从共享医疗保健经验中获益，继续记录自己的想法，以促进自己人际关系的成长，以及在医疗保健方面的进步。

Q. S. E. N. 学习策略:练习 5

护士生 Jane 正在检查患者的用药,以确保她正在利用药物管理的五项权利:正确的患者,正确的药名,正确的剂量,正确的用药方法和正确的用药时间。她进入病房,核对患者的标识,呼喊患者的名字,交给患者两种口服药。患者看到药物后询问:"我以前服用的都是绿色的药,为什么今天要给我蓝色的药?"

- Jane 应该如何回应?
- 在发展护患关系的过程中,如何让患者及其家属共同参与,并与他们结为促进安全的盟友(伙伴)?

参考文献

American Nurses Association: *Standards of clinical nursing practice*, Silver Spring, MD, 2010, Nursebooks.org, the Publishing Program of the American Nurses Association. http://www.nursebooks.org.

Baldwin C: *Storycatcher: making sense of our lives through the power and practice of story*, Novato, CA, 2005, New World Library.

Bernardo A: Technology and true presence in nursing, *Holistic Nurs Pract* 12(4):40, 1998.

Buber M: *I and thou*, New York, 1958, Harper & Row.

Cameron J: *The artist's way*, Los Angeles, 2002, Jeremy P. Tarcher.

Cashman K: *The pause principle: step back to lead forward*, San Francisco, 2012, Berrett Koehler Publishers.

Cooper MC, Powell E: Technology and care in a bone marrow transplant unit: creating and assuaging vulnerability, *Holistic Nurs Pract* 12(4):57, 1998.

Cossette S, Forbes C: Psychometric evaluation of the caring nurse observation tool: scale development, *IJHC* 16(1):16, 2012.

Covey SR: *The 7 habits of highly effective people*, New York, 2013, Simon & Schuster.

Erickson H (ed): *Modeling and role-modeling: a view from the clients' world*, Cedar Park, TX, 2006, Unicorns Unlimited.

Erickson H, Tomlin E, Swain MA: *Modeling and role-modeling: a theory and paradigm for nursing*. Englewood Cliffs, NJ, 1983–2010, Prentice-Hall; second–ninth printing, Cedar Park, TX, 1988–2009, EST Co; tenth printing, Cedar Park, TX, 2010, Unicorns Unlimited.

Erickson M: *Personal communication*, 2011.

Friedman MS: *The life of dialogue*, New York, 1966, Harper & Row.

Geanellos R: Patients value friendly nurses, *Aust Nurs J* 11(11):38, 2004.

Hutchings M, Ward P, Bloodworth K: 'Caring around the clock': A new approach to intentional rounding, *Nurs Manag* 20(5):24, 2013.

Ironside P, Diekelmann N, Hirschmann M: Learning the practices of knowing and connecting: the voices of students, *J Nurs Educ* 44(4):153, 2005.

Keirsey D: *Please understand me, II: Temperament, character, intelligence*, Del Mar, CA, 1998, Prometheus Nemesis Book Company.

Kelly M: President Sullivan confers intermediate honors, presents Jefferson Awards, Fall 2013 Convocation. http://news.virginia.edu/content/president-sullivan-confers-intermediate-honors-presents-jefferson-awards (Accessed 8/30/14).

Krisman-Scott MA, McCorkle R: The tapestry of hospice, *Holistic Nurs Pract* 16(2):32, 2002.

Locsin RC: Culture of nursing, preoccupation with prediction, and nursing intention, *Holistic Nurs Pract* 16(4):1, 2002.

Lynaugh J, Fagin C: Nursing comes of age, *Image* 20:184, 1988.

Mlyniec V: How to talk so your teen will listen, *Family Circle*, January 20, 2006.

Myers IB: *Gifts differing*, Palo Alto, CA, 1995, Consulting Psychologists Press.

Myers IB: *Introduction to type*, Palo Alto, CA, 1998, Consulting Psychologists Press.

Newman M: *Health as expanding consciousness*, Bloomington, IN, 1999, iUniverse.

Nichols MP: *The lost art of listening: how learning to listen can improve a relationship*, New York, 1995, Guilford Press.

Nouwen HJM: *Out of solitude: three mediations on the Christian life*. http://www.goodreads.com/work/quotes/116112-out-of-solitude-three-meditations-on-the-christian-life (Accessed 7/11/14).

Olthuis G, Dekkers W, Leget C, et al: The caring relationship in hospice care: an analysis based on the ethics of the caring conversation, *Nurs Ethics* 13(1):29, 2006.

Orem D: *Nursing: concepts of practice*, St. Louis, 2001, Mosby.

Parse RR: Human becoming: Parse's theory of nursing, *Nurs Sci Q* 5:35, 1992.

Rogers M: Science of unitary human beings: a paradigm for nursing. In Wood R, Kekahbah J (eds): *Examining the cultural implications of Martha Rogers' science of unitary human beings*, Lecompton, KS, 1985, Wood-Kekahbah Associates.

Shafir R: *The Zen of listening: mindful communication in the age of distraction*, Adyar, India, 2000, Quest Books.

Shellenbarger T, Palmer EA, Labant AL, et al: Use of faculty reflection to improve teaching, *Annu Rev Nurs Educ* 3:343, 2005.

Simours J: Essay: Caring is part of all nursing, *Int J Hum Caring* 17(1):86, 2013.

Smith JA: The idea of health: a philosophical inquiry, *Adv Nurs Sci* 3(3):45–50, 1981.

Snellman I, Gedda KM: The value ground of nursing, *Nurs Ethics* 19(6):714, 2012.

Stuart GW: *Principles and practice of psychiatric nursing*, ed 10, St. Louis, 2012, Mosby.

Tejero LM: Development and validation of an instrument to measure nurse–patient bonding, *Int J Nurs Stud* 47:608-615, 2009.

Younger JB: The alienation of the sufferer, *Adv Nurs Sci* 17:53, 1995.

Watson J: *Nursing: The philosophy and science of caring*, Boulder, CO, 2008, University Press of Colorado.

Watzlawick P: *Pragmatics of human communication: a study of interactional patterns, pathologies, and paradoxes*, New York, 1967, W. W. Norton & Company.

Wendler MC: *The heART of nursing*, Indianapolis, Ind, 2002, Sigma Theta Tau International Honor Society of Nursing.

Wysong PR, Driver E: Patient perceptions of nurses' skill, *Crit Care Nurse* 29(4), 2009.

课外阅读

Balzer Riley J: *Customer service from A to Z: making the connec-*

tion, Albuquerque, 2003, Hartman Publishing. Offers training modules and exercises to build relationships in health care.
Fox J: *Finding what you didn't lose: expressing your truth and creativity through poem-making*, New York, 1995, Jeremy P. Tacher.
Fox J: *Poetic medicine: the healing art of poem-making*, New York, 1997, Jeremy P. Tacher.
Watson J: Intentionality and caring-healing consciousness: a practice of transpersonal healing, *Holist Nurs Pract* 16(4):12, 2002.

第三章

合作处理问题

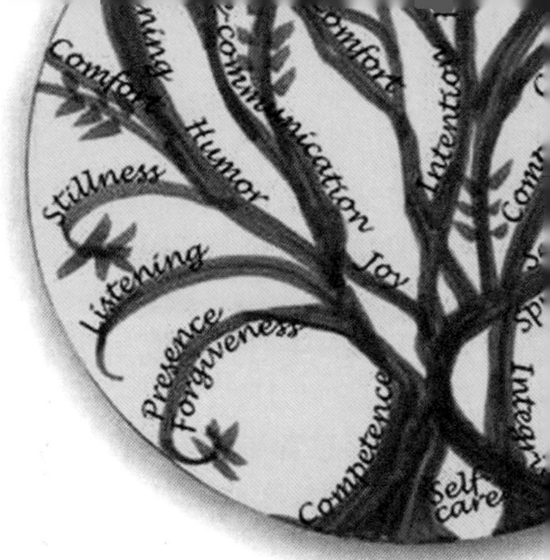

当护士走进病房与患者接触时——护理产生了。

Pamela J. Potter 和
Noreen Cavan Frisch

学习目标

1. 定义护患之间的相互关系
2. 讨论礼貌用语的应用
3. 讨论护理过程中解决问题的方法
4. 练习共同解决问题的方法
5. 检验与患者交流的步骤
6. 参与实践并提高解决患者问题的能力

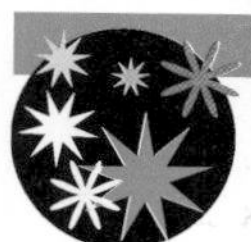

主动学习……

整装出发:合作处理问题

在阅读本章时,请思考以下问题,并写出你的答案。

写出你在本章中所学到的知识。

这些知识如何影响你的护理实践?

你将如何运用这些新知识或技能?

想一想……

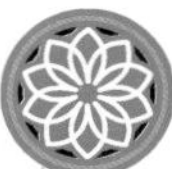

案例链接……

共同设立目标

一位护士被叫到患者房间探讨癌症的治疗方案。当他们讨论时,患者开始清楚地意识到疾病将要夺走她的生命。患者悲痛欲绝,痛哭流涕,护士握住她的手与她一起哭泣,表示自己也有类似的经历。当患者稍微缓解后,他们开始商量,并为患者制定出院计划,迎接圣诞节。护士说她为患者留出了哭泣时间,感觉还不错。

建立护患之间相互依存的关系

你想学习如何与别人一起工作,使他们觉得自己并不孤单,帮助他们实现利益的最大化么?在新罕布什尔州 Dartmouth-Hitchcock 医疗中心,“相互依存”在护理专业中是一个新兴的概念。他们将其定义为“两个或更多的人聚集在一起形成一种平衡关系,以理解和尊重他人为特性,从而实现共同的目标。”医疗中心的 Wiitala, Biernat 和精神科的质量控制小组回顾每月患者满意度数据时发现,患者满意度与互动之间存在一定关系(Dartmouth-Hitchcock's Force5, 2014)。相互依存是研究领域的一个新概念,是护士与患者建立关系的一个重要因素,尽管它不容易实现(Bery, 2005; Chalmers, 2005; Geanellos, 2005; Jack, 2005, Porr, 2005; Zoffmann, 2005)。相互依存具有移情、合作、平等和互相依赖的特点(Jeon, 2004),能使医疗保健人员之间不断进行知识共享、共同决策来确保患者的满意度(Cerda 等,2010)。

工作中的礼貌原则

患者与护士相互作用的结果依赖于护士的能力,这种能力促使患者参与决策并与护士共同维护护患关系(Roberts, Krouse 和 Michaud,1995;Spiers,1998)。护士通过学习、实践、尝试、犯错、观察以及亲身体验培养自己的交际能力。初次见面和礼貌理论强调患者与护士在交流时的自尊、自主和团结(Spiers,1998)。说话时给对方留面子或帮助别人挽回面子以及保持尊严,可以使双方愿意交流而不感觉受到某种威胁。想想一个患者站到体重仪上称体重,患者想维护自己的面子(Pillet-Shore,2006)。若患者认为自己的面子受到了威胁,护士应如何处理这种情况,使患者接受呢? 患者很沮丧,护士应说:"如果目前的体重不是你所希望的,让我们共同努力来实现你的目标。"想象一个患者从网上获得的一些信息,其可信度有待考查。护士通过客观地评价这些信息,发现这些信息的来源并不可靠。护士想要满足患者获取信息的意愿,就需要提供其他更可靠的因特网资源。为了维护患者的颜面,护士满足了患者参与制定护理计划的意愿。护士还介绍了可靠的网站,教会患者如何识别网上信息的可信度。

在帮助患者解决健康问题的复杂过程中,很多因素都有可能成为障碍,包括对于感知、规范、预期结果和界限的理解与交流,这些因素可能扭曲信息与人际关系间的含义。在权限差异悬殊的背景下:一方坐以待援,一方握有执行权(Cauce 和 Srebnik,1990)。护士必须"与患者协商,就亲疏关系、自我暴露、隐私和信息交流等达成双方认可和满意的共识"(Spiers,1998)。双方都想有很好的自控能力,而达不到这种状态或面对相反观点时都被称为"面对威胁"。

思考护士的评估行为:询问患者的行为,进行健康以及精神需求方面的评估与干预,这些行为都具有侵犯性。在这种情况下,直接命令是不礼貌且不合适的,护士应委婉而间接地鼓励患者参与问题的解决。礼貌行为被认为是面子学问的一部分,这远远超出了传统意义上的行为意识。礼貌的行为可以减少护士干预本身对亲密关系带来的威胁,促进护患之间的交流,减少恐惧、尴尬和愤怒。当与患者讨论某一尴尬问题时,如关于安全性行为,护士应注意语言的运用,谨慎提问,以帮助患者保留面子。因为在面子、礼貌问题和患者需求之间有一个复杂的平衡关系,需要进一步研究、明确、补充、完善解决方法,这是患者比较难懂的。护士要清楚患者参与的重要性,护理学研究认为患者是一个独一无二的个体,积极参与到解决问题的过程中可以提高患者的满意度,这是衡量护理质量的重要指标(Roberts 等,1995)。

明确在护理工作中独立解决问题与共同解决问题两者间的不同

问题解决——护理过程

在第一章,我们把护理过程定义为五步模式,即问题解决模式:

1. 评估
2. 诊断
3. 计划
4. 实施
5. 评价

在护理中问题解决的过程

验证

验证解决患者问题和与患者共同解决问题的差异,共同了解患者对自己健康做决定的权利和义务。

验证过程很重要,必须在解决护理问题

中的每一步中实施，验证是寻找患者在护理过程每一阶段的想法和感觉。验证在于帮助发现患者对其健康护理计划存在的问题或疑虑，确保他们理解并愿意进行下一步计划。把验证纳入问题解决程序中，可避免护理过程过快，保证患者对护理计划的知情同意。

在护理中相互解决问题的程序是（Iyer，Taptich 和 Bernocchi-Losey，1995）：

Ⅰ. 评估

A. 收集关于患者、患者家属、社区情况的资料

B. 了解患者的需求、问题、忧虑或反应

Ⅱ. 诊断

A. 分析数据

B. 确定对患者数据的解释

C. 鉴别护理诊断

D. 确定对患者的护理诊断

Ⅲ. 计划

A. 设定对患者问题解决的优先考虑

B. 与患者共同分析护理行为过程中的预期结果

C. 与患者共同完成护理干预结果

Ⅳ. 实施

A. 执行护理行为需要得到患者的帮助

B. 鼓励患者参与到护理实施过程中，以实现预期效果

C. 继续收集患者情况并分析与环境的关系

Ⅴ. 评价

A. 与患者交流中评估护理效果

B. 继续评估修正护理计划方案

在护理过程中，验证不一定会增加实施护理的时间和精力。在与患者的互动中，许多检查能很快且自然地完成。在保证患者理解的同时，护理过程中的每一步都可以增加治疗完成的可能性。对那些很清楚自身健康问题的患者及护士，应花更多的精力去做更重要的事情；若患者很清楚自己的护理诊断并对此做出最佳反应，患者会产生一种控制感。

验证要求合作，这是成功改变患者的必备因素。双方合作时，信任能提高数据的真实性和可靠性，并稳固护理过程中的其他基础，这种相互信任可以为患者提供方向与支持，合作可以确保在健康问题上对护患都有利。因此，护理工作的出色完成离不开患者的充分参与。相关护理研究者认为，认识到患者是独立个体、鼓励患者参与护理行为是与患者满意度紧密相连的，这是高水平护理质量的重要指标（Roberts 等，1995）。“患者认为护理行为是以护士工作为目的，忽略他们作为参与者的角色，这成为了护士护理过程中的障碍（Hallberg 等，1995）。”

如今许多卫生服务对象各方面意识越来越强，他们提出更多的问题，多方寻求建议，探寻更多的选择，并组建了自助小组。他们的自信和独立反映了“患者”这个标签的真实意义，体现了他们渴望发挥自身作用的急切心情。

患者与高质量的健康服务提供者相联系，形成共同协商的伙伴关系。在这里患者接受他们的服务，毫无疑问地遵从他们商定的计划。管理有序的护理环境中，随着对护理成本效率的需求，高级护理工作者数量激增，从整体上阐释了这种伙伴关系。高级护理工作者认为，与患者及其他健康护理专业人员协同成为他们护理哲学的一部分（Grando，1998）。前外科巨匠 C. Everett Koop 强调，患者同内科医师间的交流能避免严重的医疗问题。来自 Louis Harris 的调查显示，在 1000 名患者问卷中，其中 25% 表示与医师交流时出现迟疑，因为医师们看起来很匆忙，或注意力不集中，或因为患者的难为情（Koop，1998）。护士可以通过合作交流，在护士、患者和医师间建立工作关系。

并非所有卫生服务对象都认为自己是积极、有责任的护理伙伴。一些人按照健康护理专业人员要求的去做，实践了“患者”这个标签的概念。消极的状态会在护士和患者之间产生一种不平衡的力量，同时产生不平衡

的关系。作为护士,我们要通过鼓励患者参与自我护理,帮助其逆转这种病态(Cooper 和 Powell,1998),这意味着欣赏患者的价值,唤起他们的自信。当我们邀请患者甚至要求患者参与时,我们能把单向的护理工作转变成共同合作解决问题。

20 世纪初期,患者满足于根除疾病的护理体系。随着科学技术对健康护理影响的增加以及对护理工作者的不满,患者开始寻求更个性化的护理。1972 年,随着患者争取自身权利运动的开始,由美国医学会提出的"患者权利法案"的发布,使患者开始在健康护理中提出个人不同的护理要求。该文件表明患者对尊重、知识、隐私和自信的期望,及获取恰当治疗所需重要信息的权利,护士需要关注健康护理过程中个人的责任及权利。重要的是强调患者要做些事情照顾自己,同时也能保障自己接受高质量护理的权利。20 世纪 70 年代提出,把患者视为护理消费者的理念演变成患者和家属均是消费者的概念,除要求护理信息透明外,护士必须关注消费者的服务期望,减少在医院停留及门诊手术的时间,同时护理服务向家庭健康护理转移,使得解决问题的需要变得更重要,患者、家属及其他重要成员充当着更加积极的角色。由于一些患者经常在实现自我护理前就出院了,所以一些患者的教育和护理必须在家里实行。患者必须就选择保险做出合理的决定,护士需要了解关于护理管理机构的供应者和服务者选择的差别,并协助患者选择合理的补偿手续。

这个标准出自美国护理协会(2004)制定的临床护理实践标准,包括护理质量、评估、结果认定、计划、实施和评价,为与患者相互解决问题提供支持。以下是护理实践标准的其中两个:

标准 4:计划。注册护士:与患者、家属和其他人合作制订个性化的护理方案,不仅考虑患者的特点,还包括他们的价值观、信仰、精神和健康实践、喜好、选择、发展水平、应对方式、文化和环境及现有技术(American Nurses Association,2010)。

标准 5:实施。注册护士:与患者、家属、其他重要的人以及照顾者合作,以安全、切实、及时的方式实施计划(American Nurses Association,2010)。

验证在护理过程中的应用

以下例子说明建议的方法能确保患者最大限度地参与到双向的问题解决方法中。

证实收集数据的有效性。从患者加入到护理中开始我们便向他们询问有关健康方面的问题,当我们从他们的病情回答、回答方式、实验室检查以及体格检查中获得信息并进行组合时,就是对数据的解释。这可以解开疑惑,帮助我们对患者健康情况做出清楚的解释。

不仅护士渴望明确患者的病情进展,患者也急于想知道。请看下面的临床护理情景:

Cook 夫人 48 岁,她的家庭医师提到以一个家庭式健康护理来帮助控制她的糖尿病。她已口服降糖药 2 年了,她最近的血糖达到了 350mg/dl(1mg/dl=0.055mmol/L)。

Cook 夫人说:*"不用担心我,我很健康,你不必访视我。我不想让我丈夫担心,他认为我很健康!"*

说话时你会发现,Cook 夫人对于必须接受什么样的特殊护理,如何控制营养摄入,如何进行皮肤护理,如何监测每天的尿糖了解甚少。这种病在她家里是难以接受的,因为她的两个姐妹和丈夫都非常健康。

从 Cook 夫人的生活中已经接受到来自父母、丈夫的语言和非语言信息。她是个称职的妻子和家庭主妇,疾病对她来说是可以忽略的。当高血糖的症状第一次出现,Cook 夫人努力忽略它,假装一切正常。她的邻居称,当她食欲减退症状不断出现且伴随着体力减弱和体重下降时,Cook 夫人才去看医师。

你想告知Cook夫人,她并不知道如何治疗糖尿病并控制并发症。你会认为,她从来没想过糖尿病也会威胁到健康,为达到她父母和丈夫对她的期望,她假装健康比承认自己有慢性疾病容易得多。你意识到,她可能错误地认为,作为糖尿病患者她不能过积极而充实的生活,你可以通过下列信息证实这个解释。

你:"Cook夫人,我知道你很想感觉好些,我对你在照顾自己和控制糖尿病方面的能力有一些担忧。从你告诉我的内容中,我了解到你的健康对于你和你丈夫是很重要的。根据我的经验,如果人们适当的自我照顾,糖尿病不会阻止他们去做自己想做的任何事。但是为了做到这一点,你必须接受自己有糖尿病的事实,你可以为健康做些事,告诉我你的想法。"

验证让患者全面了解了对她健康情况的评估,你允许Cook夫人发表不同意见或问一些对她健康干预的问题。

辨别患者的实际问题或潜在问题。当Cook夫人同意或者修正你的评估时,你需要明确并系统地阐述护理诊断。

Cook夫人可能会说:"还有其他要学的吗?Wood医师办公室的护士教我使用胰岛素,我学得很好。"

她的回答给了你契机,你开始教她糖尿病患者需要注意的潜在问题。你可做如下回答:

你:"你已经会使用胰岛素了,然而,你还要了解更多的事情。你必须知道低血糖的症状和应对紧急情况的对策,因为糖尿病影响循环,你可以从了解皮肤护理中受益。仔细计算卡路里,以符合你不断变化的能量水平,这一点对保持健康很重要,知道如何控制日常活动能帮助你像家人一样保持健康和活力。"

验证糖尿病的一些潜在问题,可使Cook夫人清楚掌握她自己的健康状况,给予她正常生活的希望。

她可能回答:"我认为我每天所要做的是使用胰岛素,我感觉很好,我想多亏有它。我的丈夫希望我恢复健康,你一定要和他保持联系。他今天可能早下班回来,你可以和他谈谈吗?你能让他知道我现在状态很好吗?"

同患者制订护理诊断。

你回答:"我很高兴同他交谈,你和我也需要做一些工作。你必须了解三个主要事情,调节饮食热量来适应活动量,给予皮肤特殊护理,尤其是你的脚,还要了解怎么应对低血糖,这些都可能发生,你对它们了解吗?"

Cook夫人:"听起来好像有很多要学的,令我吃惊的还是皮肤护理的说法。我的皮肤一直很好,想不到还能有什么问题。"

与患者解决已证实问题的优先权。在这种情况下,从患者感兴趣的问题开始是恰当的,因为没有比当前更紧要的事。

你:"好的,让我们先说皮肤护理。"

这种验证更好地掌控了Cook夫人的健康教育活动。

与患者共同决定护理工作的预期结果。你和患者都关注结果。重要的是双方均提出目标,并共同努力。为了开始协商计划,你要使预期更清楚。

你:"我们两人需要知道共同努力的方向,这样就能知道什么时候达成目标。我期望你采取措施预防皮肤破溃和降低血糖,并制订出事情发生的应对方案。在营养方面,我希望你能计算出日常所需能量的热量值。这听起来很难,但我认为这是可取的,我想听听你是怎么想的。"

这些建议理清了你想要完成的内容,现在轮到Cook夫人提出她的目标。

Cook夫人:"好像有很多要学的,但是我猜我没有更多的选择。我不能再次患病,因为无论是我丈夫还是我都不想再经历它了。你说的我明白,我会尝试的。"

你:"我们先开始这样的目标,我相信你将更好地控制你的身体,这将让你更容易接受机体因为糖尿病而产生的变化。知道这些你能做的事情之后就会摆脱恐惧,情况会变得更容易,这些事将变成你日常生活的一部分。如果你有问题却找不到我的话,给你一个美国糖尿病协会的24小时热线电话。”

鉴于这些回答,你已经给予Cook夫人另一种好的理由,对她的状况少一些害怕。

与患者共同制订实现护理效果的策略。你和Cook夫人就目标达成了一致,这意味着你有机会为她提供知识、人员和物质资源,以实现预期的效果。

你:“你说你想学习皮肤护理,我看见你有一个录像机,我给你带了一个录像,是关于如何确保你的皮肤不破溃的实例,我们也有皮肤护理的小册子。我可以回答你提出的任何问题,你喜欢哪一种?”

Cook夫人:“小册子听起来不错。但我想先看看录像带,然后再看小册子,以更好地理解。”

在Cook夫人的帮助下,现在你已经做了一个计划,开始第一个目标的工作。当她准备好后,你可以介绍一些关于其他目标的策略,并且提供给她美国糖尿病协会的24小时热线电话,之后你向她推荐一个有用的学习组。

在患者协同下实施护理行为并鼓励其参与护理行动,完成结果。在Cook夫人的案例中,你主要关注的是鼓励她参与多种形式的学习,以及如何对待糖尿病,问她一些关于治疗过程的开放式问题来达到你想了解的目的。例如:

“对于录像带你有什么想法吗?”

“在看完录像带和小册子之后,对于皮肤护理你有什么问题吗?”

这个问题揭示了需要额外学习的地方,并提供表扬和巩固的机会。

从访问患者中评定护理结果。在Cook夫人使用资料后,你可能采取一种轻松幽默的方式去评定。

你:“如同回到学校……来做个测验!准备好了吗?告诉我,你学到了什么?你怎样实现目标呢?”

Cook夫人:“我觉得我已经在家学好了这门课程,如同电视上的广告,可以问我任何事情。”

你:“我知道你已经很努力,能不能告诉我你采取了哪些措施吗?”

Cook夫人:“当然可以。首先,不要再穿紧鞋子,它们影响血液循环。我早把高筒靴扔掉了。我丈夫经常取笑我,说它们不够性感,它们离开我的双脚我才知道它们对我是多么的不好。电影告诉我如何剪断长长的脚趾甲,我买了一个指甲刀,我记得擦脚时应使用毛巾轻轻拭干而不是用劲擦干。老师,下一步皮肤护理我该干些什么?”

你:“我给你打个A,我刚好拿了一些金色的贴纸,你真是不错,你可以同孩子们使用并分享它们。我想说在这么寒冷的天气里保持足够温暖是很重要的,使用护肤品保护皮肤使之远离干燥和过敏,擦拭护肤品将促进循环。”

Cook夫人:“我喜欢这些贴纸,我觉得我已赢得了A。我女儿在我生日时送给了我一些很棒的护肤品,我会使用它并感谢我的女儿做了一个正确的选择。”

你可以同Cook夫人继续回顾双方达成一致的其他预期结果,并讨论其过程。你可以鼓励她同丈夫一起分享所学的知识,以及这些知识对她的帮助。Cook先生可能需要帮助,以适应他妻子患有慢性疾病这一事实。想想让全家参与进来的方法,或许下次家访时可以开个家庭会议,家庭环境是学习健康和疾病概念的地方,得到家人的任何支持都可能促进Cook夫人的健康,并激励她继续做预防护理。加入一个支持小组对Cook夫人同样有用,通过其他人的现身说法,帮助其改变糖尿病会使自己被疏远的想法。

超越护患相互关系的益处

March(1990)认为,患者与护士共同合作的优势超出任何孤立的一方,在这一过程中双方均可受益。分享患者经历的意义在于对其关系结果的控制和负责。护士和患者获得彼此的信任,他们在相互帮助中有效地进行沟通。其在医疗保健方面的主要价值已得到证实,此外,其他人际关系也得到相应改善。

Matheis-Kraft(1990)指出在治疗中心态积极的患者恢复得更快,这有利于医院努力完善健康护理价值。他们报道了一个美国医院如何组织患者参与主导自己的健康护理。以患者为中心的医院试图创建一个充满关怀、尊严、活力的环境,在这里患者主导自己的护理过程,其目的是唤起他们的意识来促进治愈过程。工作人员鼓励患者意识到自己的身体、心理和精神是如何恢复健康的。

此外,通过患者及家人的认可,运用这一哲学理论环境中的护理工作会衍生很多派生品,来改善他们的精神面貌(Matheis-Kraft等,1990):

- 给你的职业带来更多培养和关心的机会
- 享受自主权和威信,使他们体会真正的不同
- 与医护人员建立平等关系,听取建议和寻求忠告
- 职业成就感

Schwertel-Kyle 和 Pitzer(1990)把重症监护病房中奥瑞姆(Orem)自我护理模式的实施过程描述为:在一定的时间内提供最佳的护理方法。开始由于参照支付体系设定了固定偿还比率(导致住院时间缩短,急诊住院患者增多和护理资源减少),在财务限制的背景下,该方案可提高患者的自信和成就感,从消极孤立的患者转为护士积极的伙伴。通过这种方法,美国患者开始为自己的健康护理负责,同时保障了其健康护理权。

双方共同解决临床护理问题的方法

1. 探索对患者积极参与健康护理问题的看法,对健康护理的责任心反映出在护理过程中怎样对待他们。记住要专心去倾听、公开地讨论问题,同时注意合作问题。

2. 注意环境中的"质疑、好奇、冒险、怀疑"是容忍支持批判性思维的技能(Seifert,2010)。

3. 当事件或环境可能导致积极的行为改变时,注意"教学时刻"的应用(Lawson 和 Flocke,2009)。冠状动脉旁路移植手术的患者可能更关注戒烟,因为这个危险因素与冠状动脉疾病和手术预后效果相关。

4. 实践揭示了你对患者的看法,告诉患者你对他们特殊情况的评估,你会更有信心。

5. 护理前须核对患者希望从哪里开始,不要认为你是护士就了解一切。从哪里开始处理护理问题,患者通常都有自己的习惯。你可能想从最简单到最难,但患者可能想从最复杂的问题开始。

6. 如果事实上患者没有选择,就不需要与患者商讨护理方法。有时候,你工作单位的护理观、技术策略、时间或护理人员缺乏,都会影响你工作的优先性和方法论,大多数患者对虚假的"被选择"感到反感。

7. 在为患者服务前,先问自己:我的患者能为自己做到这些(转身、移动、打电话、与亲属交流、睡眠、改变穿着)吗?能做到这些,我们将有机会让他们有能力照顾自己。我们为患者提供必要的资料(信息、设备、联系方式)以帮助他们完成一些事情,而我们可以节省时间和精力。这种工作能严格控制患者的健康支出,同时我们也能够更好地管理患者。

8. 注意和患者一起评估。如果你已经成功完成护理过程中所需要的合作步骤,那么,继续以完美表现通过最后阶段。唯一知道结果的途径是患者对你的护理工作是否满意,询问他们的需要并听取他们的意见。

9. 牢记验证是自信的行为过程。如果表达观点时犹豫不决或征求患者观点时胆怯,我们就发挥不了作用。验证并不意味着命令和控制患者,解决问题是双向的,开放式交流需要在患者和护士之间相互转换。

患者和护士之间的合约

如果你掌握了这种验证技能并能解决问

题，你就拥有了与患者签订合约的基础。这种协议把护理过程中已经执行的步骤形成了正式文本。

案例链接……

生命旅程的陪伴者

新生儿特殊护理小组（NICU）负责护理濒临死亡的早产婴儿。父母关注的是在NICU环境中仅生活7个月的宝宝还没有经历人和事，护士和家人决定带着宝宝到室外感受阳光，去看花朵。护士把宝宝包起来，父母带着宝宝回了家，并把他介绍给家里的狗。明媚的阳光照在婴儿的脸上，他们与孩子度过的最后时光是一段美好的经历。•

合约是在你和患者之间就各方活动和责任达成一致的协议（方框3-1），协议能促进患者和工作人员间的相互学习（Rankin和Stallings，1990）。协议必须现实可行，阐明可衡量的行为举止，期望完成的日期，措辞严谨，建立成功的期望。双方在正式协议中阐明了它们的可用性，提供的时间和技术，做出的承诺，承担相应的责任范围，发挥患者的自身作用。这种协商常通过口语交流传达，在一些情况下可以签署书面协议。

方框3-1 患者和护士之间的合约所需的要素

下面是患者与护士之间的合约所需的要素，可以帮助你适应工作环境

- 患者与护士的称谓
- 护患关系的目的
- 患者与护士的角色
- 患者与护士的责任
- 患者与护士的期望
- 特定细节，例如会面时间和机密内容
- 终止条件

摘自：Stuart GW，Laraia M. Principles and practice of psychiatric nursing，ed10，St Louis，2005，Mosby.

双方必须遵守合约条款并履行相关职责。如果患者没有完成任务，护士有义务提醒他们。护士在报酬方面失言时患者同样可以指出。同样，如果他们都成功地完成了任务，他们都可以得到赞扬。

当护士和患者都统一执行这种活动时，他们可以对努力的成效进行评估，并决定合作是否已经完成。合同提供了评估的标准，因为可以清晰地描绘出期望的结果。如果双方都对结果满意，合同就可以终止（Rankin和Stallings，1990）。如果患者想要得到更多的治疗，必须与护士们进行协商。相反，护士也许希望患者能为自己做得更好或获得更高水平的健康。如果是这样，他们必须引导患者追求更好的护理，并使他们在扩展合同这部分显示清楚。

有时候患者试图让护士许下承诺，守住某些秘密，这是一个危险信号。护士说他们有义务掌握与患者健康相关的所有信息，这种请求预示着患者产生伤害自己或其他人的念头，无论这种信息披露之前或之后，都不能制订这样的保密合同。如果你必须泄露一些患者认为的秘密，就解释说你不能隐瞒潜在的危险信息。

与被动接受健康护理相比，患者更喜欢通过签订合约的方式控制健康。因为患者更自信、更积极地参与了健康护理计划，护士会重新商讨他们共同的承诺。当护士对健康护理做贡献的呼声越高时，他们就越负责任。接下来的几年，无论是法律、道德或是哲学的原因，护士们会更加清楚护-患合同条款。

要记住重要的一点，生命的问题有时需要时间来治愈。有时候仅仅是帮助患者设定一天的目标，就能让这一天有一个良好的开端。花时间与患者共同评估目标是否已实现或者是否需要调整（Yetter，2010）。多个家庭组成小组共同解决问题，对支持青少年糖尿病患者有所帮助，让各个家庭分享他们控制血糖的计划，从而提高患者的满意度（Carpenter等，2014）。护士、患者、家人和同事都共同拥有仁慈，这是生命的美丽，生存的挑战。

我们不能和他们交流，但可以陪伴他们。

Florence Nightingale

智慧库

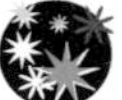

返回本章开头的“主动学习”，并写下你的答案

练习合作处理问题

评判性思维/讨论：练习 1

针对给出的各个情景，描述你对患者要说的内容，鼓励他们积极参与健康护理。

1. Bane 先生，33 岁，刚刚诊断为癫痫病，每 4 小时用药一次。
2. McNeil 夫人，63 岁，患关节炎，医师要求她每天做 3 次手腕及手指的关节活动练习。
3. Johnny，17 岁，医师建议使用特殊的肥皂治疗面部痤疮。
4. Beth，年轻患者，精神紧张，需每天沉思两次，促进放松程度。
5. Jameson，胆固醇水平较高，已经学习怎样减少饮食中的胆固醇，他每天选用自己的菜单。

比较一下你和同事对不同情景下应用策略的建议。

评判性思维/讨论：练习 2

在下列每个病例中，当你的患者违背了协议，采取影响健康的行动，你应与他们怎样讨论这一事实，写出你与患者沟通的具体内容。

1. Marson 小姐，19 岁，入院时被诊断为衰弱性头痛。在查明原因的过程中，她同意不服用非处方药品减轻疼痛。夜班时，你发现她在洗漱间吞食一种药效强烈的止痛药并准备服用第 2 粒。
2. Dodds 夫人，22 岁，因近期体重剧减而入院。在调查减重原因期间，她同意吃清淡饮食。在你夜班的时候，发现她在吃探视者从熟食店买来的辣椒。

评判性思维/讨论：练习 2（续）

3. Jones 先生，45 岁，5 小时前做完手术。外科手术前他同意在术后深呼吸和咳嗽，然而现在他很固执，不想让你帮助他伤口愈合而咳嗽，他只想安静地睡觉。
4. 你正在为一个胸痛持续数周的患者填写健康史，她答应今天把家属患有心脏病的相关信息带来，她没带资料就来了，说这周和朋友在一起，忘记了去姑姑那里取资料。

做完这个练习之后，与其他同学的答案做比较，你会发现有很多方法可以让你自信地告诉患者他们没有按约定完成护理计划的一部分。

评判性思维/讨论：练习 3

在下列情景中你和患者在健康问题优先选择上意见不一致，思考你怎样自信地处理这类问题，并和你的同学讨论你提出的策略。

Boyd 夫人，30 岁，需做胆囊切除手术。尽管她要进行手术，但她在产后两个月还想继续母乳喂养。你担心她的身体健康，因为 Boyd 夫人患有嗜睡症，黄疸病，口干燥症，皮肤发痒和严重腹痛。她希望自己的孩子保持正常的母乳喂养，你希望让她得到尽可能多的休息，让她的孩子配方喂养。

Boyd 女士坚信母乳喂养对孩子的健康很重要，她也知道这个时候自己很难继续母乳喂养，但是她担心如果停下来就不能重新开始，然后她的孩子就会忍受痛苦，而且对 Boyd 夫人来说，母乳喂养是抚养孩子的一个特殊部分，她不想错过这次经历。与你的同伴比较关于 Boyd 夫人健康问题优先权的不同建议。

自我评估:练习 4

下次你在病房做临床护理工作时,可以尝试与你的患者运用共同解决问题的方法,通过下列问题评估自己实施验证的能力。

Ⅰ. 评估

A. 评估

1. 允许你的患者告诉你他们所知道的和对健康问题的看法吗?

2. 以什么方式使你对健康的观点和患者的想法相一致?

3. 患者会出现哪些知识缺乏现象?

4. 你了解多少有关患者健康信念、健康护理习惯和问题解决能力?

B. 同患者验证护理诊断

1. 你能确定患者怎样看待他们的问题以及是什么导致发病的吗?

2. 你告诉患者关于他们健康问题的评估吗?

3. 你和患者在评估问题上意见一致吗?

4. 当你和患者意见产生分歧时,你怎样处理?

5. 你如何探究患者对护理诊断的感受?

6. 你同患者分享护理诊断时有何种感受?

Ⅱ. 计划

A. 为患者设定预期目标

1. 你和患者在预期结果方面是否意见一致?

2. 在患者健康的希望和预期方面,你是从实际出发吗?

3. 你和患者能同意相互接受的结果吗?

B. 选择护理策略,帮助患者达到预期的目标

1. 你考虑患者对选择的感受了吗?

2. 你考虑过患者个人、文化喜好、日程安排,经济情况和能力吗?

3. 你能告诉患者各种选择的有效性吗?

4. 你愿意表达对各种治疗选择的观点吗?

Ⅲ. 实施

A. 执行护理行为需要得到患者的帮助

1. 对患者自己实施行动方案的能力你掌握多少?

2. 当患者自己实施的时候你帮助他们了吗?相反,没有充分地训练他们,你对他们期待很多吗?

3. 你是否抓住机会查明患者对护理实施的感受?

自我评估:练习 4(续)

4. 你能确认患者愿意继续实行计划吗?

5. 你清楚你的角色和患者的角色吗?

Ⅳ. 评价

A. 共同评价结果

1. 你经常询问患者对治疗结果的看法和感受吗?

2. 你在何种程度上与患者分享治疗进度?

3. 当你与患者意见分歧时,你应该怎样处理这种情况(患者对结果很满意,而你希望有更大的进展,反之亦然)?

4. 当你准备终止护患关系时感觉如何?

回答预先提出的问题并总结,你怎样鼓励患者共同解决问题,怎样更能促进相互作用,激发你产生深入开展沟通的欲望?

评判性思维/讨论:练习 5

假设你是(律师,护士,牧师,神父,法师,内科医师或牙医)的委托人,把你参与共同解决问题的过程记录下来,关注专业人员的哪些事使你感到真正融入计划当中。

- 专业人员以什么方式使你认为你的观点很重要?
- 专业人员以什么方式使你更多地融入问题解决的过程中?
- 你是其中一员,但由专业人员掌控而不考虑你,你的感受有何不同?

把你的经历与同学进行比较,你从练习中学到了什么?

反思:练习 6

思考"保留面子"对一个人的意义。思考:护士帮助一个大龄患者面对限制因素时,通过什么方式使其保留面子。

自我评估/讨论:练习 7

列出与患者及家属交流或评估时遭受尴尬的情景。与其他学生或护士一起,讨论解决问题的策略,处理患者、家属和护士之间的尴尬问题,并列举出来。

反思日志:练习 8

开始记录临床经验的反思日志,提高沟通技巧。观察各种情景,关于潜在的内容,你必须与患者及家属沟通并正确处理。现在就开始考虑发表有关护理生涯的文章吧。也许,你的日志是 *Imprint* 反思版的一篇好文章,该期刊属于国家护士生学会(www. nsna. org)。相关指南请登录 http://www. nsna. org/pubs/autorgd. asp。

想象力表达:练习 9

考虑运用拼贴,从报纸上剪裁插图和文字,粘贴在纸上或无光泽纸板上,制作成展板,帮助患者预见面对健康挑战的成功策略,例如减肥,尝试一下吧。有目的地去拼贴,把自己视为专家护士,或者选择另一个拼贴。花时间去反思你的"作品"并写下想法和感受,这会帮助你提高患者处理问题的能力和学习表达艺术的能力。为了进一步阅读,建议阅读 Sandra Walsh 医师及同事的文章。

Q. S. E. N. 学习策略:练习 10

团队合作的核心是一起解决问题,它是护理质量与安全教育的六项能力之一,是护理教育的基础。团队合作确定了共同解决问题所需的知识、技能和态度,融入以患者为中心的护理,以明

Q. S. E. N. 学习策略:练习 10(续)

确患者和家属如何积极参与到护理小组中,包括让患者和家属参与护理查房,并鼓励他们参与决策。提供时间让参与的患者及家属讨论住院患者日常护理目标和门诊护理的整体护理目标。

- 举一些你作为患者和家属时观察到的体现护理决策的例子。
- 有什么影响?
- 是否提供给患者提问、反馈或修正信息的时间?
- 你是否观察过这样的情况?——医师、护士和药剂师一起讨论患者复杂的药物治疗方案,以确定基于患者生活方式的最佳用药时间和药物剂量。
- 对这些观察结果进行反思,确定与专业同事和患者一起工作的策略,协调和管理所有团队成员,最大限度地提高患者的舒适度和康复水平。

我们要教给孩子解决问题的方法而不是记住问题的答案。

Roger Lewin

智慧库

参考文献

American Nurses Association: *Standards of clinical nursing practice*, Silver Spring, MD, 2010, Nursebooks.org, the Publishing Program of the American Nurses Association. http://www.nursebooks.org.

Atwell A: Florence Nightingale's relevance to nurses, *J Holist Nurs* 28(1):101, 2010.

Berg M: A midwifery model of care for childbearing women at high risk: genuine caring in caring for the genuine, *J Perinat Educ* 14(1):9, 2005.

Bylund CL, Teterson EB, Cameron KA: A practitioner's guide to interpersonal communication theory: An overview and exploration of selected theories, *Patient Educ Couns* 87(3):261, 2012.

Carpenter JL, Price JEW, Cohen MJ, et al: Multifamily group problem solving intervention for adherence challenges in pediatric insulin dependent diabetes, *Clin Pract Pediatr Psychol* 2(2):101, 2014.

Cauce AM, Srebnik DS: Returning to social support systems: a morphological analysis of social networks, *Am J Commun Psychol* 18:609, 1990.

Cerda JC, Rodriguez MAP, Corril OP, et al: Quality of internal communication in health care and the professional–patient relationship, *Health Care Manag* 29(2):179, 2010.

Chalmers KI: Mothers of children at risk described engaging with home visitors in terms of limiting family vulnerability, *Evid Based Nurs* 8(4):123, 2005.

Cooper MC, Powell E: Technology and care in a bone marrow transplant unit: creating and assuaging vulnerability, *Holist Nurs Pract* 12(4):57, 1998.

Dartmouth-Hitchcock's Force 5: Professional models of care. http://med.dartmouth-hitchcock.org/nursing/professional_models_of_care.html (Accessed 7/22/14).

Dossey BM, Keegan L: *Holistic nursing: A handbook for practice*, Burlington, Mass, 2013, Jones & Bartlett Learning.

Geanellos R: Sustaining well-being and enabling recovery: the therapeutic effect of nurse friendliness on clients and nursing environments, *Contemp Nurse* 19(1–2):242, 2005.

Grando V: Articulating nursing for advanced nursing practice. In Sullivan T (ed): *Collaboration: a health care imperative*, New York, 1998, McGraw-Hill.

Grover SM: Shaping effective communication skills and therapeutic relationships at work: the foundation of collaboration, *AAOHN J* 53(4):177, 2005.

Hain DJ, Sandy D: Partners in care: patient empowerment through shared decision-making, *Nephrol Nurs J* 40(2):153, 2013.

Hallberg IR, Holst G, Nordmark A, et al: Cooperation during morning care between nurses and severely demented institutionalized patients, *Clin Nurs Res* 4(1):78, 1995.

Iyer PW, Taptich BJ, Bernocchi-Losey D: *Nursing process and nursing diagnosis*, Philadelphia, 1995, Saunders.

Jack SM: A theory of maternal engagement with public health nurses and family visitors, *J Adv Nurs* 49(2):182, 2005.

Jeon Y: Shaping mutuality: nurse-family caregiver interactions in caring for older people with depression, *Int J Ment Health Nurs* 13(2):126, 2004.

Koop CE: Patient–provider communication and managed care, *Med Pract Communicator* 5(4):1, 1998.

Lawson PJ, Flocke SA: Teachable moments for health behaviour change: a concept analysis, *Patient Educ Couns* 76:25, 2009.

March P: Therapeutic reciprocity: a caring phenomenon, *Adv Nurs Sci* 13(1):49, 1990.

Matheis-Kraft C, George S, Olinger MJ, et al: Patient-driven healthcare works!, *Nurs Manage* 21(9):124, 1990.

Pillet-Shore D: Weighing in primary-care nurse-patient interactions, *Soc Sci Med* 62(2):407, 2006.

Porr C: Shifting from preconceptions to pure wonderment, *Nurs Philos* 6(3):189, 2005.

Potter PJ, Frisch NC: The holistic caring process. In Dossey BM, Keegan L (ed): *Holistic nursing: a handbook for practice*, Burlington, Mass, 2013, Jones & Bartlett Learning.

Rankin SH, Stallings KD: *Patient education: issues, principles, and practices*, ed 2, Philadelphia, 1990, Lippincott.

Roberts SJ, Krouse HJ, Michaud E: Negotiated and nonnegotiated nurse-patient interactions: enhancing perceptions of empowerment, *Clin Nurs Res* 4(1):67, 1995.

Schwertel-Kyle BA, Pitzer SA: A self-care approach to today's challenges, *Nurs Manage* 21(3):37, 1990.

Seifert PC: Thinking critically, *AORN J* 91(2):197, 2010.

Spiers JA: The use of face work and politeness theory, *Qual Health Res* 8(1):25, 1998.

Stuart GW: *Principles and practice of psychiatric nursing*, ed 10, St. Louis, 2012, Mosby.

Yetter D: Preserving a positive image of nursing in a complicated healthcare environment, *Nurs Made Incred Easy!* 8(2):5-7, 2010. www.nursingmadeincrediblyeasy.com.

Zoffmann V: Life versus disease in difficult diabetes care: conflicting perspectives disempower patients and professionals in problem solving, *Qual Health Res* 15(6):750, 2005.

课外阅读

Benson H: *The breakout principle: how to activate the natural trigger that maximizes creativity, productivity and personal well-being*, New York, 2004, Scribner. (Science-based path to breakthrough to solutions to blocks to problem solving, creativity.).

Walsh S, Martin SC, Schmidt LA: Testing the efficacy of a creative-arts intervention with family caregivers of patients with cancer, *J Nurs Sch* 36(3):214, 2004.

第四章

相互理解——沟通与文化

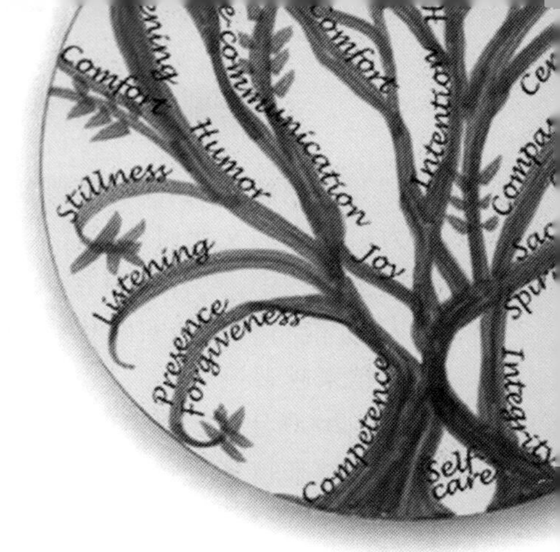

人类的共性，是我们最珍贵的财富。

Mark Twain

学习目标

1. 明确文化、种族和种族优越感的定义
2. 讨论护理人员应熟知健康护理准则和各种行为习惯的原因
3. 讨论两条普遍的美国价值观，此价值观可能涉及护理人员对健康、护理准则和各种行为习惯的认识和理解
4. 描述你本人的文化背景及对你的健康护理准则和各种护理行为的影响
5. 根据 Purnell 模式对文化能力的评估，明确沟通要素
6. 讨论提高与不同文化背景患者沟通效果的方法
7. 应用沟通技巧改善对不同文化背景患者的护理质量
8. 讨论如何把不同年龄和性别的人与文化和信息交流相互联系
9. 通过练习，培养相互理解的能力

随着社会的全球化和多样化，文化胜任力成为护理质量与安全的重要组成部分（Green 和 Reinckens，2013；Larson 等，2010；Frohlich 和 Potvin，2008），这个概念是动态而非静态的，必须不断地进行评估，因为它关系到患者的恢复情况（Waite 等，2014）。根据护理质量和安全教育（QSEN）倡议，了解不同的文化、种族和社会背景的患者、家庭及社区对于当今护士的发展是至关重要的（QSEN，2010a）。QSEN 采用以患者为中心的护理模式，其中包括多样性，它是确保护理安全和有效的六大支柱之一，识别文化多样性能力所需的知识、技能和态度（KSAs）有助于促进患者安全（QSEN，2010a）。按照上述定义，护士应具备这种能力。

尊重患者的多样性，提供以患者为中心的护理，通过各种各样的患者寻找学习机会。识别来自不同种族、文化和社会背景的患者性格，愿意为和自己价值观不同的患者提供护理服务（QSEN，2010b）。

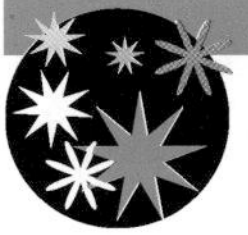

主动学习……

整装出发：相互理解——沟通与文化

在阅读本章内容时，请思考以下问题，并写出你的答案。

写出你在本章中所学到的知识。

这些知识如何影响你的护理实践？

你将如何运用这些新知识或技能？

想一想……

文化意识的形成需要护士付出许多努力。单一的文化讨论不代表个人能把知识运用于实践中，只有亲身接触不同文化层次的人，才能将知识与实践相结合，这种接触在美国越来越普遍。

2000 年人口普查的数据显示，美国种族变得越来越多。移民越来越多，白人的出生率下降，美裔西班牙人的出生率日益增长，这些都预示着美国正在成为一个没有主次民族之分的国家。最近的预测显示：到 2020 年白人人口会减少 53%，而非洲裔美国人会增加 1 倍，美裔西班牙人和亚裔美国人的数量会增加 2 倍（Giger 和 Davidhizar，1999）。到 2050 年，没有一个族群会占据人口数量的 50%以上（Rand，2006）。这种多种族、多元的复合人口对于美国的健康护理工作者是个挑战，这些健康护理人员正在尝试提供文化驱动型护理。人口数量统计的变化趋势显示，美国正在努力改善不平等的健康护理现状。然而，尽管该现状有所改善，但大多数人和种族群体间的差异仍然存在，跨文化知识和沟通在每个领域都是必不可少的能力（Weaver，2000）。

消除健康医疗上种族和民族的不平等是迫切的。我们必须努力集中到社会文化层次和环境因素上来，这些都已经超越了传统医学规范。在不同的文化中，有效交流是必不可少的。在美国的健康护理部门，护士表现出对交流重要性和文化意识需求的理解，但一些人没有把文化的重要性贯彻到实践中去。虽然护士在患者身上花费的时间超过其他健康护理工作人员，但护士仍需意识到交流和文化与健康护理密切联系的重要性。护理人员需要了解他们自己和患者的文化，因为这会影响护士和患者的观察与行为。

与文化和交流有关的问题可能威胁生命，尤其是区别观察和描述疼痛的时候。例如，胸痛的质量评估是关键数据，这样就很容易区分良性的心肌梗死与同样发生在胸部和胃部、其他条件导致的疼痛。按照文化习惯口述病情，通常会发生误诊和延误治疗。恐惧、坚忍主义或疼痛含义同样是患者延误治疗的原因，而这种延误可能危及生命（Sobralske 和 Katz，2005）。

在由白人占主导地位的文化中，对于少数人群来说，与大多数人商讨是一种痛苦，尤其是个人处于大多数人群中，却又没有意识到文化差异的时候。在一个具有多元文化的群体中住了一段时间后，占少数部分的人会在两者中间选择其一，即适应新的文化习俗；或独自生活，或者生活在一个熟悉的文化氛围之中。后者会阻碍参加和丰富大众文化，这也阻碍了社区内多元文化的发展。

在这个多元文化的社会里，我们经历了一个全民族的增长，移民迁入美国，大多数居民都搬迁到其他地区。健康护理专家被问及预测下个时代护士需要发展什么技能、教育和观念时，他们建议护士需要给医疗单位、患者及健康人群展示跨文化能力（Alexander 等，1998；Reeves 和 Fogg，2006）。然而，有些护士仍然发出“学习文化有什么用?”的疑问。因为在大多数美国人看来，健康医疗就是健康医疗，我们已经达到世界顶级水平，这种自大的态度影响了对护理工作的认识和文化交流的扩展。每个人都熟悉交流的意义，但却不清楚文化的意义是什么。

文化、种族、民族优越感的定义

Madeline Leininger 把文化定义为学习和分享特定人群的信念、价值和生活方式，它们代际传承，并影响人的思想和行为。30 年来，Leininger 一直强调护士掌握其他人群健康护理实践和信念的重要性。种族的概念也需要明确，因为一些人把它与文化的概念相混淆。根据 Leininger 所指出的，社会分类和社会起源很大程度上取决于语言、信仰、民族起源。例如，阿米希人是一个种族群体，社会学家和心理学家更乐于使用“种族”一词，“文化”一词更多地被人类学家和跨文化护理使用。文化是一个外展的领域,因为它反映的是整体的、不同的生活习俗,而不是选择种族特征和起源(Leininger,2002)。

耶鲁大学社会进化学家、政治社会科学教授 William Graham Summner 提出了民族优越性的观点。他把民族优越性定义为:人们普遍倾向于认为自己的种族或民族至高无上,其全部或部分文化优越于其他种族或民族(Salter,2002)。此外,民族优越感的一个永恒不变的态度是:凡是与自己文化存在显著差异的信仰都是奇怪、荒诞和不文明的、错误的(Purnell,2012)。在这种观点支持下,个人结合自己的种族和文化来判断他人的族群,尤其在语言、行为、信仰方面,这些种族差异和细分特征确定了每个种族特有的文化特征。

护理人员需要掌握文化的原因

为什么护士需要了解文化,这里有几个重要原因。首先,人口变化要求美国健康服务行业进行重大变革。到 21 世纪中叶,白种人的比例将减少到 51%。文献显示,美裔西班牙人和非白种人同本地人相比需要不同的健康护理类型。然而随着少数族群占人口数量比例的增长,预计少数族群将需要更多的健康护理服务。此外,在 2000—2020 年,用于少数族群患者的护理服务时间总比例将从 31% 增加到 40%(HRSA,2006)。随着非白种人患者的增加,理解文化及其与患者、家属和社区关系的重要性显得尤为重要(Zoucha,2000)。

第二,关怀是护理概念的核心。随着技术对健康护理的重要性日益增加,人文关怀将成为护理工作最有价值的一方面。人口的多样化和关怀现象的独特性,在多元环境背景下为人类关怀提供了文化基础(Brown,2001)。

第三,现在美国已经是一个多样的社会,但这种多样性还没有被健康护理者所认识。长期以来他们一直认为,新来的移民应该适应“我们”的文化。我们的社会现已开始认识到这种观点是不可取的,在多元的社会中不会实现。总体人群的日趋多样迫使健康关怀规划和组织部门开展意见征求:社区工作者是否称职?如果称职,他们传递文化关怀的能力就得到了提高,如果不称职,大部分成员就丢失了提高护理经验的机会,医院也失去了一次增强医疗竞争优势的机会。

目前,健康护理环境领域出现的主要问题包括健康设施的管理和健康护理成本效益。能否提高设施的使用率,挖掘其潜能,在于政府的医疗管理方式,即能够增加护理工作的稳定性及途径、人员招聘和个人满足感。为了达到这些效果,管理工作中的护理计划必须符合文化能力规定、结构和训练,为来自不同民族、种族、文化和语言背景的人群服务。

最后,为老年及患有慢性病的患者提供服务非常重要。Chrisman(1993)认为以下护理情形需要增加护士:社区、家庭护理和达不到医疗护理标准的医院。显然,当护士控制力弱时,有效护理效果的实现需要患者与护士一起努力。因此,患者及家属比护士拥有更多控制力,文化对行为产生重大影响。

总之,护士需要了解文化,因为它影响护士和患者的健康情况和行为。随着健康护理转移到社区,护士若想成为其中的一部分,他们必须了解不同患者和社区的文化。为了达到这种效果,护士必须首先意识到并且克服对原有文化的固有的态度。

> 为了文化的生存,我们必须挖掘人类的各种关系,使全人类和平地生活在同一个世界。
>
> **Franklin D. Roosevelt**
>
> 智慧库

阻碍护士认识及理解多元文化的因素

虽然美国人的总体健康状况有显著改善,但与美国总人口相比,非洲裔美国人、美裔西班牙人、美国本土人和太平洋岛国人的健康情况却不同。另外,因为越来越多的种族差异,健康护理系统越来越受到挑战。因此,少数种族和民族健康水平的提高将极大影响全体美国人未来的健康。

不同的文化、伦理、语言和经济,使个人与群体间获得健康、教育和社会服务的类型不同,这成为有效教育和健康护理方面的障碍。当健康教育者或健康护理者墨守成规、误解、制造错误假设时,这些障碍尤为明显。个人和群体的观点会因为他们背景和经历的不同而产生误解,美国健康护理系统没有为所有人提供足够的个性化护理。因此,文化护理的需求应运而生。

种族优越者不会去理解不同文化以及信念、行为的差异。在国际上,美国被认为拥有世界上最好的健康护理系统。过去有些人认为西方的健康护理正向新的尖端护理技术转变,但事实并非如此,护理正在减少而不是更全面,其原因是护理成本与结果有太多的关联,种族优越者很有必要了解和发展不同文化。一个护士这样说过:

"我以前总认为自己开朗、活泼、没有偏见,其实并非如此。当我护理来自沙特阿拉伯的朋友时,我意识到,我无意中使用了价值判断。这些价值反映了我不能接受其他人用不同的方法处理相同信息,而且他们的观点同我的同样重要。"

作为护士,我们应该对不同患者实施不同的照顾,具体怎么做呢?首先,护士需要熟悉自己的健康护理信念和行为,因为没有自我意识,护士就无法判断他人的信念和行为是否对所有人都适合。护士对于他们自身文化了解的缺乏,会导致他们有意歪曲或不理解其他不同文化患者的信念和行为。如果一个护士不理解患者行为的原因,那么护士想恰当地表达和介入是不可能的。

回答下面的问题是非常有意义的。例如,考虑以下问题的答案:"你的家人怎么保持健康?"如果你的家人提倡每天服用维生素来保持健康,你怎样看待?一位古巴妈妈告诉你:她的孩子非常健康,因为他很胖。你怎样认为?"你的家人认为什么会引起疾病?"如果你在美国长大,你的家人认为,疾病是由细菌导致的。这种想法与泰国患者正好相反,他们认为肝癌是由于你做错事而受到的惩罚,而墨西哥裔美国患者认为疾病是巫术导致的。

"疾病是怎样治疗的?"药师或医师认为,美国人应用药物来治疗疾病。亚洲患者经常应用思考而非药物来治疗疾病,他们相信疾病是体内失衡的一种标志,思考能帮助人们恢复平衡。如果一个患者拒绝晨间护理或早餐,因为这是思考时间,对此你怎样看?

"谁应该为恰当治疗负责呢?"自从多数美国人把个人摆在一个较高的价值层面上,成年患者经常自己决定什么样的治疗方案适合自己。当一个女西班牙患者的丈夫决定采用更好的治疗方案时,你有何感想?一个护士说:"我总是想患者能自己做决定,但我现在意识到,许多家庭尤其是西班牙人或是亚洲人,对他们来说这是家庭事件而非个人。"

"除家庭治疗外,疾病该用什么样的健康护理人员?"如果疾病一直持续并且家庭治疗不奏效,多数美国家庭会咨询一名开业医师。如果一位美籍墨西哥人喜欢让民间医师而不是正规医师治疗他的肝病,对此你怎样看待?

把你原籍家庭的健康护理观念和行为与你的朋友或其他健康护理职员相比是一

件有意思的事。你家庭成员的想法和行为没必要和他人一样，这种认识对认同和理解不同文化的健康护理观念和行为都是很重要的。

因为文化如此多种多样，没有一个人可以知道每个患者文化护理信念和行为的所有独特方面。为了应对这种需要，护士和其他健康护理专家开始开发概念和理论框架用以评估、计划、实施文化性的恰当干预。一个最著名的跨文化理论和概念框架是 Leininger 的日出模式，这是为护士设计的（Leininger，1988）。Tripp-Reimer 和 Afifi（1989）建议护士可以应用两个与不同文化的患者进行交流、评估和谈判的过程。文化评估涉及对患者健康观念和行为的评价，获得的信息可用于指导恰当的护理干预。文化谈判指与患者谈判的过程中，要关注与适宜护理有关的文化层面的差异和职业价值观体系。

自 Leininger 的文化护理理论问世以来（1988），一些跨文化的架构和模型也开始出现，包括文化评估架构和模型（Giger 和 Davidhizar，1999；Purnell，2002）。研究显示，文化的竞争给护理带来积极的健康效果（Leininger，1988；Smith，1998；Zoucha，1998）。随着健康护理与社区的联系愈加紧密，护理研究者已经研发出他们的模型，用以预测护理公共健康效果的文化竞争。Bernal（1993）提出了以社区为基础的护理架构，其中包括自我警觉和自我效能的概念。Kim，Clarke 和 Barton（2001）发表了社区文化竞争护理（Culturally Computer Community Care，CCCC）模型，该模型由三部分组成：文化能力、健康护理系统和健康效果。文化能力包括四种相互依赖的层面：护理、文化敏感性、文化知识和文化技能。在循证护理需求增多的背景下，CCCC 模型为社区护士提供了具体的指导，发展了护士们评估文化的能力，满足了各种患者的健康需要。

随着 CCCC 模型使用频率的增加，无论是在紧急的还是艰难的护理背景下，文化评估已成为患者评估的首要标准。当你接收患者时，考虑你使用的评估工具。该工具怎样体现患者的文化？Purnell 开发的文化称职能力模型让你清楚另一个需要呈现的文化的组成部分（2012）。评估民族文化的 12 个维度如下：观念、居住地，地域，沟通，家庭角色和组织，劳动力问题，生态学，高风险的健康行为，营养，妊娠史和生育史，死亡仪式，精神，健康护理实践，健康护理者。这些维度都是相互联系的，都对健康有意义，方框 4-1 详细描述了文化称职能力模型的沟通构成。

方框 4-1 列出的沟通内容提供了讨论的架构：在为不同患者提供健康护理的背景下，文化是如何影响沟通的。当文化沟通的相似点和不同点确定以后，就应该避免刻板的印象。虽然所有的文化群体会共同分享某些沟通实践，但广义的文化沟通的区别仍然存在，相同文化中的所有成员共享沟通特点并不是所期望的。

主导语言与方言

如果患者都说流利的英语是不是很好呢？这种想法透露出虚华和种族主义，认识到这一点很重要。文化的多元是当前的现实，越来越多的人开始包容各种文化和种族群体。到 21 世纪，护士面临的挑战是：为不同文化背景的患者提供健康护理服务。如果因为语言不同使沟通明显受阻，你该怎样为患者护理？一个护士描述了这样一个情况：

我有一个说越南语的患者，他因为疝气进行了手术。他来这个城市两周了，在他开始工作前需要治疗。他不会说英语，他的家人也不会。护理措施不能实施，只能应用身体语言。因为这样的困难，我们只能很少程度的交流，向他解释麻醉很困难。他看起来有些恐慌，在手术前一直闭着眼睛，就像假装不在那似的。手术相对来得很快，所以没有花很长时间介绍。我能确定这个男患者恢复的阶段同样困难和可怕。

上述案例中的护士深刻体会到为一个不能说流利英语的住院患者服务时内心会产生焦虑，而患者的焦虑要比工作人员更多。住院是一个应激事件，再加上不能交流症状、感知、需要和问题，更增加了这种应激性焦虑。解决问题需提供药物干预，重点实施有效的文化护理。医护口译者将帮助不会讲流利英语的患者获得高质量护理（Lester，1998）。方框 4-2 给出了与不会说英语的人沟通时能用到的指导，找到固定医学翻译者之前，这些指导非常有用。

方框 4-1 Assessment of Characteristics of Clients' Communication

Dominant Language and Dialects

1. Identify the dominant language of the group.
2. Identify dialects that may interfere with communications.
3. Explore contextual speech patterns of the group. What is the usual volume and tone of speech?

Cultural Communication Patterns

1. Explore the willingness of individuals to share thoughts, feelings, and ideas.
2. Explore the practice and meaning of touch in the given society within the family, among friends, with strangers, with members of the same sex, with members of the opposite sex, and with healthcare providers.
3. Identify apersonal spatial and distancing characteristics during one-to-one communication. Explore how distancing changes with friends compared with strangers.
4. Explore the use of eye contact within the group. Does avoidance of eye contact have special meaning? How does eye contact vary among family, friends, and strangers? Does eye contact change among socioeconomic groups?
5. Explore the meaning of various facial expressions. Do specific facial expressions have special meanings? Do people tend to smile a lot? How are emotions displayed or not displayed in facial expressions?
6. Are there acceptable ways of standing and greeting outsiders?

Temporal Relationships

1. Explore temporal relationships in the group. Are individuals primarily oriented to the past, present, or future? How do individuals see the context of past, present, and future?
2. Identify differences in the interpretation of social time versus clock time.
3. Explore how time factors are interpreted by the group. Are individuals expected to be punctual in arrival to jobs, appointments, and social engagements?

Format for Names

1. Explore the format for personal names.
2. How does the individual expect to be greeted by strangers and healthcare practitioners?

Adapted from Purnell L: *Transcultural health care: a culturally competent approach*, ed 4, Philadelphia, 2013, FA Davis, with permission.

注：依据版权方要求保留原文。

方框 4-2 对于不会说英语的患者沟通时的指导

1. **如果有口译员**
- 用专门方言口译者,而不是翻译。
- 给患者和口译者单独对话的时间。
- 避免让孩子和亲属当口译者。
- 选择相同年龄和性别的口译者。
- 要向患者提问而不是口译者。

2. **如果这里没有口译员**
- 用翻译员。
- 确定一下你和对话的患者有没有第三种语言可用,来自于多元文化的人会说多种语言是很正常的。
- 记住非语言沟通相对语言沟通来说更重要。
- 注意你对患者流露出的非语言信息。
- 用手势表达简单的词或句子。
- 记住:一张图胜过千字,要运用纸和笔,给患者纸和笔用。
- 当照顾不会说英语的患者时,与管理人员讨论应使用专业医学口译者。
- 使用正式和非正式的网络平台,寻找合适的口译员直到找到医学口译员为止。如果仍然找不到,请饭店或杂货店老板帮助寻找。

专业翻译者能够更好地表达医学名词,而且能够降低因不遵守患者隐私和秘密带来的风险。当医学专业人员要求家庭成员或志愿者作为医疗人员与患者的中间人时,风险就会出现,患者往往不喜欢让亲戚朋友知道有关自己的敏感话题。口译员应当关注这种双向的谈话方式,解释护士对患者提出的问题,听取患者的意见,然后再把信息反馈给护士。家庭成员也可能遇到危机,比如看急诊时,护理人员不能直接地询问患者,而家人能够向护理人员转述患者的一些信息。受过培训的口译员可以避免这种问题的发生(Greenbaum 和 Flores,2004)。

自从护士照顾多元文化的患者以来,他们都希望患者的第一语言不是英语。能用专业的经过培训的口译者是最理想的,但这样的口译者很难找到。通常,患者至少知道一点点英语。护士在与几乎不懂英语的患者沟通时发现自己陷入一种境地:我希望我能克服这个困难,但与只懂一点英语的人交流总是感到很困惑。像孩子一样,我总是试图用手势来表示,这实在很困扰我,我很为难。但是随后我也意识到让患者尽量说英语是多么令他们为难。"患者感觉到自己在一个有很多外国人的地方,并且这些外国人还要对他的治疗负责,这种情况真的很恐怖。"方框 4-3 列出与讲一些英语的人沟通时的指导方法。

方框 4-3 与英语水平尚可的患者沟通时的指导方法

1. 评估患者的非语言和语言沟通。
2. 你的视线与患者保持一致,这可能意味着你需要坐下。评估患者对目光接触是否感到舒服。
3. 语速要慢而且不要声大(除非患者有听力障碍)。
4. 可能的情况下用图(记住:一张图胜过千字)。
5. 避免使用专业用语。
6. 征求反馈,为患者提供纸和笔。
7. 记住,患者理解的东西要比表达的多,他们需要时间用自己的语言思考。
8. 记住,压力会干扰患者用英语想和说的能力。

语言并不只是单单理解单词的意思。在沟通方面,语调和声调也很重要。比如说,美籍欧洲人说话一般要比泰国人说话声音大。一个泰国的护士说:"泰国人一般都比较安静,因为他们认为话多是愚蠢和无知的象征。如果你话多,很可能思考的少。"通常美籍古巴人被认为声大和狂暴,因为他们通常说话总是声音很大且语速快。一位古巴的护士说:“我们的语言(西班牙语)是我们的一切,我们因声音大而感到自豪——我们喜欢与家人和各地的朋友交往。”正确理解语音和语调的不同非常重要,因为它们常常出自不同的文化背景。

如果语言口译者同样能够执行文化翻译者的职能是最好的,这样护理人员可将文化内容作为语言翻译的一部分。如果社区内有一大部分特殊文化的人群,文化翻译者也可以从这些社区中招收。鼓励社区领导者参与发现潜在的志愿者,鼓励他们积极地参与培训(Green-Hernandez 等,2004)。许多年以前,Tampa Bay 地区一家当地医疗保健部门发现了一位从农村地区来的移民工作者,她在社区里很受尊敬。她以口译者的身份招来,同时又是卫生部的全职人员,服务于这一地区的西班牙语季节性农业工人。

文化沟通方式

沟通方式对每种文化都很重要。方框 4-4 为提高多元文化沟通能力提供指导。

方框 4-4 提高交叉文化沟通的指导(L. E. A. R. N.)

- **L**:Listen 带着同情和理解的态度倾听患者对问题的观点
- **E**:Explain 向患者说明你对问题的观点
- **A**:Acknowledge 认可与讨论异同点
- **R**:Recommend 介绍治疗方法
- **N**:Negotiate 协商协议

摘自:Buckwald D, et al. Caring for patients in a multicultural society, Patient Care 15:105, 1994

护士应和患者一起实践方框 4-3 提供的指导方针,这很重要。现在已经不是遵守旧格言的时候了。“不要和陌生人说话”是护士与不同文化背景的人沟通时忠实遵守的格言,躲避护理观念和行为“异端”的患者是很常见的(方框 4-5)。

方框 4-5 避开与不同健康护理信念和行为的服务对象沟通

“我注意到护士会忽视那些对健康护理概念有着不同观点的服务对象,我认为他们这样做并不是故意的,而是出于不能沟通的沮丧,他们只能离开房间。最近我接触到一个只会说西班牙语的古巴老妇人,她在吃医院里的食物,而且经常服用一些很奇怪的草药。她女儿是她唯一会说英语的家人,当女儿在她身边时,沟通就变得很容易。当女儿不在她身边时,就没有沟通。她总是用一双大眼睛看着我们,这样很容易让护士离开她,而不是接近她并感受她的无助。”

文化差异发生在个人愿意分享想法和感受时。欧裔美国人对讨论任何一个话题都很开放,这同亚裔美国人大相径庭。亚裔美国人不喜欢展示自己的强烈感受,认为个人观点只应与亲朋好友分享。加利福尼亚护理学院的教师很尊重这个事实,学校不再要求学生把记日记看成必修课的一部分,因为对于许多亚洲学生来说,这些要求与他们的文化背景不相符。

不同的文化背景,对触碰的接受度存在明显差异。在阿拉伯和西班牙文化中,男性护理人员不能接触或检查女性患者身体的某些部位(Andrews 和 Boyle,1999)。去法国参观的人注意到:法国男人和女人见面时要相互亲吻;印度年轻人在街上走路时往往肩并肩。

不同文化背景的人,其私人空间的远近程度不同。一般来说,对于英裔、加拿大裔及中产阶级的美国人来说,与不太熟悉的人站得很近会感觉不舒服。美国是个地域辽阔的国家,传统的美国人一般有较宽的个人空间,而拉丁裔、非裔美国人、印度尼西亚人、阿拉伯人以及法国人则喜欢亲密的空间(Luckmann,2000)。另外,在美国文化里,持续的眼神接触是一种很重要的期待,这也不是普遍的标准。就像一个护士所说的:因为我是一个知晓眼神接触所表达含义的人,因此,我非常感兴趣去发现眼神与其不同的文化背景,很显然,我认为不敢眼神接触就是缺乏自信。

对护士来讲,眼神接触与患者的文化背景有关很重要。例如,许多亚裔和当地美国人认为长时间的眼神接触是粗鲁和侵犯性的(Luckmann,2000)。穆斯林阿拉伯妇女除丈夫之外不喜欢与男人有眼神接触,哈希德派犹太教制订了男人与女人眼神接触的行为规范(Andrews 和 Boyle,1999)。

文化不同其欢迎的礼仪也有所不同。东印度妇女的握手只是手掌对手掌的快速接触,许多东印度人低下头,将手掌并在一起施“合十礼”,它的意思是:“我向你鞠躬,我尊重你”。在美国文化里,有力的握手是被人尊重的。

当护士进行家庭随访时,文化沟通模式就有着特殊的重要性(Narayan,1997)。如果护士的沟通模式很粗鲁或者不适宜,那么这次随访就很容易遭到拒绝。例如,当护士要访视一个特定文化的患者时,护士就必须记住他的社会风俗,因为这样才能显示护士对患者的尊重,这是最重要的。家是患者完全控制的领地。护士一定要记住以下几点:在患者的文化里,应该怎样礼貌地表达尊重?在进门之前是否要脱鞋?你应不应该鞠躬或与患者握手?怎样才是合适的握手?是有力的握手还是只是简单地、轻轻地碰一下手?护士知道访视患者的名字,但是他喜欢怎样称呼呢?

临时关系

美国人严守时间观念,一般把“迟到”视为一个贬义词。我们说:时间就是金钱。但严守时间观念的重要性在卫生保健系统却得不到体现,患者希望守时,但他们往往发现需要等至少一个小时才能见到卫生保健人员。时间似乎只是让患者去遵守,而不让卫生保健提供者遵守,这种局面必须改变。

纳瓦霍人和其他美洲土著部落以当前时间为取向。因此,他们常常不能理解一个人以往的行为同所患疾病之间的关系(Plawecki,Sanchez 和 Plawecki,1994;Flowers,2005)。

在时间观念方面,很多民族的文化都比美国文化灵活得多。我的菲律宾朋友告诉我,当我想跟与他们聊天的时候,我不需要约定时间。拜访他们的时候,也不需要向他们打招呼,我可以在任何时间去拜访他。这在他们的文化里是适宜的,但在我们的文化里却不是这样。

称呼方式

对护士来讲,使用患者喜欢的称呼方式很重要。许多美国人喜欢别人称呼他们的名字,这很常见。然而,对某些人来说,这样显得有失尊敬。因为彼此存在相当大的文化差异,所以护士如何称呼患者需征得患者的同意。

年龄

在美国人口中,老年人所占比例增长迅速,其中具有民族特色的老年人所占比例以更快的速度增长。尽管老年特护人员也注意到这种趋势,但文化知识的培训在卫生保健人员教育过程中存在欠缺,文化护理的标准也没有在保健机构中得到推广(Swanson,2002)。老年歧视是对老年人价值的贬低,这也存在于美国文化中。

在亚洲人文化中,人们对老龄化有着不同的看法。年龄大是有价值和受人尊敬的象征,因为它表示知识和经验的增加。老年人的意见经常很受重视,这些在印度和泰国都存在,老年人一般和家人生活在一起,并有家人照顾,而且在北印度的国语里“老年人”意味着聪明和老练。

老年歧视在美国文化中尤其严重,因为我们的社会正在老化。老年人渴望得到卫生保健人员的照顾，他们看病的频率是其他人的2倍，因此老年人和卫生保健人员之间会因老年歧视而存在一些沟通问题。例如，卫生保健人员用高人一等的态度跟患者说话，或者他们的观点不被患者理解。为老年人提供有效医疗保健服务的关键是：医疗保健人员要识别和尊敬不同年龄段的人之间的差异（Bethea 和 Balazs，1997）。因为相对于其他工作人员，护士同患者相处的时间更多一些，因此护士有很好的机会去实践并为代际有效沟通提供榜样，方框4-6为护理人员运用沟通策略提高老年人服务提供了一些建议。

方框4-6 促进老年人护理服务的沟通策略

- 提高护理人员和老年患者沟通中对老年患者重视的意识。
- 把沟通视作协商，减少沟通错误。
- 与每一位患者建立不同的护患关系（一种沟通文化对应一种护患关系）。
- 促进重复的使用以及有感情的询问，帮助老年患者理解专有名词，诊断和治疗方式的选择。
- 使用比喻或患者感兴趣的例子，解释医疗词汇和医疗程序。
- 拉近与患者之间的关系，使之达到有效水平，从而使患者能够满意和保持忠诚。
- 通过倾听患者的叙述和对以往生活的回顾，对每个患者有整体的了解。考虑使用录音带记录患者的信息，使用资料管理系统查询患者病史。
- 了解患者与同事之间的关系，以及这种关系对医患沟通产生的影响。

摘自：Bethea L，Balazs A. Improving intergenerational health care communication，J Health Commun 2(2)：129，1997.

在美国社会，年轻人以高人一等的态度对待老年人是很常见的。许多护士也注意到，许多人同老年人沟通时往往使用“亲爱的”“甜心”“老爷子”“老太太”这样傲慢的称呼。出现医疗差错时，老年人常能理解护理者的不当行为和沟通。吉尔和威廉姆斯经研究认为，高人一等的态度不是单向的。老年人常用三个截然不同的词语格式向年轻人显示其居高临下：不理睬，不满或家长式。结果显示，保健专家和患者因年龄不同而存在着复杂的交流问题。不仅患者会变老，保健专家也会在照料年轻患者中老去。护士必须清醒地认识到这个事实：在美国文化中，年龄是影响患者语言或非语言交流的常见因素。如果你也存在这个问题，考虑它是如何影响你实施健康护理的。

性别

也许文化交流中最重要的问题存在于男性和女性之间，因为这超越了所有的文化。全世界男女的社会化过程各不相同，而这也为行为的差异提供了依据。

在美国，社会化过程的不同被认为是以下事实的依据：一方面，美国女性常被认为更具表现力，更能处理好人际关系，女性比男性更趋向于亲密无间。另一方面，男性重视权力和社会地位，更重视收集并掌握信息。因为男女之间交流的价值和形式不同，美国社会给了我们许多经历挫折的例子：乡村音乐和西方音乐沉重地描述了许多男女间互相憎恨的情景；电视肥皂剧每天播出巨大成就的故事和悲惨故事来改善男女关系；百老汇戏剧津津乐道的主题是关于男女之间的争斗；穴居人的滑稽防御画面试图对异性行为和交流的差异做出解释。曾一度流行的书《我的漂亮女士》（*My Fair Lady*）中，Henry Higgins 教授提到“女人为什么不再像一点男人”。

目前，人们关注改进男女沟通，这在旨在改善男女关系的畅销书里得到体现。John Gray 的畅销书《男人来自火星，女人来自金星：升级沟通技能，捕获芳心实践指南》（*Men Are from Mars，Women Are from Venus：A Practi-*

cal Guide for Improving Communication and Getting What You Want in Your Relationship)(1992),聚焦于男女性的差异。他指出性别差异会产生冲突,从而阻碍了彼此爱情关系的进一步发展。这本畅销书是促进男女性关系更深厚、更使人满意的好向导。

另一个处理异性沟通的流行作家是Deborah Tannen。她的书《你所不能理解的:对话中的男性和女性》(*You Just Don't Understand: Women and Men in Conversation*)(2001),关注密友和朋友间一对一的交流形式受性别影响。这本书基于这个假设:即孩子在成长中学习交流类型,并趋向于与同一性别的群体相处,交流类型因性别而不同已得到实践和证明。她把异性沟通视为跨文化的交流,她的作品《朝9晚5的对话:谈话风格告诉你听谁的,信任谁,该做什么》(*Talking from 9 to 5: How Women's and Men's Conversation Style Affect Who Gets Heard, Who Credit, and What Gets Done at Work*)(1994),它的焦点集中在公共环境、工作时间进行的私人谈话。这本书对护士尤其有用,因为它揭露出性别在保健环境下交流的差异。工作是一个独特的场所,当我们谈论着完成工作时,我们被不同的方法评估,这种评估基于我们怎样谈话。泰能认为,没有哪种谈话类型是完美的,我们应该理解并学习其他交流类型以变得更加灵活。

研究(Michaud and Warner,1997)证实了Tannen的结论:交流类型中持续存在的性别差异出现在工作中,尤其讨论麻烦问题时,男性更喜欢用讲笑话或改变主题来回避问题,而女性则更喜欢给予同情支持。

大部分医师是男性,而大多数护士是女性。考虑到性别对交流的影响很重要,性别问题可能干预医护交流并阻碍护士工作。

当前护士短缺已引起重视,需要更有效的方式吸纳护士。Rosenstein(2002)通过医院网络对护士、医师和管理层的大量调查,目的是评估医护关系的氛围和重要性,并找出医师的干扰行为对护士满意度和留守岗位的影响。调查发现,护士担忧的一些问题与男性医师占主导地位和管理文化有关。这种管理文化把护士视为次要角色,认为医师的干扰行为是可以忍受的,因为他们为医院带来收益。调查对象建议需要强化交流,合作和团队间的联系,才能最终提高患者的医疗质量。

医院环境中,医护交流被认为是死亡率最重要的预测器。磁性医院(比非磁性医院死亡率低)的一个特征就是医护关系良好(Mason,2002)。

在当前的护理工作中,学习怎样处理性别问题可能是一个促进综合护理的方法,以下有五个促进医护交流的策略。

1. 相处角度上:护士通常都是女性,需要理解并尊重男性的沟通策略,而不是一味地抱怨,策略如下。

2. 抓重点:有效的交流应言语简洁,实事求是。男性喜欢用少量的词汇直接交流,他们只看结果不看过程。护理管理者发现过程的技巧对女性搭档很有用,而对男性则无益。

3. 用权力:在病房里,因为担心被视为强迫者,护士不敢明确表达。例如"我不确定"和"可能"这样的词或短语,不如"我认为是这样","我明白"更体现强有力的干预。女性护理者必须用竞争、强迫的方式获得护理专业需要的资源和环境。男性期望竞争而女性期望美好。护士经常把礼貌的行为视为对专业的尊重,而男性不这样认为。

4. 显露专长:人人都掌握其他护理人员所需要的患者信息,怎样把这些信息转述给其他人很重要。习惯用修饰语和疑问句结尾的护士看上去似乎不确定自己讲的是什么,自信讲话,表述清晰很重要,不要害怕被拒绝。女性护理者可能面临工作环境问题,这是由男性处于管理层地位导致的。使用男性沟通策略,她们能取得短期成功。男性沟通策略表现为目标明确、寻求支持和保持友谊。长期的成功则需要教育员工重视性别所具有的差异(Helm,1995)。

5. 显示尊重:男性比女性更经常打岔,女性被打断后的常见反应是停止讲话。如果护士认为她们要说的话很重要,接下来会改变策略继续讲。如果他们期望被尊重,护士必须开始各种行动。

男女交流策略差异的最后一点是:他们经常会带着不同的行为规则开会。男性不愿受人支配,尤其在公共场合。他们更喜欢在使问题有序之前开会讨论,而女士们更喜欢把她们的想法带到会议中与团队成员讨论(Helm,1995)。

考虑到男性和女性的社会化过程不同,怎样在护理领域充分利用这些不同呢?护士将来的成功在于她们如何选择最适应环境的行为,这也适用于男性,男性和女性护理者可以互相学习(Cummings,1995)。

最后,必须要说的是,美国人如何看待沉默寡言。在我们的文化中,沉默是个模糊的概念,因为我们是善用语言的民族。沉默的意思很模糊,它意味着当事人满意还是不满意?沉默也可能有文化差异。例如在纳瓦霍文化中,沉默被高度重视,匆忙进行谈话的人被认为是不礼貌的。长时间的沉默可以思考,说出的话更有意义(Andrews 和 Boyle,2011)。

结束语

本章主要讲解在多元文化背景下,护士如何认识和理解护理观念和行为。QSEN 建议护士从不同的患者身上寻找学习经验(QSEN,2010 b)。考虑如何持续建立自己的文化能力。一些护理学校让学生到另一个国家去学习,参与的学生可以拓展视野(Larson 等,2010)。关于参与留学的学生生活经验的定量研究表明,参与者的多元文化意识以及自我效能感得到提高(Edmonds,2010)。作为一名护士,你可以自愿参加一项医疗任务,访问 www. medicalmissions. org 进行选择。社区卫生临床经验可以为你的学习提供帮助,让你感受文化多样性的同时积极参与到社区中去。这样的课程中包括社会评价和定义问题的工作结构方案,促进对护理文化的发展(Amerson,2010)。处理差异是很重要的,也可以说是确定我们人类的共性,形成沟通的纽带。例如,我们都珍惜自己的健康及家庭,我们都希望孩子有更美好的未来。考虑共性是因为人类物种具有统一性。辨别和欣赏共性提供了一种超越个人的方式来观察人类。提到超个人的人性关怀,我能会想到弗洛伦斯·南丁格尔,这些在她的工作和学习中都有体现(Watson,1998)。

案例链接……

同情、尊重和真诚

一名男护士需要照顾一位 83 岁、来自泰国沿海渔村的女士。她被诊断为肝癌,她的两个女儿为口译员。深厚的佛教信仰是她的生活中心,用药和检查都根据她的宗教活动时间来安排:晨间祷告,下午沉思,晚上宗教致礼,靠近患者处放着宗教圣像。护士观察到患者只喝餐盘里的果汁和茶。经内科医师建议,护士与患者协商后,让她女儿在家里做些食物带来。当患者的饮食有变化时,护士感觉获得了对方的接纳,她女儿给全体医护人员送来一大篮水果。在与她的家人交流时,护士提到她对亚洲食物和佛教感兴趣。很快,她女儿特意为她带来饺子和香米,结果,短时间内,病房里又有一个大果篮。护士说从未吃过如此香甜的水果。他来到病房里,收到了来自远东的稀有水果。护士描述他与患者及家属的最后一次交流:“这可能是这位女士在病房里的最后一夜,她伸出手拉住我(她以前从未有过如此举动),我回头望她的家属,发现他们都在哭泣。我喉咙发紧,泪水涌出双眼,我向患者鞠躬,然后走开。我明白此刻有人比我更理解生命。”•

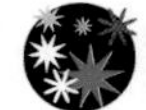

返回本章开头的“自主动学习”,并写下你的答案

练习相互理解

创造性表达/反思:练习 1

在 YouTube 上搜索 Mark Wills 的歌曲“不要笑我”(3 分钟 30 秒)。写下你童年经历的、看到的或因与众不同而导致痛苦的事。

评判性思维:练习 2

1. 写下记忆中至少一位你曾经护理过的或观察到的,来自其他文化、存在交流障碍的患者。
2. 试描述一下怎样使用本章提到的交流技巧来改善护理效果。

技能构建:练习 3

当你需要去照顾一个老年患者时,写下你脑中首先想到的词,这能够反映出什么期望?会怎样影响交流?

应用:练习 4

举例说明工作中性别带来哪些沟通问题。回顾一下促进医护交流的五个策略,找出可能解决这个问题的方法。

评判性思维:练习 5

下面的表描述了 2006 年加拿大少数民族人口普查情况。如果邀请你向一家少数种族和民族服务的医院提供咨询,你将如何应用本章学到的知识训练护士,以促进文化的理解。这对健康护理具有怎样的影响?

评判性思维:练习 5(续)

	人口数量	百分比
南亚	1 262 865	4
中国人	1 216 565	3.8
黑人	783 795	2.5
菲律宾人	410 700	1.3
拉丁美洲人	304 245	0.9
阿拉伯人	265 550	0.8
东南亚人	239 935	0.7
西亚人	156 695	0.5
韩国人	141 890	0.4
日本人	81 300	0.2
常见的少数民族	133 120	0.4
少见的少数民族	71 420	0.2
总计	**5 068 095**	

加拿大统计:2006 人口普查,渥太华,2006,加拿大统计局。

独立学习:练习 6

采访一个不同于自己文化背景的人,这个人出生在另一个国家并在那里度过了童年。和他讨论与该文化有关的健康实践,关于促进健康、维护和恢复健康的传统方法,以及任何其他有趣的特色文化以及个人的反应。询问治疗感冒、疼痛或其他疾病的方法。询问这个人对西方医学的看法。根据这一访谈写一篇反思性日志。

Q. S. E. N. 学习策略:练习 7

沟通是提供优质安全护理的关键能力。许多把英语当做第二语言的移民,可能会经历与原国籍非常不同的医疗保健方式。准确的健康评估对于提供文化护理是至关重要的。

当我们与不同于自己文化背景的患者交流时,我们的认知会起到主导作用,认识到这一点对于能否提供以患者为中心的护理很重要。你如何描述你自己的文化背景、价值观和信仰?

- 你对健康和保健的价值观和信念是什么?

Q. S. E. N. 学习策略：练习7（续）

- 当你倾听患者或者是与其他团队成员合作时，如何真诚地表达自己独立的价值观和信念？

医疗队同样可能代表许多文化背景。英语是第二语言的人们经常会假设其他人不是团队的一部分，“因为他们穿着和说话方式不同。”

这是如何影响护士的工作或您临床学习小组的互动？考虑以下情况：

你注意到，在你的临床小组中，两个原籍是沙特阿拉伯的学生从不在休息的时候和大家一起喝咖啡，小组里的其他人都在谈论他们，不知道他们为什么用围巾盖住他们的头。你已经注意到这两个学生在这学期的学习过程中变得更加孤僻了，除非临床老师直接向他们提问，否则在临床会议上均不发言。你想改变这两个学生与他人的交流方式，因为你认为这是一个典型的文化冲突的例子。你怎样帮助小组成员认识到他们的猜测和行为孤立了两名学生？

Q. S. E. N. 学习策略：练习7（续）

- 你怎样帮助小组研究和理解为何学生戴围巾是他们的价值观和信仰的一部分？
- 以文献为基础探讨文明对传播与安全文化的影响。
- 你如何组织一次临床会议探讨误解及文化冲突在护士工作场所暴力中的作用？
- 你怎样改变自己以及小组成员的行为？

和平不代表统一，而是多样性之间的相互协调。

Mikhail Gorbachev

智慧库

参考文献

Amerson R: The impact of service learning on cultural competence, *Nurs Educ Perspect* 31(1):18, 2010.

Andrews M, Boyle J: *Transcultural concepts in nursing care*, Philadelphia, 2011, JB Lippincott.

Bernal H: A model for delivering culture-relevant care in the community, *Public Health Nurs* 10(4):228, 1993.

Bethea L, Balazs A: Improving intergenerational health care communications, *J Health Commun* 2(2):129, 1997.

Brown B: Role of culture in nursing, *Nurs Admin Q* 25(3):vi, 2001.

Crosswalk: National CLAS Standards 2000 and 2012. https://www.thinkculturalhealth.hhs.gov/.

Cummings S: Attila the Hun versus Attila the hen: gender socialization of the American nurse, *Nurs Admin Q* 19(2):19, 1995.

Edmonds ML: The lived experience of nursing students who study abroad, *J Stud Int Educ* 14(5):545, 2010.

Flowers DL: Culturally-competent nursing care for American Indian clients in a critical care setting, *Crit Care Nurse* 25(1):45, 2005.

Frohlich KL, Potvin L: The inequality paradox: The population approach and vulnerable populations, *Am J Public Health* 98(2):216, 2008.

Green ZD, Reinckens J: Cultural competency in health care: what can nurses do? *Maryland Nurse News and Journal*, October 2013.

Giger J, Davidhizar R: *Transcultural nursing: assessment and intervention*, St. Louis, 1999, Mosby.

Giles H, Williams A: Patronizing the young: forms and evaluations, *Int J Aging Hum Dev* 39(1):33, 1994.

Gray J: *Men are from Mars, women are from Venus: a practical guide for improving communication and getting what you want in your relationships*, New York, 1992, HarperCollins.

Greenbaum M, Flores G: Lost in translation, *Mod Health* 34(18):21, 2004.

Green-Hernandez C, Quinn A, Denman-Vitale S, et al: Making nursing culturally competent, *Holist Nurs Pract* 18(4):215, 2004.

Health Resources and Services Administration (HRSA) Bureau of Health Professionals: Changing demographics and the implications for physicians, nurses, and other health workers, *U.S. Department of Health and Human Services*, 2006. http://bhpr.hrsa.gov/healthworkforce/reports/changingdemo/default.htm.

Helm P: Getting beyond "she said, he said," *Nurs Admin Q* 19(2):6, 1995.

Humes KA, Jones NA, Ramirez RA: *Overview of race and Hispanic origin: 2010*, U.S. Census Bureau, 2011.

Kim-Godwin YS, Clarke PN, Barton L: A model for the delivery of culturally competent community care, *J Adv Nurs* 35(6):918, 2001.

Larson KL, Ott M, Miles JM: International cultural immersion: en vivo reflections of cultural competence, *J Cult Divers* 17(2):44–50, 2010.

Leininger M: Culture care theory: a major contribution to advance transcultural nursing knowledge and practices, *J Transcult Nurs* 13(3):189, 2002.

Leininger M: Leininger's theory of nursing: culture care diversity and universality, *Nurs Sci Q* 1(4):152, 1988.

Luckmann J: *Transcultural communication in health care*, Toronto, 2000, Delmar/Thomson Learning.

Mason D: MD–RN: a tired old dance, *Am J Nurs* 102(6):7, 2002.

Michaud S, Warner R: Gender differences in self-reported response in troubles talk, *Sex Roles* 37(7/8):527, 1997.

Mouton CP, Larme AC, Alford CL, et al: Multiethnic perspective on elder mistreatment, *J Elder Abuse Negl* 17(2):21, 2005.

Narayan M: Cultural assessment in home healthcare, *Home Healthc Nurse* 15(10 C):663, 1997.

National Board for Certification of Medical Interpreters, www.certifiedmedicalinterpreters.org/ (Accessed 8/27/14).

Ortman, JM: An aging nation, http://www.census.gov/newsroom/cspan/ (Accessed 8/27/14).

Ortman JM, Guerneri CE: United States population projections: 2000–2050, http://www.census.gov/newsroom/releases/archives/aging_population/cb14-tps59.html (Accessed 8/27/14).

Plawecki H, Sanchez T, Plawecki J: Cultural aspects of caring for Navajo Indian clients, *J Holist Nurs* 12(3):291, 1994.

Purnell L: The Purnell model for cultural competence, *J Transcult Nurs* 13(3):193, 2002.

Purnell L: *Transcultural health care: a culturally competent approach*, Philadelphia, 2012, FA Davis.

Quality and Safety Education for Nurses (QSEN): Competency KSAs, 2010a. http://www.qsen.org/ksas_graduate.php#informatics (Accessed 1/29/11).

Quality and Safety Education for Nurses (QSEN): Informatics definition, 2010b. http://www.qsen.org/definition.php?id=6 (Accessed 1/29/11).

RAND: RAND Policy Brief: America becoming: the growing complexity of America's racial mosaic, *Population Matters*, 2006. http://www.rand.org/pubs/research_briefs/RB5050/index1.html (Accessed 1/20/07).

Reeves JS, Fogg C: Perceptions of graduating nursing students regarding life experiences that promote culturally competent care, *J Transcult Nurs* 17(2):171, 2006.

Rosenstein A: Nurse–physician relationships: impact on nurse satisfaction and retention, *Am J Nurs* 102(6):26, 2002.

Salter FK (ed) *Risky transactions: trust, kinship, and ethnicity*, Oxford/New York, 2002, Berghahn.

Smith LS: Cultural competence for nurses: canonical correlation of two culture scales, *J Cult Diversity* 5(4):120, 1998.

Sobralske M, Katz J: Culturally competent care of patients with acute chest pain, *J Am Acad Nurse Pract* 17(9):342, 2005.

Tannen D: *Talking from 9 to 5: how women's and men's conversational styles affect who gets heard, who gets credit, and what gets done at work*, New York, 1994, William Morrow.

Tannen D: *You just don't understand: women and men in conversation*, New York, 2001, Quill.

Tripp-Reimer T, Afifi LA: Cross-cultural perspectives on patient teaching, *Nurs Clin North Am* 24(3):613, 1989.

Waite R, Nardi D, Killian P: Examination of cultural knowledge and provider sensitivity in nurse managed health centers, *J Cult Divers* 21(2):74, 2014.

Watson J: Florence Nightingale and the enduring legacy of transpersonal human caring, *J Holist Nurs* 16(2):292, 1998.

Weaver G: *Culture, communication and conflict: readings in intercultural relations*, Boston, 2000, Pearson Publishing.

Zoucha Z: The experiences of Mexican-Americans receiving professional nursing care: an ethnonursing study, *J Transcult Nurs* 9:34, 1998.

Zoucha Z: The keys to culturally sensitive care, *Am J Nurs* 100(2):24GG, 2000.

课外阅读

Culturally Competent Nursing Care: A cornerstone of caring, free 9-hour online continuing education course that includes case studies and interactive tools. Register at https://ccnm.thinkculturalhealth.hhs.gov/GUIs/GUI_CEU_info.asp#1 (Accessed 8/27/14).

Leininger's Discussion Board provides downloads and answers to many common questions. All users must register on the website at http://www.madeleine-leininger.com/en/index.shtml (Accessed 8/27/14).

Leininger. Transcultural Nursing Society. http://www.tcns.org (Accessed 8/27/14).

Purnell model. http://www.nursingtheory.net/mr_culturalcompetence.html (Accessed 8/27/14).

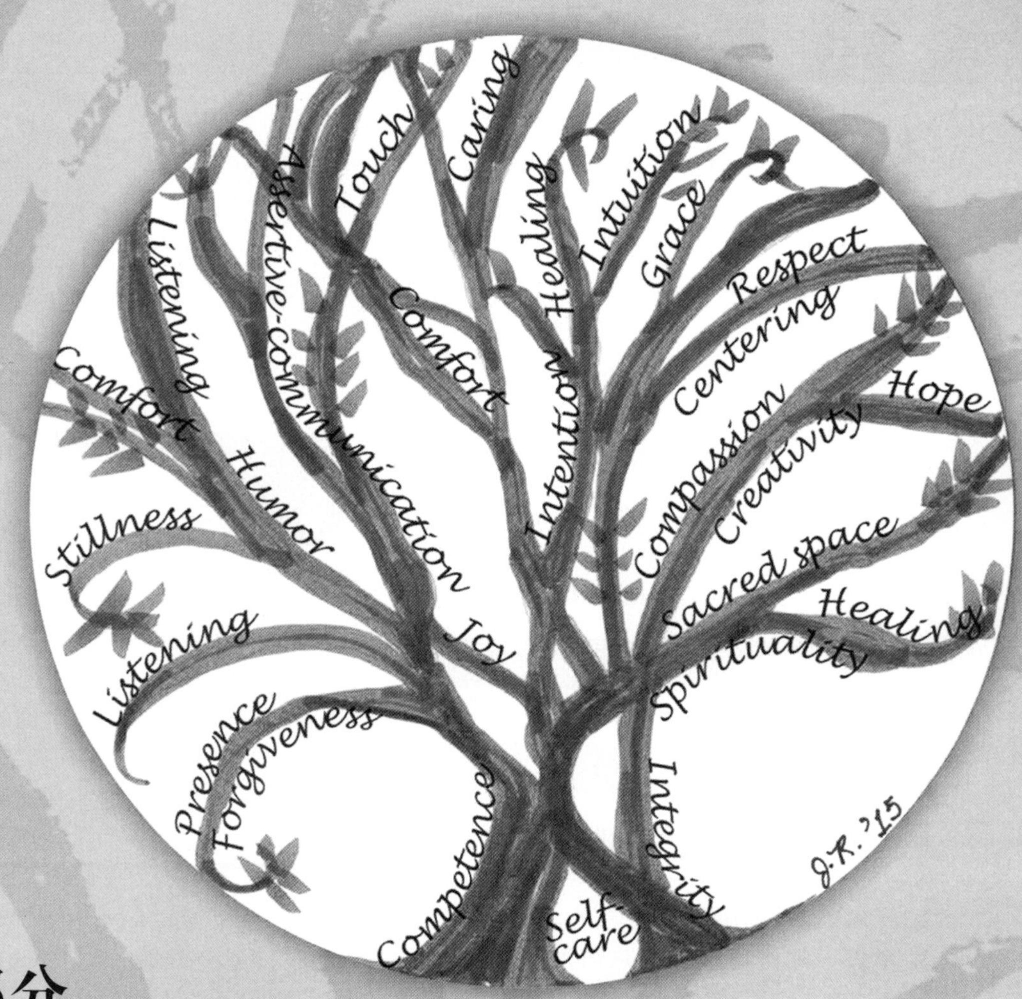

第二部分

尊重旅途中的伙伴

第五章

表达热情

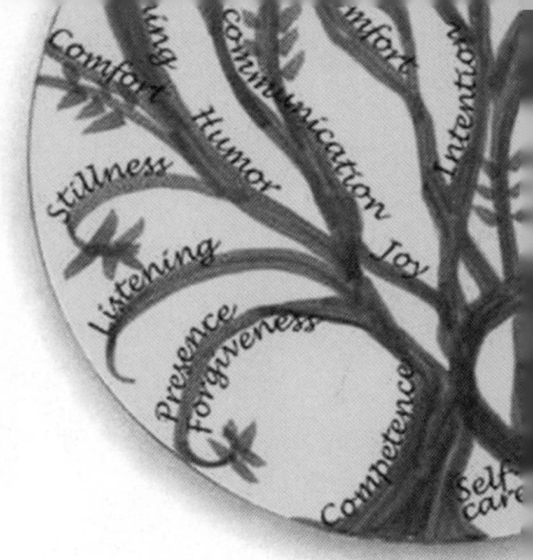

我们都需要温暖的人来驱散生活中的寒意。

Author Unknown

学习目标

1. 讨论与患者和同事沟通时表达热情的益处
2. 了解表达热情的行为
3. 掌握人际沟通中评价热情程度的分析工具
4. 描述表达热情的多种方式及其在人际沟通中的重要性
5. 感受每天与患者和同事热情相待的美好
6. 参与表达热情的技能构建

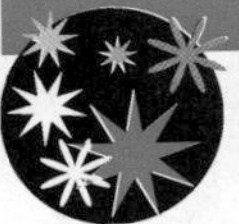

主动学习……

尊重旅途中的伙伴:表达热情

在阅读本章内容时,请思考以下问题,并写出你的答案。

写出你在本章中所学到的知识。

这些知识如何影响你的护理实践?

你将如何运用这些新知识或技能?

想一想……

你是如何表达热情的?当你阅读的时候,想想身边表达热情的人。Amy Cuddy 是一位社会心理学家,同时也是哈佛商学院的研究人员,他对表达热情进行了定义:自我表露适当,幽默,微笑自然,善于倾听,平等交流,注意文化差异(Lambert,2010)。Healy,研究护患关系的专家,在手术的漫长等待时间里,思考出什么是一位有爱心护士的行为,并将表达热情定义为同情的标志,同时也是富有同情心的倾听(Kimble 和 Bamford-Wade,2013)。"用热情和关心的语调与人对话"(Lee-Hsieh 等,2004);当你表达热情时,换一种语调说我在乎你(Pullen 和 Mathias,2010)。热情是人与人之间的粘合剂,使我们与他人更加亲密。在我们的人际关系中,它是一种特殊的成分,甚至是一种催化剂。它是一种安慰,正如祈祷中的一句话:"愿你的安慰如此温暖,柔和如一声叹息"(Tabron,2001)。热情的表情让我们感到受欢迎、放松和快乐。虽然患者可能无法判断我们的知识、学历或学位,但他们可以判断我们的心,及我们所给予的关怀和温暖(Carver,1998)。一名实习护士努力练习穿刺技术的同时,思考面对患者时缺少自信产生的不良影响,这也说明"表达热情和穿刺技术一样重要"(O'Connor,2005)。

热情是衡量心理治疗师的重要标准。治疗师的热情、同情和真诚有助于患者康复,使患者敞开心扉,接受各项治疗。温和亲切的态度为医患间、家庭成员间以及同事间奠定了充分沟通、敞开心扉的基础,Baker 和 Diekelmann(1994)称之为"连接性交谈"。大多数人虽然不是心理治疗师,但对患者的亲和态度会让他们感到自己受到欢迎,而不是"嫌弃",这些积极的感情有利于产生良好的情绪并能促进患者愈合。来自家庭支持系统的温暖更能直接促进康复,因为家庭成员之间的支撑作用远大于工作人员(Cooper 和 Poewll,1998)。一直以来,温暖而真诚的关怀是癌症患者生存希望的最大源泉(Koopmeiners 等,1997)。研究表明,在两代人之间的交流中,温暖和关心起着重要作用(Carruth,1996)。当患者感觉到温暖,就会更愿意沟通,告诉你详细的病史和健康报告,这可以帮助护士做出更好的护理诊断,判断预期结果,制订合理的护理计划,并进一步评估患者的护理进展。

> 热情、善良、友谊是这个世界上人们最渴望拥有的东西,拥有它们的人将永远不会感到孤独。
>
> **Ann Landers**
>
> 智慧库

同事间相互关心照顾可以使工作环境变得更加舒心。无论在社会上还是工作中,热情都会为我们带来很多益处,使人与人之间关系更亲密。美国管理学会(Ekeren,1994)的一篇研究报道了常常导致管理失败的 8 个原因,前两个分别是对同事不关心和冷漠傲慢。关心同事,与人友善使我们更平易近人。另外,增进同事之间的沟通可以确保患者的重要消息以及单位政策等准确无误地传达。有效进行管理的领导经常向员工表达热情,并与之建立和谐融洽的人际关系(Reese,2013)。

尽管我们常常提及热情,但作为人类的基本素质,热情很难描述,在人际沟通中也最难学习和掌握。热情不仅涉及态度和心理活动,也包含心甘情愿为他人奉献的精神。对他人表现热情意味着你愿意和他在一起,愿意接受他们,从这种意义上说,热情也是对患者和同事的尊重。

热情并非一种孤立的沟通,它和其他沟通方法(在以后章节将要学到,例如尊重、真诚、同情等)相互协助。单一的热情虽然不足以形成有效互助、互相尊重的关系或解决问题的能力,但能够加快这些进程。

Levine 和 Adelman(1982)在美国进行的一项研究发现,一条信息中,有 93% 是通过语调和面部表情传递的,只有 7% 是通过文字。表达情感和态度时,大脑很可能只接受非语言方式,不接受语言方式,热情的表达绝对属于非语言方式,明智的人会牢记这一点。

对同事和患者表达热情的方法

热情主要通过非语言的方式表达。细微的面部表情,肢体语言以及手势动作(手、额头、眼睛的一些细微动作等)都能表达出内心的放松和对他人的关心(表 5-1)。

表 5-1 表达热情的面部特征

面部特征	热情是如何展示的
额头	肌肉放松;额头光滑;额上没有横纹
眼睛	维持温和的眼神接触;目光柔和(可以说成眼睛要睁大)凝视:既不固定,也不转移和穿梭
嘴唇	嘴唇放松:不要紧张的抿嘴或噘嘴;不应咬嘴唇或者强迫维持微笑:下巴放松,移动,不要紧咬着;微笑要适当
表达	面部表情要自然放松,舒展:避免焦虑,心烦意乱,或烦躁的表情;脸上要表现出对对方感兴趣和足够关注

面部表达热情的方法很多。和一个人说话时，注意力主要集中在对方的脸上，因此通过面部表情最大程度地表达热情至关重要。

沟通中，面部表情可以传递信息，包括性格、兴趣、反应和情绪状态。面部表情能开始或结束对话。语境及人际关系决定了表情的含义。同样，不同的个体和文化，表情信息也不同。在处理与同事间和与患者间关系时，应知道尽管来自其他文化的人也许不直接表达情感(如热情)，但不意味着他们不了解这些情感。

美国人有不同方式的表达，某些种族背景的人用手、肢体、脸颊的频率超过其他种族。热情可以通过很多途径表达，但无表情、不动声色的表现通常被认为是可疑的表现。

目光接触不足或过多可被认为是沟通障碍。眼睛交流没有具体要求，但一直盯着别人，特别是陌生人，会被认为粗鲁无礼。在不同文化里，眼神传达具有不同的意思。

姿势可以传达热情。如果你的行为举止，举手投足能促进沟通，能流露出愿意与他人在一起的想法，这就是热情的体现(表5-2)。表中列举的类似妈妈告诫孩子吃饭要坐直，这些细节传达了温暖，即使你处于焦虑状态也能感觉到。

表5-2 友好热情的姿势信号

姿势特征	怎样表现出你的热情友好
身体位置	正对着患者，肩膀要和对方保持平行
头部位置	头部要和患者保持在同一平面上，不时点头表明兴趣和注意力
肩膀	肩膀可以在一个水平线上适当移动，不要紧张和弯腰驼背
手臂	手臂保持放松并能够平稳移动，不让人感觉僵硬
双手	姿势自然，而不是紧紧握住记事板或图表，动作随意，如轻轻地敲着一支笔或者玩弄一个被忽略的物体
胸部	呼吸要均匀，胸怀要开放，既不要无精打采也不要过分前倾假装很注意，轻微的前倾就表明了兴趣
腿	无论是否交叉，双腿应该处于一个舒服自然的位置，站立时两膝适当弯曲，而不是固定不动。
脚	应该避免坐立不安，四处踢动

姿势的变化也可以表示热情，例如一个微笑，目光的接触，静止不动的双手等。Knapp(1980)的一项研究报道，一些肢体语言如目光游离，情绪消沉，用手指敲击，闷闷不乐都表示热情消退。在与人对话时，积极、及时地回应，附和如"嗯、啊……"等都可以促进相互间的语言沟通(而仅仅是口头上的暗示是不够的)。这些早期研究都表明，在护理工作中，患者的大量信息都是通过这种友好平和的方式收集的。

Purtilo 和 Haddada(2002)指出，除了全身的动作外，还有很多姿势，即使一个手指有时都可以传递一个信息。思考下面的姿势怎样影响你表达热情：耸肩、胸前双臂交叉、摆动拇指、拖着脚走或握紧拳头。即使身体的其他部位都在表达热情，这些局部的姿势也许会最小化甚至消除你要表达的热情。

记住并不是所有的姿势都表达普遍的意义，使用眨眼或手势来表达热情，有时接收者不一定会理解到相同的含义。例如美国人的"OK"(用示指和拇指构成圈形)手势在日本代表着钱币，在一些拉美国家却包含淫秽的意思。

我们与患者和同事之间的空间距离能够影响到热情的传递。对于美国人来说，社交对话的距离约为1.2米。在我们充分展示热情时，我们也许会深刻感受到这种看不见但十分准确的距离。不是所有的患者和同事都对这种姿态感到舒服，有些人会感到被强迫接受，还有一些人感到威胁而产生防御行为。

接触是充分表达热情的另一种方式，从轻拍肩膀到拥抱或伸出手，你能将热情传达给其他人。在接触过程中，你的安慰或缺少安慰都会被感受，真诚的握手能够表达你的热情、温暖、关怀和安慰(Reynolds，2002 和 Gleeson，2004)。

热情可以用口头或非口头的方式表达出来。嗓音的大小关系到热情的表达，温和的、可调节的声音要比大声、具有侵略性、刺耳的声音好很多。对于一个讲话者来说，令自己感到舒服的音调要比不自然的音调能够更好地表达热情。说话的速度也很重要，热情需要通过有节奏的话语表达，语速要与讲话者的自然呼吸节奏一致。紧张的、呆板的、坚韧的讲话会阻断热情。词语同样拥有表达热情的力量，慈爱、柔和的话语比严厉、轻率的话语显得更热情，如“你以前从来没有锻炼过，现在你想变成一个‘超级运动员’开始跑步？”这句话与“你想提高自己的健康水平，所以养成一种新的生活习惯，开始练习”比较起来就显得有些冷淡。

你已经注意到，从容放松的人往往具备热情的诸多特征。除放松外，同时必须对他人真正产生兴趣，并且表现出欢迎和愉悦的意愿，才能表达出心中的热情。待人热情的前提是：相信你遇到的每个人都配得上这份热情蕴含的认同感和安慰感。

英国 Surrey 精神病治疗中心非常重视热情待人的能力，并将它列为网上招聘广告的必备内容。展示高度的热情，意味着全身心地营造与患者或同事的良好关系，让其被接纳或重视。相反，冷淡的行为表示不赞成或不感兴趣。

护理行为中的关怀故事

工作经历和生活经历中让我们学到了很多知识，汇编成一系列相关的人生片段，折射出丰富多彩的生命历程，证明护理关怀中热情是多么的重要。

热情的收放

任何时候，当你希望和某一位同事或患者关系更亲密，或表示你真的很在意时，表达热情是合适的方法。热情有不同程度，“我喜欢患者（同事）；好的和不好的地方我都能够热情地对待”，这种态度要比“我没有感觉到我不喜欢患者（或同事）”更加热情。你所表达的热情要反映你的真实感觉，当你分别面对你想约见的同事或患者时，表达的热情很可能不同，前者更加开放和强烈。

人体表达热情的方式包括面部表情、姿势、触觉和话语。在表达热情的同时，还应克服有悖于表达热情的认知和情感上的消极影响。哪些因素会阻碍热情的表达？任何让你分神的想法和感觉都会阻止热情的表达。匆忙、受到强烈的感情冲击、震惊、对他人行为的质疑，都会分散注意力。感到匆忙时，只能将注意力集中于自己，就不能顾及到周围的人，此时要深吸一口气，把注意力重新调整过来。

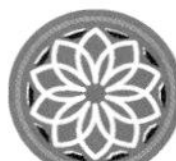

案例链接……

亲人生命中的最后时刻

“我的父亲在 1992 年突然去世，那时他一个人住在医院里，离家很远。我只能希望和祈祷有一个好心的护士能陪伴着他，在他走的时候，充满关怀地握着他的手或者告诉他有人为他祈祷。我想握着患者的手或者祈祷，这样他们的家人会确信有善良的人陪伴在他们所爱的人的旁边。”•

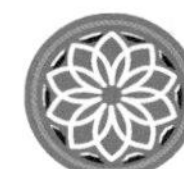

案例链接……

疼痛护理：不仅仅是止痛

我正在护理一个感觉疼痛而不愿意吃药的患者。经交谈，了解到在三个月前的一场车祸中，他失去了唯一的孩子。他感到恐惧，他需要有人和他聊天，希望有一只手能握着他。尽管工作很忙，但我知道我属于这里，在他感到好了很多的时候我离开了。我下楼来到大厅，感谢上帝赋予知识和才能帮助其他人。•

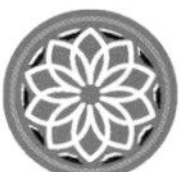

案例链接……

一个枕头，一条毛巾，我自己

作为一名手术室的护士，我护理了一个患有肌肉萎缩症的患者。她的手术耽搁了，我花了 30 分钟和她待在一起。她当时 20 岁，我们开着玩笑，我替她调整胳膊和腿的位置（她已经几乎残疾了），给她垫枕头，弄湿毛巾。她很珍惜我们在一起的时间，她问我手术后是否会看她。当我去看她时，她是那么的兴奋，让我摘掉帽子，以便能更好地看着我。她每次来医院时都会拜访我，之后我了解她和妈妈分开住，在我们认识之前她没有任何朋友。这种关怀照顾只是我工作的一部分，但对她却意味着很多。●

案例链接……

额外的感动

“我的故事是关于我意外的剖宫产。我已经做了5年疼痛管理的护士，在医院认识很多人，我们都知道照顾一个疼痛的护士是很艰难的。那天，负责我的巡回男护士是我的朋友。一个术后麻醉护理室的护士为我插入导尿管，然后发现等候区的我有些紧张和焦虑，就打了下班卡，来安慰我，陪我完成手术。她做了能做到的一切，关心我、安慰我，在麻醉的时候握着我的手。我甚至可以看到3H英寸脊髓针！她为我的丈夫录像，让他可以分享女儿出生的那一刻。她的关怀不只是身体上的还有情感上的，我永远都不会忘记她的照顾。”●

案例链接……

当患者感到恐惧的时候

“当我刚开始在工作中接触到癌症患者时，就遇到一个因患有肿瘤将要死去的年轻妇女。最糟糕的是晚上，她需要很多药来缓解疼痛，那时是她最恐惧的时候，我握着她的手，轻拍她的肩膀一直到药物生效。”●

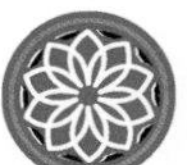

案例链接……

表示同情

“慢性病的科室里并没有那么多的死亡。当某个人逝世时，作为疼痛治疗科室协调员的我要通知家庭成员来哀悼，并给每人发送一张慰问卡。这次是一个患者的女儿在一次事故中去世，我们选择送花。在这困难的时期，患者和其家人感受到了我们的关心，表达了他们的感激之情。”●

当你非常生气的时候，选择收回热情是很自然的。当你感到受伤、痛苦、恼怒，或者对患者、同事很生气时，试图表达热情的关心会显得很不真诚。有时因为担心自己不被接受或遭到拒绝而没有安全感，这时你也许会躲在脆弱的外表后面，一直等到安全后才会将热情的关怀表现出来。

有时候，我们担心表现过于热情而保留自己的情感。也许你对患者或者不热情的同事有很多虚幻的想法，但不适宜表达。有时对某个人有很强烈的不良印象。我们都遇到过轻视自己且冷冰冰的人，这些人对我们很粗鲁甚至轻蔑。对大多数人来说，面对这些人很难表达热情和关心。想保护自己，我们可以收回热情或放弃表达。

能向患者和同事表达热情关怀说明你很自信；放弃表达说明你没有自信。相反，如果你表达的热情已超出内心感觉，会被认为有侵犯性。当你真诚表达热情关怀时，你给生活带来了坚定的信念：“我喜欢自己；我喜欢你”，这样的热情表达不生硬，能给别人留下空间并舒服地做自己。

通过下面的练习，了解自己的热情、关怀，就怎样选择表达热情关怀得到启示。

> 专业人员就是那些即使不喜欢也要努力做到最好的人。
>
> **Author unknown**
>
> 智慧库

> 温暖的微笑是无法用数据衡量的。
>
> **Chris Hart**
>
> 智慧库

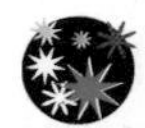

返回本章开头的“主动学习”，并写下你的答案

练习表达热情

反思日志/批判性思维：练习 1

在你开始观察或改变自己的行为之前，要用一段时间去注意同事和朋友表达热情的方法，记录所见所想。围绕下面的内容，你注意到了什么？

- 面部表情
- 姿势
- 口头语言表达
- 接触

你觉得好的行为有哪些？你愿意模仿哪些行为？把你和同学所观察到的内容做比较，相互之间表达热情的过程中你学到了什么？

批判性思维/讨论：练习 2

注意一段时间内自己是怎样表达和展现热情的，是怎样向你所爱的人表达关心的？这样的表达与你面对同事和患者时所表达的热情有哪些不同？有哪些相同？你愿意表达更多的感情吗？记录可以让自己变得更加热情。在班级中找一个伙伴，交换已经写好的自我观察记录。

评估/技能构建：练习 3

用一面镜子认真观察自己，描写面部表情所展现的热情。你的面部表现出热情了吗？为什么？注意如何保持面部肌肉。你的眼睛闪闪发光吗？眼睛是冷漠的吗？嘴唇是轻轻移动还是紧闭的？现在调整表情，使人看上去更加热情。注意你是怎样做的，你的表情变得柔和给人的感觉怎样？当你向其他人表达热情时，要回想一下当时的感觉，你需要当时的记忆，以便以后能够想起。（那时手边没有镜子）

接着，远离镜子并试图恢复同原来一样热情的面部表情，然后对着镜子察看。你做到了吗？你的脑袋需要倾斜吗？需要扩大笑容吗？眼睛需要眯起来吗？

如果你想表达出热情，需要训练这些非语言行为，以便向同事和患者表达热情、关心时，确信这样的行为表达出了你的想法。

创造性表达：练习 4

回想他人对你微笑时令你觉得温暖的一个情景。也许你曾经看到一个家长和孩子一起玩，或者跟你的孩子在一起玩，写出一首俳句诗描述当时的场面。这是日本诗的格式，一共有三行，十七个音节，能够及时地从诗人的角度描绘出那一瞬间的情况，常常写出了人间的真谛。（http://www.haikuhut.com/Haiku%20Definition.htm）在第一行用 5 个音节，第二行用 7 个音节，第三行用 3 个音节。举一个例子：

Head on my shoulder
Baby-sleep warmth spreads throughout
New mother delight.

自我评估/讨论：练习 5

这是对热情技能的评估。通过评估提高你的热情技能，并提供关于自己技能的反馈信息。四个人为一组做练习，所有的小组成员用一周时间制作自己单独与患者沟通的录像带，限时 10 分钟。（如果条件不允许，小组成员可以互相访问关于对方的重要私人问题。）

每个小组单独在一起观看录像带。当一个成员播放录像时，其他人用热情分析量表（图 5-1），核对采访者所展现的热情行为。

热情分析量表说明：在一分钟时间间隔内，每当观察到采访者表现出表格中所列出的行为时，要在适当的栏中做勾选标记。例如：如果在第一分钟时间内，采访者笑了，说话很热情。假如身子稍稍向前倾斜，就要在一分钟栏目中相应的行中做勾选。如果采访者在一分钟的时间里同样的动作做了不止一次，也只做一次的勾选。每个时间间隔内，只核对相应的动作是否出现，动作出现的频率并不重要。当一分钟的时间过去，接着要转到下一分钟的那一列，核对在这一分钟内出现的任何动作行为。在每一个时间间隔内，你都要单独做一些评价。当交谈录像结束时（或 10 分钟的时间过去），把表中每一行的标记进行累加，把总数写到最后一列中去。

自我评估/讨论:练习 5(续)

当10分钟录像放完,小组所有成员完成表中总得分后,所有成员利用热情评价量表对行为表现出的热情程度做出整体评价。

请注意,这两个工具测量热情表现的不同侧面,分析量表提供在沟通期间所发生的具体行为信息,评价量表是对采访者热情的整体评价。

当评价结束,小组成员交流对采访者所做出的评测,这些反馈信息包含整体评价和具体的行为信息。当小组成员完成对反馈信息整理,最后要告诉采访者在表达自己热情时做得最好的一点是什么。

反复重复以上的步骤,直到每一个小组成员都得到反馈信息。

技能构建:练习 6

评估热情技能,制订护理计划,有关热情技能评价的信息内容十分丰富。写出自己表现出的恰当行为。你可以这样写:

"面部和姿态表达充分、到位;心静如水;受到尊重;倾情投入。"

有时,你表达出来的热情要比自己的意愿少很多。你可以这样写:

"当我预感要受到指责时,我会减少面部的热情。接触到生气的患者时,担心别人不赞同或不喜欢,面部缺少热情(冷酷),身体姿势同样如此(僵硬)。"

具体的场合下,注意观察这些内容,不断地改进自己。

受评价人姓名:____________ **评价人姓名:**____________

采访者行为	1分钟时间间隔										
	1	2	3	4	5	6	7	8	9	10	总数
1. 眼神沟通											
2. 直视的面对被采访者											
3. 身体稍微向前倾斜											
4. 注意聆听的姿态:胳膊											
5. 注意聆听的姿态:腿											
6. 放松的姿态											
7. 点头表示感兴趣											
8. 笑容											
9. 讲有趣的事											
10. 语调温和											
11. 面部表情表现出感兴趣、专注											
12. 语言沟通表明很感兴趣											

热情评价量表

说明:你如何评价采访者表达热情的行为,在评价等级旁边的方框内做勾选(√)。

4.0 □ 反应极好:很有热情
3.5 □
3.0 □ 反应较好:有热情
2.5 □
2.0 □ 反应较差:冷淡
1.5 □
1.0 □ 反应极差:冷酷

图 5-1 热情分析量表 摘自:Gerrard B, Boniface W, Love B. *Interpersonal skills for heath professionals*, Reston, Va, 1980, Reston Publishing.

自我评估/要求反馈:练习 7

寻找不同方式、方法评价你的进步,最重要的一个测量指标就是内心情感。你是否感觉更放松,更关心患者和同事?你觉得能比以前表达出更多感情吗?能很好地与别人打交道吗?你的感情表达更顺畅、自然了吗?

作为外部评价,注意来自患者语言和非语言上的反馈信息。患者在交谈时说话是不是更多了?注视你的次数是否增加了?向你咨询问题、坐在椅子上的姿势是不是变得轻松了?他们看上去是不是体会到了你的关心?

你甚至想得到更多关于表达热情能力的具体反馈信息。你可以找到一个同事,让他观察你与同事和患者的沟通过程,从而了解到自己的热情表达方式,哪里需要进行改进。

讨论:练习 8

客户服务指南上说明了和蔼与热情对医疗护理的价值。当患者或家庭成员抱怨时,发挥作用的是热情,不是对抗。思考以下几句话所表达的热情,"告诉我你担心什么?""怎样做更好?"

予人玫瑰,手留余香。

Filipino proverb

智慧库

参考文献

Carruth AK: Development and testing of the Caregiver Reciprocity Scale, *Nurs Res* 45(2):92, 1996.

Carver I: Healthcare with a human touch, *Nurs Spectr* 8(18):7, 1998.

Ekeren GV: *Speaker's sourcebook, II: quotes, stories, and anecdotes for every occasion*, Englewood Cliffs, NJ, 1994, Prentice Hall.

Gleeson M: The use of touch to enhance nursing care of older persons in long-term mental health care facilities, *J Psychiatric Ment Health Nurs* 11(5):541, 2004.

Healy L: Warmth is the hallmark of compassion, *Nurs Stand* 27(25):28, 2013.

Kimble P, Bamford-Wade A: The journey of discovering compassionate listening, *J Holist Nurs* 31(4):285, 2013.

Knapp ML: *Essentials of nonverbal communication*, New York, 1980, Holt, Rinehart & Winston.

Koopmeiners L, Post-White J, Gutknecht S, et al: How healthcare professionals contribute to hope in patients with cancer, *Oncol Nurs Forum* 24(9):1507, 1997.

Lambert C: The psyche on automatic: Amy Cuddy probes snap judgments, warm feelings, and how to become an "alpha dog," *Harvard Magazine*, November-December 2010.

Lee-Hsieh J, Fang Y, Kuy C, et al: Patient experiences in the development of a caring code for clinical nursing practice, *Int J Hum Caring* 8(3):21, 2004.

Levine DR, Adelman MB: *Beyond language: intercultural communication for English as a second language*, Englewood Cliffs, NJ, 1982, Prentice-Hall Regents.

O'Connor K: A dose of genuine warmth is as essential as skill with a syringe, *Nurs Stand* 19(32):28, 2005.

Purtilo R, Haddad AM: *Health professionals and patient interaction*, Philadelphia, 2002, WB Saunders.

Pullen RL, Mathias T: Fostering therapeutic nurse–patient relationships, *Nurs Made Incred Easy!* 8(3):4, 2010. www.nursingmadeincrediblyeasy.com.

Reece B: *Effective human relations: interpersonal and organizational applications*, Independence, KY, 2013, Cengage Learning.

Reynolds M: Reflecting on paediatric oncology nursing practice using Benner's Helping Rose as a framework to examine aspects of caring, *Eur J Oncol Nurs* 6(1):30, 2002.

Tabron S: A prayer. In Knight B (ed): *Blessed are the caregivers: a daily book of comfort and cheer*, Albuquerque, 2001, Hartman Publishers.

第六章

尊重

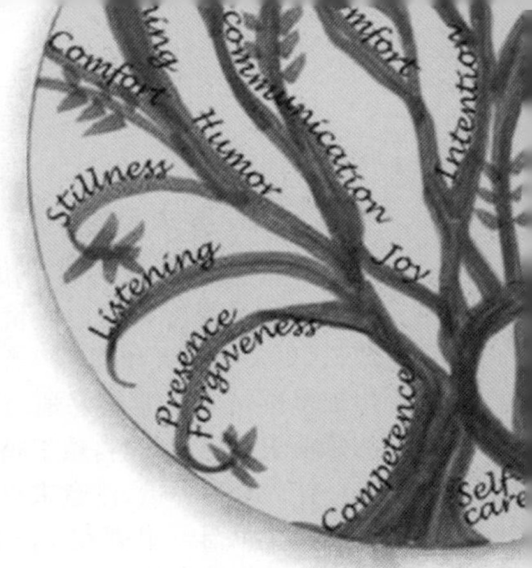

你可以不喜欢我,但请你一定尊重我的人格。

Jackie Robinson

学习目标

1. 讨论护理人际关系中尊重的益处
2. 识别人际交往中表示尊重的行为
3. 理解工作场所暴力的含义
4. 构建尊重技能

认识尊重的益处

尊重和关爱对于建立相互信任的护患关系是非常重要的(Dinc 和 Gastmans,2013)。尊重,是帮助的基础(Egan,2006),是接受患者想法、感受、经历的沟通方式(Haber 等,1997)。当我们向患者或同事表示尊重时,会传递这样的信息,"我重视你,你对我很重要。"这种热情和尊重放在一起会让人无法抗拒(Stuart,2012)。当施助者表明他们的帮助是不求回报的,他们就表达了一视同仁、无条件付出的积极态度。尊重患者是维护个人尊严的重要组成部分。(Milika 和 Trorey,2004;Griffin-Heslin,2005)。面对患者家属时,尊重也很重要。研究表明,接待急诊患者和家属时,表示尊重会使他们更愿意咨询问题、寻求帮助和表达意愿,有益于为患者提供个性化护理。

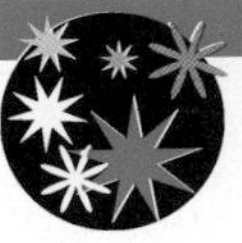

主动学习……

尊重旅途中的伙伴:表达尊重

阅读本章内容时,请认真思考以下问题,写出你的答案。

写出你在本章中所学到的知识。

这些对你的护理实践有什么帮助?

你将如何运用这些新知识和技能?

想一想……

得到尊重让人感觉到自身的重要,被关注

和有价值。下面的例子可以证明这样的反应。你的同事告诉你:“我喜欢去我的新医师那儿看病,她不仅给我好的诊疗,还让我感觉自己很重要。每次约见我都很准时,接诊护士记得我的名字,询问我所有的问题”。你的邻居告诉你最近她丈夫住院时的护理经历,“护士当然非常忙,但还是有时间打招呼,停下几分钟向我介绍 Jack 的近况”。她们绝不会因为太忙而忽视你,因此让你感觉很好。不像以前住过的医院,如果询问护士一些事情,他们会很不耐烦,显得很忙而没有时间回应你。

相反,当人们得不到尊重时,他们会感到很伤心和被忽视。例如,一位中年妇女抱怨,“在一家繁忙大医院病区里遇到一位助理,当我问她我父亲的房间时,她没有回应,连起码的礼貌都没有,甚至头也没抬,我再也不愿意去那家医院了”。一位护士也讲述了未受尊重的遭遇:“亲爱的,我很庆幸不在那个医院工作。当我去借注射器时,两个护士无视我的存在,仍在继续交谈!我非常着急,来不及登记,需要他们快一点”。当人们感觉不受尊重时,会产生气愤和被怠慢的感觉。

经验表明,在精神诊疗方面,尊重、温暖和移情与成功的诊疗效果存在正相关,间接的证据支持这种观点。尊重患者的医师,提供便利的诊疗和减少待诊时间,对提高治疗作用都有积极影响。

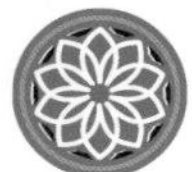

案例链接……

尊重神圣的婚姻关系

“我曾是一名家庭护士,照顾过一位临终的老妇人,最初是老人的丈夫照顾她。他们已经结婚 50 多年了,而且一直睡在一起。现在,老人只能住在医院的病床上。一天,她的丈夫看起来比以往更加伤心,我问他发生了什么事情,是否需要帮助。他开始哭泣着说想念他的老伴,我建议他到老伴的身边依偎着她,他说害怕伤害她。我鼓励他,告诉他他的老伴可能也有着同样的需要。再次探视老太太时她已经不省人事了,她的丈夫对我说那天整个晚上都陪着老伴,她没用止痛药睡了一整夜,他非常感谢我为他提出的建议。”

表达对患者的尊敬

尊重主要体现在护士与患者的日常沟通中,下面关于尊重的观点反映出整体护理的哲学。尊重患者不能只关注疾病和症状,更应该关心患者的情绪和精神。人的身体、心灵和情绪是相互联系、不可分割的整体。人类和宇宙间的万物都是相互作用和影响的。当一切都处在平衡和谐的良好状态,就会远离疾病,尽管人们从多方面谈论健康,生理的、社会的、精神的、心灵的全面健康才是真正的健康。人和人之间、人和宇宙之间如果不能和谐相处,就会影响人的幸福和健康(Erickson,2007)。

一个人的悲观失望和自我封闭会影响到对药物治疗和护理干预的效果。一个人对生活态度积极,珍惜时光,注重生活质量,不把疾病的诊断看得很重,这样的患者是在思考有限的生命中什么才是最重要的,而不是贪图短暂的欢愉时光。

尊重患者首先要试图探索和理解患者的世界(Erickson 等,1983)。通过这种方式,护士可以更好地理解患者的世界观。从患者的角度出发,护士可以有目的地进行干预,从而更有效地改善患者的健康(Erickson 等,1983)。

尊重患者就是关注他的不断成长和变化、内心想法和深藏的智慧,以及照顾自己的能力。尊重患者就是要在护理工作中倾听和识别患者的需求,要认识到在护患关系中护士的权利,在护理领域里用全部精力去创建一种新的可持续发展的良好护患关系。

尊重是一种态度,只有把态度转化为表达尊重的行为,才能拉近与患者的距离,尊重行为的具体表达是认同。

认同患者

让患者仅仅感受到尊重是不够的，要让他们接收到清晰而直接的信息，即他们是重要并有价值的。以下列出具体表达尊敬的行为：

- 看着患者。
- 注意力集中。
- 保持目光接触。
- 适当微笑。
- 走向对方。
- 确定如何称呼。
- 称呼患者的名字并介绍自己。
- 用握手或轻触的方式与他人打招呼。

认同意味着你对患者本人意愿的理解，一名护士叙述了一段她的亲身经历。在我正努力完成书面工作的时候，穿过大厅看到一位男士坐在ICU候诊室，看起来很悲伤。我走过去，坐在他的身边并询问是否需要帮助。他没有回答，我把手轻轻地放在他手上，安静地陪他坐着。一段沉默之后他吐露了心事，他的妻子和儿子都已经死了，现在医院请求他捐献出他儿子的器官。我告诉他，此刻对他是非常艰难的，我很理解他并且会在这里陪着他。沉默了好一会儿，他告诉我他已做出决定，然后悲伤地看着我离开了。

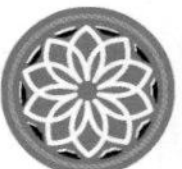

案例链接……

用安静表达尊重

"我在门诊慢性疼痛中心工作，有一次需要到重症监护病房借一台仪器。护士告诉我，要到一位刚刚去世的患者房间去取。我进入那个病房，房间非常安静，没有家属的谈话声和维持生命的机器声。我静静地对着死者表示敬意，并默默祈祷。虽然我们经常会面对悲伤、恐惧和死亡，然而在这安静的瞬间我感到了平和、尊重和敬意，我感到了一种互通。" ●

当语言难以表达清楚时，简单的手势也可达到沟通的目的（Taylor，1994）。Copp（1993）认为，候诊室作为"补课"的地方，建议护理系学生关心那些来自远方的"疲惫的候诊者"，他们正等待朋友或亲属的到来，但他们很难确定这些朋友或亲属能否撇下家里的亲人来到这里。

语言和非语言都可以表达尊重。当与患者或同事讲话时要看着他们，以表示关注，面部表情可以透露出你对患者或同事谈话内容感兴趣的程度。

在美国，自我介绍的同时还有郑重、简短的握手，这个礼节可能不适用于其他国家。在一些国家握手时间要长一些，如果很快缩回去的话会被误认为是拒绝。所以，最好让客人决定握手时间。

另外，相识之后，会有一小段的寒暄。这期间可以谈论一些不涉及私人的话题，或生活琐事（天气）之类来打破僵局，有些地方的文化则需要延长这段时间。

建立和谐的交往环境

认识患者之后，一些表达尊重的行为可以用于医护交往的起始阶段。

初次接触：

- 明确在交往中你所扮演的角色及职能。
- 佩戴胸卡或名签。
- 询问他人的需要和要求。
- 清楚你能为别人提供什么帮助。
- 说明患者的个人隐私会受到保护。

继续交往：

- 确保患者记得你的名字和职能。
- 确定患者的需要。
- 记住有关患者的生活细节。
- 重申隐私保护。
- 限制其他患者的传闻干扰。
- 如果合适，给予适当的参考建议，以便患者得到所需的帮助。

作为护士我们必须记住，患者在危急和患病时容易透露出其个人特征，无论是在医院、门诊还是家里。在护患交往之初，护士有义务告诉陪伴患者的其他人尽可能把了解的个人信息提供出来，有些私人信息需要其他医疗机构提供，以便制订下一步的护理计划。我们有义务保护患者的个人隐私，除非法律要求或患者本人允许我们使用这些细节信息。但是，未经患者准许我们不可以泄露这些细节信息或将照片提供给新闻媒体和公众。在医疗机构中大家有一个共同遵守的规定，例如，在精神病院和戒毒中心，即便无意泄露患者的名字也被视为对个人隐私的侵犯。患者希望他们的信息能严格保密，确实需要公开的，信息分享之前要认真评估。保护个人隐私显示对个人权利的尊重（Erlen，1998）。

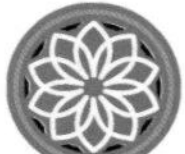

案例链接……

尊重临终患者

“他是一位 19 岁的晚期癌症患者。他的父亲死于越南，母亲不再管他。他没有其他家人，只有我陪伴着他，握着他的手与他聊天。最后，他的母亲说句再见就离开了。4 小时后他去世了，我始终没有离开，一直握着他的手，为他祈祷，这是我护理生涯中最难忘的经历。”●

虽然保守隐私的道德准则是为精神科护理人员制订的，但事实上这些准则也适用于所有护士，护士应保护患者的隐私并对其表示尊重（Colorado 临床精神护理专家学会，1990）。

- 确保所有患者的记录安全。
- 仔细考虑被准许记录的内容。
  - 除非法律规定准许发布，否则信息公开前必须获得书面同意和充分讨论。
  - 当危及患者本身或其他人时要用专业的判断去尊重个人隐私，不要以个人的判断对患者做出许诺，否则可能会对患者或其他人造成潜在伤害。
  - 谨慎地保护未成年人隐私，同时兼顾父母或监护人的权利。
- 当用于专业教学或写文章时要隐去临床资料。
- 会诊或病程回顾时注意保密。
- 研究课题时要隐去姓名。
- 在教学时要注意保护性措施。

建立舒适的氛围

以下是为患者建立舒适氛围的步骤：

- 在一开始就交代谈话时间，以便患者知晓谈话的长短和结束时间。
- 如果确实还有需讨论的事情，可以安排下一次时间。
- 在讨论隐私事件前要保证隐密性。
- 确定谈话期间不会有电话或他人打扰。
- 布置没有障碍物的房间，例如，桌子会使你和患者分离；避免站在坐轮椅人的身旁。
- 调节房间的温度和光线，有存放个人物品和外套的地方，保证舒适的谈话空间。
- 要遵守约定时间，尽量避免改变。
- 如果迟到或不得不推迟约见时间，要对患者做出解释，以便让对方清楚你的延误是不得已的。

对于美国人来说，准点赴约是非常重要的，否则被看成是不负责的表现。对美国人来说，时间是有型的资产，在一些短语上有充分体现，如发现时间、找时间、花时间、节省时间、消磨时间……因为患者有不同的文化背景，可能与美国人持有不同的看法。当确定约见时，我们不得不考虑不同的文化背景。人们对于时间的认知，来自不同文化的患者有着不同的时间观念，有时不得不毁约或重新安排。

平等相处是人际关系的一个重要方面，达到平等关系的一种非语言方式是让患者与自己处于同一高度的位置。

权利可以通过一个人与其他人沟通时所处的高度体现出来。如果一个人站着，另一个人坐着，前者潜意识地将自己处于权威的位置。当患者被迫卧床或躺在诊疗台上或坐在轮椅上，高度会不知不觉让患者处于服从的角色。

讨论敏感的话题

有些健康问题可伴随着羞辱或评论。例如在美国，肥胖是一个流行的问题，超重和肥胖成为《国民健康纲要 2010》(*Health People 2020*)的首要健康指标，(美国健康与人类社会，2001)纲要详细说明了国家在 21 世纪的第一个 10 年的健康目标。尽管很容易忽视患者和家人的健康问题，但还是可以在承担责任的同时，找到尊敬对方的方法。一位护士描述了她有效帮助一位 11 岁重达 265 磅(1 磅=0.45kg)小男孩减肥的故事。她希望维护他的尊严，同时解决主要的健康问题。她与小男孩建立融洽的关系，帮助解决其他现存的健康问题，并讨论如何挑战肥胖。她推荐营养师制订的体重管理计划，告诉孩子循序渐进地运动(Bollinger，2001)。

结束谈话

护士如何结束与患者的讨论，这与沟通的其他阶段同等重要。

以下是结束交流的准则：

- 如果你不得不提早离开，要提前告知患者。
- 对谈话内容做个小结。
- 要言行一致。
- 记下必要的议题，以便日后讨论。

在继续交往中，做到以下几点：

- 在结束之前，告知患者还有几次约见。
- 留出时间让患者表达自己的感受。
- 最后表达你的想法和感受，以此表达你的关心。
- 如果你打算离开一段时间，要事先和患者商量这种调整是否可以。

在美国医院里，为维持经济效益，住院时间逐渐缩短，要求患者早出院，办理出院要限制时间。从医院到家里的过渡期非常短，患者无法适应。一些医院会让护士回访，帮助患者解决出院后遇到的问题。回访时护士需尊重患者，做到对患者健康问题随时提供服务。

采用共同解决问题的方式是尊重患者的表现，因为它表现了护士对患者的信任，相信患者有能力通过自护知识及相关资源方式促进健康。资源包括内部资源和额外资源，资源有助于他们保持健康，达到健康最佳水平(Erickson 等，1983)。通过识别和促进患者掌握自护知识和资源情况，护士可以确定患者能否依靠自身力量恢复健康，达到最幸福的状态(Erickson 等，1983)。试图克服语言障碍也是对患者和家属尊重的一种方式，查询一下人力资源部是否有雇员能担任住院患者的翻译。收费的自动语言翻译电话线路可以翻译 140 种语言，每周 7 天 24 小时服务(拨打 1-800-752-0093 提供信息)。

尊重同事

对患者表示尊重的许多建议同样也适用于同事。谦虚、周到地对待每一位同事，有助于在医疗护理团队中营造相互尊重的氛围。职场暴力研究所将职场暴力定义为"一名或多名施暴者对一人或多人反复伤害或虐待。"这是一种虐待行为：威胁、羞辱或恐吓，蓄意破坏工作场所或进行语言暴力。2014 年工作场所暴力调查报告称，27% 的美国人在工作中遭受虐待；另外 21% 目睹此过程；72% 的人意识到职场暴力事件正在发生。这是该研究所的第三次调查，同时也是参与者指出最严重暴力事件的第一次调查。

联合委员会(http://www.jointcommission/org)，医院认证组织需要做出应对同事间具有破坏性的、不尊重行为的政策。迈蒙尼德医疗中心(布鲁克林区，N. Y. 创造了相互尊重的准则。该准则已在手术室实施，因那里不尊重是常态。在手术室中，当医疗服务提供者互相尊重时，工作效率和护理安全系数更高（Kaplan 等，2010）。

在美国，同事间缺少尊重会影响工作效率，高强度的压力会导致情绪失控。懂礼貌是人类互相尊重的道德准则，自私、冷酷、欺骗、唯利是图在日常生活中仍处处可见，这是对道德的践踏，为我们所不齿。思考一下在工作中对他人不尊重的极端效应，你就会理解尊重的重要性（见第 26 章处理侵略性行为的方法）。

护士院校正在处理学生不文明行为，不尊重教师和同学的行为反映出护生缺乏人格和作为护理人员的基本素质。不文明是粗鲁无礼和违反公共礼貌的行为，上课迟到早退，不专注，使用威胁性语言或身体暴力（Luparell，2005）都是不文明的例子，甚至有些院校还有煽动学生骚乱的政治行为。

尊敬体现了自信。当我们表示尊重时，要用尊重和关怀来对待他人，维护他人的权利（Carson 和 Koenig，2008）。同时，不轻视自己的需要，能够有效管理自己的时间和完成自己的工作。尊敬意味着通过听取和了解他人的需要，并给予足够的重视，在护士能力和时间允许的范围内提供帮助。

作为护士，必须了解我们对每个人的影响。尊重意味着需要我们不仅用良好优雅的举止对待他人，同时要影响他人的行为举止。作为护士要意识到自己的能力，使患者和同事感觉被关爱，重要的是要一贯保持这种能力。尊敬患者是护士的优良品质之一。一项研究表明，护士帮助和关爱的能力受其家庭影响，结论是好的行为能帮助护士适应环境。一名护士指出，尊重患者和家属的渴望在她儿时就已经产生了（Biering，1998）。

促进护士表达尊重的一个因素就是她们知道别人有权利被尊重。缺乏人格尊严的护士也通常不善于表达尊重。如果在某些情景下，你不能一贯地表达尊敬，检验哪些价值观会与尊重发生冲突，还有什么力量强大的超过你对尊敬的渴望？

> 绝不要做沉默的弱者，不要让自己成为牺牲品，没有人能决定你的生活，只有你自己。
>
> **Harvey S. Firestone**
>
> 智慧库

返回本章开头的“主动学习”，并写下你的答案

练习尊重

技能构建：练习 1

搜索 Youtube 视频网站，在护理伦理系列中：尊重（http://www.youtube.com/watch? v = FNXt0om3NKY）。在这个视频中，注意如何使用语言和非语言表达尊重。

反思：练习 2

花一点时间想想何时你对人不够尊敬，写出简短的日记，描述当时的情况，发生了什么？你是如何表现不尊重的？结果怎么样？你感觉如何？站在对方的角度，对这种情形会有何感想？再次发生此类事件你将如何做？在这件事中学到了什么？

双人组合练习：练习 3

找一位合作者。练习的第一个部分：你说他听，然后交换角色。倾听者需要做出不尊重讲话者的举动。例如，你们初次见面时，相互不打招呼。不关注对方，做出粗鲁的行为，例如阅读、看邮件，忘记对方名字，草率地结束谈话。

4 分钟后，停止谈话一起讨论：

作为讲话者：对不被尊重有什么感受？

作为倾听者：对不被尊重有什么感受？

分享这些感受，总结不被尊重带来的消极影响，交换角色，感受一下什么行为会引起不被尊重的感觉？

双人组合练习：练习 4

分组练习。一个人发言，另一人倾听，倾听者尽可能运用本章学到的行为表示尊重。

几分钟后停止讨论，由发言者对倾听者反馈沟通的感受。

交换角色，重复上述练习。

最后，全班共同讨论，通过练习你学到了什么？人际交往中尊敬的重要性。

讨论：练习 5

场景：Susan，注册护士，已经为住院患者 Green 夫人服务了一段时间，Green 夫人拒绝对癌症进行化疗，已经出院，现在被转到临终关怀病房。护士不同意患者的决定，讨论护士应如何尊重选择终止生命的 Green 夫人的权利。

讨论：练习 6

当年老体衰时，言行举止也会发生变化，我们应考虑使用什么词汇来表达对智慧且阅历丰富长者的尊重。讨论尊重老人的重要性。讨论用什么具体的行为来表达对老年人的尊重。

Q. S. E. N. 学习策略：练习 7

方法之一就是将对患者和家属的尊重运用到日常专业的护理工作中，面对面，保持目光接触，询问患者及家属的感受。观察和询问患者的需求，了解在康复过程中需要什么帮助。

- 和你的临床小组一起进行角色扮演，每个护理小组有一人扮演患者，在病床旁进行交接班。
- 观察方法：使用非语言交流方式展示对患者的尊重。
- 患者常常选择那些能叫出他们名字的医务人员，应如何将信息转达给全体成员？如何运用尊重的方式向患者介绍自己？
- 注意询问患者的关键信息以便制订我们的护理目标。该团队如何与患者达成共识去制订护理计划？
- 许多护理单元在病房为患者和家属提供一个白板，征求他们的意见。小组成员一起商定一个模板，在获取信息的同时展示对患者和家属的尊重。
- 设计一个质量改进项目，并展示在病房的白板上，让大家分享这些评论信息。

每一个时代都会有人为理想而奋斗，或通过行动改变其他人的想法，或站出来反对不公正的事物，他们用自己微弱的力量在抗争着，他们会遇到巨大的阻力，千百年来这种抗争一直在交替进行（延续），并从很多人身上获取能量和勇气，形成希望的涟漪，这些涟漪可以汇聚成惊涛骇浪。

Robert F. Kennedy

智慧库

参考文献

Biering P: "Codependency": a disease or the root of nursing excellence? *J Holist Nurs* 16(3):320, 1998.

Bollinger E: Applied concepts of holistic nursing, *J Holist Nurs* 19(2):212, 2001.

Carson VB, Koenig HG (eds): *Spiritual dimensions of nursing practice*, West Conshohocken, PA, 2008, Templeton Foundation Press.

Colorado Society of Clinical Specialists in Psychiatric Nursing: Ethical guidelines for confidentiality, *J Psychosoc Nurs* 28(3):43, 1990.

Copp LA: Teaching site: the waiting room, *J Prof Nurs* 9(1):1,

1993.

Dinc L, Gastmans C: Trust in nurse-patient relationships, *Nurs Ethics* 20:501, 2013.

Egan G: *The skilled helper: a problem-management and opportunity-development approach to helping*, ed 7, New York, 2006, Brooks/Cole.

Erickson H, Tomlin E, Swain MA: *Modeling and role-modeling: a theory and paradigm for nursing*, Englewood Cliffs, NJ, 1983, Prentice Hall.

Erickson HL: Philosophy and theory of holism, *Nurs Clin North Am* 42:139, 2007.

Erlen JA: The inadvertent breach of confidentiality, *Orthop Nurs* 17(2):7, 1998.

Griffin-Heslin VL: An analysis of the concept of dignity, *Accid Emerg Nurs* 13(4):251, 2005.

Haber J, Krainovich-Miller B, McMahon AL: *Comprehensive psychiatric nursing*, St. Louis, 1997, Mosby.

Kaplan K, Mestel P, Feldman DL: Creating a culture of mutual respect, *AORN J* 91(4):495, 2010.

Koskenniemi J, Leino-Kilpi H: Suhonen, R: Respect in the care of older patients in acute hospitals, *Nurs Ethics* 20(1):5, 2012.

Luparell S: Why and how we should address student incivility in nursing programs, *Annu Rev Nurs Educ* 3:23, 2005.

Milika RM, Trorey G: Perceptual adjustment levels: patients' perception of their dignity in the hospital setting, *Int J Nurs Stud* 41(7):735, 2004.

Peck S: *A world waiting to be born: civility rediscovered*, New York, 1994, Bantam Books.

Purtilo R, Haddad AM: *Health professional and patient interaction*, ed 6, Philadelphia, 2002, WB Saunders.

Stuart GW: *Principles and practice of psychiatric nursing*, ed 10, St. Louis, 2012, Mosby.

Taylor C: Communicating without words: what's left unsaid can make a difference, *Nursing* 94(24):30, 1994.

The Workplace Bullying Institute, http://www.workplacebullying.org/individuals/problem/definition/ and http://www.workplacebullying.org/wbiresearch/wbi-2014-us-survey/. (Accessed 8/2/14).

U.S. Department of Health and Human Services: Healthy People 2020, 2010. http://www.healthypeople.gov/2020/Leading-Health-Indicators (Accessed 2/12/15).

Watson J: *Human caring science: a theory of nursing*, ed 2, Burlington, MA, 2011, Jones & Bartlett Learning.

第七章

真诚

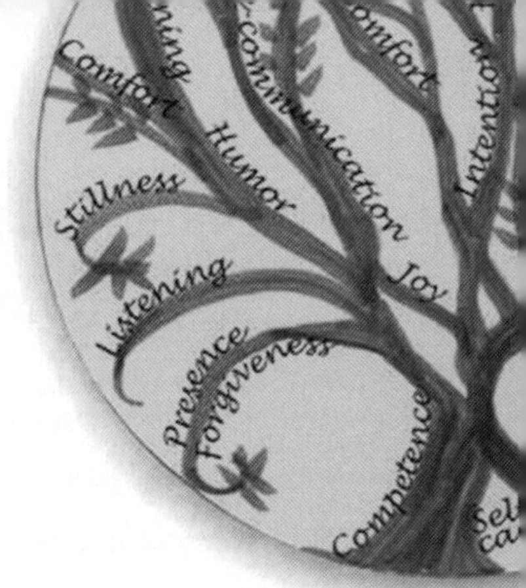

我的人生准则是诚实、真诚、体贴和关爱。

Prince William

学习目标

1. 鉴别真诚与不真诚的行为
2. 讨论真诚对待患者和同事的重要性
3. 表达真诚的技巧练习

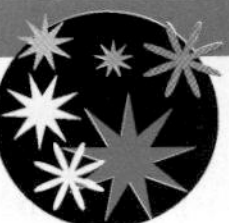

主动学习……

尊重旅途中的伙伴：真诚

在阅读本章时，请思考以下问题，并写出你的答案。

写出你在本章中所学到的知识。

这些对你的护理实践有什么影响？

你将如何运用这些新知识和技巧？

想一想……

真诚在人际关系中的益处

如果我们说一个人是真诚的，它意味着什么呢？为什么真诚在人际交往中如此重要呢？我们在和患者接触时一定要真诚、细心和专注。印第安大学的一项研究显示，真诚和以人为中心被认为是理想护士的两种杰出行为。根据2010年度Gallup组织的民意测验，在职业诚信和道德规范中护士排名第一位，患者通常更重视人际关系中的真诚。一位女性癌症患者分享了她的感受，她认为护士只有了解真实情况，才能做到真诚地关心患者。她指出，当护士进入病房时应先停下来查看，虽然这花费不了多少时间，但却是治愈所需的。是否能用柔和的目光看着我，来到床旁考虑到我需要温柔的接触或积极的鼓励，让我在艰难的日子里感觉被人关心。在讲到这个故事时，她暂停了一会，深吸了一口气，让你重新考虑应该如何在工作中真诚的与患者沟通。研究沟通的先驱者 Carl Rogers(1980),用真实和一致两个同义词来表达真诚,他声称真诚是沟通的最佳基础。在 Rogers 看来,真诚最基本的特点就是对另一个人真实想法和感受的表达。真诚包括语言和非语言两方面,它不仅在于你表达的内容和方式,而且在于体现真诚的面部表情和身体姿态等方面。真诚意味着你向别人展示一个真实的自己,而不是一个异于自己想法与感受的扭曲的自己。真诚是个人经验的自然表达(Harber,1997),其对立面是自我疏远,即对个人生活自然反应的抑制(Stuart 和 Laraia,2012)。当你真诚地为患者提供关心和服务时,你同他们就易建立良好的关系(Bruce 和 Davies,2005)。

在古典童话《绒毛兔》(*The Velveteen Rabbit*)(Bianco,1922/1996)中,这样理解真诚的含义。

当一个孩子喜欢你很久很久,不是玩耍,而是真的喜欢你时你会变得真实。当你成为真实的自己时,你的头发开始脱落,你的视力逐渐模糊,衣衫褴褛,个性变得松散。但是这些并不重要,因为一旦你是真实的,你就不会丑陋,反之就是不懂你。

真实就是做自己

无论对患者的帮助关系还是在工作场所与同事互相支持的关系中,真诚并不是无所顾忌的畅所欲言,情绪化地去对待患者或同事,然后一走了之,这是一种攻击性的行为。在治疗关系中,应自信、建设性地对别人的真诚表达你的想法与感受。

作为护士,我们做出了重要的选择,决定真正地与他人分享我们内心的想法和感受。有文献提出,护士的真诚应该适当。适当的意思是指我们的所作所为要有益于同患者或同事之间的关系,认真阅读以下关于真诚的忠告(Peck,1997)。

在人们处理事情的过程中,一些观点、感受、想法以至知识的表达必须经常加以控制。一个人要想做到真实,有什么规律可循吗?第一,不要说谎。第二,记住隐瞒真实情况永远是潜在的谎言,而且每一次隐瞒实情需要严肃的道德制约。第三,隐瞒真实的决定绝不应基于个人的需要,例如,为了获得权利,博得青睐,或者保护既得利益。第四,与此相反,隐瞒事实的决定必须完全基于被隐瞒人的需要。第五,评估他人的需要是一种负责任的复杂过程,并具有真诚的关爱。第六,评估一个人需求的主要因素是评估其心灵成长过程中真实的含量。最后,在评估一个人心灵成长过程中真实的含量时,总体倾向于低估而不是高估这种能力。

真诚是有风险的,因为有时真诚需要表达消极的思想和使他人面临各种反应。当我们以真诚的方式表达消极或积极的看法时,我们给予患者和同事的信息是:"你是强大的并且值得我与你交往"。真诚需要我们注意倾听他人的意见,不断扩展自己的知识,努力倾听,对抗懒惰和恐惧(Peck,1997)。我们和患者一同开始了全新的展望,对患者信息的了解影响着我们真诚的表达和患者独特性的判断。自己对患者行为的观察会帮助你避免公式化或侮辱患者(Sundeen 等,1998)。

真诚的护士对患者而言,意味着他们说的话和所伴随有效的举止是言行一致的(Arnold 和 Boggs,2002)。当我们言语上的信息不符合我们面部表情、姿势、音调和身体语言的时候,患者和同事就会理解为两种完全不同的信息。不难想象,这种矛盾混杂的信息会使我们的可信度受到怀疑,而且当患者或同事怀疑我们可靠性的时候,不可能与我们保持有意义的关系。

作为护士,我们期望具有与之相符的角色行为。护理倡导者所期待的一些行为是基于目前标准,提供称职的护理和优质的服务,并且协调各方来恢复、维持或者促进患者的健康。我们承担的角色有文化、性别和环境方面的差异，这些角色正在激励着我们，因为他们为我们的工作提供了指导。真诚意味着要记住独特的个性、风格和思想(Nuwayhid，1984)，真诚意味着不受角色的束缚，不隐藏在角色的背后。对于病历上的文字，护士不能做到字斟句酌或照本宣科，但要有计划性与严谨性。协调包含着主动的分享，而不是一直等待别人来咨询，直接表达可以更好地传递我们的本意。

真诚是一种“眼见为实”的现象。当他人感受到你的真诚时更容易相信你，因为他们知道你没有说谎或者隐瞒什么，建立信任是真诚最重要的因素(方框 7-1)。当我们确信能够相信他人，彼此之间的相处就会变得轻松。我们不用猜测别人真正的想法和感受，可将更多的精力投入到加深彼此的感情上，使关系向着有利的方向发展。作为护士，真诚是获得患者和同事信任的重要环节。

方框 7-1 护士对患者和同事表达真诚的益处

护士真诚的表现

- 谈话发自内心
- 表达此时此刻的思想、感觉和经历
- 主动
- 敞开心扉

对患者和同事的益处

- 自由表达他们真正的思想和情感
- 建立对护士的信任
- 提供此时可应用在改善关系中的信息
- 可营造放松的气氛
- 享受真实的氛围

> 做好自己就会得到大家的认可。
>
> **Oscar Wilde**
>
> 智慧库

不协调

护士的思想和情感有时与现实出现不匹配、不协调，这种现象称为认知否定或防御(Rogers，1995)。例如，你可能注意到同事看起来很生气，她正在用力跺脚，指尖点人，脸色逐渐变红，并且提高嗓音责问。当你提示她生气了，她会很快赶走坏情绪，并且否认自己当时的情绪变化。

当护士的思想、感受和沟通表现不匹配时，这种现象通常被认为是虚伪的或欺骗的行为(Rogers，1995)。例如，如果你不赞成医院把你们科室和另一个科室合并的新政策，但你想给领导留一个好印象，为此你选择隐藏自己的愤怒，并且告诉领导合并是个好主意，这就是欺骗。

如果我们伪装自己的想法和感受，就会口是心非。如果我们违背自己的想法提供建议，则易给他人错误的指导。相反，对于争议，表达真实的想法与感受，就会让我们所支持的观点在患者和同事之间变得清晰可见。Rogers(1957)和 Shapiro，Krauss 和 Truax(1969)的研究证实，就临床医学而言，真诚具有积极的治疗结果。

当我们试图欺骗他人，隐瞒自己的真实想法与感受时，即使我们能控制语言上的交流，非语言上的表现也会将自己出卖(Knapp，1995)。非语言行为能够揭露我们所隐藏的信息或者表明我们正试图去欺骗，只是未明确欺骗的性质(Knapp，1995)。我们能够熟练地控制自己的面部表情，并且能够把身体姿势与语言表达相结合。但是我们移动脚步、腿部和手臂的方式会出卖我们，因为它同我们的语言表达不一致。这就表明了一点：我们不真诚。可能使他人警觉的不一致的脚和腿的一些活动是：侵犯性地踢人，轻浮地摆腿，或者安慰性地挤压腿，不安地走动，绷紧腿部，频繁变换腿部姿势，并且焦虑地重复着腿和脚的活动。揭露手的动作包括用手摸索脸颊，撕拉手指甲，高兴或者看起来令人愉快的时候会保护性地抓住膝盖。Knapp 的研究揭示了我们没有竭力抑制或掩饰手脚的行为的原因之一在于：多年来，我们已经学会去忽视内在的反馈，而没有学会去控制接收少量外部反馈的身体部分（Knapp，1995）。我们可能揭露本身不一致的另一种情况是忽略了通常会伴随语言信息的非语言行为，而对这一点的疏忽会使患者与同事感觉异常（方框 7-2）。

方框 7-2 护士与患者和同事不协调的负面影响

护士不协调表现
- 找借口或托词
- 抑制想法和体验
- 言行不一
- 如同脚本一样死板做作的交流

对患者和同事的负面影响
- 不值得信任的护士
- 多疑的护士
- 不自然、紧张的关系
- 忽略了有价值的信息交换
- 相互理解信息有误
- 感觉迷惑
- 仅相信非语言信息
- 质疑护士的可信任度
- 在混杂的信息交流中难以进行有意义的对话
- 觉得他们正在谈论的人是不真实的
- 感觉护士表现自己胜于相互交流

你可能会问自己，除了真诚，还能用什么方式来表达自己呢？不经意地对他人展示我们所想与所感，似乎是一种冒险的行为。如果他们不赞成会怎样？如果认为我们无知呢？有时我们会担心，如果患者或同事并不喜欢我们的谈话，可能会排斥我们，我们担心被嘲笑、被议论，甚至传播流言蜚语。如果我们诚实，可能也会面临危险，同事可能会拒绝与我们一起工作，患者也可能要求更换其他护士。

当我们因被拒绝而感到无助的时候，我们会改变自己的思想与感受，使自己更容易被他人所接受。我们的改变是为了迎合他人所需而虚假地表达了自己。如果别人被愚弄了，希望我们重复这种行为，那时我们便深陷其中。我们要么继续虚伪的表演，要么坦白。诚信一旦被质疑，别人将不会再相信我们，会质疑我们所说的话，或者转向他人咨询。具有讽刺意义的是，当我们虚伪地回避这种排斥，恰恰我们最担心的事就会出现。

我们的真诚虽不能保证患者或同事能够接受我们或与我们意见一致，但他们通常会被我们愿意展示自己的意愿和敢于尝试的勇气所感动。我们的真诚让他们觉得我们是值得信任的。当他们选择退出与我们交往时，会因我们的真诚而带着满意离开。真诚是可信的，是在维护表达我们自身观点的合法权利。我们自信，作为有主见的护士，我们的自我观念会得到加强。

表达真诚

下面的例子说明了怎样与患者和同事真诚交往。

近日，Joyce 负责护理一个爱调戏的患者。那位患者要了她的电话号码，挑逗性地看着她，时不时地触摸她，表现得很不经意。

Joyce 的想法：她知道作为一名护士举止端庄是自己的职责。这种挑逗一直在持续，她知道必须处理。作为患者，这个年轻男人是脆弱的，需要一个专业护士来照看。社交关系可能会改变他表达自我需要的能力。

Joyce 的感受：她有责任照顾患者，但他的不当行为阻碍了自己为他提供所需的护理，她担心再这样下去会使自己和患者蒙羞。

真诚的交流是向患者解释他们之间的关系是职业性的，而不是社会性的。

真诚的回应：“在这里我们的关系是患者与护士的关系，你应该把它当成是自己应得的而且我能提供给你专业性的照护。”

这种肯定的陈述表达了 Joyce 的想法和感受，维护了个人和专业的价值，也使她值得信赖。如果她没有这样表达自己的观点，将会给别人传达一种犹豫不决不真诚的信息。

不真诚不果断的回应：“好的，我可以和你出去，我们再见。”

这种信息并不能澄清这种专业性的关系，它可能引起 Joyce 原本可避免的挑逗行为。

不真诚的侵犯性的回应：“你这家伙总是这样，你就是一个大男子主义者，对待护士像玩具一样。冷静点，先生！我还有工作要做。”

这种方法导致了坏的情绪，可能妨碍 Joyce 提供护理照顾的能力。

设想在科室同事之间发生这种情况，一位同事告诉我，她允诺一个患者，她的丈夫来探望时可以把他们的猫带来。她解释说“我以为这会使肯特夫人高兴起来，她那么想念她的猫。你不会介意的，是吧？”但事实是你介意，医院有严格的规定，不能带宠物进病房，而你答应了他们。你是今天的主班护士，但你不想因违规而产生任何不良后果。

你的想法：为了满足患者而破坏规定，这是不合理的，很多好的理由可以把动物赶出病房。

你的感受：你因同事没有和自己商量就独自做决定而苦恼，此后将承受这种结果所带来的压力，你希望纠正你的同事，但又不伤害她。

真诚交流的方式是去陈述不同意见和失望，让同事意识到她自己的错误。

真诚的回应：“真遗憾你没有事先和我讨论这件事情，我觉得我们不应该取悦患者，我们规定限制宠物进入病房的原则，你能去告诉肯特夫人在住院期间她不能见她的猫吗？”

这种主张使你的同事清楚你的想法、感受，这样做也尊重他们的感情。

不真诚不果断的回应：“哎呀，我不认为我们应该让猫进入病房，你们觉得呢？我想现在我们什么也不能做。”

由于被动地允许原则被破坏，而没有以清晰直接的方式表达出你的烦恼和意见，你正在拒绝表达你的真实感受。

不真诚的冒犯性的回应：“什么呀，得了，忘了它吧。去告诉肯特夫人这事行不通，你都没有和我商量，以后别再做这样的决定了。”

这种愤怒的爆发与你所期望的和同事互敬友好往来的关系是不协调的。真诚是一种果断的行为，注意在表达我们的想法和感受时，应清晰、坦白并尊重他人。

影响真诚的因素

真诚源于三个主要因素：自信，对他人的感知和环境影响。

当一个人自信满满的时候，会感觉有强大的力量让我们敢于展示真实的自己。当自信渐失的时候，我们更容易试图让他人觉得，我们所想的是他们想听的、可以接受的和需要的。自信不是与生俱来的，它需要我们去培养。当我们为真诚敢于尝试的时候，会因为忠于自己的思想与感受而感觉良好，这种良好的情绪被称为自信。

当我们察觉到其他人的权利或影响力超过我们时，我们可能会抑制真正的自我。如果认定他人更聪明，更值得赞扬，在某种程度上我们更多的是崇拜他们，而不是让自己保持与他们的想法和感情一致。学着负责任就会相信自己的观点，这能帮助我们平等地观察他人，敢于表达真实的想法与感受。

环境因素也影响着我们真诚交往的能力。我们当中有很多人在众人面前会感到害羞，不敢表达自己的真实想法与感受，有限的时间可能会妨碍真诚的表达。若是感觉表达自己的想法与感受可能需要花费别人更多的时间，可以等待一个更好的机会来实现。

在一项患者对护理知识认知的现状研究中，护士列举了住院时间、书写记录以及时间压力，成为护士和患者之间关系发展的障碍。患者和护士都在意细微的事情，例如使用彼此的名字或记着绰号（Cohen 等，1994）。

同样(Rogers,1995),我们需要了解自己的想法与感受。当我们更多地了解自己,自我意识就会建立起来并加深自我认知。这种更深层次的自我意识有助于我们更真诚地与他人进行沟通(Rogers,1980)。

安宁疗护:对真实的呼唤

安宁疗护是一种积极的全面护理,是对治疗没有反应患者的整体照顾,控制疼痛,减轻忧虑和精神压力症状是首要任务(Ferrell 和 Coyle,2001)。第二次世界大战后出生的婴儿被称为“婴儿潮”,现在他们正处于50岁年龄段,患者和护士都转而关注自己的死亡率和生命质量。护士与患者及其家庭的关系在安宁疗护方式上起主要作用,它适用于所有护理工作,为护士作为一个真诚的照顾者提供了绝佳的机会。当患者垂危时,需要生理、心理和精神的治疗(又称为整体治疗)。为了促进患者的治疗与康复,治疗者识别患者的生理、心理和精神需要很有必要(Wells-Federman,1996)。患者及其家庭的脆弱性为护士带有共鸣和同情的真诚表达提供了便利,如果我们试图掩饰脆弱和真实情感的表达,可能会对患者不人道。我们自身的痛苦和忧伤使我们赋予同情心并将其融入工作中,那时疼痛和痛苦会被转变成分享智慧的时刻(Mulder,2000)。

真诚度的评估

对真诚度最重要的判断是自己,如果行为与想法或感受相符,会让你感觉更加放松和自信,你的舒适感来自于自身的和谐。真诚可以保护你的权利完整,换句话说,真诚就是尊重自我。

当你真诚待人的时候,通过与你的交往,找到了使他们可信赖的友谊,同时,他们也会向你表达自己真实的想法与感受。

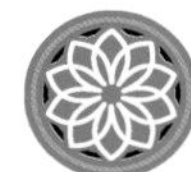

案例链接……

真实人的真诚悲伤

“我最难忘的经历之一是去参加去世患者的葬礼,家人都特别伤心并且拥抱照看他们亲人的护士。他们知道我们不仅用心而且用我们的双手全心地照料患者,他们无需隐藏自己的情感或者假装坚强。尽管护士不能参加每一位去世患者的葬礼,但这让我们认识到不是所有的成功都以患者的最终结果来衡量的。有时,成功是某种水平上将护士、患者及家庭联系起来的能力。” •

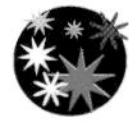

返回本章开头的“主动学习”,并写下你的答案

练习真诚

技能构建:练习 1

链接 http://www.ehow.com/how_5108620_genuine.html

阅读后列出一份能表达真诚行为的词条。场景:你是一名有经验的护士,要求你去制订一个表达尊重的护理培训指南,列出实施的步骤。下面的练习可以帮助你完成这个作业。

反思:练习 2

搜索 Virginia Satir's 的诗,“自尊宣言”,据说 Virginia Satir 是一位家庭治疗师,1975 年创作了这首诗送给一个 15 岁的愤怒少年。它是这样开头的:“我就是我,没有任何一个人完全像我,一切出自于我的都是真实的,因为我所拥有的一切都是自己的选择,我的躯体、我的感受和我的所有行为,无论是否针对他人或者自己……”根据这首诗,写出你的想法与感受。

观察和讨论：练习 3

接下来的几天观察日常生活中遇到的真诚。当你感觉他人真诚的时候，停下来问问自己，是怎样的沟通使你得出了这样的结论。相反，当你感觉他们的沟通不真诚时，推断一下是什么使他们不可信赖。是他们所说的话还是表达的方式？做一下这些方面的观察，将会帮助你发现更多关于真诚的讯息，提高检验自己真诚的能力。

自己完成这个练习之后，和你的同学在一起比较一下关于真诚的发现。

反思与讨论：练习 4

评估一下针对真诚和不真诚行为的反应。你感觉有什么不同之处？哪种感觉更好？为什么？你想要怎样与人交往，通过这种反思你学到了什么？

在教室里，用你对真诚与不真诚行为的反应，对比一下你的观察结果与同学的有何不同？

自我评估和技能构建：练习 5

日常活动中关注自己自然、放松、真诚的时刻和不真实的时刻。几天后，记下那些让你促进真诚和阻碍真诚的因素，以这种方式评估真诚，将会使你清楚自己在哪些方面做得比较好，在哪些方面需要进行改进。

自我评估和技能构建：练习 6

除了在工作中观察自己的行为外，这个练习与练习 4 相同。记录当你有勇气真实的时候，避开躲在背后。观察对于你来说，什么时候真诚表达自己的想法、感受和经历比较难。在这样的情况下，关于真诚，你学到了什么？对于人们的真诚和不协调，你总结了什么信息？

完成了练习 4 和练习 5 之后，回顾一下自己上、下班的时候，你的真诚是否有所不同。你从自己的答案里得到了什么？

参考文献

Arnold E, Boggs K: *Interpersonal relationships: professional communication skills for nurses*, ed 6, Philadelphia, 2011, WB Saunders.

Bianco MW: *The velveteen rabbit*, New York, 1996, Avon/Camelot (reprinted from Williams M: *The velveteen rabbit, or how toys become real*, London, 1922, Heinemann).

Bruce A, Davies B: Mindfulness in hospice care: practicing meditation-in-action, *Qual Health Res* 15(10):1329, 2005.

Cleveland Clinic: Image is more than a uniform. http://consult-qd.clevelandclinic.org/2014/08/image-is-more-than-a-uniform/ (Accessed 8/9/14).

Cohen MZ, Hausner J, Johnson M: Knowledge and presence: accountability as described by nurses and surgical patients, *J Prof Nurs* 10(3):177, 1994.

Ferrell BR, Coyle N (eds): *Oxford textbook of palliative nursing*, Oxford, 2010, Oxford University Press.

Gallup: Nurses top honesty and ethics list for 11th year 2010. http://www.gallup.com/poll/145043/nurses-top-honesty-ethics-list-11-year.aspx (Accessed 7/6/11).

Guilmartin N: *The power of pause: how to be more effective in a demanding*, 24/7 world, San Francisco, 2010, Jossey-Bass.

Haber J, Krainovich-Miller B, McMahon AL: *Comprehensive psychiatric nursing*, St. Louis, 1997, Mosby.

Knapp ML: *Essentials of nonverbal communication*, New York, 1995, International Thomson Publishing.

Mulder J: Transforming experience into wisdom: healing amidst suffering, *J Palliat Care* 16(2):25, 2000.

Nuwayhid KA: Role function: theory and development. In Roy SC (ed): *Introduction to nursing: an adaptation model*, ed 2, Englewood Cliffs, NJ, 1984, Prentice Hall.

Peck MS: *The road less traveled and beyond: spiritual growth in an age of anxiety*, New York, 1997, Simon & Schuster.

Robinson SG: True presence: Practicing the art of nursing, *Nursing* 44(4):44, 2014.

Rogers CR: *A way of being*, Boston, 1980, Houghton Mifflin.

Rogers CR: *On becoming a person: a therapist's view of psychotherapy*, New York, 1995, Mariner Books.

Rogers CR: The necessary and sufficient conditions of therapeutic personality change, *J Consult Psychol* 21(2):95, 1957.

Shapiro JG, Krauss HH, Truax CB: Therapeutic conditions and disclosure beyond the therapeutic encounter, *J Couns Psychol* 16(4):290, 1969.

Stuart GW: *Principles and practice of psychiatric nursing*, ed 10, St. Louis, 2012, Mosby.

Sundeen SJ, DeSalvo Rankin EA, Stuart GW, et al: *Nurse–client interaction: implementing the nursing process*, St. Louis, 1998, Mosby.

Wells-Federman C: Awakening the nurse healer within, *Holist Nurs Pract* 10(2):13, 1996.

第八章

移情

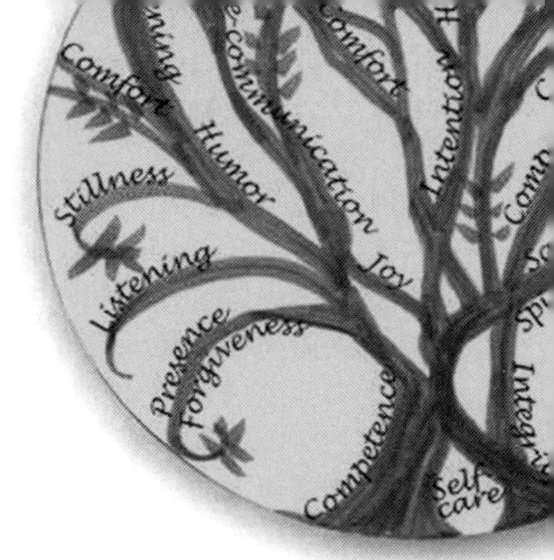

> 不要只关注形式上的同情，要学会移情。若我们只看到自己的世界，问题就会被放大；如果把眼光放开，我们的世界就会扩大，自己的问题就会缩小。移情可以提高我们的能力，使我们更富有同情心。
>
> **Daniel Goleman（2007）**

学习目标

1. 识别移情的概念
2. 识别超语言、语言、非语言等方面的移情
3. 讨论同患者、同事运用移情的益处
4. 识别移情沟通的 6 个步骤
5. 改善消极情绪的步骤
6. 实施集中训练
7. 参与表达移情的技能构建

什么是移情

经常花费时间去询问别人对某件事情的看法和感受是种非常好的训练，可以培养移情（McNamara，2014）。在护患关系中，移情是培养信任的重要组成部分（Dinc 和 Gastmans，2013）。移情是通过沟通理解他人内心世界的行为（Dunne，2005）。克里夫兰医院在 2014 年召开第五届移情年会将在本章练习 1 中的视频出现。为什么要举办关于移情的年会？移情研究证明，移情和健康促进密切相关（Riess 和 Reinero，2014）。242 名意大利初级保健人员进行研究，对他们所照顾的 20 961 名糖尿病患者进行移情测试，得分越高，其糖尿病发生率越低（Butterfeld，2013）。

作为一名护士，应理解人们的行为，知道如何倾听、交谈、表达移情和关心（Gallagher）。护士总是被视为沟通者的角色典范，时刻都要保持良好的状况（Keefe，2006）。通过学习和经验积累，可以提高自我认识，建立自信，加强倾听能力，形成无偏见的观念（Davis，1990）。需重点指出的是，护士可能更倾向于以任务为中心，而不是以患者为中心，致使患者体验不到移情（McCabe，2004）。表情放松，主动询问患者所做之事，不总看手表，这些都可以表现移情（McCabe，2004）。在学习工作中我们也许有这样的体会，护士协商工作时总是展示同情和移情。移情能力是成熟和发展的结果，这已经成为一种理论（Davis，1990；Ailligood，2000 和 Olsen，2001）。

作为一名学生或初学者，你也许认为自己在工作中存在的一些问题，像“偏见、固执、说话过分紧张、听力和判断能力弱以及低估自我等会阻碍移情和影响康复”（Davis，1990）。随着自我鉴别、人生价值观和专业的发展，护士与患者交往时易保留自己的看法，不能正确地理解他人的感受。进入移情的最高境界是能认识到他人的人格特点和被忽略的疾病细节与特征，在本教材中你所掌握的移情要比其他的人际沟通行为更为复杂。在本章的结尾处你会了解什么是移情，以及移情在人际沟通中的重要性，许多练习让你有实践性地表达移情和监督反馈的机会，这样的训练可以使移情更熟练地用于同患者和同事的交往中。

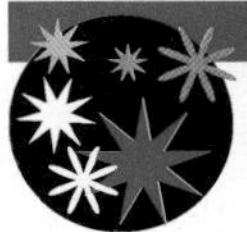

主动学习……

尊重旅途中的伙伴：移情

在阅读本章内容时，请思考以下问题，并写出你的答案。

写出你在本章中所学到的知识。

这些知识如何影响你的护理实践？

你将如何运用这些新知识或技能？

想一想……

移情的发生过程涉及三个叠加的阶段。第一阶段——自我换位，发生在我们专心倾听并寻求自己进入对方世界时。第二阶段——超越，是从想象到感受的一种移情转换，一种对于患者经历的深层次认识和理解。这被称为 I-Thou 关系，即对话（Buber，1955）或一种“分享瞬时意义”（Davis，1990）。在本书的案例链接中有关于此阶段与患者和同事沟通的例子。第三阶段——找回自己，我们双方一起用心去理解、感受对方的经历（Davis，1990）。

美国心理学家 Carl Rogers 对明确移情在行业中的意义和重要性做出了巨大贡献。他于 1987 年逝世，为纪念他给予我们的礼物，他的论述被广泛引用于对移情的扩展理解上，这段文字出自他的一本名为《一种存在方式》（A Way of Being）的著作中（1980）。

用移情的方式与他人相处包含几个方面。它意味着彻底地进入他人的私人感知世界，包含敏感地、逐步地感受到他人的恐惧、狂怒、平和或困惑，感受他或她所经历的一切；它意味着短暂地生活在别人的世界里，谨慎地进行活动而没有任何判断；它意味着感知他或她几乎不清楚的含义，但尽量不去触及这种完全无意识的感觉。它包括你与他人世界的交流，也就是说你用全新的眼光，勇敢地看待他或她所恐惧的元素；它意味着经常通过他人检测你的感觉是否精确，他人的反应是你的向导，你在他人的内心世界里是一个值得信任的伙伴。通过解读他人的经历，你帮助他关注有用的参考信息，让他深解其意，在体会中成长。

移情的同义词是沟通理解。了解我们的人，理解我们的反应和感受，这时我们的感觉会非常美妙。移情过程包括无条件地接受个体需要的帮助，绝不会提出对感情的判断和评价（Pike，1990）。

人们无主观判断性地接受，会有放松和自由的感觉。一旦我们知道已经被理解，被接受，就不用努力地去解释观点，也不用判断我们对他人的反应。当我们接受移情反馈时，我们是轻松的，因为不再担心自己被误解或被拒绝。承认我们的感情，消除疑虑，我们有权利做自己。我们希望在不久的将来会改变我们的感觉和反应，例如，哪怕他人口头上对我们表示理解，我们也应该感到很欣慰。

移情的另一技巧是积极地倾听，倾听分为主动倾听和被动倾听。被动倾听是用非语言方式关注患者或同事，包括用目光、点头以及语言的鼓励，像“当然、嗯、我明白、是、我在听”等等，被动倾听时我们很容易进入沟通状态。然而，被动倾听无法真正明白他人的感受，所以与主动倾听相比，缺少可信性和保证性，被动倾听者不得不假设、希望或假装成已经理解。主动倾听避免了各种猜测，使讲述者感受到自己被理解。

移情是人类的基本能力，理解他人的感受是一项本能。自然移情与临床移情二者存在差异，有意识和专门的移情是达到治疗干预目的的一种工具或技巧（LaRocco，2010；Pike，1990）。移情的目的是建立一种互助的人际关系，让说话者清晰地表达自己的想法，接受者能够充分理解说话者的意思。具备移情能力的护士能够满足患者的基本需求，这对于建立良好的护患关系至关重要。

若要移情真的起作用，就必须通过沟通被患者接受。移情不仅仅是一种心态或态度，而且是中性的工具，可以起到破坏或操纵目的。移情必须用在治疗过程中，用于接受、掌握患者的所有经历，使用移情的出发点必须是为了帮助患者。

随着健康护理环境的变化，护士逐渐接受了健康护理和商业化的必然联系，患者的满意度是根本，为患者服务变成优化护理的另一种方式。Petten（1994）在一篇关于治疗住院患者的论文中写道："医务人员与患者相互影响比医疗技术更令患者满意"。她将以往的做法归为三个层面：公共的、私人的和治疗的。治疗本身包括与人高度亲密和深层次的联系，当患者的期望没有达到时，移情在帮助恢复中占有很重要的部分。

> 不要把移情和同情混为一谈，我们的工作是支持他人，尊重他人的尊严和选择，而不是救助和评判。
>
> **Nance Guilmartin（2010）**
>
> 智慧库

如何运用移情沟通

移情是指准确、具体地反映患者或同事的感受，以及用非语言行为表达热情和真诚的能力。

超语言方面的移情

Pike（1990）在一篇文章中概括移情心理活动。移情并不是完全进入他人世界而迷失自己的过程，移情是暂时的放弃。移情者只是体验他人的感觉，从未失去自身的独立性。临床移情治疗不是主观的，是护士在体验患者的私人世界后，经过适应达到了客观的心理状态。护士了解患者的心理状况后感到紧张和不安，从而促使护士采取行动。移情通过语言表达帮助患者（Pike，1990），这种心理转移需要明确的自我界限，需要护士进入患者的世界，了解患者的感受，制定计划，从最有利于患者的角度去说去做。

语言方面的移情

移情的语言技巧表达着你对患者或同事情感的理解，表明你理解他们情感反应的原因，提供准确的口头理解。理想的情况下，你说的话正是患者所要表达的，表达的准确性和特异性是移情语言的两个特点。通过短暂的时间了解患者并做到移情不是那么容易的。下面你将读到用技术检验表述的准确性。

移情并不是逐字重复别人告诉你的话，人云亦云只会惹恼说话人，因为这意味着你还没有真正了解他们所处的情况就做出反应。进行移情表述时，应该自己组织语言，准确、具体地表现自己的风格。下面的例子说明如何能做到这一点。

一位刚刚结婚6个月的年轻患者说她患了宫颈息肉，当她述说时，你可以看见她紧皱的额头，她的眼里闪着泪光。她迟疑地说："你能告诉我……我的意思是……我真的爱我的丈夫……将这些息肉……我的意思是，我希望仍然能和我的丈夫做爱。"

你回忆这位年轻妇女的几个反应，她结结巴巴和小声的话语说明她对于这个问题感到尴尬，你可以在回答她的方式中治疗她的窘迫,她主要关心的是能否继续和她丈夫保持正常的性关系。你可以做如下的移情回答。

我了解你担心这些息肉长在子宫颈上会妨碍你与丈夫的性生活,让我解释一下宫颈息肉,我想这样可以消除你的顾虑。

这种回答达到了移情的准确性和特异性标准。你用担心这个词准确地反映了你所注意到的语言方式和非语言线索,对于她所表达的感情,用恐惧这样的词过于强烈,而用猜想或好奇(性关系)又过于中立。听者的感觉必须反应说话人表达的细微之处(方框 8-1),"这些息肉在你的宫颈上会影响你与丈夫的性生活"这一短语特别抓住了她忧虑的原因。

方框 8-1 选择正确的移情词汇

以下给出的是描述害怕、紧张或担心等情感的形容词,明确它们选择的范围。

害怕	犹豫	惊恐
苦恼	局促不安	动摇
惊慌	一身冷汗	神经紧张
焦虑	紧张	极度惊慌
惴惴不安	神经质	发抖
谨慎	神经过敏	苦恼
担心	烦躁	不舒服
被扰乱	恐慌	心神不安
恐惧	抖动	小心翼翼
坐立不安	颤抖	担心
受惊	不安	

摘自:Hill M,Coffey M. On delivering care: an interpersonal skills training manual for nurses,unpublished manual,1982.

通过使用自己的语言与风格避免了人云亦云,清楚地表达了你了解她的担忧。在开始讲解宫颈息肉前让她觉得你理解她,她就更容易接受教育。患者从他人的解释中获得如释重负的感觉,觉得听者是值得信赖的。

非语言方面的移情

非语言的移情与语言的移情同样重要。歌手咬字清楚,但不能表达情感,则这首歌缺乏活力,听众会觉得很乏味。所以移情表达过程中不能缺少温暖和真实性,文字可以阐明完美的移情反应,但不能肯定会影响其他人。

只有当你的移情伴随着温暖和真诚,患者或同事才能真正获得你的关怀和关心。但应注意不要过于热情,免得使移情看上去像同情。移情不等于对他人的遭遇表示遗憾,移情不是表示慰问,它是一种中立的价值观,表明你了解对方的观点,你温暖的移情传达的是真心的关怀而不是伪善。举个例子说明适度热情的必要性。

你的同事告诉你她怀孕了,因不能继续从事全日制护理工作而感到不安。如果你给她紧紧的拥抱或过于热心,你的细心热情会转变为同情,同情是注重自己的感觉而不是对方的。在这种情况下,过于热情表明你认为她的困境是没有希望的。移情是适当的热情,用面部表情表示关心,或轻轻地抚摸她的肩膀,告诉同事你理解她。真诚的移情至关重要。如果你忽略患者或同事的感受,仅仅使用移情会显得不真诚,即使语言上移情是正确的，但非语言部分会泄露没有关怀的信息。当我们没有真正关心他人的感受时，我们表达的热情通常会降低，传达的信息关怀程度也会降低。关怀的用词和漠不关心的表现混合在一起，只能给患者或同事造成困惑。

总之，移情沟通需要具体、准确的语言表述、真诚的关心以及适当的热情，移情的属性要求必须有自己的语言风格。一位妇女在关于癌症的生活经验文章中写道："识别和应对别人痛苦的能力是由深深扎根于个人性格结构内部的某项要素决定的，具有移情天赋的人如果失去这种能力，就像具有色彩知觉和完美音律天赋的人变成色盲或失聪者一样"(Charon，1995)。

> 用智慧建造的房屋只有在理解的基础上才能感知它的美。
>
> **Finnish proverb**
>
> 智慧库

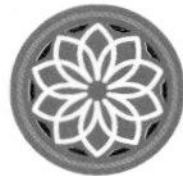

案例链接……

在适当的时候，适当的地点

"当我还是一名护生时，在儿外科轮科，有机会认识一位17岁的单亲妈妈，她的孩子患有唇腭裂。我可以看到术后孩子嘴巴上隐约可见的瘢痕。这个孩子3个月大了，她妈妈没有去看望或抱着孩子。我请求与她谈话并询问一些关于孩子的问题。孩子的妈妈同意跟我谈话，她告诉我她的教母说孩子这样是因为单身母亲所带来的罪恶。当我问她想要孩子变成什么样时，她回答说长大会唱歌。我温和地告诉她，她的孩子可以做任何事情，然后，我为孩子唱了一支歌。我告诉她上帝不会惩罚世人，你可以寻求祝福。我们谈话之后，母亲开始看孩子，尝试参与喂养和对婴儿的照顾。3个月后，女婴接受了矫正手术。"●

何时移情沟通

Rogers(1980)声称，在某些情况下移情是最优先的要素，它可巩固人与人之间的关系。当患者或同事伤心、困惑、烦恼、焦虑、孤独、恐惧、怀疑自我价值或缺乏自信时就需要理解。

每天护士都会遇到痛苦中的患者，护士有很多机会了解他们最私密的想法和感受。Dicers(1990)提示到，移情具有侵犯性，护士要提醒自己"我应该走多远?"她提示我们移情沟通的巨大自由空间。"移情是一个概念知识，就像'正义'或'爱'，而不是一个观察的概念'椅子'或'瓶子'，这样的概念应引起我们的注意，因其使用的范围很广。"护士的临床和道德判断指导着他们决定何时用语言表达移情，"当我们进入彼此的内心世界时，我们必须记住相互尊重和换位思考。"

护士有责任满足患者表达隐私的需要。我们不妨问自己"我应该鼓励患者告诉我多少? 在促进交流(用移情)和追问个人隐私时是否承担风险?"移情是有益的还是有侵犯性的? 我们必须努力使用有益的移情技巧。

Dicers(1990)认为："如果你认为移情是盲目的、凭经验的，那么它是一个危险的信号。护士需要敞开心扉，接纳他人，只有这样才能感知到需要。但可以肯定的是，移情不是对所有面临的困难都有益，有时需要理论或应用经验，有时需要转化或咨询。"

在分享任何思想和感受的时刻，移情都可发挥作用。移情作为一种交流策略可单独使用或与其他信息共同使用。移情可用于以下几个方面：

- **陈述型**："因晚上诊所没有开诊，无法测血压，你感到沮丧。已经有好几个人提出要求延长服务时间，所以我要向护士长提出这个问题。"当患者知道你了解情况和他们的感受，并针对这种意见制定计划时，他们感到十分欣慰。

- **问题型**："是的，我发现你很激动，你的出院日期比你预期的早。你得提前安排保姆，早点帮助你的宝宝学步"。当你提高对患者出院计划的关注度时，移情开始了。
- **交换观点**："你坚定地认为吸烟的习惯不会伤害健康。因为你的祖父吸烟，活到了95岁。我有一个对吸烟的不同看法，因为我最近知道几个死于肺癌的患者。从一些统计数字中可以看出肺癌与吸烟成正比关系。如果我能够证实他们的观点，许多患者和同事也会同意我的说法。
- **解释**："被转入双人房间，你感到很不开心，你的私人空间被入侵。监控室是我们最后的选择，我们需要一个单人间来隔离传染患者"。首先你要理解患者的感受，这样为他人接受你的观点做好铺垫。
- **主动获取更多信息**：

与患者："你担心自己肾区的剧烈疼痛，你最近有任何其他不寻常的症状和体征吗？"

与同事："以你的观点，你认为我们新表格系统是繁琐而令人失望的，对于护理记录流程，你有什么更好的建议吗？"

大多数人知道我们理解了他们传达的信息后，会更愿意配合我们的请求。

缺少表达移情的机会将在听者和说者之间制造鸿沟，使说者感到被冷落。当我们忽略别人的话时，就为他们制造了一个新的问题。他们不被理解，感到失望，可能带着受挫的情感退出，也可能竭力说服我们接受。没有移情，患者和同事会感觉到受骗、沮丧和失落。移情结合其他交流策略可使患者和同事坚信他们拥有了知心的倾听者。

在任何治疗关系中，使我们的合作伙伴感受到照顾很重要。护患关系是帮助关系中的一种，这标志着公开承认并渴望支持的意愿，移情是表达关怀的具体方式。

有时在高压力下，我们只专注于自己关心的事，忘记了同事也有关注的事，一些简单的做法有助于将我们带回正轨。

移情为患者和同事带来益处

患者和同事希望分享彼此的想法和感受，以便相互理解，但他们往往不会很自然地表达出来。作为听众，仅仅了解同事或患者的感受，而没有清晰、准确地进行语言移情是不够的。理解沟通可以回报患者和同事，同时有利于促进彼此的关系。在一项对超过100万患者进行的调查发现，人们决定选择健康护理机构时考虑最多的是，"员工对健康问题和住院治疗的原因十分敏感"（Press Ganey Associates，1996）。

移情促进了与他人的感情联系，这种积极的归属感可以减少孤独的消极情绪。尽管我们经常说我们的生活旅程充满孤独，但是移情是我们与他人连接的桥梁，给我们信心和希望。保健机构管理者把裁员导致的压力和变化比作爬山，他非常希望"让我们更亲密些"（Clark，1996）。在充满挑战性的过渡时期，以同理心对待同事会给他们带来安慰，让他们知道自己并不孤独。你理解同事和患者，帮助他们继续自己的路，将他们的感觉视为正常的人类反应。通过移情增进你与患者或同事的友谊，帮助他们获取力量。Rogers（1980）将其简化为：移情、溶解、异化。仔细考虑一下，你接触的在家全职照顾他人或是在医院床边长时间照顾患者的照顾者，他们都是一些潜在的患者。寻找由于缺乏个人时间，无法满足就业需求，被照顾者出现行为问题等而极度疲惫的照顾者（Ostwald，1997）。

Curry（1994）提供移情经验描述：

"当我看到患者时，就像看到我的亲人和朋友在病痛的战场上一样。我看到一位因得了脑瘤而不能再说话的人看到他的孙子时，眼睛闪着光，看着他就像看到了我的父亲一样。握着一位患有老年痴呆症妇女的手时，我感觉像是母亲的手。当我看到被家人和朋友抛弃的艾滋病患者时,就像看到了自己的兄弟。”

移情有助于提高他人的自尊感。事实上,你花时间听,听的过程和你对患者及同事的反应让他们感到被重视,使他们感到自己的重要性和价值所在。

除非你重视他(她)的内心世界,或某种程度上关心他,不然,准确地感受他的内心世界是不可能的。因此这个信息表明:“别人相信我,我有价值。也许在某些方面是值得的,也许我可以重视自己,也许我可以照顾自己。”(Rogers,1980)

你的移情表明你理解患者和同事的感受,并完全接受他们。

你的判断或意见增强了这种信任,移情是一种可以改善你与患者和同事关系的技术。学习无条件地接受别人的随时出现,他们会放松心情,自由地感受真实的自我,你的帮助可以使患者和同事接受自己。

理解移情的结果是使他人感到自身的价值,感到是被接受和被重视的人(Rogers,1980)。“真正的移情是不受约束的高质量评价和判断,接受者感到有些惊讶:“如果我没有被评判,也许我并不像我想的那么邪恶或反常。也许我不必如此苛刻地评判自己。因此,人们会逐渐提高自我接纳的程度。”Rogers 告诉我们,移情是给予他人所需要的认可,被别人理解会给我们一种人格和身份被尊重的感觉。

移情可以帮助你的患者和同事获得新的感受,并改变自己的行为。

接受你的移情使患者和同事不必使自己的感受合理化,因此他们可以换一种反应,释放压制已久的防御情感。当你不再移情时,患者或同事会认为有必要重新判定自己的感受。

接收移情使人乐观并从另一个角度感受经历。当人们遇到新的事情或以前的事情重新发生时,有不同的反应是正常的。通过移情,帮助患者和同事轻松获得新的认知,需突破自我,寻求改变,以获得新生。

“在我们的个人生活和职业生涯中,经常需要面对人际关系中难以抉择的困难。很多时候,他们不需要更多的信息,当然也不需要判断立场,他们可能也不想要答案或决定,他们需要的是我们的支持,给予他们做出决定的勇气(Marsden,1990)。”

在某些情况下,你的移情反思可以帮助患者或同事理解自己的反应。

听到你对他们感觉的反应,可以增强其自我意识,扩大其视野。思考这个例子:

Douglas 是一位糖尿病患者,你对他做了移情反应。他的室友身体健康,想吃什么就吃什么,参加聚会直到深夜,而他是个糖尿病患者,他认为这不公平。

Douglas:“是的。你说的对,这正是我现在的感受。我以前没意识到他不像我这样受折磨。我想我不在意我的医疗费用,也不关注治病所花费的精力,当我看见他度过愉快的时光时,我变得烦躁。事实上,有时我很讨厌他……最好不要让这种情况失控。”

通过你的回答,使 Douglas 了解了自己的行为。有关移情的文献报道,擅长移情、真诚和热情的心理咨询师提倡在患者中广泛进行自我探索治疗(Shapiro,Krauss 和 Truax,1969)。

在一定程度上,移情反应能够使患者和同事具备一定的洞察力,扩展他们的自我意识,能帮助他们处理一些问题。

了解一个人的感受和这些感受对问题处理的影响,是采取行动前的重要参考因素。善于解决问题的人遇到任何情况和问题都会考虑自己的感受,了解自己的感受可以帮助我们决定是否需要改变现状,使我们感觉更好,或者适当地改变我们的感觉以及对问题的看法,以便更好地调整我们的认知。

在前面的例子中,Douglas 可以使用自我意识帮助自己处理好关于他的室友身体健康和自由这件事。Douglas 可以考虑各种可能性,从改变环境的角度,他可以要求与一个慢性患者做室友,避免糖尿病治疗限制给他造成那样的感受，或者可以广泛征集建议，把治疗限制的影响最小化，让自己活得更自然。从改变自己感受的角度，他可以停止与他人的比较，着眼于他能主导的生活方式，提高感恩意识，或者他可以敌视室友，直到室友再也不能忍受，决定搬走或反击。

通过你的移情反应，患者和同事了解了自己的感受，意识到这些情绪能够影响对现状的改变，从而增长有效解决问题的知识，你的移情使患者和同事能够以更移情的方式自我倾听。

在具有非评价性、接纳性的移情气氛中，患者产生了自我珍惜、自我关怀的态度（Rogers，1980）。我们带着移情反应倾听患者的主诉，使其得到理解。患者开始新的人生体验，对自我意识和自我概念理解得更准确、更清晰。

研究显示，移情可以改善患者的心理（Cartwright-Dymond 和 Lerner，1963；Truax，1966 和 Shapire，1969）。Rogers（1980）援引 20 世纪 60 年代末和 70 年代初医患关系的研究表明，从治疗师那里得到更多移情式理解、真诚和包容的患者疗效显著（与得到较少的患者比较）。治疗师移情是影响治疗效果好坏的重要因素（Lafferty，1989）。Lafferty 和同事的研究结果验证了治疗师移情对心理治疗的有效性，有疗效患者比无疗效患者感受到更多的理解。

下面讨论护士的移情反应如何促进患者康复和增添快乐。不论健康问题来自手术、医疗、产科或是精神方面，患病和住院治疗都会在生活方式和人际关系上给患者造成恐惧、依赖心理和剧烈变动。移情的护士可以帮助患者协调感受，健康护理人员的移情有助于成功地解决临床问题，增加患者参与治疗的过程。

实践护士能够在工作中明确移情的益处。一项对 67 名外科护士的调查表明，移情沟通可以增加且保持工作乐趣和热情（方框 8-2）。

方框 8-2　移情不仅仅对学生

下面是护士在外科会议上讨论的两个问题：

1. 你怎样增添工作乐趣？
2. 你希望你的同事用什么样的行为工作？

   98% 的人选择这两个问题并回答为以下几条：

   - 微笑
   - 承认对方
   - 积极
   - 对工作出色表示欣慰
   - 帮助
   - 避免听闲话
   - 避免说闲话
   - 告诉人们负面评论的影响
   - 多听
   - 不必要时少打扰同事
   - 对迟到的人宽容
   - 与新同事很好的相处
   - 不抱怨日程变化
   - 幽默或积极的结束晨间交班
   - 接受和认识同事的差异
   - 收发东西说谢谢

护理领导者就像一个巨人，是一个化解因未知因素造成巨大冲击的角色。这些领导从直接接触患者、倾听患者沟通故事的一线护士共事中重新获取能量，并持续给予他人移情（Kerfoot，2002）。移情、理解和沟通他人情感世界的能力，是反映情商的重要人格特征。移情在员工聘用方面具有重要参考价值：自我意识——认清自己的情感和动机，及情感、动机如何影响他人的能力；自我管理——控制问题引起的冲动或心态波动的能力；动机——工作热情、实现目标所需要的能量和毅力；社会技能——建立人际关系网络的能力（Connolly，2002）。

移情为护士带来的益处

前面解释了移情如何让患者和同事受益，实际上移情也有利于护士。最明显的回报是，当你帮助别人，使他们感到被理解和接受时，你会感到温暖。创造移情机会，让患者和同事更满意。

护士要收集资料，准确地评估患者的问题，制订出最佳的护理计划。当患者感到信息被接受，他们愿意提供关于现在情况的所有信息以利护士正确地评估他们的病情。护士获得足够的数据，做出准确的护理诊断，是系统解决护理问题的第一步，也是最重要的一步。无论患者的问题是身体上的或是心理上的，还是两者都有，移情均可以帮助护士获得足够的资料。

移情可以出现于解决问题过程的各个阶段。制订护理计划时，明确患者对你制订时间表的感受及移情地表达你的理解很重要。了解患者对治疗的反应，有可能的话，相应地调整计划，可以增加患者的依从行为。

作为一名护士，你想知道自己的护理是否有成效。成功有许多种，但最重要的是患者对治疗结果的感觉。患者可能非常满意并希望终止治疗，或者他们可能尝试另一套方案以实现理想的结果。患者的投入直接影响护患关系的好坏，用移情表示你理解并知道他们的进展状况。

移情在工作中增加了你与同事的凝聚力，你了解同事，不仅使你们工作愉快，还可缓解紧张的人际关系。

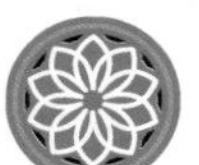

案例链接……

当止不住流泪时

“我是一个敏感的儿科护士，我总是担心我会哭得太多。我和一个即将死去的小孩在一起，我尽力为她做了护士所能做的事，但我还是泪流满面。当她的家人告诉我，我所做的事对他们来说意味着什么时，我哭了。因为他们没有从其他人那里感受到关爱，从此以后，我不再担心工作中自己过于敏感了。”

如何克服移情受阻

很明显，移情为患者和同事带来许多益处的同时，对我们自身也有回报。但如果移情的时机不对，则很有可能对我们不利。如果我们不能移情地沟通，就无法做到充满关爱地与他人交流信息。

几种行为可导致移情表达失败。注意，不要评判患者或同事，如果怀疑患者的想法和感情，就应该有效地中断交流，真正的移情意味着能够放下自己的见解，感受他人。

放弃所有判断想法的建议是荒谬的。有喜好和观点是人之常情，我们一生都在选择食物、服装、艺术品和人。这种鉴别行为是我们的第二天性，生活中的人们时刻都在选择，如决定早上该穿什么衣服，选择什么策略来解决工作中的问题，吃什么饭等。在人际关系中，大多数人很难改变这种思维方式。

多数时候我们会对生活有目的地做出判断。当判断他人的想法和感觉时，只会使他们感到被批评和指指点点。当对患者或同事评价时，使他们感到被拒之门外，认为自己不可能被接受。判断使他们有了被排斥和防御心理，患者和同事会离开我们，以保护自己免受进一步的评论，或为捍卫自己的想法和感受而发起挑战，捍卫自己的想法和感受，语言判断会妨碍治疗性沟通。

下面的例子说明了移情交流和判断的影响。

患者到外科医师办公室接受阴道镜检查，她对你说：

“我很害怕……现在做的是什么……检查……我有许多可怕的想法。”

你可能这样回答：

非移情回应：“哦！这个没什么可担心的，你会没事的。许多患者都做这个检查，顺便说一下，它叫阴道镜检查。”

这种回答否定她的恐惧，轻视她感到焦虑的过程，这种反应使患者觉得你不在意他的感受，对你的回答不但没有感到被理解，而是更加迷惑了。

你可以这样回答：

移情的回答：“你对阴道检查感到害怕，我能为你做些什么来减轻你的恐惧呢？”

这种移情表明你理解患者对检查的恐惧，并表示愿意提供帮助以减轻她的恐惧。通过这种非判断的感受，她的紧张情绪可能得到缓解，你的移情使她相信你，并会进一步提出更多感性问题。一个武断的反应封锁了沟通渠道，而一个移情回答却能将渠道打开。

以下同事的例子会进一步说明移情的作用。

休了几天假后，你刚开始值夜班，白班责任护士对你说：

“小子，这三天，你很幸运，这里就像动物园一样。我们有 2 个死的，5 个转入的，我们太缺人手了，我要累疯了。”

你可以这样回答：

非移情回答：“嗯，忙碌时间过得很快，你不是接受过训练吗？休假是我的待遇。”

你的回答否定了同事的感受，你的判断使她感到自己的感觉是无关紧要的，甚至是不应该的。这种漠不关心的反应只会使同事产生敌意和防御，会导致紧张的工作关系。

较为理解的回答如下：

移情的回答：“难怪你看上去那么累，听起来好像你处理的死亡和入院工作量是平时的三倍……而且没有增加援手，你也找时间休假吧？”

这种移情的回答使同事感到你听到了她的话。毫无疑问，你明白在自己离开时她很忙，她想要的是你的理解和体谅，你的反应正合她意。

当我们评论其他人时，我们完全忽视了他们的观点。相反，我们把焦虑集中在自己的感受或想法时会更强调自己的观点。作为专业人士，忽视患者或同事的感受，对他们造成伤害时我们会感到难过。关怀型沟通的意愿是运用移情的推动力，无判断的移情需要具有接纳的态度和急他人之所急的意愿。

请记住这一点，作为职业的助人专家首先要照顾好自己。移情需要勇气（Pike，1990）。“进入患者的世界就是将自己置身于其中，护士面对的是绝望、愤怒、恐惧和无助的患者，当护士对此无能为力时，需要的是勇气。”

护士越成熟、越有经验，他们的知识、态度和学习移情的应用价值就越大。但所有的护士都需要一把打开金库的关键钥匙：即触及内心深处的感受（Pike，1990）。移情是一种自信，因为它关乎别人的想法和感受，同时，在一个充满关爱的沟通方式中，你的权利也会受到保护。移情是负责的，因为它确保你拥有患者的感觉，有助于你的护理过程。

移情沟通的六个步骤

我们如何培养持续的、可靠的移情传递能力？下面是几条基于系统地解决问题的原则。如果你真的想成为移情者，那么这对你会有所帮助。

1. 清除使你分心的东西。在繁忙的生活中，你可能有各种烦恼，如个人的疑虑，工作压力大，或与同事或患者关系不协调，我们应尽最大可能将它们放在一边。如果你能关注身边的人，就能够专注于沟通，记住他人的发言会增加有效、彻底处理问题的机会。移情地倾听意味着不必重复获取信息，意味着减少工作量，使自己集中精力（Raudsepp，1990）。

2. 提醒自己关注讲话者。记住你首先要做的就是倾听，听清患者或同事的话，才能用语言表达你的理解。你需要认真聆听发言者的讲话。有些人发现某种身体姿势，例如移动眼镜或者调整听话姿势，可以提醒自己集中注意力。Raudsepp 提示："不要打断"（1990）。

3. 关注语言和非语言信息。要倾听发言者描述的感受及其原因，寻找发言者所表达的非语言意思，理解患者和同事们传达给你的所有信息。

4. 自问"这个人希望我听到什么？"努力挑选所传达的最重要信息。主要影响因素是什么？苦恼和快乐哪一个是主要的感受？你的回答应该是发言者希望听到的，这种想法的出现正是你移情反应的开始。

5. 传达移情反应。用语言表达你的感受，确保你的表达准确和具体。注意你的非语言交流，传达你认为适当的热情，并确保这种表达与你所理解和接受的意愿相一致。

6. 检查移情反应是否有效。移情的目的是使他人感觉如释重负（因我们理解他们）和被关注（因我们对他们的情况真诚关心）。检查一下，发言者点头了吗？微笑了吗？或者他们以其他方式告诉你，因为你的理解让他们感觉很高兴？通过释放压力或者预定进一步的交谈，他们有明显的放松吗？这些迹象表明你已经成功了。

如果你的移情意图没有达到目标，发言者会以多种方式让你知道。一些患者或同事会直接告诉你："不，关于我的感受那不是很确切……它更像这样……"而有些人可能不会向你提供更多信息。如果你的移情切中要害，可以直接询问发言者。可以这样问："那是你的感受吗？"或者"我是否已经了解了你的感受？"或者"我说的对吗？"

怎样削弱坏消息

当患者和家属接收坏消息时，护士常常担任一个给予解释和补充说明的角色，尤其工作中遇到即将死亡的患者时，谈及死亡可能是一项非常艰难的任务。尽管通常是医师最先告知这个坏消息，但是护士要提供支持与帮助。当得知坏消息的时候，应该采取方框 8-3 中的行动。

方框 8-3 削弱坏消息

1. 首先计划一下该说什么，并组织你的想法。预先考虑一下家属可能会问的问题，总结以前应对家属的经验，这对团队统一应答很有帮助。
2. 建立密切的关系。如果还没发生，那么问一下科室成员，谁在照顾时和家属建立了密切关系。
3. 尽可能控制环境。抽出合适的时间，关掉呼叫器，手机和电视，以摆脱手机困扰，坐下来认真听。
4. 找出患者和家属已经知道的信息。
5. 找出个人想要了解的已经被告知多少，不要做假设。
6. 使用患者和家属能理解的语言，注意并尊重文化问题。
7. 使用移情方法来回应患者和家属的反应，再次评估患者和家属对消息的理解程度。
8. 适当的时候向他们解释治疗计划和预后效果，并做一下总结。

修改自：American Association of Colleges of Nursing and City of Hope National Medical Center: Training program facility guide, Duarte, Calif, 2000, End-of-Life Nursing Education Consortium (ELNEC); Matzo ML, Sherman DW: Palliative care nursing: quality care to the end of life, New York, 2001, Springer Publishing; and Buckman R: How to break had news: a guide for health professionals, Baltimore, 1992, Johns Hopkins Press.

方框 8-4 注意力集中方法：与患者、家属和同事密切接触

以你神圣的工作为荣，每天在工作上花费很多时间以达到目标。

1. 在开始与患者、家属或者同事沟通前，请暂停。
2. 现在抛开任何干扰或烦恼
3. 暂时闭上双眼，深呼吸
4. 悄悄地对自己说："我来这里是为了追求更好的事物，这一刻所有人将注视我"。
5. 回忆某人或某事，唤起爱和慈悲。
6. 保持着这种爱与慈悲的感觉，重复地对自己说："我存在于这一刻"。

（整个过程只需花费 5～10 秒钟。）

修改于：Thornton LM：Self-renewal and nurturing for holistic nurses，*Altern Complement Ther* 4（6）：364，1998.

怎样集中自己的注意力

护士的工作内容繁多而复杂。利用一整天时间，练习一个能够集中注意力的简单方法，使自己的注意力完全集中到信任你的患者和同事身上。见方框 8-4。随着时间的推移，你将发现移情对患者、家庭和同事的积极影响，它可以成为一种存在方式。护士在描述工作时会说，"这就是我的工作方式"（Wiseman，2007）。

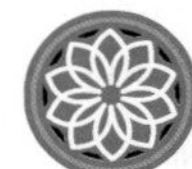

案例链接……

继续努力，移情是终身的旅程

"这个男人很特别，四肢瘫痪三十余年，他通过写诗来抚慰他的灵魂，表达内心深处的感受。他说他能知道拜访者何时停止倾听他的讲话。他说他们的目光呆滞，因此即使说一些'官样文章'，他们也不会注意到。每当我想起移情的时候，就会想到这个男人。作为护士我们怎样才能真正理解这些呢？通过了解这个人，促使我更深入地去理解移情。"●

返回本章开头的"主动学习"，并写下你的答案

练习移情

创建性表达/讨论/思考：练习 1

在线观看克利夫兰医院关于移情的视频，（10 分钟内）搜索：移情，护理患者的连接纽带。克利夫兰医院的移情系列：患者，恐惧和易受伤害的。思考怎样运用移情改善与患者的关系。其他同学和同事都有各自的故事和生活经历，写出或一起讨论每个人对移情的理解。

反思日记：练习 2

通过坚持记日记明确自己的信念，并进行自我反思，这两种方法都能改善移情。继续有规律地坚持写日记，描述和思考你的临床经历和感受，为什么作为普通人和作为护士受到的影响是不同的？完成日记后可进入下一个练习。

技能构建：练习 3

这个练习提供一些假设的情形，在这种情形下，患者或同事向你表达他们的想法和感受。独立完成对每个例子的移情回应，并符合准确和具体的标准。

当你写下你最初的移情反应之后，评价一下；第一次尝试后，提出替代方法，使它更具移情作用。在改善的移情反应中，努力传达完整的理解，用自然的说话方式描述。

例 1

一位同事说："我可能不会通过 Jones 夫人遴选护士长助理的求职面试，我知道我会因太紧张而像上次一样搞砸。"

首次移情尝试："这次面试你太紧张了。"

评论：这个回答缺乏明确性。其中提到一个

技能构建：练习3（续）

事实，即这是一次求职面试，承认了它对同事的重要性。提到她担心这次面试的原因，做一个更全面更准确的移情反应。

建议替代方法：“你对这次护士长助理的求职面试很紧张，担心你可能会像以前那样弄糟它。”

例2

一个患者说：“我的第一个孩子弱智，我还想要一个，但是……如果那个孩子也弱智怎么办？”

首次移情尝试：“哦，这是一次很好的机会，不是吗？我的意思是，怀孕。”

评论：这是一个意见而不是移情反应，这可能增加她的烦恼。参考一下她的感受会更准确，也使回答更移情。用语言表达她担心的原因，会更符合精确性的标准。

建议替代方法：“对于是否再要一个孩子，你感觉很矛盾。一方面你还想要一个孩子，另一方面，你担心可能会再有一个精神障碍的孩子。”

例3

一个患者告诉你：“昨天晚上我没有吃止痛药，并且我整晚睡得都很好，这是我这四个晚上以来最好的一次睡眠。”

首次移情尝试：“太好了，我很高兴你能睡得这么好。”

评论：这种陈述更像一种判断，而不是患者感受的反应，这种隐含的感情是宽慰（不必吃药）和喜悦（睡眠好），在移情反应中需要包含这种感受以及产生这种感受的理由。

建议替代方法：“没用止痛药你能睡得这么好，真让人宽慰啊！你看起来很兴奋啊！”

现在轮到你了！对下面每种情形都尝试写下移情反应，然后评论一下你的首次尝试，并且想想怎样能够提高它。

例4

一个患者对我说：“我丈夫一年前去世了，这是我生命中最长最悲哀的一年。”

你的首次移情尝试：

你的评论：

你的替代建议：

例5

一个患者对我说：“今天我真正地感受到了恐慌，我的胸片上有一个点，医师已经请专家来会诊了。我很担心，因为她告诉我在进一步检查之前不排除是癌的可能。”

技能构建：练习3（续）

你的首次移情尝试：

你的评论：

你的替代建议：

例6

一个18岁的患者对你说：“我从来没想过我会患有艾滋病。我不是同性恋，我不吸毒，我只与一个人有过性行为，我的生命就要结束了。”

你的首次移情尝试：

你的评论：

你的替代建议：

当你独立地完成了前面的例子之后，和班级其余同学一起比较一下不同的反应。看到一种移情反应能够以不同的方式表达，并且仍然符合准确性、具体性、自然、热情和真诚的标准，这将是一件很有趣的事。

小组练习/技能构建：练习4

这个练习给你机会去体验被动地听和主动地听之间的区别，找个伙伴一起合作。你们其中之一将成为发言者，另一个当听众，发言者可以谈论任何一个他感触很深的话题。

在练习的第一部分，听者要被动地听，而在第二部分，他要主动地去听。在练习的第一部分，听者表现了专心的、非语言的倾听，并且给予鼓励性的回应，例如“嗯啊”“是的”“我明白”等。继续第一部分练习，持续约四分钟，然后开始第二部分练习。

在第二部分，发言者像第一部分一样开始，这次听者要抓住每个适当的时机，通过回应移情反应来积极地听。继续第二部分练习，持续四分钟。

完成了这两部分练习之后，回答下面的问题。

作为发言者：在被动接收和主动倾听之间，你发现有什么不同？

作为听者：在被动地听和主动地听之间，你发现有什么不同？

为了使每个同伴既有机会说，又有机会被动和主动地听，相互转换角色。然后全体同学聚在一起，分享练习中你们收集的移情想法。

小组技能构建练习：练习 5

这个练习为你提供获取监督反馈移情能力的机会。四人一小组合作，一个人扮演发言者的角色，一个扮演听众的角色，其余两个是监督人。发言者选择一个他感触很深的主题，听众的任务是在持续的四分钟内，对发言者所说的内容表示移情的倾听，监督人使用移情评分量表（图 8-1）来评估发言者的移情能力。如果方便的话，用录音机或视频监视器为自身的观察提供有价值的参考。

相互转换角色，使小组内每个人都有机会成

小组技能构建练习：练习 5（续）

为发言者、听众和监督人。

在移情评分量表上，作为听者，你所接收的信息将概括你在哪些方面处于优势，哪些方面你还需要提高自己的移情沟通能力。例如，移情评分量表可能将你的注意力转移到这个事实上，那就是你忽略了发言者的感受，尽管你符合了准确、温暖、自然和真诚的标准。在实践了移情作用之后，间隔性地重复这个练习，为了有朝一日你能弄明白改进的模式。

反应	准确度： 匹配强烈程度？	特异性： 包含的理论基础？	自然度： 自己的语言？	热情度： 语言？ 非语言？	真诚度： 关心和人性交流？
1					
2					
3					
4					
5					
6					
7					

移情评分量表标准

1. 准确度：听者语气的强烈度和说者想要的信息相匹配吗？
2. 特异性：听者能把握说者的意思吗？
3. 自然度：听者不会鹦鹉学舌吗？听者能以自然的心态表达领会听者传达的信息吗？
4. 热情度：听者能用语言和非语言流露真情吗？
5. 真诚度：听者关心说者要表达的内容吗？

图 8-1 移情评分量表

技能构建/反思：练习 6

回顾一下方框 8-4 列举的注意力集中方法。在临床环境下，照顾患者之前，用一天时间练习这个技巧，你将发现练习的时间会逐渐缩短。以“注意力集中方法”为主题，写一篇简短的思考。

创建性表达：练习 7

想想患者不得不向我们讲述的经历。问自己，如果我是一个四肢瘫痪的人，或经历了某种疾病的折磨，或者残疾，我将感觉怎样？我将怎样

创建性表达：练习 7（续）

应对它？下面这首诗由一位患者所写，他在佛罗里达的海湾松树退伍军人管理局医院的住院时间比其他老兵都长。他四肢瘫痪已有 40 余年，他写了 100 多首诗。很荣幸能见到这位诗人，他的梦想是他的诗能被发表……我们正努力实现这个梦想。Howard 于 2006 年去世。Howard 重新定义了生活，为护士和临床轮科期间照顾他的实习学生们树立了榜样……他确实是这样。

创建性表达:练习 8

作为护士,你怎样扩展视野和移情能力?读诗歌,听音乐,看文学作品,欣赏艺术……所有表达人类经历的事物。想想艾滋病的红丝带,访问www. aidsquilt. org。写一首诗,描述令你难忘的临床经历。可能有这样一个患者,你同他发生过沟通矛盾,或者他触动了你的心灵,写成一首诗和同事分享。诗歌能够充实你的生活,提醒你曾说过的话,增强你忍受疼痛、了解自己和他人的能力,发觉并考虑患者的感受,以培养移情技能(Goldner,2005,Raingruber,2004,Akhtar,2000,和Connelly,1999)。

创造性表达:练习 9

这是另一个帮助你使用移情艺术的过程。通过反思实践,加深同理心。

创造性表达:练习 9(续)

选择一位当前或过去在临床中感动过你的患者,或者,这位患者能够锻炼你的移情能力。此外,选择一个有助于加深你对患者理解的一件艺术品或文学作品,写一篇与你选择的患者有关的临床日记,同时写出与该艺术品或文学作品有关的几段文字。

智慧的人不是用嘴说话而是用心讲话。

Native American proverb

智慧库

参考文献

Akhtar S: Mental pain and the cultural ointment of poetry, *Int J Psychoanal* 81:229, 2000.

Alligood MR, May BA: A nursing theory of personal system empathy: interpreting a conceptualization of empathy in King's interacting systems, *Nurs Sci Q* 13(3):243, 2000.

Butterfield S: New research links empathy to outcomes, *American College of Physicians Internist*, 2013. http://www.acpinternist.org/archives/2013/03/empathy.htm?print=true.

Brown DL: Using art and literature in the clinical setting: an innovative assignment, *Nurse Educ* 3(2):53, 2010.

Buber M: *Between man and man*, Boston, 1955, Beacon Press.

Cartwright-Dymond R, Lerner B: Empathy, need to change and improvement with psychotherapy, *J Consult Psychol* 27(2):138, 1963.

Charon R: Connections that heal, *Second Opin* 2(1):38, 1995.

Clark WL: Being there, *Hosp Health Netw* 70(22):28, 1996.

Connelly J: Being in the present moment: developing the capacity for mindfulness in medicine, *Acad Med* 74:420, 1999.

Connolly KH: The new IQ, *Nurs Manage* 33(7):17, 2002.

Curry MC: What it takes to be a nurse, *Nursing* 24(5):33, 1994.

Davis CM: What is empathy, and can empathy be taught? *Phys Ther* 70(11):707, 1990.

Davis M: A perspective on cultivating clinical empathy, *Complement Ther Clin Pract* 15(2):76, 2009.

Dicers D: Response to: on the nature and place of empathy in clinical nursing practice, *J Prof Nurs* 6(4):240, 1990.

Dinc L, Gastmans C: Trust in nurse-patient relationships, *Nurs Ethics* 20:501, 2013.

Dunne K: Effective communication in palliative care, *Nurs Stand* 20(13):57, 2005.

Gallagher RS: *How to tell anyone anything: breakthrough techniques for handling difficult conversations at work*, New York, 2009, AMACOM.

Goldner V: The poem as a transformational third, *Psychoanal Dialogues* 15(1):105, 2005.

Goleman D: *Social intelligence: the new science of social relationships*, New York, 2007, Bantam. http://www.goodreads.com/quotes/tag/empathy.

Guilmartin N: *Healing conversations: what to say when you don't know what to say*, New York, 2010, Jossey-Bass.

Keefe S: Understanding human behavior, *Adv Nurses* 7(5):29, 2006.

Kerfoot K: Warming your heart: the energy solution, *Nurs Econ* 2(20):74, 2002.

Ketola J, Stein JV: Psychiatric clinical course strengthens the student-patient relationships of baccalaureate nursing students, *J Psychiatr Ment Health Nurs* 20:23, 2013.

Lafferty P, Beutler LE, Crago M: Differences between more and less effective psychotherapists: a study of select therapist variables, *J Consult Clin Psychol* 57(1):76, 1989.

LaRocco SA: Assisting nursing students to develop empathy using a writing assignment, *Nurse Educ* 35(1):10, 2010.

Marsden C: Real presence, *Heart Lung* 19(6):540, 1990.

McCabe C: Nurse–patient communication: an exploration of patients' experiences, *J Clin Nurs* 13(2):41, 2004.

McNamara C: How to develop skills of empathy, *Free Management Library*. http://managementhelp.org/interpersonal/empathy-skills.htm (Accessed 8/9/14).

Olsen DP: Empathetic maturity: theory of moral point of view in clinical relations, *ANS Adv Nurs Sci* 24(1):36, 2001.

Ostwald SK: Caregiver exhaustion: caring for the hidden patients, *Adv Pract Nurs Q* 3(2):29, 1997.

Patten CS: Understanding hospitality, *Nurs Manage* 25(3):80A, 1994.

Pike AW: On the nature and place of empathy in clinical nursing practice, *J Prof Nurs* 6(4):135, 1990.

Potter PJ, Frisch N: Holistic assessment and care: presence in the process, *Nurs Clin North Am* 42:213, 2007.

Press Ganey Associates: Survey: empathy key to patient satisfaction, originally published in South Bend, Ind, 1996. http://www.ahanews.com/ahanews_app/jsp/display.jsp?dcrpath=AHA/NewsStory_Article/data/AHANEWS2A3619&domain=AHANEWS (Accessed 8/12/2010.).

Raingruber B: Using poetry to discover and share significant meanings in child and adolescent mental health nursing, *J Child*

Adolesc Psychiatr Nurs 17(1):13, 2004.

Raudsepp E: Seven ways to cure communication breakdowns, *Nursing* 20(4):132, 1990.

Riess H, Reinero D: Can empathy be as effective as aspirin? The patient-clinician relationship affects medical outcomes. http://humanizingmedicine.org/can-empathy-be-as-effective-as-aspirin-the-patient-clinician-relationship-affects-medical-outcomes/ (Accessed 8/16/14).

Rogers CR: *A way of being*, Boston, 1980, Houghton Mifflin.

Shapiro JG, Krauss HH, Truax CB: Therapeutic conditions and disclosure beyond the therapeutic encounter, *J Couns Psychol* 16(4):290, 1969.

Truax CB, Wargo DG, Frank JD, et al: Therapist empathy, genuineness, and warmth and patient therapeutic outcome, *J Consult Psychol* 30(5):395, 1966.

Webster D: Promoting empathy through a creative reflective teaching strategy: a mixed-method study, *J Nurs Educ* 49:87, 2010.

Wiseman T: Toward a holistic conceptualization of empathy for nursing practice, *Adv Nurs Sci* 30(3):E61, 2007.

课外阅读

Pardue KT: Aesthetics and empirics: teaching health assessment in an art gallery, *J Nurs Educ* 44(7):334, 2005.

第九章

自我表露

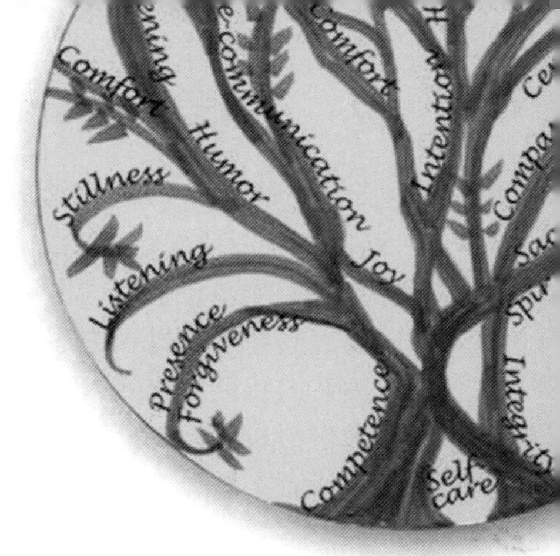

每个护士都可能发生越界行为，避免其发生的关键是保持持续的警觉、自我评价及对患者切身利益的关注。

Video, ***Professional Boundaries*** **in** ***Nursing*****, National Council of State Boards of Nursing 2014, www. ncsbn. org**

学习目标

1. 明确帮助关系中自我表露的定义
2. 明确即时性在帮助关系中的定义
3. 了解护士自我表露指南
4. 辨别临床上帮助和非帮助表露的不同情景
5. 参与自我表露技巧的训练

自我表露是人际沟通的另一种行为，可以用于表达你对患者和同事的理解，可以通过共同的目标实现共同进步(Grover，2005)。把你独特的天赋用来发展对你有利的关系，这种创造性的过程被称为“自我治疗的运用”(Varcarolis 和 Halter，2010)。自我表露可直接促进帮助关系。学习完本章，你将会理解什么是自我表露，学会如何使用此种技能与患者和同事进行沟通。在本章结尾的练习中，你将有机会提高自我表露的技巧(NCSBN，2014)。

个人关系与专业关系中的自我表露

表露的意思是流露，显示。自我表露是将自己表露给他人。当我们自我表露时，要将自己的思想、情感以及个人经历展现给别人。通过自我表露可以让别人了解你的生活，从而发展亲密的关系。

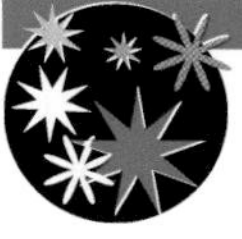

主动学习……

尊重旅途中的伙伴：运用自我表露

阅读本章内容时，请认真思考以下问题，写出你的答案。

写出你在本章中所学到的知识。

这些知识如何影响你的护理实践？

你将如何运用这些新知识或技能？

想一想……

自我表露可以有很多形式：抱怨，吹牛，饶舌，表明政治观点或宗教信仰，也可分享爱好、秘密、梦境。在社会关系中，自我表露是同伴之间在交流过程中达到的相互平衡。亲密关系的特征是比熟人更多地了解相互间的私人事情，自我表露没有固定的形式。个人隐私或者不愿分享的特殊需求，影响着彼此的关系形式或亲密关系的调整。“护理工作具有和他人建立基本关系的固有特征……在人生的岁月里，生老病死都是由护士来照看的。”护士应根据不同的关系需求进行自我表露，这是超越理论的。分享的内容和深度要依据不同的关系而定（Drew，1997）。慢性病对患者及其家属均会造成很大困扰。一名护士这样描述，慢性病是一种隐形病，周期性地折磨着患者，有时会致残……这是一种间歇的、可以忍受的痛苦，其间穿插着缓解期（Rosenberg，1998）。理解急性外伤和慢性病所导致压力的差异性，对倾听、感受他们不同的生活及改变他们的生活方式是有帮助的。

案例链接……

我的母亲也患了癌症

我的母亲在患病的晚期住在护士之家，我陷入了困境，作为护士和女儿，我担心我母亲的抱怨可能会导致工作人员疏远她。我理解她很害怕，但还是希望她能成为听话的患者。护士把我带到她身边，握着我的手说：“我的母亲几年前因癌症过世了，你的母亲是一位非常可爱的女士，我们会好好照顾她的。”那位护士分享了她的经历，我知道她明白我此时的感受。•

帮助关系中的即时反应

即时反应是指双方在帮助关系中的直接沟通对话。即时反应需要更多的注意力，这是高质量护理所必备的。患者在签署治疗协议时会遇到人际关系问题，这些问题还会出现在医护关系中。如果治疗人员认定这些问题并向患者求证，则患者将认真查看出现的情景，这有助于双方重要关系的建立。在共同解决护理问题的过程中，作为参与一方，护士宜主动提出妨碍患者充分加入自我护理行为与设计的护患关系问题。

Egan（2013）明确了在哪些情景中需要即时反应来发挥作用，下面所体现的护患关系情景是合适的。

1. 紧张——当你与患者谈话感到紧张时，试着说：“请您稍等，我想询问您是否对我们讨论的话题感到舒适。”

2. 信任——当患者看上去不信任我们时，试着说：“看上去您对我们需要讨论的问题比较纠结，您是不是担心我不能保守秘密？”在这里要指出的是，患者知道如何分享信息很重要。例如，如果患者要求你承诺不泄露任何讨论的内容时，你要让患者知道：任何危害到患者或者他人的事情将不能保密。因为患者可能流露出自杀的信息，为安全起见，必须公开。通常情况下，当患者知道你关心他，随时可以帮助他时，就会放松下来。

3. 多样性——当护士与患者之间存在文化、年龄与性别差异时，你可能意识到这些将妨碍你开展工作。你可以试着说：“您的生活经历比我多，不知这会不会影响我对您的帮助？”当女性护士面对男性患者时，“和女性讨论这类话题是不是感觉有些尴尬？……我们需要获得与讨论健康有关的信息，我们将尽我们所能，帮您克服困难。”

4. 依赖性——当患者不能做出决定，需要护士给予建议时，可试着说：“看上去您想让我给您答复或指导，我可以给您相关的信息，但最终怎么决定取决于您自己。”

5. 吸引力——当患者打算将治疗关系转变为社会关系时，试着说：“把我们的关系维系在治疗层面很重要，这样您能获得最好的护理。”如果这个问题仍然存在，或者患者被你吸引，则需要寻求支持和咨询，以保持与患者的治疗关系。

在帮助关系中自我表露指南

在护患关系中运用自我表露需要特殊考虑。帮助关系要建立在对患者有益的基础上，这是以患者为中心的关系。你要表达的任何事情——你的想法、感想与经验，都要从患者的角度来表达，关系的焦点是患者（Peterson 和 Solomon，2002）。为了继续保持治疗关系的恰当界限，必须考虑为什么，什么时候，怎样与患者进行自我表露（Stuart，2012）。

护士为什么应该进行自我表露

在社会关系中，应用自我表露的目的可能是让其他人更好地了解你，但是在护患治疗关系中正好相反。自我表露是一种技巧，表明你对患者的理解程度，因为你们有相似的想法、感想或经历。例如，当询问患者乳房自检时，护士可能说："有时由于忙碌，我都记不得自己那个月是否检查了乳房，您有这样的烦恼吗？"患者将很容易认同，这样就允许护士去介绍自检提醒系统。自我表露的目的是产生移情——表达你真的理解患者，因为你们有过相似的经历，有效的自我表露能传递前一章中列举的移情反应的全部优点。

因为自我表露时能与患者分享自己的经历，所以它能加深你与患者的关系。自我表露让患者知道你是一个普通人，并尝试引导患者进行更深的思想表达（Dossey 和 Keegan，2012）。治疗性自我表露能提高舒适性、诚实度和开放度，虽然存在风险，但是绝不会给患者加重负担（Keltner 等，1999）。科贝特和威廉姆斯对威尔士农村社区的家庭护理护士和成年患者之间的沟通进行了定量研究。结果发现，共享关于社区的非临床知识，提供"社会的连通性"，能提高患者的幸福感（Corbett 和 Williams，2014）。他们指出护士仍然需要一定的支持去辨别信息表露是否适当，同时与患者保持密切的关系。当你对关系界限不确定时，记得寻求护士长或其他经验丰富同事的支持。

护士应该向患者自我表露什么

护士必须判断要向患者表露什么。在自我表露之前要回答两个问题："我打算表露的内容是否能证明我对患者的理解？""向患者表露的信息内容是否令我感觉舒服（导致尴尬；法律、道德上的安全）？"直到得出可靠、肯定的回答才能进行自我表露。

自我表露时，建立护患双赢的情形很重要。如果患者赢，说明你的自我表露使患者感觉到被理解。如果你赢，是你具有了让患者感觉良好的技能。如果患者输，这是因为你的自我表露与患者无关，偏离了患者关心的主要问题，感觉被误解。如果你输，是因为你的自我表露使你感觉不舒服或很尴尬。

护士自我表露的时机

治疗性自我表露的目的是让患者知道他们被理解，自我表露需要移情，它可以加深相互之间的信任度。当你希望加强理解度与信任度，并对自我表露的内容感觉舒适，表明自我表露的选择是正确的。

案例链接……

从苦难中获得意义……护理学生自我表露之旅

"前几天我在一个癌症中心实习，我负责一个患有骨肉瘤的 19 岁患者。她将在建立静脉通路后进行化疗。她非常害怕、好奇，对面临的事情感到焦虑。这里的大多数患者年龄较大，当我走进她的房间时，我立刻想起了自己 16 岁刚被诊断出癌症时，也像她现在一样。作为一个癌症幸存者，我很谨慎，只有当我认为这种经历可以真正帮助他人时，我才会分享。鉴于此，我同她分享了自己的经历。她说这些对她很有帮助。我告诉她5年前我得了癌症,但现在我做得很好。我告诉她我整天都会在,如果想跟我聊天或者问我问题,我会很乐意。她问我的头发脱落时是什么样子。正如我分享的经历,我知道我们站在一个角度上,我知道对于有癌症的人来说什么是有价值的。她妈妈告诉我,我的故事分享给了她们希望,而我也非常感谢有这个特殊的机会。”•

人类学家Bateson写过一本书,反映她的多种文化经历。其中写道“我们人类的思想是通过故事潜移默化学习的。”虽然存在不同,但是我们人类会在不同中参与、沟通、学习。如果在从没到过的场合遇见从没见过的人,对处于严重危机中的人应用沟通技巧时,我们必须“有责任与爱心”。这种独具特色高质量的随机应变在现今生活中应用非常广泛,让变幻的生活中充满了选择。当我们选择沟通技巧时,说话要恰当,表露的事件与相关细节要适当,不能只顾自己。“玩游戏之前我们很少研究相关说明,或者在开电脑之前很少去记操作方法。我们做事的过程就是学习的过程。模棱两可是对生活的歪曲……我们……许多东西是在面对不同的场景时学习的。我们所说的在跳舞中学习舞步,重要的是实践…即便在不确定的情况下我们也要对自己的行为负责。”

我记得在护理院校上的第一次沟通课程非常简单。当时我17岁,课程看上去那么浅显。直到几年后,我才意识到清晰的沟通需要锻炼,获得沟通技能绝不是容易的过程,学习态度要端正,要尽可能多地进行实践训练。沟通是人生旅程的一部分,可给你的个人和职业生活带来痛苦与快乐,要在实践中不断地学习。

在帮助关系中怎样进行自我表露

成功地实施有益的自我表露,需要遵循前一章列举的移情准则。下面简述这些准则:

1. 清除杂念。
2. 提醒自己关注说话人。
3. 注意患者的语言或非语言信息。
4. 问自己:“这个人到底想让我听什么?”
5. 在自我表露前先进行移情反应,这样通常可以获得更好的效果。焦点首先落在患者身上,然后才是自己。自我表露将促进移情反应,这个程序让患者深信,自己得到了理解。
6. 最后检查移情反应与自我表露是否有效。

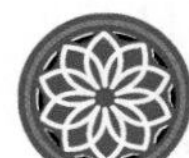

案例链接……

帮助他人减轻病痛

以前我一直以为命运掌握在上帝手中,但直到10年前我才意识到,我可以通过自己的努力去安慰备受慢性疾病折磨的患者。我的爱人接受了肾脏移植和双侧髋关节置换手术。我母亲患有纤维肌痛和创伤后应激障碍,并变得沮丧和沉闷。我最近得了椎间盘突出,需要硬膜外注射类固醇类药物。我的丈夫虽然身体上饱受折磨但他一直很坚强,我的母亲也为自己设定了目标,并逐渐在床上练习移动。我可以通过我手术的经历和感受去安慰焦虑患者。在逆境中,我们可以通过安慰治愈患者受伤的心灵。•

简而言之,实施自我表露的步骤如下:

1. 倾听。
2. 移情反应。
3. 自我表露。
4. 检查。

生活是人生经历的集合,既有自己的故事,又有他人的故事。倾听并理解患者、家人或其他同事的经历,对你的未来有帮助,这些能丰富你的护理与人生经验。

临床护理能提供丰富的机会实施自我表露(方框9-1)。

方框 9-1 临床护理自我表露建议

- 明白沟通是动态的。患者喜欢并信任可以分享的护士，一个真实的人生感知有助于建立帮助关系。一个护士与患者的妻子都对陶器感兴趣，这个话题提供了一个不具威胁性的共同背景，为护士帮助患者妻子应对悲伤奠定了基础。
- 记住护士要控制分享信息的多少，使用这种技巧逐渐让患者了解护士，而不必担心关系过于亲密。
- 认识到护士分享自己的经历能减少患者一定程度的焦虑，缓解疾病与治疗的压力。
- 虽然直觉的分享会有用处，但是同时要考虑到自我表露的价值与治疗的目的。
- 记住，回忆过去特殊事情有助于与老年人分享信息。

摘自：Nowak KB, Wandel JC. The sharing of self in geriatric clinical Practice: case report and analysis, Geriatr Nurs 19(1):34, 1998.

有帮助与无帮助的自我表露举例

对于下面的情形，给出了一个可接受的移情反应。例子后面给出了一些无效的自我表露，并指出了这些例子的缺点，最后，给出了一个可接受的完整反应。

情景 1：与患者沟通

Mrs. Kern，一位患者，刚刚向你转达了下面的信息：

“这个周末我非常害怕，经医院允许，我让 Jack 住在家里。Jack 开始咳嗽并且满脸通红……然后他胸痛得弯下身子，我以为他要死了。幸运的是他的硝酸甘油正好在窗台上，我把药拿给他后，他很快镇静了下来，他的疼痛在数分钟内消失了，谢天谢地。”

1. 倾听

在经历了丈夫的痛苦及恢复的宽慰后，Mrs. Kern 希望听到相关的信息。

2. 移情回答

在应用自我表露之前，应该给出如下的移情回答：

“天啊！我猜您一定害怕您的丈夫犯了致命的心脏病，尤其当他因为胸痛而蜷缩起来的时候。当发现在家里没有医院全套的紧急救护措施的时候，还要再受一次惊吓。硝酸甘油起作用了，真是一种解救啊！”

在令人满意的移情之后，紧跟着进行自我表露。

3. 自我表露

通过下面的例子辨别令人满意、不满意的自我表露方式。

令人不满意的回答 1：“我记得祖父有胸痛病，害得祖母经历了惊魂的时刻。他们住在乡村，甚至连电话都打不通。”

这种自我表露是不合适的，因为这不是你个人的经历，另外，多余的细节会使 Mrs. Kern 困惑和分心。

自我表露应该简短，当你们具有相似经历的时候，才是有效的。如果没有类似的经历，最好不要应用这种技巧。最好记住，没有两个人的经历是完全相同的，这种技巧仅是唯一可能的支持方式。

令人不满意的回答 2：“那样的害怕真的是一种创伤，我在周末也经历过这种令人害怕的情形。火警拉响了，我是唯一在楼梯里的护士，我几乎惊慌失措。但是，不像你一样，我保持冷静，幸好那是一次错误的火警警报。”

这样的回答像是在与 Mrs. Kern 竞争。自我表露的一个重要特征是要切入说话者的内容情形，如果你的自我表露偏离了这一点，或者无关就更糟，你就没有真正地理解 Mrs. Kern 表达的信息，这个回答与 Mrs. Kern 对丈夫出事的焦虑几乎无关，无关经历很可能让 Mrs. Kern 理解为你要去“抢风头”。相反，她可能被你的困境搅乱，并从一个被帮助者转变为帮助者。

令人不满意的回答3：“是的，我很清楚，看到有人在你面前经历极端胸痛，是多么可怕的感受。上周与你一样，病房中一位女患者引发了一阵剧烈的胸痛，看到这情形我十分焦急。女患者家里有三个孩子，你可想而知，如果她死了，三个孩子将怎么过。她是一个单亲妈妈，因此，他们说……可以猜到，数年前她丈夫丢下她……还听说，他酗酒，甚至折磨她。你知道，可想而知……”

这种回答太空洞，将减弱回答中的关怀目的。整个自我表露的目的是让对方知道你明确地了解他们所处的困境，因为你与他们有过相似的经历。这种回答应该是简短的，并且聚焦相似的重点情形上。就 Mrs. Kern 来说，重点在尽量简明地表述你对她害怕与解脱的理解上，自我表露应更多地体现出你对对方的理解。

令人满意的回答：“我爸爸也有严重的心绞痛，当他发病、面色苍白、看上去十分痛苦的时候，我会非常焦虑。我所能做的，仅仅是站在身旁，盼着硝酸甘油赶快起作用，我经常感觉到很绝望很无助，您这周末也有这种感觉吗？”

这个回答正好符合有效地自我表露的尺度，由于你们对挚爱的人都有过相似的经历；因此，你的表露与 Mrs. Kern 是相关的。这种表露是简短的，突出重点的，因此 Mrs. Kern 会立即察觉到，你绝对会感受到他与患病丈夫单独相处时的感受。

4. 核实

对于自我表露，令人满意的回答还需满足一个标准，即试探性。问题：“这周末您也有相同的感觉吗？”让 Mrs. Kern 试着去说更多的感受，重点转回她的身上，并让她认同或表达出更多的感受。通过这样的问题，你可检查你的自我表露是否切题，让 Mrs. Kern 去评论，根据她的反应适当地转换焦点。

对 Mrs. Kern 而言，完整、可接受的自我表露如下：

“天呐！我猜，您的丈夫引发致命的心脏病，尤其当他因为胸痛而蜷缩起来的时候，您一定十分害怕。当您发现是在家里而没有医院全套的紧急救护措施的时候，还要再受一次惊吓。硝酸甘油起作用了，真是一种解救啊！我爸爸也有严重的心绞痛，当他发病、面色苍白、看上去十分痛苦的时候，我会非常焦虑。而我所能做的，仅仅是站在他的身旁，盼着硝酸甘油赶快起作用，我经常感觉到很绝望与无助，您这周末也有这种感觉吗？”

这个回答结合了倾听、移情反应、自我表露与核实四个步骤。这样就能清楚地表示你对 Mrs. Kern 的理解。

情景2：与同事沟通

一位叫 Joan 的护校学生对你说：

“太刺激了！在实习的精神病房，我经历了难忘的一天！我一直非常小心地注意着一位年轻患者的瞳孔反应与血压值，我一直检查他的生命体征，最后检查出血压有升高的趋势及瞳孔的一些低灵敏度反应，我将观察到的变化汇报给正在巡视的神经外科医师，他核实了我的检查并立即安排对患者进行手术，在手术室他们清除了血栓。我太高兴了，由于我的细心帮助患者挽救了生命，这让所有的辛苦工作和学习都变得有价值了。”

1. 倾听

你的同学要表达的信息是，她的勤奋努力挽救了患者的生命，她对自己的机敏感到自豪。

2. 移情回答

在自我表露之前，先做如下的移情回答：

“哇！怪不得你这么欣喜！感激你的勤奋努力，因为你的机敏，挽救了患者的生命，所以你看上去有些激动，的确应该高兴，因为这是关于生死的问题，多亏了你的细心。”

令人满意的移情完成后，进行如下的自我表露。

3. 自我表露

下面的例子可以帮助你区分令人满意与

令人不满意的自我表露方式。

令人不满意的回答1:“我姐姐在5年前当护生的时候也有相同的经历,但直到现在每当说起这事,她还是那么激动。路过一间病房时,她碰巧看到患者呼吸困难,她用Heimlich急救法救了他。”

这种自我表露是不适当的,因为这不是你自己的经历,并不能表明你对Joan取得成功时刻的真正理解。你姐姐的故事不能让Joan信服你了解她取得的成功,与她感同身受,或者与她有相同的经历,你的个人经历最能让Joan知道你理解了她取得的成就。

令人不满意的回答2:“我正好能体会你的感受,我也有这样的一天。所有的任务都完成了,我能带患者外出散散步,让他们也享受这种休息时刻和清新的空气,我也有一种成就感。”

这种情形根本不能与Joan的生死情形相比,这种无关的回答会使你与Joan之间产生隔膜,而不是通过彼此的理解变得更亲近。你的成就感与Joan不能相提并论,因为她挽救了一个人的生命。

你的自我表露必须与说话人的情形相关,才能说明你完全理解他的要点。如果你没有表达出重点,就向上面的回答一样,表示你并没有完全理解她要告诉你的信息。

令人不满意的回答3:“我知道挽救别人生命的激动心情。上个暑假,我看到在我们小屋外的水面上有一艘小船……你知道地点正好在小岛附近……我看到一个人在反复地招手,我记得那是一种国际遇险信号。原来是两个女孩乘着父母的汽艇冲浪,但汽艇没有汽油了,他们没有桨也没有救生衣。其中的一个非常虚弱,她是一个糖尿病患者,喝了一些啤酒,在烈日下晒了很久,她急需胰岛素。我将她们带上岸,使她们感到安全。所以,我知道救人是什么感觉。”

这种回答很可能给人一种厌烦的感觉,我们要尽量让自我表露简洁明了。

令人满意的回答:“即使没有发生在我身上,我也能体会到那种自豪的感觉。当时我在4J层,恰巧发现一位患者突发心肌梗死。我紧急呼救,开始CPR……他活过来了!不但记住了所学的东西,并把它应用于现实中,怎能不激动呢?”

这样的回答符合有效自我表露的标准,因为你们的相似经历使它具有相关性,并且简短而有针对性,让Joan立即感到你理解了她的信息。

4. 核实

自我表露包含一个试探性的问题,用于核实自我表露是否与Joan的经历有关系,这种衔接回答应该转到Joan的注意力上,Joan也有进一步表露自己感觉的机会。这样的回答不会有“抢风头”的感觉,通过分享你们相关的经历,使她感觉到被理解。

下面给出了一段完整、准确的自我表露,包含四部分:

“哇!难怪你会激动!多亏了你的警惕,挽救了患者的生命。你看上去这样高兴,也是因为你的机敏。这关系到生与死,你高兴是因为你观察到了生命特征的微弱变化。我也有那种自豪感,那次如果不是因为我的及时救治,患者就有可能失去生命。当时我在4J层,恰巧发现一位患者心肌梗死发作,我便紧急呼救,开始对患者进行CPR……,最后,他活过来了!你不但记住了所学的东西,并把它应用于现实中,这怎能不令你激动呢?”

这样的回答结合了倾听、移情、自我表露和核实四个步骤。在移情和适当的自我表露过程中你主动倾听,最后将话语权转给患者,患者或同事感觉到被倾听、被理解,被尊敬。Picard等(2004)指出,患有癌症的护士幸存者可使用富有同情心的自我表露增强患者的信心。自我表露有效,是因为你将自己相关的经验加进了彼此的沟通中。自我表露时,要以自信、安全的关怀方式进行沟通,理解和保护他人及自己的权益。

智慧库

负责任地选择适宜的自我表露是一种能力。

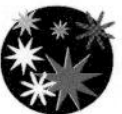

返回本章开头的"主动学习",并写下你的答案

练习自我表露

网络视频技能构建/讨论:练习 1

观看 9 分钟,全国护理委员会在 2014 年发布的关于护理专业界限的视频,网址为 https://www.ncsbn.org/464.htm。识别 5 种可能表明从治疗到非治疗关系的转变。分享经验和应用情况。

在线手册/技能构建/讨论:练习 2

适当的自我揭露是保持专业界限的一部分。阅读护理指南专业界限(PDF 下载地址 https://www.NCSBN。org/professionalboundaries_complete.pdf),反思你对专业界限的了解,并与其他学生或同事讨论你的问题和经验。

技能构建/讨论:练习 3

在接下来的几天里,注意别人对你的自我表露。这些自我揭露是相关的、简短的和个人的吗?你能理解他们的表达吗?注意你对这些来

技能构建/讨论:练习 3(续)

自同事、患者、老师或朋友的自我表露的反应。考虑他们的自我表露有什么特点使你感觉被照顾,什么特点让你产生疑问,什么特点让你很感兴趣?

在你独立做完这个练习以后,和你的同学在一起比较你们关于自我表露行为的一些发现。

创造性表达:练习 4

护士自我表露的目的之一——移情。反思自己的经历,你可以总结经验教训,这对工作中的自我表露很有用。选择一种慢性疾病或与你周围人类似的生活经验,写一首诗来表达它对你的影响。例如:

关节炎是僵硬的早晨和痛苦的日子
关节炎开始老化
关节炎被结婚戒指抛弃
单亲家庭就是所有的决定
单亲家庭是沉重的
单亲家庭是感恩节的披萨饼和圣诞节的电影……

参考文献

Bateson MC: *Peripheral visions: learning along the way*, New York, 1994, HarperCollins.

Corbett S, Williams F: Striking a professional balance: interactions between nurses and their older rural patients, *Br J Community Nurs* 19(4):162, 2014.

Dossey BM, Keegan L: *Holistic nursing: a handbook for practice*, Burlington, MA, 2012, Jones & Bartlett.

Drew N: Expanding self-awareness through exploration of meaningful experience, *J Holist Nurs* 15(4):406, 1997.

Egan G: *The skilled helper: a problem-management and opportunity-development approach to helping*, ed 10, Independence, KY, 2013, Cengage Learning.

Grover SM: Shaping effective communication skills and therapeutic relationships at work: the foundation of collaboration, *AAOHN J* 53(4):177, 2005.

Jourard SM: *The transparent self*, New York, 1971, Van Nostrand Reinhold.

Keltner NL, Schwecke LH, Bostrom CE: *Psychiatric nursing*, St. Louis, 1999, Mosby.

National Council of State Boards of Nursing, video: *Professional Boundaries in Nursing*, 2014. https://www.ncsbn.org/464.htm (Accessed 7/1/15).

National Council of State Boards of Nursing video, brochure: *Professional Boundaries in Nursing*, 2014. https://www.ncsbn.org/ProfessionalBoundaries_Complete.pdf (Accessed 7/1/15).

Picard C, Agretelis J, DeMarco RF: Nurse experiences as cancer survivors: part II—professional, *Oncol Nurs Forum* 31(3):537, 2004.

Rosenberg CJ: Faculty–student mentoring. A father's chronic sorrow: a daughter's perspective, *J Holist Nurs* 16(3):399, 1998.

Stuart GW: *Principles and practice of psychiatric nursing*, ed 10, St. Louis, 2012, Mosby.

Varcarolis EM, Halter MJ: *Foundations of psychiatric mental health nursing: a clinical approach*, St. Louis, 2010, Saunders.

第十章

具体

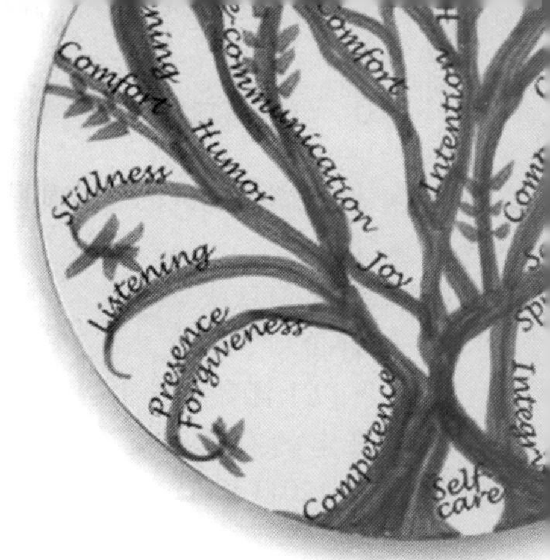

> 简洁是表达的最高水平。
>
> **Walt Whitman**

学习目标

1. 明确具体的定义
2. 明确具体的特征及其对沟通行为的影响
3. 熟悉具体的沟通策略
4. 比较安慰剂效应与反安慰剂效应
5. 练习并掌握具体的沟通技能

应用具体的时机

你是否因问路时得不到清楚、针对性指引而迷惑？细节、里程、地标、电话号码都是对这个问题的帮助。具体指讲话内容详细、清晰，这样沟通时才能重点突出，逻辑性强。相反，表达模糊、缺乏明确性则会阻碍沟通。根据医疗保健协会2008年指出，错误信息的传达已造成2360亿美元的损失。缺乏具体性导致沟通不畅。除了澄清我们自己的观点外，具体性还能帮助患者（或同事）明确主题。评估患者对信息的需求和认识水平，有助于护士选择适当的沟通内容和方式（Black，2014）。

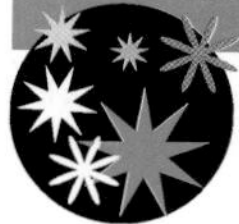

主动学习……

尊重旅途中的伙伴：具体

阅读本章内容时，请认真思考以下问题，写出你的答案。

写出你在本章中所学到的知识。

这些知识如何影响你的护理实践？

你将如何运用这些新知识或技能？

想一想……

在某些人际交往中使用具体沟通策略非常有利，主要包括以下几种情况：

- 说明自己的想法和感受

- 慎重表达别人的想法和感受
- 询问
- 提供信息或反馈
- 评价

以上涵盖了护士遇到的各种情况。具体或特定的有效沟通有三种方式（Arnold 和 Boggs，2011；Stuart，2012）：

1. 当沟通双方观点一致，沟通的过程会更令人满意。

2. 沟通者更清楚地理解自己和他人的想法。

3. 信息完整、准确是解决问题的基础，能提高护患或同事间的进一步沟通的成功率。

表达自己的想法与感受时要具体

在交流情感时，恰当地选择你想传递给听者的语言是非常重要的。如，生气时，你可能会感到愤怒、沮丧、暴怒、恼火或急躁。你因为患者的迟到而有些急躁，一旦过分表达生气的情绪，就会阻碍沟通。

难过时，你感觉忧郁、沮丧、无助或灰心。你因为孩子的抚养费没到位、税款到期而心情十分沮丧时，你却告诉同事，你不过是身体不适，这种将情感风险最小化的做法必然降低你们之间的亲密和信任。

不具体的想法及感受描述易造成误会，因为交流的目的是增进两个人之间的了解，而间接、不清楚的描述往往是徒劳的。

除了保证情感质量，还要具体描述情感来源。例如，患者开始实施减肥计划，每天走2 英里（1 英里 = 1.609 千米），你对此感到高兴，你可以这样表达喜悦：

Weller 先生，我很高兴你通过饮食和锻炼来改善自己的健康状况，我知道这是一个挑战。但你会发现，坚持会让你身体更健康。

通过这种有具体内容的表达方式，让语言更具有说服力，你的解释是对 Weller 先生的精神鼓励。比下面这种表达方式更有效果：

太棒了，Weller 先生，很高兴见到你做得这么好。

在这个例子里，你没有清楚表达喜悦的原因：因为他的依从性强？还是因为你不需花费时间来督促？

再举一个例子，夜班同事标记出所有的不良的检查结果并清晰地展现给你，便于你的查看，你表示非常感谢，白班交接时你会说：

感谢你准备了这份记录，它能帮我们节省时间。这些突出显示，简化了信息，方便我们提醒医师，扫一眼就知道哪些患者需要监测体温，哪些患者需要重新进行实验室检查，谢谢。

具体说明为什么感谢，可以明确反映你的感受，其作用胜过“太棒了”或“谢谢”等圆滑的说辞。

护士、患者、家属或同事选择合理的思维方式，善于赞美，知道赞美的具体原因。他们不轻易做决定，重视逻辑的、客观的思考。在讨论感受时，选择理智思考而不是凭感觉的人倾向于客观地做出决定、批判分析，更容易对他人的观点做出反应。而选择依个人情感和价值观决策的护士、患者或同事，在谈论情感时使用更多的言语，更易于表达他人的感受（Myers 和 Myers，1995）。

在第十二章里，你可以学到更多能表达自己思想与情感的方法。

智慧库

表达想法时有些人比较含糊，有些人则比较直率。以合适的方式表达出你想要的才是最好的（Sherrod 等，2009）。

如何具体地反映他人的观点和情感

倾听不是单纯的沉默，而应以声音和动作相配合。你应表现出热情和尊敬，以示你正关注着患者或同事的谈话，及时进行反馈以证明你倾听了对方的谈话，理解其含义。

当你倾听别人的想法和感受时，就像一名记录者，给他们机会，听他们说真正想说的。当倾听者的回答清晰、简单、具体，实际是在帮助倾诉者清楚地表述。

例如，一位家属比较详细地描述他儿子的发病经过：

Cant 夫人：我很担心他忘记吃药，特别叮嘱学校的护工检查他有没有吃药。当他从学校回家晚了，我担心他在路旁抽搐发作而死。每当他踢足球时我都在旁边给他加油助威，而且祈祷这些运动不会诱发他癫痫的发作，哎，以后都会这样吗？

以下是具体回应的例子：

具体的回应：你想知道儿子是否能正常地生活，是否以后你可以不必再担心他的健康和安全。

你可以通过具体技巧来分析别人的想法，当他们表达想法和感受时，这种技巧能够帮助你更好地领会他们的感受和说话的意图。

相反，不具体的回应如下：

回答 1：你一定为你的儿子紧张、烦恼。

回答 2：似乎你总是在担心。

这些陈述都没有抓住 Cant 夫人要表达的真正意思，精确、具体的回应才能使你完全理解倾诉者。详细情况请参阅第十章，本章提供了更多有关具体回应他人观点和情感的沟通方法。

询问时要具体

作为询问者，有时你会有意识地避免问得太具体，以便被询问者占主动地位。在开始时通常使用开放式的策略（“我能帮你解决什么问题？”或“描述一下你的疼痛感觉”）或在期间的某一时刻，你想询问更多的信息，也可应用这种方法（“你可以给我讲讲你的家庭情况吗？”或“你能给我说说你锻炼身体的习惯吗？”）。

作为临床工作者，我们经常想从患者那里获得具体的信息。要想精确地得到需要的信息，询问必须要具体。例如，你希望更多地了解患者家庭成员的病史。如果你问：“告诉我你家庭成员的更多健康情况”，你可能得到以下回答：“很好”或“好的，我想想，1901 年我曾祖父在航海探险途中生病了。”这句简明的回答没有提供任何有价值的信息，并且过长的回答使你不得不重新筛选出有用的信息。

有时患者对病史的描述是不连续的或混乱的，可能因为他们记不清具体的日期和细节，或因健康状态干扰了思维的清晰度而出现情绪上的异常。这时要停下这种无意义的描述，放弃这个话题，重新开始具体询问，有助于患者的思维变得清晰和注意力集中。

你可能需要知道患者家族的具体病史：癌症病史，心血管疾病史等，直截了当地询问可使患者更容易明白你的问题，从而提高获取该信息的机会。具体化的技巧，可以避免在交流过程中产生沮丧感和无意的谈话。作为护士，如果不能做到条理清晰，患者就会感到困惑，甚至怀疑我们的沟通能力。诸如“我不太明白您的意思”或“您能再重说一遍吗？”之类的话，让患者知道我们很关心这些话题，但我们没听明白他们所说的内容（Sundeen 等，1998）。

提供信息或反馈时要具体

作为护士，我们会经常谈及有关患者的

一些情况，如治疗、检查、用药和生活方式等。要教给患者们陌生的知识，同时，要避免过多地打扰给他们造成的不便。重点讲述患者重点想了解的问题，同时，提供给患者可以选择的答案非常重要，如："对您的治疗您想了解什么（检查、用药、饮食）？"用比较吸引人的方式提问，使患者描述病情最重要的方面。完全按照时间顺序进行解释等于浪费时间，也可能毫不相关，甚至有些谈话内容可能使患者感到担忧。

对于想从你这里得到反馈的患者或同事，也可以使用相同的方法。一开始要明确他们迫切了解的东西，确保你的反馈得到他们的重视。

例如，一名读过6个月研究生的新聘护士，护理组组长想让你提供有关她5次值班中作为组长的表现反馈。此刻，你可能热情地提出表扬和建议，但在回答之前你还是应该停顿一下，你的反馈应该是："我愿意给你的团队领导能力提出建议，你希望我具体从哪方面谈呢？"这样，她才能明确自己最希望得到反馈的是有关指派任务能力和处理不可预见的危机的能力。询问具体化，让你的反馈突出重点，这样对别人的帮助更大。

案例链接……

准确地表达自己的意思，不要含糊其辞

"我曾经遇到过一位16岁的患者，患有霍奇金病。他刚刚被医师告知他可能'没有生育能力'。当医师离开后，我在他的脸上看到了绝望的表情。我问他是否知道'没有生育能力"到底是什么意思，他回答到，'我不能过性生活了。'我给他解释了'没有生育能力'的具体含义，在一定程度上减轻了他的压力，病情缓解后他就回学校上课了。我们在使用语言时一定要尽量精确。"

案例链接……

提供信息，缓解紧张

"我曾经有一个患者，她因为患带状疱疹遗留有可怕的神经痛，6个星期不能躺和坐，她极度恐惧，疲惫不堪。我连着四天去探望她，为她解释硬膜外麻醉是如何进行的，以及如何帮助她缓解疼痛。她说她终于明白了，相信硬膜外麻醉能帮她减轻痛苦，并且同意接受治疗。在为她注射药物5分钟后，她睡着了。醒来后，她告诉我她从来没睡的这么沉，紧紧的拥抱了我，感谢我改善了她生活的质量。在继续接受两次注射之后，她不再需要麻醉了。"

做到有针对性评价

完成任何一项护理工作后，对护理工作成功与否的评价都是十分重要的。无论是进行一次培训还是完成一项治疗，事后都应当检查是否达成了预定目标。可以专门设计一些问题来评价完成的工作，你可以问一些反映护理工作关键任务完成情况的问题，而不是问"怎么样？"或"你掌握了吗？"这种含糊的问题。

你的同事希望有人对她的领导能力做出反馈，你就可以问她："我所提供的有关你领导能力的反馈，对你有帮助吗？"有的患者想知道手术后一周的病情恢复情况，你可以说："关于您开胸手术后恢复过程的问题，我的回答全面吗？"对于第一次做父亲，给孩子洗澡时有些难以应付和紧张的人，你可以问他们："我为婴儿洗澡的演示有没有帮您树立信心？"这些有针对性的问题可以帮助护理人员评价他们的行为是否有效，问一些这样的后续问题是完成护理工作的一部分。

提供具体的记录

当使用一些特殊方法来收集患者信息时，系统记录数据是一种必要的补充。一些清晰准确的记录可帮助患者获得最佳的护理。如今,法律上规定护理人员应当为自己的行为承担责任,而 1/4 的医疗纠纷与患者的护理记录有关,显而易见,为患者提供优质护理和避免医疗纠纷是准确进行护理记录的两大主要原因(Surefire Documentation,2007)。你的护理记录应与护理计划完全相符,记录中应当表明你是针对患者特殊需要进行的护理,且该护理行为恰当并符合医疗诊断。当护理记录中包括一些针对性问题及用心思考的结果后,这些护理人员的记录就成为了一种简洁、有序、符合事实及便于审计的病程记录(Surefire Documentation,2007)。详细的护理记录对医疗补偿机构有直接影响,记录越准确越详细,就越有可能获得法律保护(Krantz,1998)。有一种普遍流传的说法:"若未记录医疗行为,就会视为对患者未做任何处理。"尽管这种说法不一定完全正确,但医疗机构必须通过记录过程来确保所提供的医疗服务已经完成,并且已做出完整的评价。核对一下你所在病区的相关文件记录,确保你已经按照要求做好了尽可能详尽的记录。

Philpott(1985)列出了护理人员 22 条合理及谨慎的护理记录的实践、标准与制度,以下是 Philpott 护理记录特定技能的关键点:

- 患者病情程度越高,护理记录就应当越复杂,越有深度,越详细。
- 有效的护理记录应当忠于事实,且应是基于记录人亲眼所见,亲耳所听和(或)通过嗅觉暗示和触诊获得的数据进行的记录。
- 有效的记录应当没有偏见,并且避免预先做出判断和为患者贴标签的做法。
- 有效的记录倾向于使用定量化的表达方式,避免使用一些模糊、概括性的表达。如,在为睡眠障碍的患者记录时,"与往常一样"或"睡眠尚可"这样的描述会让人无法理解,浪费时间,并且可能会带来一系列问题。详尽、具体的记录如"从 2:00 睡到 3:00,她的睡眠很平稳并且自述感觉身体焕然一新"就为我们清晰、简洁、准确地描述了患者所处的境况。同时,这样也能提高护理记录内容的可信度。

有效的护理记录应当包括精确的图表。图表不仅表明护理人员已经完成的工作,而且有效地显示出患者病情进展和自身情况,能够节省其他医护人员的时间。

了解安慰剂效应和反安慰剂效应的影响力

谈及语言在支持或破坏患者治疗时的重要性,你可能已经听说过临床医师的安慰剂效应,通过语言或期望暗示对患者的病情产生积极的影响。而反安慰剂效应则产生负面影响。安慰剂和反安慰剂效应是"临床结局……不能归因于实际的药物治疗或理疗,还受个人调整或心理暗示的影响"(Lang,2005; Schenk,2008)。反安慰剂效应发生在当一名护士或其他医疗保健提供者通过语言、文字或声调的选择发送负面信息时。

患者,尤其是在被视为危及生命的情况下,更容易受到来自以下的误解:

字面上的意思——"睡一会,很快就会结束"(麻醉前)。

强调负面信息——"你是高风险患者。"

消除患者的疑虑——"你不需要担心"(给心脏冠状动脉旁路移植术的患者,Häuser 等,2012)。

语言的选择包括以下一些例子:

与其说"这是缓解你疼痛的药"(表明预期疼痛),不如说"这种药能让你更舒适"(表明药物会提高舒适度)。

与其说"尽量不要忘了按时服药"(表明患者可能会错过一个剂量),不如说"按时服用药物是很重要的"(表明患者将会遵守)。

与其说"有时整形手术会留下可怕的瘢痕,"不如说"你的外科医师已经开了可以用来促进瘢痕愈合的药膏(Schenk,2008)"。

许多不假思索的语言行为实际上是冲动的。一位心外科医师想对一位做了 4 次冠状动脉旁路移植术后的患者:"您血管不好……,您知道,我们不想伤害你!但是别无选择。"这无疑是认真的医师正在审查他脑海中的程序,但给患者的信息比需要的多。这位患者后来向一位社区医师进行了咨询,他对手术进行了评论，"冠状动脉旁路移植术是一件好事，除非移植失败导致出血。"也许，医师的评论来自对另一位患者死亡的痛苦回忆，但这位患者未来会更好地加强定期锻炼及规律饮食。

患者信任医疗服务提供者说的任何话。患者通常在其健康受到威胁时焦虑不安，可能会高度敏感，特别关注医护人员非言语行为的细微差别。当看到患者病情恶化，应当保持客观、冷静的态度，采取适当的措施。

智慧库

TMI！

TMI(Too Much Information)，是常用的表达方式，对于工作与生活，是一种能提供良好建议的简便方式，"注重细节"……。

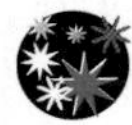

返回本章开头的"主动学习"，并写下你的答案

练习具体

技能构建：练习 1

这是一个有趣的训练，能够帮助你学习"具体化"的技巧，并且可以作为学会"团队合作"的良好开端。

拿一些苹果，保证你们组里的每个人可以分到一个。每个人都拿一个苹果，仔细观察。写下有关这个苹果的每个细节，然后将苹果放回容器里。将这些苹果打乱，然后让组员找到刚才自己观察过的苹果。讨论在与患者、同事沟通过程中关注细节的重要性。提高自己的观察能力，培养自己"具体化"的能力。

角色扮演：练习 2

有一种方法可以帮助你了解人际沟通技巧的益处，尝试下不使用此技巧的负面影响，以下练习可以为你提供这种机会。

找一位合作的同学。一人扮演护士，另外一人扮演患者，"患者"希望从"护士"那获得一些具体的信息。事先设定一些你想知道的具体信息及原因。在护患双方交流中，要注意细节。在该角色扮演中，作为护士的一方不要试图理解"患者"想要知道的信息的性质及原因；同时，要刻意含糊其辞。进行 4 分钟的对话，然后结束，回答下列问题：

作为患者：当护士不明白你具体想要知道什么及其原因，你有什么感觉？

作为护士：当你没有努力理解患者需要的时候，有什么感受？

角色互换，这样双方都有机会感受给别人含糊其辞的感觉，及接受这种信息的感觉。

角色扮演：练习 3

找一位同伴进行角色表演。其中一人扮演家庭护士，另一名扮演医师。

护士给医师打电话为患者预约，在描述患者病情时，护士要用含糊不清的语言。医师可以多问一些问题，也可以基于这些不具体的信息冒险做出决定。4 分钟交谈之后，回答下列问题：

作为医师：你对这名护士及他的工作能力有什么看法？这对你回答护士的问题有什么影响？

作为护士：你的做法对于帮助患者获得帮助有什么影响？

再一次角色扮演，这次护士要表达出清楚、具体的信息。经过 4 分钟的交谈后，回答下列问题：

作为医师：对于这名护士及工作能力有什么看法？这对你的回答有什么影响？

作为护士：你的做法对于帮助患者获得帮助有什么影响？

技能构建：练习 4

"我只想知道事实，女士，只是事实。"这是侦探 Joe Friday 在一个很老的电视节目——Dragnet 中的一句话。一名被叫到 ICU 协助医师和护士长进行沟通的顾问，他希望护士长能够尽量简洁、具体地说明 ICU 的情况。护士长想说明所有细节，但是医师无法理解她的意思。这位顾问建议护士长用"3×5"指示卡来列出她想说的重点，这些卡片可以使问题清晰。如果护士在深夜呼叫医师，"具体"的语言很重要。选择一个临床情形，试着用更具体、更简洁的方法来描述。用"3×5"指示卡列出要点，训练更加"具体"的交流方式。

Q. S. E. N. 学习策略:练习 5

与团队成员进行沟通时,简明扼要、准确、及时传达关键信息至关重要。标准化的沟通策略是确保有效地传达信息的一种方式。SBAR(事件,原因,评估和建议)技巧被广泛用于提高安全及团队的交流。回想近期一次采用 SBAR 技巧记录患者的事情,并记录你是如何拨打电话给医师请求协助。

- 事件:描述情况,发生了什么("我打电话给史密斯先生,45 岁")。
- 原因:描述这一事件的原因("他的血压一直在下降,从 140/90mmHg 到……")。
- 评估:表达你的预测,你的结论("我想他也许……")。
- 建议:陈述建议或需要的帮助("我需要医师检查……")。

参考文献

Arnold E, Boggs KU: *Interpersonal relationships: professional communication for nurses*, ed 6, Philadelphia, 2011, Saunders.

Black BP: *Professional nursing: concepts & challenges*, St Louis, 2014, Elsevier.

Häuser W, Hansen E, Enck P: Nocebo phenomena in medicine: their relevance in everyday clinical practice, *Dtsch Arztebl Int* 109(26):459, 2012. http://www.aerzteblatt.de/pdf.asp?id=127210.

Institute for Healthcare Advancement: News, notes and tips: 10 common errors healthcare professionals make with their patients, *Nurse Educ* 33(6):240, 2008.

Krantz J: Taming the new E&M guidelines, *Physicians Manage* 38(3):41, 1998.

Lang EV, Hatsiopoulou O, Koch T, et al: Can words hurt? Patient–provider interactions during invasive procedures, *Pain* 114(1–2):303, 2005.

Mosby's surefire documentation: how, what, and when nurses need to document, St. Louis, 2007, Mosby.

Myers IB, Myers P: *Gifts differing*, Palo Alto, CA, 1995, Consulting Psychologists Press.

Philpott M: *Legal liability and the nursing process*, Philadelphia, 1985, WB Saunders.

Schenk PW: "Just breathe normally": word choices that trigger nocebo responses in patients, *Am J Nurs* 108(3):52, 2008.

Sherrod D, Sherrod B, Sherrod T: Expand your communication style, *Nursing* 39(3):18, 2009.

Stuart GW: *Principles and practice of psychiatric nursing*, ed 10, St. Louis, 2012, Mosby.

Sundeen SJ, Rankin EAD, Stuart GW, et al: *Nurse–client interaction: implementing the nursing process*, ed 6, St. Louis, 1998, Mosby.

第十一章

询问

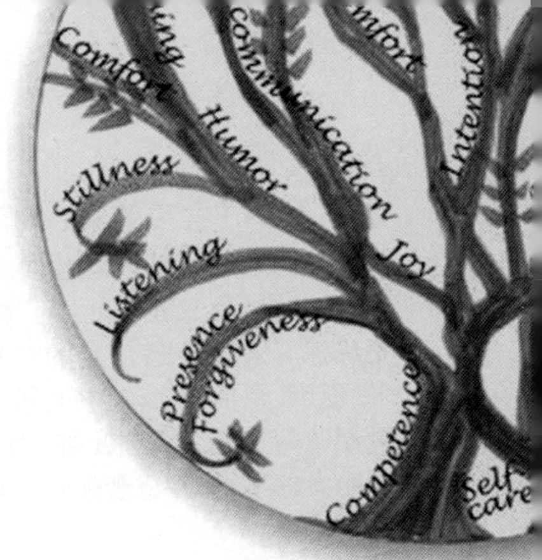

> 生命中许多宝藏一直藏于身边，只是我们未曾发现。虽然我们知道询问可以帮助自己解决目前的困境与挑战，但我们经常做的差强人意。
>
> **English proverb（Andrews，2011）**

学习目标

1. 讨论有效询问技巧的重要性
2. 识别询问六要素
3. 识别询问时常见错误与解决策略
4. 通过实践评估并培养询问技巧

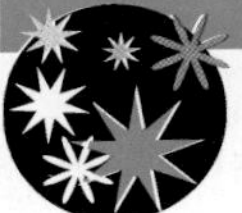

主动学习……

尊重旅途中的伙伴：询问

阅读本章内容，请认真思考下列问题，写出你的答案。

写出你在本章中所学到的知识。

这些知识如何影响你的护理实践？

你将如何运用这些新知识或技能？

想一想……

护士有效询问的重要性

“询问”这个词源于拉丁语（意为“寻找”“寻求”），是一个非常有意义的词。当一个人愿意花时间去询问时，意味着他对某些人或事感兴趣，而问发人深省的问题时，才能够使患者更深刻去思考他们的健康和自我护理模式的正确性。鼓励患者多提问并分享，能大大地提升他们的满意度。

有效询问是护理评估和构建关系的基础。例如：当你询问某一患者是否胸痛时，这是一个闭合性问题，你得到的相关资料也会很少，如果你请患者描述一下他不舒适的感受，你可以得到更多信息（Kleiman，2002）。当你与患者建立初始关系时，他们往往会依据自我期望对你进行评估（Sundeen 等，1998）。患者因疾病常感到脆弱无助，他们更加依赖像你这样的人。在最初患者患病的日子里，护理人员帮助他们对抗疾病直至痊愈的过程中,需要让患者相信你所收集的信息可以帮助他促进健康、提高生活质量,也相信你不会泄露隐私。作为一名职业护士,需要花费近一半的时间向患者和同事询问问题,这就是为什么要学习询问技巧的原因。谨记:倾听所说的话和未说出口的话。

对细心及工作能力强的护理人员而言,善于询问是基本要求。有效的询问能为自己和他人节省时间,提高信息收集量并增进对患者的了解。有效询问为优质护理提供了保障,当把询问作为一种工作习惯时你也将会为构建循证护理提供有效的支持。

从接触患者到发展为帮助型关系的过程,护士会询问许多与患者密切相关的问题,以便能准确进行护理诊断,进行有效的护理,从而达到患者的期望。根据患者的期望,能够发现其首要问题,并能对整个护理过程进行不断的评价。当护理结束时,患者能否继续完成有效的护理,很大程度上取决于你对患者存在的问题解释是否清晰,重点是否突出。同样,帮助患者学会如何向你及医师或其他组成员提问,让他们更加积极地参与其中,也是治疗的重要组成部分。一项研究表明:患者的沟通模式影响着医师的沟通。其结论为:医师们在治疗过程中更愿意鼓励患者积极的询问,乐于提供关于患者更多的信息(Sobczyk 和 Shulman,2002)。

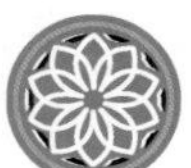

案例链接……

见非所见……发现真实的问题

“患者女,31 岁,脊髓炎,伴有剧烈疼痛。晨间护理评估时,我试着与她谈一些有关疼痛的话题。她哭了起来,我进一步询问后方知,她并不是因为疾病带给她的疼痛而哭泣,她不太关心自己的疼痛。随后,她开始向我讲述她因患癌症去世的祖母以及她的祖父,她害怕再也见不到祖父了,她想告诉祖父在她生命中扮演着多么重要的角色。她的话深深触动了我,因为我跟她有类似的经历。在帮助她稍恢复些情绪后,我让她给祖父打去了电话,期待她能完成心愿。”

在一定程度上,询问是护患关系的重要组成部分。因此,在护理工作中需要熟练地掌握这一基本沟通方法。

如果你是一名护士,你就要确保收集的资料安全有效。下面将要学习的询问六要素能确保你能获得准确且有用的信息。

> 在谈话中应遵循 REAL 模式:即客观判断,表达中立,有效询问,使用语言或非语言信息。
>
> **John Stoker(2013)**
>
> **智慧库**

询问:为什么、问什么、怎么问、问谁、何时问、何地问

为什么要询问

询问前,确定为什么需要这些信息。在询问相关信息时,保持关注点在所问的问题上,换言之,问别人问题,不能心不在焉。如果你问问题源于好奇心,那么你有可能已经侵犯了患者的某些权益!记住,好奇害死猫。在你开始发问前,先问问自己这样的问题:“我所问的这些问题能帮助患者吗?我寻求的信息是什么?”如果你能明确这点,就开始你的提问吧。

如果你护理的患者对提出的问题有任何疑问时,你就需要提前准备好理由。一起看下面的例子。

你与一位从梯子上坠落的患者谈话,你想了解下他从梯子上坠落的原因及他回家后是否仍存在安全隐患。在你提问的过程中,为了避免他漫无目的地回答,你可以先说出你的目的,例如:

大约有 80% 的人发生意外时是在家里,所以我想问一些有关你使用梯子时安全防护以及一些家庭安全措施的问题。这些问题可

能会让你想到如何确保工作或者家里生活变得更加安全的相关问题，你愿意和我分享你的看法吗？

再看另一个例子：

在过去的一年里，你 79 岁的患者因晕厥被送进急诊科 3 次，晕厥原因待查，作为责任护士，你了解到可能是因过度消瘦和营养不良造成的。所以有了以下的提问：

Jones 女士，虽然我们还不清楚导致你晕厥的原因，但会试图去验证每一种可能造成你发病的原因。其中一种可能是营养素缺乏，为判断你从食物中摄取的能量是否可以保证你日常所需，我可以问你一些关于饮食方面的问题吗？

这两个例子都展示了你需要向患者问问题的目的。当患者理解你的目的，就容易敞开心扉地告诉你一些信息，而不会因感到不安而有所戒备。

问什么，如何问

如果上面的内容你已经掌握了，下一阶段你需要思考的两个问题是询问什么和如何询问。明确了询问的目的，接下来就是计划询问什么问题及如何组织问题，确保你能够弄清自己的目的，使患者对你所问的问题做出清晰而准确的回答。

你所说的话，问的问题一定要符合逻辑、清晰而有条理，这样才会对你有所帮助。他们会用自己的方式向你倾诉，你能做的就是对他们隐私和个人信息的尊重，对此不要做任何评价。

例如，假设你需要为结肠造口术后患者提供卫生保健相关的一些关于患者整体活动水平和时间安排的信息，为帮助患者更好地适应术后生活，就要求你了解一下所负责患者的整体活动水平和生活安排。在你向患者解释了目的并获得知情同意后，就可以开始询问。你可以选择从以下方面开始：

让我们从早晨开始说起，你能概括出工作日早晨起床到午餐这段时间里每个小时的活动吗？

这个问题向患者准确地概括了你想知道什么，他的回答可以集中于早上。很显然，你还可以继续询问他周计划中其他时间的活动。

再看下面一个例子：

你正在为刚刚到门诊外科需要麻醉的患者填写一份健康评估单。你需要收集他的既往史、疾病史和家人健康史等相关信息。你所使用的简单术前评估量表是可以获得患者全面资料的。在你解释目的和询问基本问题并经患者知情同意后，你开始了以下提问：

正如你所知，术前麻醉需要采集患者许多信息，为了使信息采集更加流程化，我将使用这份指导手册。它有一个非常好的列表，这样可以确保信息收集得更全面。请问，你理解我所说的内容了吗？如果理解，那么请告诉我：你小时候是否患过白喉？百日咳或风湿热等疾病？

你所采用的上述方式可以避免患者一些无关紧要的回答。

患者提供的信息都带有个人情感，即主观感受，在某些方面较其他人更加敏感。对许多患者来说，谈到性行为或避孕措施时会很尴尬。另外一些人，当谈到个人卫生或酗酒时可能会很尴尬。许多患者在描述自己的自护行为时会感到不舒服，有些人在透露家庭问题或工作相关问题时会有所犹豫。你无从知道哪个话题是患者不愿与人谈及的。所以，必须记住患者透露的任何关于个人、重要的人、医疗机构等比较敏感的信息。

作为一名护士，在力所能及的范围内要让患者感到舒适，这样他们才愿意诉说更多有关自身的信息。其中确保你与患者所谈内容的机密性是其中一个必要的要素。开始前要说清楚自己会保守患者的秘密和尊重隐私是护理人员的职业操守。如果不能让患者信任你，则会失去发现患者更多信息的机会。

机密性意义广泛，在对待所有患者时，你必须诚实并坦率地表明意图，让患者清晰明了地理解并接受你所表述的内容。那么，机密性是不是意味着你不再重复患者对你所说的内容了呢？或是只通过语言把患者信息传递给值得依赖的人而不再需要记录呢？又或是通过图表的形式把这些信息告知其他小组成员呢？事实上，患者是否会向你坦露你所期待了解的信息取决于你处理他们这些信息的方式。

护士、患者对机密性这个词都有着各自不同的理解。Sundeen 等（1998）曾指出：在患者的印象里，护患关系是很私密的。当发现你把他们的个人信息透露给护理组的另一个成员，或以表格或图表等形式呈现在他们面前时，他们会有一种被出卖的感觉。

另一个增加患者舒适感的方法就是护理人员以尊敬的、专业的态度对待所有要讨论的问题。保护患者的隐私，给予患者足够的反应时间，有利于其广泛、充分地回答。不管是讨论性行为，家族史，还是通便习惯或运动形式，你要做到完全放松和坦诚，努力使患者感到轻松。如果你坐在椅子上乱扭动，不与患者眼神接触，或降低你的音量，患者会很快感觉到这可能是敏感话题，他们可能会觉得尴尬。提高能够轻松询问问题的能力，创造轻松谈话氛围，可以帮助护理人员更好地与患者交流，以便获得更多有用的信息。

问谁

问谁，是要考虑的另一个重要问题。如果患者是位善于表达、易接近的人，那他就是要问的人。当然，你需要的患者信息，可能患者自己也无法提供，有些时候患者的病情是需靠细心观察而得知。例如，一位患者正在服用调节情绪的药物，你需要他的妻子观察他在用药期间的变化。此外，还要了解患者服用此药是否有效。或者，你为一位多发性硬化症患者进行家庭访视，你希望获得一些从家庭成员角度在家照护患者时患者自我管理能力方面的信息。在与患者家庭成员或朋友交流时应保持谦虚、尊重的态度，与他们交流应围绕患者的情况。在一些医疗机构询问患者时，患者需要签署知情同意书。尊重并保护患者的隐私是护理人员的义务，也是法律所要求的。

当患者不能回答问题时，如：因无意识、失语或精神疾病不能提供必要信息，这种情况下则需要寻找到其他能提供该患者信息的人。

何时何地询问

何时、何地询问是你考虑的又一个问题。针对许多医院和门诊的物质条件水平来说，提供一个完全私密的护患谈话空间还是很困难的。但我们要尽最大努力去安排这样一个时间和地点来保证谈话不会被电话、噪音、其他患者、部门活动、或其他谈话者干扰。要想以上条件都兼顾需要有一定的耐心，因为你或患者都可能会被一些计划外因素所打扰。此外，公共场所不要谈论患者的隐私问题，他们通常会非常在意这件事。

如果在询问技巧上注意以上六个方面，这将有助于提高你的效率。

询问时的常见错误及规避策略

前一节从很宽泛的角度指导你如何问出更有价值的问题，获取更多信息。针对谈话出现喋喋不休、主题不明确的情况，本节将从以下几个方面给出建议，提供有益帮助。

冗长的赘述

往往在谈话中我们会经常跑题，所以谈话前应努力向患者和同事说明目的。交流时如果谈话无主题，介绍过于详细，就易使谈话对象对所谈内容产生混乱或乏味之感。针对所问的问题，我们可以作清晰简明的解释，避免冗长详尽的讲解。此时 KISS 原则是可避免无主题叙说最好的方法。KISS：保证简单明了（KEEP IT SHORT AND SIMPLE）。

阅读下面错误的方式：

冗长提问的方法：“Haddon 先生，我想问你一些关于过敏症状的问题，为的是帮助你制订合理的生活模式计划，能避免或减少因周围事物对你的干扰而产生的压力反应。你也知道，反复的过敏反应会对身体产生影响，因此时身体要进行持续的抵抗，以恢复工作功能。处于过敏状态时，你的身体处于警戒时期，持续抵抗，以试图恢复正常状态。当你因过敏而感到不舒服时，你同样会感到紧张和焦虑，甚至有时会害怕，怕控制不住过敏反应。只有当我们知道了所有的相关信息，我们才能帮你找到最好的办法去避免刺激物，我们可以开始了吗？"

冗长的赘述会导致患者无法理解你所问问题的重点。过于开放式提问则会使谈话内容冗长、无目的，而太过于注重细节的描述往往会分散注意力，影响交谈效果。

正确的方法如下：

焦点式：Haddon 先生，我想问你一些关于过敏的问题，目的是为你找到一种生活方式，以避免或减少由各种原因造成的压力反应对你的干扰，你的化验单显示在食物和空气中都含有对你起过敏反应的物质。首先，你能告诉我你对哪种食物过敏吗？

这种简洁的开场白说明了你的目的。如何及为什么你要问患者这些问题，这种清晰简洁的提问方式避免了乏味，避免使患者感到厌烦、害怕，甚至产生拒绝的情绪。

喧兵夺主式(剥夺患者的发言权)

大多数时候，我们通常采用询问的方式了解患者的健康状况及治疗效果。这种这情形下可以了解患者的想法，为他们提供更多表达个人想法的机会，特别是当我们需要了解患者的这些信息时。这种方法显得很重要，但在问、答患者的过程中，如果护士的热情或先入为主的观点代替了患者所要表达的真实想法，这样会激怒患者。很多患者并不喜欢护士在他们面前夸夸其谈，彰显我们的自信，而不真心倾听他们的观点，也不考虑他们的健康状况。

错误式如下：

抢风头式："Ricco 小姐，我们一致认为经过这六个步骤后可以减少你脸上的斑，我很想知道你是怎么想的。我非常了解这种方法，知道何时使用何种控油的产品，难道你没有认识到采用这种方法会避免毛孔扩张么？你好像同意买 Best 医师推荐的特殊的香皂，是这样吗？我认为你应该选择第二种方法。"

Ricco 小姐很快就会产生这样的印象：你对她的谈话没有任何兴趣，剥夺患者说话的机会易让其受挫和感到自卑。抢患者的风头会使他们觉得护士的想法更重要，她们应该按护士的要求去做。这样的情景和现在的健康消费模式不相符，现行的医疗体制与人们的自我健康需求产生了矛盾。

正确的方式如下：

周全的方法："Ricco 小姐，我们一致认为通过这六步之后可以减少你脸上的斑，我想知道关于我们谈到的这些方面你是怎么想的，以便我向你推荐方法。"

真正留心的护士会发现 Ricco 小姐关于治疗的真正想法，并会适时地停止而让患者继续。患者很乐意我们鼓励他们去选择合适的健康行为，明白了选择其他的治疗方法还存在一些障碍——比如时间和金钱。患者对自己的健康也负有责任，我们应给他们机会表态发言，让他们参与进来，并仔细聆听他们对我们所提问题的回答。

多重选择混合

作为访谈者，有时我们急于问患者一连串的问题，这让患者会变得很迷惑，不知道我们到底想得到什么信息，也不知道该从何说起。

错误的方式如下：

轰炸式："Parker 女士，我们需要了解一些信息，以帮助你能够顺利分娩及产后的恢复，你能说一下你更倾向于哪种分娩方式吗？你们夫妇与医师讨论过这些问题吗？我的意思是，你决定在分娩时应用哪种止痛药和麻醉药了吗？你了解哪几种麻醉方法——全身麻醉还是局部麻醉？接下来我还想知道你打算母乳喂养吗？你决定了吗？"

哦！Parker 女士的思维快速运转，试图跟上这轰炸式的提问。她刚想回答一个问题,你的下一个又出来了,这样很可能会使她感到惊慌、混乱和烦躁。

正确的方式如下:

清晰式:"Parker 女士,我们需要了解一些信息,以帮助你能够顺利分娩及产后的恢复。我想问一下关于分娩过程中疼痛的管理方式和喂哺方式。这两方面你觉得可以吗?"这时你可以停下来看她是不是同意。"首先,你计划在分娩时用哪种止痛方法呢?"

要用这样提问的方式让 Parker 女士回答,虽然她知道后边还有许多问题,但这种单个、清晰地列举问题能让她清楚地知道你到底要了解什么。

难懂、隐秘的代码

作为护士,我们习惯用一些医学术语或使用自创的方法,把那些又长、又难记的医学名词缩略。与专业人士之间用这些话可以,但如果对患者说这些只会增加困惑。所以,询问患者时应该用他们能理解的、表达清晰的话语。

错误的方式如下:

隐秘式:"Winters 先生,我给你带来了地高辛。在服药之前要先测量一下你的脉搏,评估一下你的水肿情况。今天早上你有任何心绞痛、心悸、SOB?我们要防止化学毒物的摄入。"

Winters 先生几乎要用医学辞典或解码器去理解护士的问题,护士的这些专业术语会使他感到糊涂,不舒服。当患者不安、迷惑不解时你得到的信息就可能不够准确。

正确的方式如下:

清晰式:"Winters 先生,我给你带来了治疗心脏病的药—地高辛,在这之前我要用听诊器听听你的心率,测测脉搏,今天早上你觉得胸痛了吗?"然后停下来,等回答了之后,你再问"今天早上你感觉到有任何不规则的或比较快的心跳了吗"得到回答之后,你再问"今天早上你感觉到喘不过气来了吗"。

用比较简洁的语言询问能提高患者理解问题的水平,有利于得到患者正确的回答。

滥用"为什么"

作为护士要做许多诊断性工作来确定患者为什么会生病、心烦意乱、不遵循已定的治疗方法等。这些"为什么"都是合理的问题,但是提问时,最好不要频繁地用"为什么",因为这样会使他们有威胁感。要避免使用这种带有侵犯性的词语,最好用更柔和、易于接受的语言。

错误的方式如下:

威胁式:一个患者正用枕头使劲砸床档,"Kent 先生,你为什么这样做啊?"

一个青少年不会应用拐杖,"你为什么不自己走呢?"

一个糖尿病妇女左脚被截肢,现在只剩下 3 个脚趾头,"你为什么不好好保护你的脚呢?"

一个年级大的寡妇很伤心,"你为什么任时光流逝而不去找回些什么呢?"

每一个"为什么"的问题都带有侵犯性且粗鲁,都会使患者变得自卫、无理或用其他方式保护自己,避免开放、真诚地回答你的问题。

正确的方式如下:

温和式:告诉那位用枕头砸床档的患者"Kent 先生,能告诉我发生什么事了吗?"

对那位错误应用拐杖的患者"是什么使你不能自己走呢?"

对那位截趾后只剩 3 个脚趾的糖尿病妇女"是什么事使你无法保护自己的脚?"

对那位伤心的老妇人"是什么让你这么伤心,使你连以前喜欢的一些事情都不做了?"

滥用开放性和封闭性问题

封闭性问题旨在引出患者具体、主要的答案,开放性问题是让患者详细阐述他们所选的任意话题,掌握技巧的访谈者知道该何时用何种提问方式。

错误的方式如下:

封闭式:一个患者刚做完钡灌肠从放射

科回来,他很害怕这个过程。你问"你做钡灌肠了吗?"

这个问题只会得到一个"是"或"不是"的答案,而不能让患者详细介绍他的经历。

在询问现病史时,你问患者"你饮食均衡吗?"

这种只能回答"是"或"不是"类型的问题只会告诉你有关患者营养摄入的很少信息。

你的63岁患者要转到长期病房,"你希望去吗?"

这种方式使患者的回答毫无其他选择。

正确的方式如下:

趣味式:一个刚做完钡灌肠的患者从放射科回来,那过程使他感到恐惧。你问"你能告诉我具体的过程吗?"

在询问病史时,你问患者"你今天早饭吃什么了?"

你的63岁的患者将要转到长期病房,你问"离开这儿去那你觉得怎么样?"

这三个例子都是开放性问题,需要患者详细阐述。通过这些问题得到的信息,能使你对患者的观点有更全面的理解。

在护理实践过程中,封闭式提问法与开放性相比,错误率更高。开放式提问会使我们得到更多有用的信息,然而有时候我们的问题会过于笼统,应该对所提问题有所侧重。因此,检查一下你提问的方式是非常有价值的,看看是不是有时候可以让问题重点有所突出。

神秘的访谈

当我们问患者问题时,他们坦诚地回答。作为一名有技巧的护理人员,我们需要对患者的资料进行分类、筛选和分析来制订护理计划。在整个过程中,我们对患者的反馈会让他们有亲切及被尊重的感觉。

错误的方式如下:

无理式:你对一个刚收入院体重快速下降的患者进行健康评估时,分配好的评估时间到了,你对患者说"我现在要走了,一会再来看你,继续我们的谈话。"

当我们要结束访谈而没有给患者任何提前的暗示时,他们会有一种被忽视的感觉。

正确的方式如下:

清晰式:在完成一组评估前,如果你必须要结束访谈,可以这样"今天我们谈了很多关于你体重下降方面的问题,对这些有一个全面的了解会对治疗有所帮助。在下次谈话时我还需要了解更多的信息,在下午谈话前,希望你能再回想一下,在你刚开始体重减轻时有什么异常情况吗?"

即使这次谈话不能提供一个明确的概要,也能向你显示一些关于你所评估问题的资料。告诉患者发生了什么,包括我们的计划,希望下一步做什么,提供一些帮助性的指导,目的是让他们了解病程的进展,减少不必要的担心。

继续完善你的询问技巧

当患者及他们的家庭成员对你的询问感到舒适时,你应适当思考下面一些问题:

一个问题结束时可能提示更深层次的含义是"还有哪些问题是我应该问的;我问的问题能否帮助我更加了解患者的情况?"

有些时刻请谨记:沉默是金。适当的暂停,让自己和对方有时间思考,处理信息,回忆因紧张而遗漏的信息。深呼吸,从内心深处做出你真实意愿的回答。当你保持安静时,他人其实正在决定是否向你讲述有关他们的敏感话题。此时为了进行深入的交谈,你可以找一个私密的地方。

如果采纳了本章所介绍的建议,你咨询问题将会更有自信和责任心。同时,你应该尊重的这份权利——保护所需要的信息,完成护理进程,维护患者的尊严。思考方框11-1中的问题,用自己的话鼓励患者积极参与到治疗行动中来。记住,有时候患者及家属会向你咨询一些问题,你可能要反复地回答一个问题,回答同样的答案,特别是极度焦虑的或生命垂危的患者家属(Ameirican Association of Colleges of Nursing,2000)。询问问题要有礼貌,回答同样如此。

方框 11-1 加深关系的问题

1. 我能帮你做些什么？
2. 能告诉我你现在的想法吗？
3. 你看起来很困惑，怎么了？
4. 可能是我错了，但看起来你很担心，是什么困扰你呢？
5. 你有什么问题问我吗？
6. 怎样能让你感觉更好些？
7. 为了感觉更好些，你都做了些什么？
8. 你觉得什么能让你减轻些痛苦？
9. 从事临终护理工作的护士：考虑患者的需求，谈话时要亲切，你想要知道什么？如果你认识的一个人的爱人去世了，你想给他或她提供什么样的照顾？

注意沟通中的“交流”一词；它是文字、思想、能量、潜台词的双向交流。

Nance Guilmartin(2010)

智慧库

护士在每次交班开始前可以问患者：今天什么事让你看上去这么开心呢？

Ani Burr(2012)

智慧库

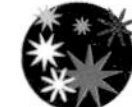

返回本章开头的“主动学习”，并写下你的答案

练习询问技巧

技能构建/反馈/讨论：练习 1

护士应该询问患者怎样的问题？“今天什么事让你看上去这么开心呢？”反思这样的问题，观察患者对你提出这个问题的反应是否符合你的预判。记录下你整个反思过程并与同学讨论。

分阶段技能构建：练习 2

运用表 11-1 里介绍的深化关系的问题，与其他同学合作完成这个练习。无论在任何条件/挑战下，都由其中一人扮演患者，其他同学使用表格提供信息进行提问。体验两种不同角色，然后互换角色。

批判性思维：练习 3

作为一名矫形外科的护士，你要去护理一位新入院、年纪大的女患者：海特女士的诊断是阿尔茨海默病和骨盆骨折。这天晚上她的儿子、儿媳和虚弱的老伴来病房看她。你负责去询问她是怎么跌倒造成骨折的。

批判性思维：练习 3（续）

自己写下你要问的前三个问题。通过如下提问可以同他们辩论：

- 你为什么要问这些问题？
- 你问的到底是什么？
- 你应该怎么问？
- 你问的谁？
- 你应该什么时候问？
- 你应该在哪儿问？

记下前三个问题，先自己比较一下，然后与同学比较它们之间的异同。这个练习主要针对询问技巧和解决问题的技巧，教会你询问和解决之间存在什么关系。

反馈：练习 4

通过记录学习日记可以提高自我意识，也是与他们沟通的重要部分。对反馈提问是写好记录的有益策略。回答并创立属于自己的问题（Jacobs，2001）

反馈:练习 4(续)

- 在生活中我的基本假设是什么?
- 谁是我生命中关心的人?
- 我的梦想是什么?
- 我从生活中学到了什么?
- 我的优点是什么?我成长的空间是什么?

Q. S. E. N. 学习策略:练习 5

反思性实践的基础是不断向自己提问。“我为什么要这样做?”,从多个角度运用你所学的知识,在未来如果有相似情况可以运用这些总结出的经验。在质量和安全的层面,反思性提问是探索精神的基础,可以提高实践能力。从“菜鸟”到“专家”要不断地从询问中学习至关重要的经验。

Q. S. E. N. 学习策略:练习 5(续)

护理患者过程中要关注这些反思性问题。如何把你所要问的问题集中在患者所关注的点上?

- 以患者为中心:现在我能为患者做的最重要的事是什么?
- 团队合作与协作:谁需要知道有关患者的信息?
- 循证实践:在护理患者时,什么是我行动的基础?
- 质量改进:如何从实际工作中改进我的护理效果?
- 安全:哪些潜在安全隐患可能导致错误?
- 信息技术:信息技术如何帮助我改进管理模式?

参考文献

American Association of Colleges of Nursing: *City of Hope National Medical Center: The-End-of-Life Nursing Education Consortium (ELNEC) faculty guide, Module 9: Preparation and care for the time of death*, Duarte, CA, 2000, Medical Center.

Andrews A: *The noticer: Sometimes all a person needs is a little perspective*, Nashville, TN, 2011, Thomas Nelson.

Burr A: The one question nurses should ask every patient, November 25, 2012. http://scrubsmag.com/the-one-question-nurses-should-ask-every-patient/ (Accessed 9/24/14).

Carter MA: Trust, power, and vulnerability: a discourse on helping in nursing, *Nurs Clin North Am* 44(4):393, 2009.

Cegala DJ, Post DM: The impact of patients' participation on physicians' patient-centered communication, *Patient Educ Couns* 77(2):202, 2009.

Gallagher RS: *How to tell anyone anything: breakthrough techniques for handling difficult conversations at work*, New York, 2009, AMACOM.

Guilmartin N: *The power of pause: how to be more effective in a demanding, 24/7 world*, San Francisco, 2010, Jossey-Bass.

Jacobs RD: *The way in: journal writing for self-discovery*, New York, 2001, Stewart, Tabori & Chang.

Judson TJ, Desky AS, Press MJ: Encouraging patients to ask questions, *JAMA* 309(22):2325, 2013.

Kleiman N: Asking the right questions is the key to proper diagnosis, *Buffalo News*, May 1, 2002. Final edition (My View column), p C4.

Knoll S, Leifso G: Asking questions—improving practice, *Can Oper Room Nurs J* 27(3):6, 2009.

Matiti MR, Trorey GM: Patients' expectations of the maintenance of their dignity, *J Clin Nurs* 17:2709, 2008.

Nickitas D: Asking questions and appreciating inquiry: A winning strategy for the nurse educator and professional nurse learner, *J Contin Educ Nurs* 43(3):106, 2012.

Sobczyk R, Shulman NB: *Your body, your health: how to ask questions, find answers, and work with your doctor*, Amherst, NY, 2002, Prometheus Books.

Stoker J: *Overcoming fake talk: how to hold real conversations that create respect, build relationships, and get results*, New York, 2013, McGraw-Hill.

Sundeen SJ, Rankin EAD, Stuart GW, et al: *Nurse–client interaction: implementing the nursing process*, ed 6, St. Louis, 1998, Mosby.

第十二章

表达看法

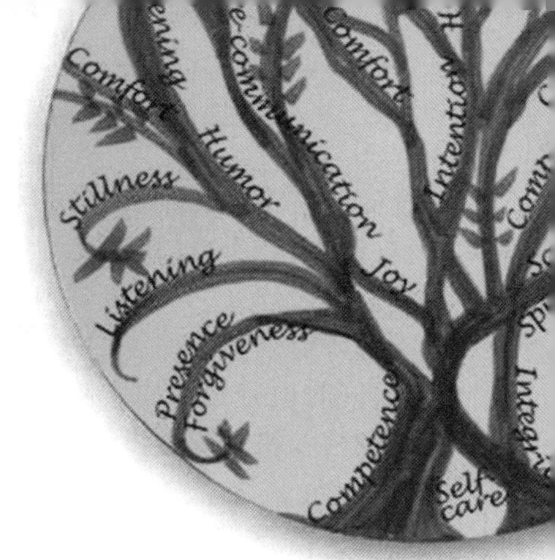

> 不知礼，无以立。
>
> **Confucius**

学习目标

1. 区分提供建议和表达看法的不同
2. 确定自信表达看法的策略
3. 讨论分享你对他人关心的例子
4. 识别表达看法的作用
5. 练习表达看法的技巧

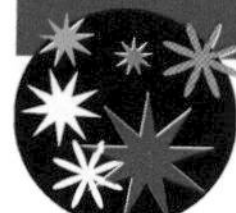

主动学习……

尊重旅途中的伙伴：表达看法

阅读本章内容时，请认真思考以下问题，写出你的答案。

写出你在本章中所学到的知识。

这些知识如何影响你的护理实践？

你将如何运用这些新知识或技能？

想一想……

如何区分“给予建议”和“表达看法”

作为护士，表达看法指的是透露你对患者或同事的健康状况的看法或感受的行为，表达看法或提供建议是一种自信的行为。要对自己的沟通或自我效能有信心，这样可以避免无效沟通带给住院患者的不良影响（Racia，2009）。联合委员会和健康促进研究所授权健康护理组织的工作之一就是提高职业沟通能力（Thomas. 等，2009）。在职业环境中，你的看法为患者或同事解决问题和做出决定提供了辅助信息。比较而言，给予建议只是帮助他人解决问题或做决定的单方面过程。提供建议可防止患者的自主行为，给同事一种你认为他们没有自主能力的感觉。

表达看法可以为患者的健康提供一个更

全面的方案来选择治疗计划。患者有知情权，护士有责任提供信息。表达看法不是告诉他人做什么，而是告诉他们你的看法所带来的好处。它帮助患者在健康状况方面做决定，同时也避免了患者对护士的依赖及因护士的建议被拒绝所带来的愤怒及埋怨。

何时表达看法

在下列必须做出决定的情况下，患者和同事可能会寻求你的建议。

是否提供或保留信息：例如，患者想知道是否应该告诉医师或家属自己的病情。就该不该向患者、家属、同事或管理人员透露信息，护士总是处于两难境地。在个人问题上该不该相信老师，护生也总是犹豫不决。

是否服从或拒绝治疗计划：有些患者对病情有不一样的看法或预期，会产生怀疑，不确定是否遵循治疗计划，或试图在没有治疗的情况下活下来；护士对于是否向患者、家属、同事或护士长透露患者信息犹豫不决；护生对于是否向指导老师汇报个人问题存有顾虑。

什么样的策略能达到想要的结果：希望达到预期健康目标的患者可能不确定遵循什么样的治疗计划；护士知道治疗计划的效果，但他们需要确定采取什么样的行动确保达到最好的效果。

患者和同事做决定的时候可能需要你的建议，把你的建议与他们的决定合为一体，即你为他人提供了信息。

Jensen，Josephson 和 Frey（1989）提出的与患者分享信息的看法不仅用于改善治疗关系，也同样适用于护患帮助关系。当结果不确定的时候，当选择会同时产生积极和消极两种结果的时候，当采取一种行动不一定比另一种行动更有利的时候，护士可以对上述任何情况表达看法，从而创造一种对于采取哪种决定进行讨论的环境，并提供与患者合作的机会。这种互动行为能加强与患者的关系。

表达看法的感受

在深入学习之前，拿出铅笔，记下你对以下问题的回答：

1. 他人表达看法时忽略了你的看法，这时你会有什么样的感觉？

2. 你和别人商量但并未得到他人的建议，这时你的感觉是什么？

把你的答案与班上其他同学进行比较。

对于已经征求意见和未征求意见的看法，我们会有不同的观点。在我们的文化中，我们很重视在一定法律限制内的自由行为，当其他人在未经我们同意的情况下试图影响我们时，多数人可能会感到不满。我们通常更愿意考虑我们同意接受的看法。人类的这种本性为表达看法指明了规律，即尽可能明确是否有人需要你的建议。对于别人的决定你可能特别强烈地希望发表看法，但是如果这个人不同意，你就是在浪费时间或危及你们的关系。

从前面的回答可以看出，许多人期待与之商榷的人给予建议。当商榷遭到拒绝的时候，你觉得被欺骗了。当我们问及律师、医师和教师专业建议时，我们期待他们的指导，所以患者和同事需要我们能够提供作为护理人员的专业性建议。人们有权力从自己的错误中进行自我反思，也许你的回答不是最好的，当他人作了最终的决定，无论对错都属于他们自己。

> 有时候不做决定就是一种决定。
>
> **Author unknown**
>
> 智慧库

关于表达看法还有两个问题：

1. 当别人问了你的建议却不照做，你怎么想？

2. 当别人完全把你的建议变成行动，你怎么想？

一方面，你可能并不在意别人是否依据你的看法采取行动；另一方面，当别人采纳你的建议时，你会觉得自豪或安慰。相反，就会觉得受伤或失望，这种感觉的强弱程度源于你对别人行动控制欲的强弱。作为护士，增加自尊的因素取决于患者或同事是否按照你的方式行事，及是否了解你提供了最明智的建议，你的建议丰富了他们做决定所需的信息。

我们允许他人自由地做决定的程度取决于我们对他们自主与状态的估计，这超过他人对我们看法的尊敬。作为护士，在给予看法时不仅要尊重患者，更要考虑所提供的建议为患者带来了什么益处。

如何自信地表达看法

作为护士，在工作中患者和同事会向你咨询对护理的看法，在生活中，家人和朋友，甚至陌生人也会如此，因为你是受过教育的专业护士，会无数次接受患者、家人或朋友相关问题的询问。如果你了解一些表达看法的原则，处理这些情况就会更得心应手。下面提供了一些指导。

表达看法之前要征得他人同意

为避免患者或同事的敌意或怨恨情绪，需询问他们是否有兴趣听你的看法。要完成这个表示礼貌的步骤，你在对话中可以使用以下句子。

“以前，一个患者告诉我一个好方法应对你现在的情况，你想听这个建议吗？”

“我刚读过一篇文章，有些好主意是关于怎么解决你的问题，你想听听它怎么说吗？”

“去年我也遇到了类似的事情，但经过努力我成功地克服了困难，你想听听我是怎么做的吗？”

“我见过很多遇到类似麻烦的人，从这些经历中我总结出一些建议，你想听吗？”

“我想这个问题很久了，我有些看法想表达，如果你想听的话。”

虽然你认为你的信息有用，但是他人不一定想听。一个精神科的护士朋友这样说：“如果你知道我工作中所面对的问题，你就不会这么说了，所以这些观点你还是自己留着吧。”

每一个患者或同事都会让你知道自己是否愿意听你的建议。直爽的人会用肯定的是或不是回答你，不直爽的人也会用非语言信号告诉你他是否要听你的建议。如果他们向别处看，转换了话题，或争辩他们的情况特殊，就是在警告你退后而保留建议。如果他们给你展示有趣的姿势，就是暗示你继续。

征得特殊患者或同事的允许

我们的建议源于我们知道如何处理类似情况。但是了解所有的情况和个体差异因素是不可能的，因此，表达看法时应该避免教条，应试探性地提供劝告，体现对特殊情况的考虑。

避免这样的言辞：“我认为你真应该……”“你真应该……”或者“很显然，这是你行动的方向。”才能让你的看法更容易融入他人解决问题的过程。

使用以下方式表达看法，给他人公平的机会接受或拒绝你的看法：

“你认为这个建议会对你有帮助吗？”

“你认为这些建议怎样？”

“这个建议适合你的生活方式，你觉得呢？”

“倾向于你的这种建议是否打动了你？”

“这些看法都适应你的情况吗？”

看法的理由

患者和同事期待你在护理与工作、学习相关的事情上提出看法。而合适的理由是一种负责的表现，它确保患者和同事有足够的信息做出决定。

下面的句子可用于支持看法的理由：

“在我看来，第二条和第四条可能是你要寻找的最能取得成效的选择。你喜欢哪条？”

“如果你有钱，西斯城的医务所是你最好的选择；如果经济情况不允许，你可以考虑城里的自助医院。你觉得呢？”

“如果我和你处于一样的境地，我可能会选择疗效迅速的而不是疗效缓慢的治疗方法。你的症状缓解之后可以恢复正常速度治疗，这个计划怎么样？”

“我不太赞同 A 计划，因为你的社会支持和家人都在城外；B 计划可以确保你在学习技术时得到一些常规的监督。你更喜欢哪个？”

“根据我多年的临床经验，证明以往的治疗措施比患者随意采用的方法更有效。这能帮助你做决定吗？”

“我真不知道哪种方式对你更适用。以我的经验，曾经有患者对这两种治疗方案都乐于接受，最终决定还是依照个人喜好。既然两种选择在各方面来说都是可靠的，所以我的建议是选择你喜欢的。”

在所有的例子中，护士给出了自己首选看法的理由，把最后的决定权交给患者。如果我们想让患者管理自己的健康问题，我们可以为他们提供建议，但是必须说明最终的选择权属于患者。向同事陈述理由时可以使用下面的方法：

“Jones 太太开始好转，我认为把她转走是个错误。也许应该把 Hanes 太太转走，以便 Jones 太太再接受一周的治疗。你怎么想？”

“我认为考试前应该让老师再给我们复习一遍神经解剖学那部分，那部分占百分之四十，她只用一节课就讲完了。你觉得呢？”

“我认为应考虑购买电脑，录入家庭护理患者的数据。因为及时、正式的文档会影响报销。你认为行政部门会同意吗？”

“这个月我们病房来了两个护理学生，她们来自不同的学校。由于她们的班次不同，患者必须回答同样的问题，并给予他们评价。你觉得这是个问题吗？”

“我们系的课程委员会除了包括大二的学生代表，还应该包括大一学生代表。你不这样认为吗？”

“既然你这么问了，Kenson 医师，我照顾 Jones 先生一周半的时间了，强烈感觉到他回家康复的日程可以比你建议的提前。他的情况稳定，家庭护士可以在家给他打针、换衣服。他非常渴望回归原来的生活，特别是开始用家里的电脑写作。你怎么想？”

“感谢给我机会加入安全委员会。我在这里三个月了，一直也没有防火演习，我注意到两个安全出口的灯不亮。我认为常规的防火演习和定期检查设备对我们有好处。你同意吗？”

这些例子告诉你如何自信地提出自己的看法，兼顾同事的感受。给出你的看法并不意味强迫采纳。提供个人看法的理由，听取别人的看法，会使决定的过程具有协作性。

管理者设定的决策氛围会影响护士和患者之间的决策风格。共同治理模式鼓励护士参与管理工作（Watson，2002）。护士可以组织一个委员会来监督护理实践中的医疗、行政、研究和教育领域（Miller，2002）。致力于与患者共同解决问题的护士希望在工作岗位和管理阶层都受到尊敬。护士能够影响决策的制定，通过创造或抓住机会，自信地表达看法，作为工作场所决策过程的另一个信息来源。可以参与制定地方、州和国家特殊患者群体的保健、护理和宣传有关的立法，如老龄化问题的议程。当前医疗系统发生变化的同时也伴随着机遇。护士有更多的机会参与卫生政策的制定。建立表达意见的技能可为你在政治舞台上阐明自己认为重要的问题提供支持。对护理工作有突出贡献的护士可以鼓励其参与卫生政策的相关工作（Stokowski等,2010）。

表达看法也需要自信和负责。它保护你表达看法的权力,也包括决策的制定和尊敬他人拥有知道你想法的权力。通过表达看法,确保决策者获得更多的信息。

如何共享你对他人的关心

你发现患者、患者家属或同事的某种行为在你看来是值得关注的。给出具体、积极的反馈是表达看法的另一种方式,这可以展示自信的沟通风格。Berent 和 Evans（1992）举例说明了如何赞美和表扬别人的行为。

"你总是愿意帮忙。"

"你对新主张总是很开明。"

"我了解……有所改善。"

"你需要很大勇气做……"

一起做工作时你的看法:

"我们已经为此尽力了。"

"我们想出一些好主意。"

在一个工作组或其他成功的协作中,分享幽默的正面评论会产生力量与亲切感:

"我们是一个很棒的团队还是?"

"我们太棒了,我简直受不了。"

"我们做得这么好应该得到奖励。"

"我们了不起。"

分享积极的看法可为他人提供一个放松的环境,使之在友好、可接受的环境下分享他们的想法。这增强了创造力和团队精神,也是一种无懈可击、划算的工具！在专业和个人变化空前的环境中,用表扬或其他方法奖励同事是很重要的。

如何掌握不表达看法的艺术

有些人表达看法时不需要任何帮助,而需要了解何时不必分享看法的指导。当某些人在讲细节不准确的故事时,考虑故事的准确性很重要。你听到某人说昨天"100℃",但是天气预报说有"99℃之高",你会不会去纠正他？考虑一下结果,纠正他人是个评论的过程,不利于人际关系的建立。这对于一些人来说是个难以接受的概念,应仔细考虑（详见练习5）。

> 有时候不做决定就是一种决定。
>
> **智慧库**

如何实现自己表达看法的权利

在职业生涯中,面临自己不参与或不赞同的决定时,你可能会感觉无能为力。虽然你别无选择,只能服从这样的决定,但你也可以选择何时陈述你的反对看法。例如,如果你认为一个将实施的新政不合理,但并非不安全,你可以按以下的方式表达。

我了解这个政策即将执行,我会遵从,但还是要说出不同意实施的理由……我们可以先看它的运行效果如何,如果遇到问题,我再和你探讨。

一个患哮喘的年轻人决定吸烟,你可以这样说:

John,选择吸烟是你的决定,我想表达的是这对你的健康很不利。如果你想听,我可以告诉你更多的影响,但如果不和你讨论这事,我会良心不安。

有时持反对意见会使你感觉更真实、自信。自信是选择的问题,并非在每种情况下都需要或适合。你可能有很强的公正心,如果有醉酒和好斗的顾客在商店排队时夹在你前面，你可能不会和他谈公正。这不意味你不自信，只是你判断正确。你决定表达什么看法，和谁，何时，有些决定是基于从前的不愉快的经历。要记住每个人都是以艰难的方式学习一些东西，当你学会了恰当地表达看法并赢得患者和同事的尊敬时，会发现别人需要你的建议，因为你真诚且愿意表明自己的立场。

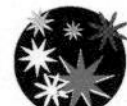

返回本章开头的“主动学习”，并写下你的答案

练习表达看法

反思：练习 1

写出一次你表达看法并对此看法满意的经历；写出一次你没有与人分享你的看法而后悔的经历；并将如何把所学经验应用于工作的过程进行反思。

观察与讨论：练习 2

在未来几天中观察他人表达看法时使用的方式，看他们是否经过你允许，并考虑你的一些特殊情况。他们如何犹豫？是否理智？在听过他人的建议后反思如何更有效地表达自己的看法，并将观察到的结果或得到的结论与他人讨论。

自我评估：练习 3

接下来的几天里，观察你在日常生活中如何表达自己的观点。评价你所采取的这种积极的、有效的方式。对自己的成就感到高兴的同时注意需要改进的方面。

应用：练习 4

用一天时间观察自己是如何向他人表达积极看法的。观察面对突如其来的赞扬会有何反应？承诺在一周里每天都这样赞扬，并邀请一个同事也这么做，安排一个具体的时间坐下来分享这种经历。这种积极向上的精神可以在工作中创造奇迹，想象每个护士都这样称赞会产生怎样的结果？

应用：练习 5

练习不去分享自己的看法。你认为是否需要纠正他人的不正确看法？在一周里注意这种情况何时发生，试问自己是否有必要纠正他人，若不是十分紧急的情况，则应冷静行事以避免冲动造成不良后果。这种练习对你和他人都是一种减压方式——顺其自然！

创造性表达：练习 6

何种信仰对你是重要的？作一首诗，每一行都以“我相信”开头。坚持下去，把这些写在日志上，也可以把学到的经验加上，并偶尔拿出来阅读。

应用：练习 7

如果护士在与健康相关的问题上未给出自己的看法，就会被批评（Morley，2004）。一封写好的给编辑的信通常是使你的观点受到重视的重要途径。在你的工作或个人生活中找出一个你很有意见的问题。写封信给一本刊物的编辑，表达你的看法。发不发送都可以，完全取决于你。把信读给一到两个适当的人听并讨论。

Q. S. E. N. 学习策略：练习 8

护理安全性的提高强调成员共同领导和贡献。共享决策是在 QSEN 能力中确定的一项团队协作的重要技能。团队中的每个人都必须从负责的角度提供关键信息，使团队能够做出最好、最明智的决定，护士应该练习与团队所有成员分享信息的技巧。

Q. S. E. N. 学习策略：练习 8（续）

- 患者是医疗团队中最积极的成员，如何与患者分享知识，同时又能向他们提供重要的反馈呢？
- 实践共享的关键是评估信息，并与其他提供者通过组织信息使用 SBAR 在第十章 QSEN 策略中提及的进一步发展团队合作和协作技能。
- 护理应以证据为标准。你能支持你的患者与其他团队成员共享重要信息吗？

Q. S. E. N. 学习策略：练习 8（续）

- 作为质量提高项目组成员，你将如何分享有助于设计质量评估数据的重要信息？
- 安全取决于每个小组成员的所见所说，你又将如何汇报你认为不安全的行为？
- 信息学提供了电子通信形式。通过电子邮件表达看法存在哪些弊端？

参考文献

Berent IM, Evans RL: *The right words: the 350 best things to say to get along with people*, New York, 1992, Warner Books.

Jensen PS, Josephson AM, Frey J: Informed consent as a framework for treatment: ethical and therapeutic considerations, *Am J Psychother* 43(3):378, 1989.

Miller ED: Shared governance and performance improvement: a new opportunity to build trust in a restructured health care system, *Nurs Admin Q* 26(3):60, 2002.

Morley B: The world is LOUD, but nurses remain silent, *Aust Nurs J* 11(10):15, 2004.

Raica DA: Effect of action-oriented communication training on nurses' communication self-efficacy, *Medsurg Nurs* 18(6):343, 2009.

Stokowski LA, Sansoucie DA, McDonald KQ, et al: Advocacy: it is what we do, *Adv Neonatal Care* 10(2):75, 2010.

Thomas CM, Bertram E, Johnson D: The SBAR communication technique: teaching nursing students professional communication skills, *Nurse Educ* 34(4):176, 2009.

Watson DS: The perfect storm (president's message), *AORN J* 75(6):3, 2002.

第十三章

幽默

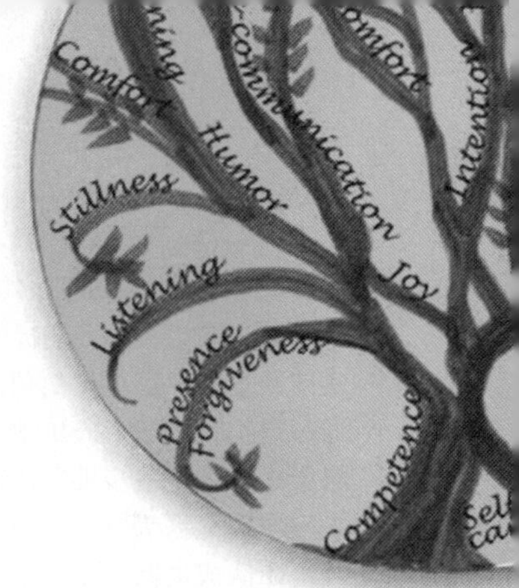

> 用幽默处理事情是一种健康方式，是从其他角度看待问题的一种方法。
>
> **Rollo May**

学习目标

1. 明确护理实践中幽默的含义
2. 学会区别积极幽默和消极幽默
3. 明确护理实践中适当应用幽默的三条准则
4. 讨论护理实践中幽默的作用
5. 掌握护理实践中应用幽默的策略
6. 讨论护理实践中幽默工具包的使用
7. 认识促进积极护理沟通的三种幽默方式
8. 讨论能增加幽默、减轻压力、建立关系的创造性方式
9. 讨论如何通过幽默增加创造性
10. 认识笑声给健康带来的好处
11. 训练运用幽默的技能

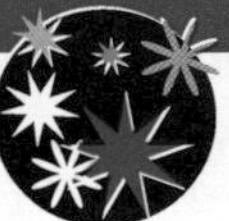

主动学习……

尊重旅途中的伙伴：运用幽默

阅读本章内容，请认真思考下列问题，写出你的答案。

写出你在本章中所学到的知识。

这些知识如何影响你的护理实践？

你将如何运用这些新知识或技能？

想一想……

幽默的定义

幽默治疗与应用协会（AATH）把幽默疗法定义为“任何促进健康和通过刺激、表达或欣赏来进行健康促进的协调或不协调的干预方式。这种干预可以促进健康，或作为一种辅助手段来促进治疗或应对身体、情绪、认知或精神方面的问题”（AATH，2000）。“扮怪的星期三”是幽默运用于降低门诊手术儿童及其父母的焦虑感的成功案例。一位曾因癌症而失去女儿的母亲，为工作人员、患者和家庭发起了一天的活动，她穿上戏服，用幽默车里的道具来“扮怪”。一名儿童生活专家被安排在门诊部工作，继续使用幽默进行干预，这项干预研究为期 18 个月（Berger 等，2014）。

幽默是人类行为及日常生活的重要组成部分，是一种在困境中乐观看待问题的能

力。幽默巧妙地运用于护理中或特定患者的护理互动中，可以提供个体化、整体性的同情与人文关怀的护理(Tremayne,2014)。即使没有喜剧演员的才能，也可以在护理中成功地运用幽默(Smith,2000)。一位护士说道："当她是一名护生时，就曾通过做鬼脸，唱搞怪的歌，模仿流行人物……比如Barney，改善孩子的情绪(Starr,2009)。"谈到幽默，谨记最好的忠告就是尊重患者的意愿，先进行试探，看看这个场合是否适合运用幽默(McGhee,1998)。经研究，护士取得良好护理效果的形式包括亲密、幽默、关爱(Geanellos,2005)。研究发现幽默在癌症治疗和临终关怀中有着积极作用，它可以让患者保持希望、欢乐和放松。幽默在老年保健、危机处理与灾难中的研究效果一致(Adamle 等,2008)。

当面对困境或生活不如意时，微笑对心理健康是很重要的。前克莱斯勒主席 Lee Iacocca 总是与新闻记者和股东讲笑话，他的幽默使人们放松，同时建立了一个自尊、能够掌控大局的领导人形象(Green,1994)。护士可以使用积极的幽默达到相同的效果。幽默不仅仅是对患者讲笑话，也是一种态度，放松和微笑可取得不同的效果(Bakerman,1998)。研究表明，滑稽语言引发的笑声是正式笑话的四倍(Smith,2000)。"穿上这个有空调的病服！这个大号的没有人能穿"。请记住，温和的玩笑可以拉近人与人之间的关系。

对困境一笑置之，会让人从恐惧和担忧中得到暂时的放松。这改变了对压力事件的感知，增加了控制感，让我们可以选择自己的态度或反应。例如，经历过更年期的护士，可以使用自己的幽默帮助患者改变对自身疾病的看法。

幽默还能帮助护士与同事或患者建立关系，没有人不喜欢逗他发笑的人(McGhee,1989)。癌症治疗病房中，对护患沟通的观察分析显示了社交、信任和幽默的重要性(Lotzar 和 Bottorff,2001)。对患者和护士及团队幽默的研究显示，护士与患者之间的幽默可以帮助护士与患者共同应对治疗，幽默也为员工间处理工作环境中出现的问题提供了便利(Astedt-Kurti 和 Isola,2001)。

幽默的作用如下所示(Green,1994)：

- 鼓励沟通
- 让他人感觉轻松
- 赢得爱慕
- 帮助处理压力和恐惧

笑对缺点并从错误中学习，可以让你尽情创新。创新意味着承担失败的风险，能容忍个人缺点的护理管理者会营造出一个使其员工勇于创新的良好氛围。医疗小组的领导者一般都会运用一些幽默的方式提高工作效率、表达观点，以获得更高的工作满意度(Cansler 等,2008)。

积极的幽默与消极的幽默

积极幽默和消极幽默的辨别是十分重要的。积极的幽默指"建设性、移情的幽默"(Fry 和 Salameh,1987)，与爱、希望、快乐、创造相关，是温和、开玩笑的感觉，目的是使人们更紧密地联系。而消极的幽默使人沮丧，它可能嘲笑人、具有种族主义倾向、性别歧视，会增加对不同文化、年龄、团体消极的定势，没有安全感，消极的幽默会让你和周围的人疏远(方框 13-1)。

方框 13-1　消极幽默会制造障碍

避免以下做法：

- 具有种族主义倾向的幽默
- 黄色幽默
- 用年龄开玩笑
- 嘲笑他人
- 贬低的行为

> 笑声给人以希望。
> **Victor Frankl, holocaust survivor**
>
> 智慧库

积极的幽默传递的是人与人之间对各自情况的分享，传递的是所有人都存在的问题，没有人是完美的，幽默的最高形式是自嘲。应按以下的格言去做："看重工作，看轻自己。"一个在养老院自愿作小丑的护士把幽默运用到一个因病而行动缓慢的老人身上，这个护士和老人都把这件事当做玩笑，因为护士不得不因为老人的缓慢行动而放慢工作速度。护士给了老人一枚扣子，写着乌龟说的话："我也许慢，但是我赢得了比赛。"老人非常喜爱这个礼物，每次护士造访时他都佩戴。所以积极的幽默通过合作增加了与患者、家属和同事之间的关系（方框 13-2）。

方框 13-2 积极的幽默可以在人与人之间架设一座桥梁

- 自嘲
- 以患者为主
- 对幽默卡片进行评论
- 分享卡通
- 分享笑话
- 以轻微、戏谑的形式讲话："外衣不够大，给空调穿正好。"

对他人幽默的反应也体现了你的性格特征。可以用笑来强化积极的幽默，也可以通过分享有趣的事情来制造幽默的氛围，但应避免嘲笑，或"我不认为那很有趣"等消极反应。虽然在有些时候很难做到，但这是一种负责任的方式。此外，认识到幽默可以缓解紧张情绪的同时，也应注意消极的幽默同样是困境中的一种应对机制。同事之间可以适当用医学幽默、冷幽默来调节气氛和增强团队凝聚力（Simon，1988）。

消极的幽默在交流中也许能够减轻紧张，但是不恰当的应用会使自己失去别人的尊重，同时降低可信度。在艾滋病广为人知时，有些广播电台散布与这种疾病有关的死亡笑话，经常能听到人们反复讲起这样的笑话。人们还喜欢用引起焦虑的话题编造笑话，比如性、情侣关系和死亡，而艾滋病是把三者联系起来的话题。

国家悲剧也有可能作为笑话的来源，比如航天飞机失事的事件。幽默有净化作用，提供的是解脱。在一项关于笑话的研究中，证实幽默是人们紧张与伤痛的解毒剂，并能帮助一个国家中和伤痛（Green，1994）。

幽默也可用于临终护理。著名的研究死亡和濒死的专家 Joy Ufema 认为，轻松地化解临终的肃穆是正确的，但是需要领会患者的暗示。她记载了一个患白血病妇女勇于运用幽默的故事。这个妇女同意接受"60 分钟"电视节目的采访，当谈到准备葬礼时，患者想知道是否应该邀请她的朋友——教堂的风琴乐师来演奏哀乐。采访者说如果两人情况相反，这个妇女是否会为她的朋友奏哀乐，妇女认为她不会被邀请，因为她不会使用管风琴（Ufema，2002）。

幽默带有很强的个体性，因每个人感兴趣的事物不同。患者的笑话或幽默的评论，会暗示你他们关心的主题。如果外科手术前，患者小声说："我死不了"，意思是他还有点时间来谈论恐惧。对于不合适、不适宜的幽默要小心处理，这可能是个暗示，应与患者或同事严肃讨论这个问题，并从中受益。应注意倾听，而不是做各种"小动作"给人一种应付的感觉。消极幽默的产生可能会引发问题。想象一下，当你精神不振，和一个亲属或密友在一起时，你可能会用消极的评论或消极幽默减轻紧张。如果一个朋友或你的配偶加入，你可能觉得不开心，然后说道："我可以开我妈妈的玩笑，但绝不会开你的玩笑"。

在为免疫缺陷病毒呈阳性的患者创造幽默环境时，患者建议护士："允许我们有自己的幽默，我们知道这是黑色幽默。不要觉得这是冒犯，请你们更多地关注我们，不要迫不及待地离开房间。”尽管护士可能觉得这是消极幽默，但这是患者应对焦虑的方式，而应对焦虑和寻求有趣事情的方式是多种多样的。护士应去感知、理解，接受患者的需求，因为无论在哪，患者都会沿用自己处理病情的方式。

如果他人的幽默冒犯了你，你可以换个话题，或告诉患者你感谢他们的幽默，同时也要向患者告知你的尴尬。

> 笑声是最便宜最有效的药物，笑声能治百病。
>
> **Bertrand Russell**
>
> 智慧库

适当使用幽默的标准

有则格言讲到“所有事要符合时间和场合”，运用有意图的幽默进行干预的时候，要注意时间、接受度和内容（Leiber，1986）。

时间：当患者在急诊科接受治疗护理时，他或家属都希望得到有效、细心的护理和治疗，这时应用幽默是不适当的，除非由患者或家属发起。面对慢性疾病患者时，分清哪些是能缓解患者和家属紧张情绪的戏谑和嘲笑，可能是一个更需要掌握的技术。

接受度：有些人可能认为幽默是轻浮的，因此不会欣赏干预性的幽默。如果你的幽默冒犯了他人，你应该道歉，并解释你只是想帮忙。

内容：避免性别歧视的、种族歧视的或挖苦的幽默。注意，有些人可能看轻了一些事情，比如肥胖问题，但这不意味着他人允许你开这些玩笑，否则你的努力会被理解为嘲笑。

护患关系可能提供了一种幽默的场合，但离开了特殊场景的幽默似乎并不可笑。经常观察那些你所欣赏的具有幽默感的同事，当你有使用幽默的想法，但不确定是否合适时，先试着和同事之间进行交流。

幽默感在护理中的作用

Robinson（1990）被誉为护理沟通的教母，她通过研究所听过的笑话，来探究幽默在医疗环境中的作用，她发现幽默具有社会和心理双重功能。

社会功能包括：

- **应付捣乱行为：**思考关于穿“空调”病服的玩笑。
- **建立人际关系：**长相丑陋的患者看到他人震惊的表现时，能通过一系列的俏皮话来打破僵局。
- **处理社交矛盾：**令人吃惊的事是一位护士能与坏脾气的医师关系融洽。医师只意识到他心情不好却没有意识到此行为的后果，护士说：“Simth 先生，你早饭吃钉子了？”他笑了笑并表示道歉。
- **促进团队凝聚力：**每个假日，护士将分成两组在两个装有不同服装的车上给喂饱的动物进行穿衣服比赛。

心理功能包括：

- **缓解压力：**一位遥测部门的主管在职员急躁易怒的时候戴上特大号的小丑太阳镜步入大厅。
- **减少愤怒和敌对：**在员工休息室安放篮球及篮筐或者可以扔的噗嗤球是非常有用的。
- **降低紧张：**幽默能消除紧张，但手术室是不允许使用幽默的。
- **面对残疾和死亡：**一位感染人类免疫缺陷病毒的患者因练习临死前的呻吟声而感到有趣。

一项对护理中使用幽默的研究发现以下五个主题（Beck，1997）：

1. 幽默可以帮助护士应对困境和难以沟通的患者。

2. 帮助护患间、同事间建立凝聚力。

3. 帮助护士处理患者的焦虑、压抑和尴尬。

4. 幽默可能是习惯，也可能是自发行为。

5. 在以后仍能产生积极影响。

一项关于老年妇女个人健康资源的定性研究表明，幽默、有趣的人文活动可以作为维持身体健康和心理功能的策略。采访结果显示，这些女性在面对严重疾病时，清晰的想法能够让她们感觉良好，开玩笑能够帮助他们应对工作与生活中的困难。有研究人员报道，研究参与者的终身照顾者和家庭主妇的经验能够提供促进健康的特殊信息，可以用来支持老人（Forssen，2007）。

研究表明，孩子们通过幽默和笑话能够缓解压力，使他们从痛苦和焦虑中得到释放，减轻伤害。他们对扮小丑、开玩笑、猜谜语、木偶戏，及捉迷藏这样的游戏都有所反应，对于音乐、护士讲的故事及贴纸也具有同样反应（Dowling，2002）。Jill，佛罗里达大学艺术学院的舞蹈教练，她帮助孩子折纸飞机，并放飞，通过利用舞蹈的活力提高孩子的毅力。Mary，从事同样工作的一个艺术家，给每天都会在窗口等她的一个骨髓移植的孩子买了一件T恤（Samuels 和 Lane，1998）。一名护士艺术家（Koff-Chapin，2002）将一幅画送给一位89岁的临终患者，她惊喜的说道："我太高兴了！"一周后，她去世了。玩和幽默可以把我们带入当时的特定时刻（Burkhardt 和 Nagai-Jacobson，2002），对护理研究文献的回顾，发现幽默是对患者精神照顾的一部分（Watson，1993）。

> 大笑是瞬间的休憩。
>
> **Milton Berle**
>
> 智慧库

护理实践证实的研究成果

护理工作中可以用一种轻松的方式发挥幽默的作用。儿科护士除了要佩戴有自己名字的胸牌外，还应佩戴带有泰迪熊的小徽章。一位心内科的护士佩戴的徽章上面写道："慢慢说，我是一个天生的金发女郎"，这枚徽章和谐地打破了与患者的僵局。电脑制作的证书或横幅为患者制造了的有趣经历，例如为精心打扮的患者颁发一个最佳着装证书。"生日快乐"的标语能使患者感觉更像一个真正的人，而不只是一个有很多临床症状的患者。

当问及幽默在护理工作中的作用时，护士们回答如下：

- 幽默展示了护士对患者的关心。
- 富有幽默感的护士更易被接受。
- 幽默能让患者感到舒适。
- 幽默能减轻压力，有助于继续工作。
- 幽默让护患平等。

患者指出，幽默是一种重要的自我表达方式，是他们生活中最重要的一种应对策略。有时，面对严重的疾病，幽默可能是疾病中唯一不变的个人属性，也是患者能控制的一件事。对肿瘤护士应对患者的研究表明，护士对患者幽默语言的理解比非语言行为更有意义（Adamle 等，2008）。当你认识到并回应患者的幽默时，你就会表现出对患者疾病的理解，患者比较期待护士的回应。如果没有回应，患者可能会感觉尴尬、退缩或羞辱，导致护患沟通障碍，影响患者生理和心理功能，不经意间降低了患者在疾病期间的信心及对医护的信任程度（Adamle 等，2008）。

患者利用幽默感展示创造性的处理能力。例如，疗养院康复病房里一位83岁的妇女，她非常喜欢戴着她那大且艳丽的耳环。她居住在佛罗里达南部，当接受物理治疗的时候，她会戴上她的"祈福"首饰。现在她的治疗师已经开始佩戴比较有个性的耳环，护士也通过送耳环行为介入刺激患者间的竞争，这个妇女也收到女儿送给她的一双紫色高档篮球运动鞋。她被要求穿上能更好地坐在轮椅上的鞋子，因为她的身体很虚弱。在护士的鼓励下，她女儿的关注点已经从首饰转移到紫色的运动鞋上。她的母亲很感动，邀请大家来她房间看看这双鞋。这个妇女很有幽默感，而且这种幽默感已经影响到她的女儿。沿着大厅走的时候，你可以听到她们的欢笑和交谈。理疗师和护士将这种幽默感和幽默态度看作是家庭积极的应对措施。这种情况加强了她们之间的合作关系，并创造出一种良好环境，患者在这种环境中能够与理解她们的人谈论一些严肃的话题。

The Jester Has Lost His Jingle（Salzman，1995）一书中使用了幽默的策略。这本书是由一位年轻人所著，他在23岁时死于霍奇金病，他的妈妈出版了这本书，并把所有钱捐给了儿童医院。

一个临终关怀的患者使用表达艺术进行了生命全程回顾，也就是制作和遗产，在他生命的50年里，他一直在做拼贴画。他是一名社会工作者，曾与陷入困境的年轻人共事，他的梦想是能够分享自我工作中得到的经验教训。我们用拼贴词来总结一些他无法发表的长篇文章中的概念。当我们把这些词放在一起，它们就成了诗歌。下面的这首诗是献给他的一首诗，这首诗体现了他的价值观，其中包含笑声和幻想。在处理他的遗产后，他就去世了。

On Dealing with Cancer

Simple solutions?
Be Thankful
Do you see emptiness
Or possibilities?
Making peace with the process...
Are you ready?
The moments you live for,
Uncertain,
living the dream...
No kid was born bad
You' re invited
to be delighted
Never give up your dream
Blessings
It' s never too late
to learn
something new
Yes you can!
When opportunity knocks
Make sure you can hear it
Life is a ride
Dare to be extraordinary
Variety is the spice of life
Off the beaten track
Belly laughs
Shades of whimsy
Love in bloom

BY ROGER SKINNER，MSW/LCSW，JULY 2009；USED WITH PERMISSION AND IN HOPE OF MAKING A DIFFERENCE IN YOUR LIFE.

幽默策略

智慧库

傻瓜一词源于希腊语，意思是神的赐予，也许傻瓜是神圣的。

尝试轻松的戏谑

“轻松的接触是正确的接触”（Green，1994）。幽默提供喜剧式的解决方法，可以缓解紧张和忧虑，比如：

护士对一早就匆忙跑进产科挂号的患者问候道：“恭喜，你赢了！你是第一名。”这个患者大笑，并谈起一早如何忙乱地赶到这里的经历。

一个患者在术后穿着一只纤维制成的能起到保护作用的鞋。一个护士说：“我希望你能因这只鞋成名……也许可以用它滑雪”，患者笑了，分享了这段幽默。

一个家庭保健护士在给一位老妇人注射胰岛素时和这对老夫妇闲聊，护士总是针对老夫妇每天光顾快餐店时如何选择健康食品开玩笑。护士离开时经常对老妇人说:“今天不能吃香肠和饼干,好吗?”他们分享过无数关于这种食物的笑话,护士谈及这对夫妇能活到八十岁感到无限自豪。她用幽默来教育他们,但也知道去快餐店是这对夫妇生活中的亮点。

让幽默占主导地位

对 Green(1994)来说,让幽默占主导地位是举重若轻的艺术。观察发生在患者身上的事情,看看你如何轻松地走进他们的生活,尝试使用“好消息、坏消息”策略。

坏消息是为了一项检查你必须离开你的房间。

好消息是在途中我们会有一个有趣的交谈。

Green 提供了一些举重若轻的例子。

医师说:“Saunders 先生,你可以很快进行正常的活动了,但是不能作为底特律老虎队的击球手参加本赛季的比赛。”

“这针会让你觉得像小时候被蜜蜂蜇了一下。”

自嘲可以提供大量的素材,考虑把自嘲用到与患者的沟通中,以缓解出现尴尬的气氛。回忆所有这些出现尴尬气氛的时刻,你会发现与患者交流的正确方式。一个医院的牧师讲了另一个新牧师到医院的故事,这个牧师不好意思接触患者,担心打扰到他们。一天,牧师几次试图拜访一个患者,进入房间时脚下一绊,幸好被窗帘挡住没有跌倒,他披着窗帘来到患者床旁说道:“这真是一次破冰之旅,不是吗?”患者大笑起来,开始与牧师交谈,他说他在医院觉得不舒服,这是一次良好关系的开始!

> 现在什么都不必说,只需开怀地笑。
>
> **Zen master**
>
> 智慧库

寻找积极方面

首先鼓励患者要有积极的态度。问患者:“你的生活有乐趣吗?”或者“什么能为你的生活带来乐趣?”询问患者今天过得是否开心,并且分享自己的开心时刻。

“今天我在花园看到第一支玫瑰。”

“我孙子今天来看我,看我刮胡子。他爸爸用电动剃须刀,所以他问我:‘爷爷,你为什么把生奶油涂在脸上?’”(Green,1994)

“暴风雨过后有彩虹。”

“今天早晨上班的路上我看到一个热气球。”

鼓励患者和同事分享自己的故事,通过倾听发现患者感兴趣的话题,暗示与他们进行积极对话的想法,问问他们的孩子或孙子也可以。

具有创造性

每个人智商不同,通常我们会把生活中的自我与职业中的自我相区别。想想那些喜欢养动物的人。一个人力资源部的主管带着八岁大的达尔马提亚犬去上班,之前,那个部门的员工从未团结过,也未在一件事上分享快乐。一位健康顾问强烈要求在进行家访时要关好家里的狗,因为她曾被狗咬伤过,非常害怕。家人把狗送到驯服学校,并且把毕业证寄给顾问。结果皆大欢喜,这位健康顾问给这只狗送了一块骨头当作礼物。

职员和志愿者在拜访儿科和老年患者时扮演小丑,展示他们的才华。演奏乐器或唱歌的人可以在特殊场合为其他工作人员表演。经验丰富的小丑为澳大利亚政府认可的35处小区的老年居民提供幽默干预,使员工增加了工作满意度和热情(Chenoweth 等,2014)。

一家医院的大厅种满了植物,维护部门的员工在植物上放了一个大的橡皮蜥蜴,并总是变换它的位置。它偶尔向人们点头示意,这个小小的幽默为徘徊在医院的人提供了一个放松的环境。

智慧库

Laughter
A formed, formless
sound of joy.
The ripple
of a bubbling brook.
The sight of a child
at play.
A task done...
near perfectly.
A beautiful thought.
A new idea.
Laughter
is the clean freshness
of pine trees...
the ghostly echoes
Of invisible feet
touching
the quiet places
on the forest's floor.
Laughter
is a worldly life
accepted...
of an inner peace
given a quiet soul.

要鼓舞员工和患者的士气，就要考虑如何用智慧去增加病房的快乐元素（方框 13-3）。方框 13-4 列举了护士如何运用幽默和快乐，从而达到积极沟通的策略。

利用玩具和道具

在色彩缤纷的篮子内装入幽默道具包，增进轻松的接触。笑脸小丑娃娃可以在同事紧张的情况下使用，戴小丑鼻子会增加一丝搞笑成分。

Green（1994）讲述了戴着搞笑的眼镜去医院看望父亲的故事，他喜欢这样的方式，可以用来问候医师。有些医院还设有“搞笑手推车”和“幽默屋”，以各种方法消遣时间、获得欢笑。表 13-1 提出建立幽默工具包的建议。

方框 13-3 获得创意

- 庆祝节日，装饰病房或办公室。圣诞节时一个 ICU 的护士，将手工制作的纸制雪花悬挂在天花板上。
- 在检查室的墙上或桌子上方的天花板上贴漫画。
- 把漫画、电影或电视片段用于对患者的教育。
- 把贴纸送给术后的成人或孩子，贴纸送给献血的人们是很流行的。
- 吹起一个手套，画上笑脸，做成一个逗小孩的速成气球。
- 利用手工艺品，在诊查台上放编织的马镫，装饰节日的饰品，编织的南瓜饼，节日耳环等。

方框 13-4 幽默策略

以下的想法来自不同工作单位的护士：

- 把卡通张贴到布告板上
- 收集卡通画册，如果患者需要就共同分享
- 在假日、患者生日或心情好时唱歌
- 在万圣节戴搞笑的帽子
- 分享笑话
- 使用图案搞笑的咖啡杯，并作为礼物送人
- 在职员的晚会上为过生日的人戴冕状头饰
- 演出滑稽的木偶剧
- 开善意的玩笑
- 宠物疗法
- 吹泡泡
- 把电视频道调到喜剧频道
- 播放幽默短片
- 戴着小丑的鼻子
- 微笑
- 保持积极的态度

表 13-1 建立并使用你的幽默工具包

工具	用途
魔法棒	阿巴巴阿巴……念咒语
哨子	在会议开始和结束时吹哨，引起人们的注意
泡泡	倒霉的时候用
噗嗤球	转着扔以引起哄堂大笑或微微一笑
笑话书	借给失去勇气的患者
扑克、棋类等游戏	提供给患者用来消遣
小丑鼻子	带给急诊室

这些条目可以用于患者或职员身上，让你的想象力、奇思妙想和你准确的判断力作为指导。

幽默促进积极的沟通

幽默通过三种方式起作用：

1. 预防：在工作中，当危机发生前合理使用幽默策略，能够使人们更愿意在一起共事。组织同事参加圣诞舞会，增加团队凝聚力。

2. 理解力：当感到存在严重问题不能解决时，运用幽默会使其得到转变。

3. 思考能力：幽默让我们拥有宽阔的视野，使自身得到放松，放下个人癖好与众人同乐（Riley，2004）。

幽默使自己得到别人的喜爱，使个人能享受到做出令人赞叹行为的感觉，是一种缓解愤怒和解除伤痛的能力（Van Wormer 和 Boes，1997）。

喜剧想象力……幽默、娱乐及创造力

面对问题保持自己的观点，找到解决方法，Pink（2005）描绘出六个技巧或能力来帮助我们改善工作环境以便更好地发展。他说，我们要从信息时代转入概念时代，娱乐、制造幽默和重视微笑是其中三个；在概念时代，我们将用“右侧”大脑思考“带有非传统思想、富有情感和审美的风格做出对节目和产品设计的反馈”（Carlson，2005）。Carlson 表明护士已经进入到概念时代，他描绘的其他几个能力包括：移情、关爱、想象。护士通过讲故事、理解、沟通能力，创造意义，在工作中得到精神上的满足（Carlson，2005；Pink，2005）。

Pink（2005）写道，娱乐在我们的工作和个人生活中是非常重要的，体现在游戏、幽默、开心的事情。研究已经证明右脑的功能是识别图案，50% 6 岁以上的美国人喜欢玩电脑和打游戏机，这些游戏被用于军事和健康护理。有一种被称作葡萄糖男孩的游戏可以帮助监测血糖，游戏机还可以同其他治疗仪一起用于治疗恐惧和忧郁。

娱乐是一种消遣，为了考试和答卷，考虑研究一个学习过程，试着设计一个游戏，以便大脑清醒，学习和答题会更高效。为了解剖考试，一个学生发誓，整个周末都用于学习，但她发现时间都被浪费了。于是她为自己制订了一个学习计划，在休息时允许自己看电影，她发现这样回到学习中会更高效。

幽默是娱乐的一部分，右脑的功能是看一幅巨画时能找出新的解决问题方法。幽默是情感智力的一部分，需要全心全意地投入。在一个团队会议中幽默可以帮助认清形势，增加凝聚力，减少纠纷，提高道德素质。头脑风暴经常可以产生出好的创意，我们常用的 3M 便利贴揭示了它们是如何被发明的。

> 爱开玩笑不是缺点，是有创造力的个性特征。
>
> **Mihalyi Csikszentmihalyi**
>
> 智慧库

幽默和娱乐能帮助发挥你的喜剧想象力，使你的视野更开阔。开发喜剧想象力的策略见方框13-5。

方框13-5 开发喜剧想象力的策略

1. 从自己开始，取笑自己，给自己一个承诺：做善良的人。如果去旅行，大声笑出来。
2. 阅读喜剧和报纸上的漫画，测验一下喜剧想象力。旅游时看地方报纸，观察学习各地方的幽默。
3. 建立一个卡通小册子，报道近期的工作情况或鼓励团队成员上进。
4. 参加滑稽电影和戏剧俱乐部，租借经典喜剧录像带。
5. 在上班的路上听幽默录音带，开始寻求一天的幽默。
6. 收集幽默笑话，和团队成员开玩笑。
7. 和大家一起分享生活中值得祝贺的事情。
8. 注意自己的谈吐，从消极变成积极，关注其他人，发现有趣的伙伴。
9. 问自己："有人期望看着我从大厅走向他们吗？"
10. 分享你的喜剧想象力，逗别人笑。笑声是有传染力的，我们所有人的生活都需要快乐。

笑的治疗作用

大笑是非常好的感觉，也许在贺卡店里一张又一张的卡片会让你回忆起很多快乐的事情，让你情不自禁地笑出来。研究显示笑能够：

- 刺激儿茶酚胺和荷尔蒙，增加健康的感觉和对病痛的承受能力。
- 减少焦虑
- 增加心脏和呼吸的速度
- 增加新陈代谢
- 改善皮肤色调
- 在笑过之后缓解压力和紧张的感觉，逐渐放松的状态能持续四十五分钟。
- 增加淋巴细胞，防止感染
- 增加IgA，防止呼吸感染
- 增加伽玛干扰素，帮助激活免疫系统（Riley，2004）

Dr. Madan Kataria是印度孟买的一名内科医师，他创立了世界笑声俱乐部，教授会员进行有规律的大笑训练，现在国际上有2500多家这样的俱乐部。Steve Wilson在www.worldlaughter.com网上招收笑声队员。Bayfront医疗中心——圣彼得斯堡的一家精神创伤治疗中心，能够为患者提供简单的训练。Kataria组建这家俱乐部的目的是帮助人们变得更有活力。

健康教育中的幽默

幽默可以在班级里产生一种信任的气氛并能渗透到学习者的学习过程中。幽默能在课堂上营造一种信任气氛，并能让学习者在学习过程中融入其中。微笑和幽默感对患者教育有帮助。我们可以嘲笑自己的错误，帮助学生和患者处理他们的错误。在考试的案例研究中，一个幽默的名字可能会引起一个微笑，一个深呼吸，帮助我们在测试时减少焦虑。在医疗环境中加入关于幽默的强制性培训将会受欢迎（方框13-6）。

方框13-6 学校里的幽默

- 设计一些游戏来复习医学术语。"胃蠕动"……打嗝……倒退两个格。以电子游戏的形式，比如益智游戏。
- 在消防安全课上，分发火球糖果，唱带火字的歌，穿消防衣。在用电安全训练中，立一块带字的板，写着"这是电路板。"

方框 13-6　学校里的幽默(续)

- 为限制负面评论,携带一卷硬币到课堂上。每位同学两便士,上课过程中允许他们发表负面评论,但每发表以此需支付一分,支付满两分时则需停止评论。
- 在讨论一个有争议的话题时,可以在胸部放一个公牛眼或戴一顶奇怪的帽子以打破僵局。
- 以一些有趣的东西导课,让学生知道课堂上是可以笑的。
- 做一张风趣引言列表,并经常添加条目。
- 忽略不懂的缩略语,TSWNE 是"this shift will never end"的缩写,RP 是"real person"的缩写。

摘自:the Carolina Society of Health Education and Training conference, March 26, 1998, Myrtle Beach, SC, conducted by the author.

乐观者长寿

独自旅行时的第一步就是微笑,再多一点,然后再多一点,最后大笑(Feeg, 2002)。R. Dale Leichty(1987)在"幽默与外科医师"中总结:幽默是人与生俱来的,但也是易失的……这个残酷的世界有时能摧毁它。为了保持笑的品质,我们必须要掌握两种能力。首先要有洞察力,我们生活在一个微小的、充满无限神秘的地方,洞察力具有一定的哲理性。其次是幽默的人生观……对"疯狂世界"感知的同时,理解人类的虚伪。它告诉我们,无论什么时候,要保持对他人的宽容和微笑。

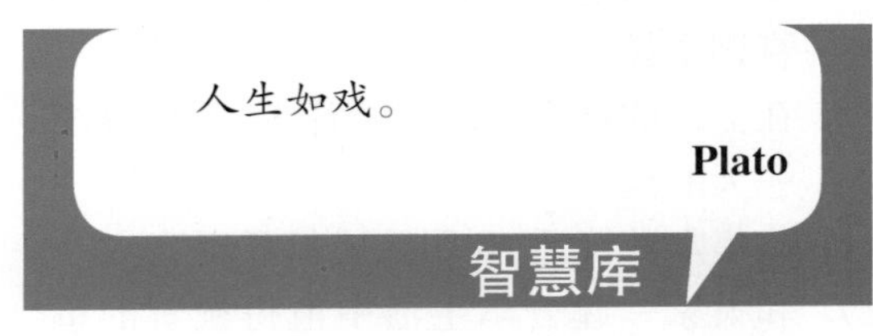

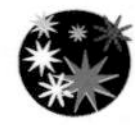

返回本章开头的"主动学习",并写下你的答案

练习使用幽默

反思:练习 1

"6 岁的小孩每天平均笑 300 次"(*How in the world*, 1998),一个成人笑的频率是多少?

你猜到的是什么?

答案:每天 15 ~ 1000 次(*How in the world*, 1998)。

对于这个统计讨论一下你的观点。

反思:练习 2

写下五件让你发笑的事情。

技能构建/小组合作:练习 3

以小组形式列出 20 件真正有趣的事,从今天开始 2 周内做一件有趣的事。完成以下操作:

"从今天起 2 周后,我保证____________。"

自我评估:练习 4

回想你遇到的冷幽默的事件,描述一下当时的感受。

技能构建/反思:练习 5

找到富有幽默感的人,描述你和他在一起的感受。

技能构建/访谈/讨论:练习 6

几个人一组进行练习。寻找临床中护士运用幽默的案例,对其进行简短的访谈。比较这些访谈的结果,编写一个干预措施清单,并在课堂上进行分享。

技能构建/讨论：练习 7

把几张报纸上的连环画带到课堂上。分享你的收藏夹并讨论为什么觉得它们有趣。然后比较你最喜欢的连环画，看看幽默风格的不同。

创造性表达/反思：练习 8

阅读下面的诗歌，讨论幽默在对付疾病和残疾的应用：

Thorny Path to Sanity

Hospital walls
Enclosing hospital walls
that echo the sounds of the living
and the dying.
Whispering feet echoing
whispering thoughts and actions,
both covert and overt.
Within this sick prison
lie tales of the honorable,
And the dis-honorable.
Through this mysterious, noisy,
noiseless river of human sluff,
an observant, and absorbing mind
has swam and soaked up the good
and the bad...
and it has been a bountiful harvest
of both...
Never quite
wholly defeated
by the fears
the tears
the unholy size
and depth
of this smothering grave
that continually threatened to bury me.
Too dumb...
or too stubborn
to ever finally learn,
or admit,
that there was not
some tiny light

创造性表达/反思：练习 8(续)

somewhere, somehow,
that would inject courage
and a kind of hopeless hope
into my living.
I somehow
developed a sense of humor
that enabled me... to survive.
Survive, that is.
With some semblance
Of sanity and
Relatively leeched free
of bitterness.
Who can really say
that this is necessarily good...
or completely bad...?

摘自：Riley JB. From the heart to the hands: keys to successful healthcaring connections, Ellicott City, Md, 1999, Integrated Management and Publishing Systems.

案例链接……

幽默的魔力

一位护士收到一位患者自制的魔棒，她写出了魔棒的故事。在拜访一位乳房切除的朋友时，为她带了一些礼物，包括魔棒。朋友问到魔棒的用途，护士回答，在患者需要护士的时候总会有一位护士出现，这时房间的门开了，一位护士进来问她有什么需要。朋友们相互看着发出了笑声，过了一会儿，门开了又一位护士进来问患者是否呼叫了，现在他们真的相信了。当他们谈论的时候，这个朋友也能将自己的恐惧与笑话讲给外科医师，医师看到改善也能松口气。魔棒是一个破冰船，它建立了一同欢笑分享关怀的舒适平台。●

参考文献

Adamle KN, Ludwick R, Zeller R, et al: Oncology nurses' responses to patient-initiated humor, *Cancer Nurs* 31(6):E1, 2008.

American Association of Colleges of Nursing and City of Hope National Medical Center: Module 6, Communication. In *The-End-of-Life Nursing Education Consortium (ELNEC) faculty guide*, Duarte, CA, 2000, Medical Center.

Association for Applied and Therapeutic Humor: Official definition of therapeutic humor. http://www.aath.org/ (Accessed 1/29/11).

Bakerman H: Nursing humor: a perspective, *Therap Humor* 12(3):6, 1998.

Beck CT: Humor in nursing practice: a phenomenological study, *Int J Nurs Stud* 34(5):346, 1997.

Bennet MP, Zeller JM, Rosenberg L, et al: The effect of laughter on stress and natural killer cell activity, *Altern Therap Health Care* 9(2):38, 2003.

Berger J, Wilson D, Potts L, et al: Wacky Wednesday: Use of distraction through humor to reduce preoperative anxiety in children and their parents, *J Perianesth Nurs* 29(4):285, 2014.

Burkhardt MA, Nagai-Jacobson MG: *Spirituality: living our connectedness*, Albany, 2002, Delmar/Thomson Learning.

Cansler College: Laughter is the best medicine. http://www.sciencedaily.com/releases/2008/01/080124200913.htm (Accessed 6/1/11).

Carlson K: A red hat and a new mind, *J Perianesth Nurs* 20(6):453, 2005.

Chenoweth L, Low L, Goodenough B, et al: Something to SMILE about: potential benefits to staff from humor therapy with nursing home residents, *J Gerontol Nurs* 40(2):47, 2014.

Dean RAK, Major JE: From critical care to comfort care: the sustaining value of humour, *J Clin Nurs* 17(8):1088, 2008.

Dowling JS: Humor: a coping strategy for pediatric patients, *Pediatr Nurs* 28(2):123, 2002.

Dutton J: *In the lab with the world's leading laugh scientist*, March 2012. http://mentalfloss.com/article/30329/lab-worlds-leading-laugh-scientist (Accessed 9/28/14).

Feeg VD: Laugh a little—it might help, *Pediatr Nurs* 28(2):92, 2002.

Forssen AS: Humour, beauty, and culture as personal health resources: experiences of elderly Swedish women, *Scand J Public Health* 35(3):228, 2007.

Fry Jr WF, Salameh WA (eds): *Handbook of humor and psychotherapy: advances in the clinical use of humor*, Sarasota, FL, 1987, Professional Resource Exchange.

Galarneau l: *Global gaming stats: who's playing what and why?*, 2014. http://www.bigfishgames.com/blog/2014-global-gaming-stats-whos-playing-what-and-why/ (Accessed 10/2/14).

Geanellos R: Sustaining well-being and enabling recovery: the therapeutic effect of nurse friendliness on clients and nursing environments, *Contemp Nurse* 19(1–2):242, 2005.

Green L: *Making sense of humor: how to add joy to your life*, Manchester, Conn, 1994, Knowledge, Ideas, and Trends.

Harris LJM: Caring and coping: exploring how nurses manage workplace stress, *Am J Hosp Palliat Care* 15(8):446, 2013.

Kateria M: Social Laughter Clubs. http://www.laughteryoga.org/english/club/club_details/46/18 (Accessed 10/2/14).

Koff-Chapin D: The Center for Touch Drawings: resources for creative awakening, 2002. http://www.TouchDrawing.com (Accessed 10/25/02).

Leiber DB: Laughter and humor in critical care, *Dimens Crit Care* 5(3):162, 1986.

Leichty RD: Humor and the surgeon, *Arch Surg* 122(5):519, 1987.

Lotzar M, Bottorff JL: An observational study of the development of a nurse–patient relationship, *Clin Nurs Res* 10(3):275, 2001.

McGhee P: RX: laughter, *RN* 28(7):50, 1998.

Pink DH: *A whole new mind: moving from the information age to the conceptual age*, New York, 2005, Riverhead Books.

Riley JB: *Humor at work*, Ellenton, FL, 2004, Constant Source Press.

Riley JB: Taking life lightly: humor, the great alternative. In Eliopoulos C, (ed): *Invitation to holistic health: a guide to living a balanced life*, Sudbury, MA, 2004, Jones & Bartlett.

Robinson VM: *Humor and the health professions*, Thorofare, NJ, 1990, Charles B. Slack.

Saltzman D: *The jester has lost his jingle*, Palos Verdes Estates, CA, 1995, Jester Co.

Samuels M, Lane MR: *Creative healing: how to heal yourself by tapping your hidden creativity*, San Francisco, 1998, Harper San Francisco.

Simon JM: Therapeutic humor: who's fooling who? *J Psychosoc Nurs* 26(4):9, 1988.

Smith KL: Humor as a clinical skill: are you joking? *Urol Nurs* 20(6):382, 2000.

Starr C: Lighten up!, *Am J Nurs* 109(2):72AAA, 2009.

Tremayne P: Using humor to enhance the nurse-patient relationship, *Nurs Stand* 28(30):37, 2014.

Thompson D: Designing serious video games for health behavior change: current status and future directions, *J Diabetes Sci Technol* 6(4):807, 2012.

Ufema J: Communication: lighten our souls (insights on death and dying column), *Nursing* 32(4):28, 2002.

Van Wormer K, Boes M: Humor in the emergency room: a social work perspective, *Health Soc Work* 22(2):87, 1997.

Watson J: *Nursing: human science and human care: a theory of nursing*, Boston, 1993, Jones & Bartlett.

Wilkins J, Eisenbraun AJ: Humor theories and the physiological benefits of laughter, *Holist Nurs Pract* 23(6):349, 2009.

第十四章

拥抱健康生活的精神性之旅——意义建构

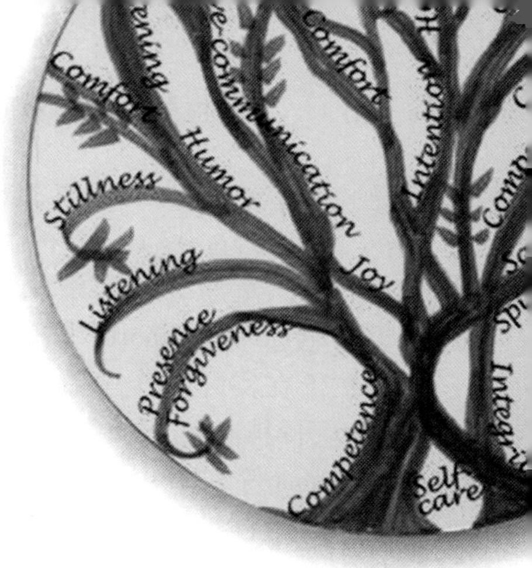

内心强大的人能够轻松讲出自己的艰难经历。

Sue Monk Kidd

学习目标

1. 讨论精神性的主题
2. 熟悉 FICA 工具(信念和信仰:价值、团体、关怀)
3. 讨论精神性培养的策略
4. 判断护理措施是否符合患者和家属的精神性需求
5. 描述护士能给予他人希望的行为
6. 评价临床中精神性评估工具
7. 讨论护士在帮助患者了解疾病过程中扮演的角色
8. 通过练习掌握相关技巧,满足精神性需求

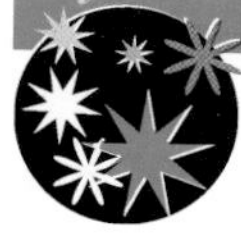

主动学习……

尊重旅途中的伙伴:拥抱健康生活的精神性之旅——意义建构

在阅读本章内容时,请思考以下问题,并写出你的答案。

写出你在本章中所学到的知识。

这些知识如何影响你的护理实践?

你将如何运用这些新知识或技能?

想一想……

精神性的定义

本章将带你一起参与关怀患者的护理实践,“脱下鞋子”,站在神圣的地方(O’Brien,2014)。在康复护理中学习过精神性的护士,更善于评估和满足精神性方面的需求(Ruder,2013)。精神性一词来自拉丁语,意思是“生命之气”(Brillhart,2005)。精神性的概念尚未统一,因为它是“心”语而不是“口”语,很难用语言表达(Carson 和 Koenig,2008)。Donnelly 和 Cook(1989)认为“精神性就是连接自我、他人、超越物质世界的生命或力量的纽带。”精神性在实践中“展示了充满爱、快乐、关怀与同情的能力,并不断探索困境经历的意义”。护士的精神性干预体现了关心、爱、诚实、智慧、想象力等人性特征……那是一种强大的力量,一种指

导……超越护士或患者之外的东西(Dossey,1998b,p. 47)。精神性包括“无私的爱、信任、宽恕、希望、想象……对生活的敬畏和感恩”(Brillhart,2005,p. 31)。一项关于护士在实际工作中处理与他人关系的研究表明:精神性表达是一个重要影响因素(Thomas 等,2004)。对伊拉克和阿富汗战争中经历创伤后应激障碍(PTSD)的美国退伍军人采取以精神性为基础的护理措施,取得了良好的效果。

精神性是一门科学。超过250项研究表明,宗教活动——无论什么教派——均与健康和延年益寿相关联。有人说精神性引导不属于临床工作的内容……不要求我们成为精神性引导者,只是要求我们从整体出发,扩大爱、同情和移情……这才是护理的基础(Thomas 等,2004)。

Duke 大学宗教/精神性与健康研究中心的医学博士 Harold Koening 汇报了 70 多篇公开发表的基于数据的论文成果。结果发现,参与宗教活动的人具有更好的健康状况,更强的免疫系统,较小的压力,能从髋骨骨折和心脏手术中更快地恢复。拥有宗教信仰的老年人不易患心血管疾病和癌症(Koenig,1999),精神性是决定 HIV 患者生活质量的重要因素(Tuck,McCain,和 Elswick,2001)。研究显示:脊髓损伤患者对生活的满意度随精神性的提高而增加(Brillhart,2005),对生命的祈祷及意义的探索能够提高乳腺癌患者的心理健康水平(Meraviglia,2006)。自南丁格尔时代以来,精神性就已成为护理的一部分(1994)。根据不断的文献回顾和研究,Koenig(2007)总结出:“在临床实践中解决患者的精神性问题意义重大,通过帮助患者寻求希望、生活意义,达到治愈效果使其重新获得生命。”精神性敏锐护理实践的目标是安慰患者,帮助患者寻求生活意义,不能加入我们自己的意见或价值观(Lackey,2009)。

Erickson 及其同事(2010)认为,人是由多个相互作用的子系统构成的整体。“子系统是我们的内在基础,如遗传和精神性驱动等。”精神性驱动存在于精神性之前,贯穿我们的一生,并在转型期间达到高潮。即使我们没有意识到,它也始终存在,并渗透到子系统中。它启发我们寻找人生目标”(Erickson,2006)。作为护士,我们与患者每一次互动都能培养及提高他们的精神性素养和动力,通过护士和患者的这种互动,可以更好地了解患者对生活的追求或理解(Erickson,2006)。

在本章你将了解精神性的定义,一种被健康护理专家恐惧或忽视的概念,它会让我们感觉到科学在治疗中的不可靠性(Donnelly 和 Cook,1989)。这种精神性把患者和现实相连,使他们在得知患病的一刻能够得到他人的鼓励。这种讨论不是以宗教派别为基础,而是从精神性层面找到生命的意义,帮助患者和家属理解疾病和痛苦(Travelbee,1970)。本章将帮你识别向患者及家属传递战胜困难经验的时机,通过分享,使其认识到生活的意义。

精神性的主题

Nagai-Jacobson 和 Burkhardt(1989)通过对精神性概念文献的回顾,发现了精神性的一些主题。总结出精神性有以下特点:

- 比宗教的概念更广
- 包括对生命意义和目的的个人探索
- 与人的内在气质有关
- 与自我、他人、自然界大环境和谐相处的感觉相关
- 与人格相关

护理学中的精神性是指护士与患者在精神性层面的沟通,护士与患者双方共同探索生命的意义。护患关系是神圣的,它是双方在神圣土地上相遇时对健康危机的讨论。这个讨论点或事件是“感受我们更真实生活方式的机会。”这时前面所介绍的处理方式已

不再起作用。当遭遇残疾时，必须去发现新的生存方式、行为方式，共同探寻生命的意义。例如，一位妇女在照顾她患了阿尔茨海默病的丈夫过程中，发现自己的健康也受到了影响。她不能驾车出门或出去拜访朋友，她原本是一个喜欢广交朋友的人，现在就像一只离群的猫。过了一段时间，一只猫妈妈给她带来一窝小猫，喂养这些小猫和它们玩耍，使得这位遭受不幸妇女的生活有了新的目标和乐趣，并能和丈夫一道分享。她说："这是上帝赐予我的猫，我们彼此需要对方。"她很享受现在的生活。

一项提高健康成年人精神性的质性研究揭示了六个主题：自我，他人，自然，宇宙，或正能量；信仰，如信仰上帝；内在动机因素，引导行为和态度；天意，一种对于更高力量的信仰；对神秘的理解，寻找生命的意义和价值；逾越，在生命旅程中运用内在对人有帮助的因素（Cavendish 等，2000）。研究者认为，护士需要更关注患者生活事件的重要性，这样才能通过有意义的方式做出诊断与干预。对患者采用的策略，对于他们的信仰、精神性的理解使得护士能关注患者精神性层面的细微变化，这些对患者的支持都会产生重要影响（Cavendish 等，2000）。

FICA 感受精神性的历史

联合委员会（TJC）规定的一个文件中记载了精神性史，包括急性护理医院或疗养院接受护理以及通过家庭护理的患者（Koenig，2007）。以一个关于精神性的问题开始这个对话，并使患者愿意与你谈论该话题。

FICA 是由信仰、重要性、团体、关怀这四个词汇的首写字母组成的，是由 Christina M. Puchalski 博士开发的研究精神性与健康的工具（方框 14-1）。这个简洁的工具能够把工作和精神性评价融为一体。

方框 14-1 FICA——采集患者宗教信仰史

F——信念和信仰

"你是否考虑过信仰精神性还是宗教？""是否因精神性信仰帮你应对压力？"如果患者否定，护士可以这样问："是什么给予你生活的意义？"

有时患者可能回答是家庭、职业或本性。

I——重要性

"生活中信仰和信念有什么重要性？你的信仰影响你在患病情况下对自 己的照顾吗？重获健康时你的信仰起什么作用？"

C——团体

"你是精神性、宗教或信仰团体中的一员吗？它给予你支持吗？如果是，是如何支持你？那有一群让你热爱或对你重要的人吗？"团体，比如教堂、寺庙、清真寺或一群志同道合的朋友，这些都能给予患者提供支持。

A——关怀

"你喜欢作为护士的你吗？在卫生保健中你会处理这些问题吗？"

精神性史的本质

关于精神性史的问题可以是"你有与你的健康有关的精神性需求吗？"有时即使是以这样短暂的问题开始，也会出现下列反应：当事人对宗教或精神性没有兴趣，也不使用这些来应对疾病。在这一点上，你可以采取不同的方法，询问患者应对的其他方式——什么影响他们对疾病的认知，哪些社会支持是有用的，什么样的文化信仰可能会影响疾病的治疗，这就是精神性史的本质（Koenig，2007）。在危机时期患者可能会感到应对策略无效，询问其是否曾经有过类似的情况，如果有的话，什么是有益的；例如，“什么是你力量的源泉?”和“谁曾经有助于你?”在这个时候，这样的问题可能会帮助解决问题。

护士如何兼顾精神性指导者和关怀者

人生就是一次旅行，Park（1998）认为我们必须理解生命的复杂性。他提出“摒弃冲动，简化一切，全方位思考，寻找简单答案，保持神秘的生活。”那些想在实际操作中简化护理内容的老师可能会教学生“如何做事”——治疗、技巧、步骤。如果能够准确快速地执行护理程序，那么护理质量就能够得到保证。想一想，“护理的实质不只是做……而要针对患者的不同反应（Newman，1989）。生活不是解决一系列的问题，而是解开困惑。

主张精神性的组织，在理论和实践中，支持工作人员将精神性融入护理（Batcheller等，2013）。面对患者的成长和经历，护士可把自己人生之旅的生活经历和精神性感受分享给他们，来满足患者和家属的需求。

精神性关怀始于护士

护士是神圣的职业。患者和家属在面对痛苦时寻求我们的帮助，如面对死亡、分娩时会不知所措地感到恐惧，期待我们创造奇迹。Burkhard 和 Nagai-Jacobson（1949）指出，要在“护理时重新唤醒精神性”。为了理解别人的经历，你必须培养精神性。Moore（1998）提出“为了呵护心灵和精神性，有必要艺术地生活。”为此，他提出以下建议：

- 暂停——忙碌的反义——停止，反思，享受，创造，保持安静。
- 为自己、他人、关系、生活琐事等花费时间——花时间去处理关系，加深对复杂关系的理解。
- 注意你身边发生的事情，以便能意识到停止的必要性，把注意力集中于这一刻而不是对过去和未来的思考。

考虑到护理的需要，你如何能放慢速度呢？其他章节会提出一些方法，如放松的技巧和冥想。训练这些技巧帮你同自己的心灵相通，以自己为中心。以自我为中心的过程帮你集中在这一刻，集中在这一刻的意思就是慢下来，享受食物的味道、气味；花时间爱抚狗或猫；听鸟唱歌；欣赏音乐而不是用它遮盖噪音；爱抚孩子的头；听他人的意见而不发表议论；拥抱一个朋友；听他人大笑并参与其中。在癌症患者及其家属的一系列社区课程中，一位患者说，癌症使他的重心“由为生活而工作转变为注重生活艺术”。这些简单的建议是一些容易记忆的活动，通过患者，我们认识到即使生活再艰难也要坚持。对患者来说，这些事情使他们的生活有价值。在一项研究中介绍了精神性练习和其他自我保健的步骤，如冥想、瑜伽和音乐等。或许，这些活动可以为生活注入活力。

沟通不仅停留在语言与非语言上，不受干扰的能力需要的是意识上的努力，有时就像一场战斗。当你觉得势不可挡时，再花点时间回到静止状态，把注意力集中于感觉。当你害怕时，请记住以下歌词：“当你困扰、睡不着觉时，要数你的祝福而不是羊”（2007）。Emmons 在其感恩研究中总结到：参与每周感恩日记活动研究的人行事更规律，身体不适较少，对生活感觉较好，比持有关于中立态度的对照组更乐观。每天保持记录感恩日记的参与者更有可能向其他人提供情感上的支持。感恩的人更有可能相信生活中一切的关联性，并向他人表达自己的感激之情。开始你的感恩之旅，每天记录一些你想感谢的事情，或睡前花点时间感谢生活中的人或事。

当你害怕或精神上痛苦时，按照下面的步骤做：

F—忘记

E—所有的事情

A—全部

R—正确

为你提供简单的策略可能对你的患者有帮助。

满足患者的精神性需要

精神性关怀不能和护理的其他方面分开。在 Watson 护理概念模型中,精神性是中心。“人类的精神性被视为人类存在的最强大力量;它是通过精神性进化、内心和谐而达到自我超越的本源。护理实践是以增进身体、心灵、精神性的和谐为框架,而不考虑人的健康问题,年龄和生活环境”(Touchy,2001)。

护理关怀需要计划、关系和行动(Touchy,2001)。精神性关怀怎么做?做什么?它是一种态度,是无偏见地分享他人的情况和经历。当你给患者做晨间护理,当你提供一个便盆,当你测量体温等——这些都是平常的工作,用心做就是在提供精神性关怀。Fields 等(1984)指出,完成简单的日常工作就是一种与生死自然循环接触的方式。

一项有关家庭临终关怀的质性研究指出,精神性的沟通策略包括以下内容:创造精神性和信仰的空间,赞同经验中的意义,强调护理的优势,重构负面经历(Reblin 等,2014)。

当研究生命意义时,患者需要探寻精神性和心灵的问题,谈论对宗教的感受或缺失宗教的感受。当患者不是征求意见,而是谈论感情或表达怀疑、恐惧和痛苦时,你可以鼓励他们进行祈祷或沉思(Narayanasamy,2004)。考虑精神性、宗教和文化在医疗保健信仰中的作用。在一项有关非裔美国人的精神性实践研究中,参与者采用读圣经,听基督教广播和电视节目,出席教会和祷告等方式进行糖尿病的自我管理(Casarez 等,2010)。一本圣经的选择,一个早晨的祈祷,或一个成功的证词,都是精神性实践的例子,这些都让我们先思考再做出选择(Donnelly,2010;Thaler 和 Sustein,2008)。当谈及敏感信息如信仰时,患者可能感到不舒服。尊重个人信仰自由很重要,不要试图劝说患者采用你的个人观点(Buswell 等,2006)。

患病期间精神性需求可能会更大,违背日常的精神性或宗教习俗可能成为压力的来源。精神性的来源及其评估可以提供有助于相互解决问题的信息,以找到满足这些需求的方法(Delgado,2007)。

> 在你“最黑暗”的时刻,美好作为照顾者伸出了她的手,为你提供了一个可以休息的私人避难所。
>
> **Erie Chapman**
>
> 智慧库

完全在场的状态

护士的日常工作并不是例行公事,对于那些疼痛及恐惧的患者,护士应当给予必要的安慰。例如,公司经理所说的话,就可能给员工带来不必要的恐惧。所以那些看似坚强、自信的患者与家属,一直是把护士看作拯救自己的贵人。

“精神性关怀从现在开始……其实质是在任何情况下我们所体现的爱都是把精神性融入关怀”(Burkhardt 和 Nagai-Jacobson,2002)。在场是“要做到感同身受——身体、思维、情感、心灵集中于他人身上”(McKivergin 和 Daubenmire,1994)。它是关于我们如何做事,我们是谁,以及我们是如何相处的。在移情一章,你了解了移情的最高境界不是考虑疾病、状况、耻辱等因素,而是人文关怀。所有人都不是孤立存在的,考虑到这些:你还认为工作是神圣的吗?认为每一天都站在神圣的地方吗(O' Brien,2014)?在案例连接中,对患者进行精神护理时,一位新护士与患者分享了自己的信仰,运用了自己的一切……包括身体、思想、情感和精神资源(McKivergin 和 Daubenmire,1994)。这一回应是简洁的。精神护理不需要额外的时间,而需要将其融入工作中。

提供祈祷

在一个由2000多美国人参与的研究中，75%的人祈祷避免疾病，22%的人祈祷医疗服务能够得到改善(McCaffrey，2004)。祈祷是我们和上帝之间亲密的谈话；它是一种"精神表达，是人的内心与上帝接触的基本方式"(Buekhardt 和 Nagai-Jacobson，2002)；它是一种"表达精神……一种流动于内心深处的人类本能……代表一种渴望已久的沟通或者与上帝进行的交流(Dossey 等，2012)"。祈祷作为一种护理干预——和患者大声祈祷，安排祈祷时间，形成一个支持性祈祷环境，或者在安静时刻自己祈祷——祈祷是患者的精神需求。在患者生命最后一刻祈祷或者过早祈祷都被视为一种不尊重，祈祷是情感交流和结束对话后的一种解脱方式(Bayfront Medical Center，2002)。考虑祈祷在访视中的作用，如果条件合适，给患者足够的时间祈祷。详见方框14-2。

方框14-2 关于祈祷的建议参考

- 不是所有的人都接受和相信祈祷
- 祈祷形式是各不相同的
- 患者的祈祷可能是凭着现有的祷告词或灵感，或者宗教读物
- 祈祷可帮助患者表达情感
- 可以适当地询问患者是否愿意祷告？为什么祷告？
- 祷告可以表达患者的意愿
- 祈祷可以是一个简短的陈述，说出患者的希望、恐惧和需求，困难的时候上帝是会和患者在一起的
- 祈祷是最灵验的事情，万物都在祈祷之中
- 祈祷允许在心中

修改自：*Pastoral care volunteer training manual. the use of prayer*，St Petersburg，Fla，2002，Bayfront Medical Center(handout).

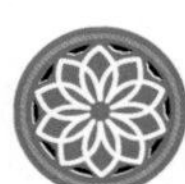

案例链接……

我该从哪里开始？

故事发生于我从事护理工作的第一年，那时我21岁。一天，一位有经验的护士注意到我在晚上处理一个垂死患者时的困惑和无奈。当时我一直没有寻求帮助，患者没有家人在场，所有处置都要靠我。这位护士把我带进房间，她对患者和我说道："你好，我们和你在一起，你不是一个人。"过了多年以后我才理解她说的话。凭借上帝的恩典，我知道我们永远不会孤单，我可以分享这个信念与信仰。•

沉默

静止，不说话时感到舒服，没有得到回答也可以接受，这些特点属于性格内向的人——他们以想代替说；但性格外向的人则以说代替想。一个特别外向的临床治疗师说，唯一的方法就是让他的思想和嘴巴学着沉思，在治疗时也保持安静。三十年前，一个护理教师提出："如果不知道说什么，就静静地待在那儿，说：'我没有建设性的意见，但我能陪你待一会'。"这是商榷时最好的说话方式。

一个心理学家谈到她作为一个患者的经历时说："我想让护士理解，当我有病的时候，我不是以前的自己。我感谢你的理解。我不是要你帮助我解决问题，我想要的是你明白我的痛苦，甚至不用诊查只是理解的看着就可以。"

沉默意味着接受，不必强求患者和护士一定做出回答。对患者来说，不可能有完美的护理计划。对护士来说，面对生活现实也是挑战的一部分。

使用"哦……""嗯……"和"是吗？"

虽然提问是鼓励情绪不佳的人多说话的好方式，但是问题可能会带有攻击性(Bogia，

1985）。Robbinical 和 Kate Fagan 在一家医院培训志愿者时建议使用鼓励性、疑问语气或肢体语言作为鼓励患者继续交谈的暗示。试着用“哦”，当你觉得患者还有想说但又沉默时，等待他继续总是很难，但这很重要。在沉默之后，你可以说：“嗯……”或“是吗？”用这样的策略处理进一步的对话要比只在言语上的回应更有效。但是使用中要学会洞察，不能过分使用。

当患者陷入危机时，其他策略也是有用的，尝试对情景事实做出评论。当看见患者哭时，可以问：“你哭了？”鼓励他说出事情的原委，因为你承认看见他在哭。用第一人称“我”表达，如“我想知道你是否有好主意？”当患者对一些可能发生的事情呈现出迷惑，“看起来……”的方法就很有用，如“你看起来很不安”，避免总用“那件事给你什么样的感觉？”来提问，那会让患者觉得你在分析他们（Bogia，1985）。记住，幽默可以增进护患关系，可以赢得患者的信任（Johnson，2002）。

建立联系的机会

Martin Buber（1958）将关系分为两种，即“我—他”和“我—你”，“我—他”关系体现在护士为患者护理的时候。指导和护理可能已成为常规，尽管在形式上是好的，但却缺少与患者真正的联系。“我—他”是一个主客关系的形式。“我—你”可以是一个全方位的关系，具有相互、直接、存在、亲密的特征（Friedman，1966）。“他”是蝶蛹，“你”是蝴蝶（Buber，1958）。

在护士真诚帮助手术或患有特殊疾病患者的过程中，护士与患者、家属的关系可以从“我—他”转变成“我—你”的关系。

护士个人或家人如果有过手术或患病的经历，可以帮助他们更深刻地理解患者和家属的需要。护理是一种神圣的职责，它能使患者及家属同意放弃传统思想的束缚，接受外科手术治疗。护士理解人类疾苦的能力，是形成“我——你”关系的组成要素。这些案例链接虽然简洁，但可以帮助患者及家属度过危机，在护理实践过程中为患者提供所需要的护理服务。

利用资源

精神性护理形式多样，可以利用各种资源。精神评估部分，可以找熟悉患者的牧师帮助，也可以找有信仰的组织和护理机构，学习宗教礼仪、灵修笔记、祈祷文章、圣乐等（O' Brien，2014）。Martin 提出，在护理之家改善精神性的三个策略：提供宗教活动场所设施；提供地方教堂的相关信息；为患者提供表达信仰的机会。Martin 写道，“对这些患者的护理是帮助他们在新的生活中摒弃旧的生活方式，与宗教建立联系，除掉（驱逐）过去的阴影”（Martin，2004）。家属可以通过因特网的霍普金斯医院胰腺癌聊天室寻找精神安慰（Nolan 等，2006）。如果有个人感兴趣可以建立网页，收集患者和家属信息，提供支持。

濒临死亡

当患者面临死亡，护士作为团队的一员要提供精神性关怀。何时为恰当的时间？护士要学会相信直觉去感受那个适宜的时间，来谈论患者关心的事情。护士提供轻抚、静候、祈祷，如果患者要求，可以和牧师取得联系，要记得一些患者可能自主参与宗教服务。鼓励家属提供曾经让患者舒适的音乐，还有些患者喜欢听录制好的布道或宗教经文。护士要创造一种让希望留存的氛围（方框 14-3），为参与祈祷的患者提供一些特殊的文字或纪念品（Piemme，1998）。

方框 14-3 希望的注释

希望是信任和信心，希望是耐心，希望是热情和活力。希望是前进的动力，能量的源泉，精神性的食粮。希望是期待的比较，从现在看未来，当事物不在我们的计划之中，可能会遗憾（Brussat，1998）。“希望是信仰……是在人生遭受不幸和伤痛时的信仰。希望使你能应对苦难，并从中获益，希望能减轻痛苦，希望能延长时间，希望是家庭未来的幸福安康。希望是保持尊严，希望是永生”（Hampton，1998）。

你必须心存希望才能带来希望。怀揣希望，学着原谅自己的错误可以克服未来的危机；学着为将来留有余地，爱护自己，保持微笑和幽默感。相信上帝，赞美想象，怀揣梦想，开阔视野，建立目标。面对挫折时，要记住吃一堑长一智。面对变幻的生活，坚定信念。我不能确定未来，但我确信未来充满阳光。

灌输希望，直到希望出现在你的脸上，出现在你善良、积极的话语中，有能力面对别人看你的目光；不逃避现实；面对遭遇的不幸，能够淡然处之，这一切出现在你的祷告中。鼓励患者展示卡片或者家人带来的照片，特别是孩子的或重孙辈的照片，建议家人提供喜爱的音乐或与童年生活相关的花絮。

帮助患者回顾和修正人生

通过对人生的回顾和修正，可以使濒死的患者心态平和。你可以建议他们通过对一生的回顾方式进行反思，生活的回顾引起了对宽恕问题的关注，这就涉及自我的宽恕或接受。最近的一项研究阐述了“决定性宽恕”是一种原谅的行为意图，“情绪宽恕”是一种从负面不良的情绪转向积极的情绪。研究发现，情感宽恕对健康有很多的积极影响（*Matters of Note*，2008）。护士可通过询问以下问题协助患者回顾一生。“如果你能再活一次，你想有什么改变？”（Kemp，2001）。如果患者有未完成的事业，可能会说出来。一位临终患者说她自己不曾对女儿说过以她为荣的话，护士帮她完成了这个心愿。尽管谈出感受不容易，但是谈出感受后，患者内心会平静许多。Rabbi Zalman Schachter-Shalomi，老年精神协会的创始者，在他的作品《从老人到圣人》中提供了深入的解释，请参阅 *Suggestions for Further Reading*。

伴随案例链接，通过阐明不同的沟通形式，护士可以促进与患者及其家属的关系。

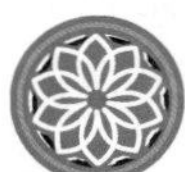

案例链接……

鼓足勇气去分享祈祷

“一个患者经过腹部探查后，在术后麻醉苏醒室期间持续急性疼痛的时间是以前的3倍，并且在她处于极度疼痛的时候，我打开了她的自控镇痛泵，我告诉她在疼痛得到控制前我会一直陪伴她。在接下来的两个小时里，我给她吃复合药丸，但是她的疼痛并没有得到有效缓解。在这期间，我抚摸她的前额，并且帮她湿润了嘴唇。当我问到我还可以为她做些什么时，她询问我是否愿意为她祈祷。我们仍然在术后麻醉苏醒室，我看到其他护士们表示认同的眼神。我们说上帝保佑，她很快就放松了，并且看上去很安逸。”•

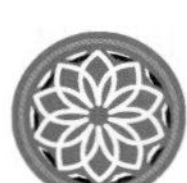

案例链接……

我清晰的感觉到她的存在

“我作为一个临终护士天天同坐在椅子上的一个很独立的患者打交道，她希望自己的病情能得到控制。随着她的疼痛加剧，我的拜访也随之频繁，我承担的已经远超出了一个看护者的责任。我也是一位按摩治疗师，当她卧床不起时，我会经常给她按摩。她请求我为她的姐姐也做按摩，并把它作为礼物送给她。在她去世的那天，我走进她的房间发现她身体躺在那，冰冷的一动不动。我感谢她给我机会成为她的朋友和护士，我明显地感到她的存在和她的爱。一个月后，她曾经患有精神紊乱的姐姐来做按摩，对于

我们来说这是一个特别的经历。之后她的姐姐仍然每月按时来做按摩，每次我们都会想起她的妹妹和她的礼物。”●

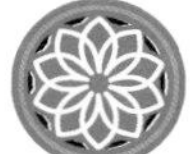

案例链接……

期望和梦想

“她是一个病情正处于初期阶段的年轻白血病患者，在‘老天放行’之前她或许不能离开医院。关于她的愿望和梦想我们已经聊过好多次，她从没有去过马戏团，从没看过蓝鸟，从没去过迪斯尼乐园。那天，许多护士带着米老鼠来到她的房间里。我扮作一个小丑带着我的‘有特技’的狗，携带了马戏团的录像，一位宠物商店的老板带来两只蓝鸟。她热泪盈眶，她开始并不知道是我们精心安排的。我问她是否感到高兴和满意，她回答到，‘我唯一没有见过的是上帝，并且我很快会见到它，但是我知道我已经看到过天使。’”●

寻找涵义

当理解来源于所经历的苦楚，当患者或家庭成员想让你知道他们所了解的事情时，你可能对时间比较留心。患者可能给你提示他们想进一步深入地谈论，下面是患者所说的和所做的一些事，这有助于分享对事件的理解：

患者1：“短时间发生这么多事情，我从没认识到我能处理这么多事情。”

护士：“你一直在想所经历的事情，告诉我吧。”

患者2：“患上艾滋病后使我懂得更加珍惜生命。”

护士：“能告诉我你现在是如何看待生命的吗？”

患者3：“当你失去一个孩子后，你的其他孩子就会变得更加宝贵。”

护士：“你如何看待和孩子之间发生的事情？”

Hannaford和Popkin（1992）报道，人们已经学会了从失去中获得成长，正如方框14-4中所列举的。他们将*Windows*作为一本教材，以患者及其家属为对象，帮助他们在失落中获得支持。Hannaford和Popkin提出了问题，阐述了“鼓励悲伤者从不幸中认识生命的意义。”方框14-5中列举的问题和阐述的观点可能会很有用，方框14-6列举的见解可能会有所不同。

方框14-4 疾患和不幸的含义

- 我已经学会了……
- 我可以爱。
- 爱病痛。
- 我可以生存。
- 因为痛苦在愈合。
- 我已经长大。
- 我可以原谅。
- 我可以原谅我自己。
- 你教会我很多。
- 我可以是一个承受者。
- 生活必须改变。
- 感谢你给了我很多东西。
- 我思念你。
- 你对我是如此的重要。
- 我不能控制一切。
- 但我可以照顾。
- 我已经与此密切相关。
- 我需要对他人有意义。
- 我可以重新评价我自己。
- 书写生活新的一页。
- 我将改变。
- 我会重新开始。
- 我是明智的。
- 我有新的勇气。
- 我更开放。
- 我可以为自己建立新的联系。
- 我可以请求支援。
- 我变得更强壮、更自立、更愉快、更幸福。
- 我有选择。
- 我不再孤独。
- 珍惜现在。
- 我的生活充满了新生。
- 感谢生活中的挫折。
- 激励我成长。
- 享受孤独。
- 感谢生活。

摘自：Hannaford M，Popkin M：*Windows：healing and helping through loss*，Atlanta，1992，Active Parenting，77-78.

方框 14-5 问题和观点

当你看到这些经历的时候，你是否发现了人际关系方面新的内涵？

- 在你成长的这段时间里，你认为是这种不幸带来的变化？
- 这种经历是怎样改变你的生活的？
- 它是如何影响你的生活目标和信仰方式的？
- 由于这次教训，你已经采取的或可能采取的积极措施是什么？
- 你看上去似乎已经了解到有许多事情是我们所不能控制的。
- 在处理危机能力方面你已经充满自信。
- 你似乎感觉到关于所有的不幸，你获得了一种你从来未享有的独立性。
- 我希望听到你笑；这样能表明由于你近来的经历使你更能表达自己的感情。

摘自：Hannaford M, Popkin M. *Window: healing and helping through loss*, Atlanta, 1992, Active Parenting, pp. 129-130.

方框 14-6 不同见解

- 当你看标题的时候，你会有意识地关注这方面。
- 生活的教训是严厉的，你必定要经历这种严厉。
- 当你犯下错误的时候，你必须要为犯下的错误买单。
- 假如你始终如一的话，你就会感觉很好。
- 从此以后，你要学习使之变得更好。
- 我希望你吸取教训。
- 一切都会好起来的。

摘自：Hannaford M, Popkin M. *Windows: healing and helping through loss*, Atlanta, 1992, tive Parenting, 129-130.

在工作中发现上帝

作为一名护士你是怎样为自己发现上帝跟上节奏的？Hanrahan，一名作家、人类学家和画家，认为“在工作中能够发现上帝。”她写道：人们十分渴望静寂、祥和，你可以假设在“静修”中发现了上帝，并与上帝同在。对心灵健康来说不一定需要长时间的静修，忙碌并不意味着与上帝失去联系。在加拿大 Hanrahan 同土著人一起工作，那里的人们在任何地方和任何事情上都能发现上帝。“在 Yukon（加拿大的一个地区）我遇到了一个土耳其司机（来自墨西哥的难民），他开车送我去机场时我遇到了上帝……（Hanrahan，2006）。”她认为上帝给人的感觉就像头枕在枕头上一样舒服，她建议放慢脚步享受这样的时刻。

记住没有任何人能比护士更恰当地或者更高质量地提供心灵关怀（Kemp，2001）。有时候，从现实生活中找寻信仰是最好的方法。

我们始终要落叶归根，精神关怀起止于照料者。培养自己的精神，可以帮助自己以一种真实、开放的方式对待患者的经历。你与患者接触的经历丰富了你的精神并提供了反馈。在当下的共享时刻，存在成为我们给自己和他人的礼物，并能够充实我们自己（McKivergin 和 benmire，1994）。许多退休的护士通过成为教区护士继续着她们对灵魂的奉献。

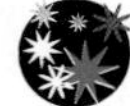

返回本章开头的“主动学习”，并写下你的答案

练习精神性护理

反思：练习 1

临终关怀护士，NICU 护士或患者家属经常会听到这样的话，“我不会像你那样做。”他们认为自己太敏感了，不可能成为一个照顾者。Erie Chapman 在其书中写道，这种敏感的觉察力正是照顾者所必需的。他建议我们遵循 Eleanor Roosevelt 的格言：“每天做一些让自己以前不敢做的事情。”在你的日记中写下处理痛苦经历的事件，并进行反思。

From http://www.journalofsacredwork.typepad.com/(Accessed 10/9/14).

评判性思维/反思/意图：练习 2

在“精神性护理”这一章中，提出了有关精神性培养的建议。请在你的日记中，制订一个将其融入你生活和工作的精神性培养计划。

技能构建/评价/日记：练习 3

记一天的日志

1. 随机选一个工作日，有意识地关注一下，你是如何使自己的日常生活充满艺术气息的。

2. 注意你的感觉，记录有趣的时刻。

3. 有意识地花时间去暂停和深思你的想法、感觉和行为，并记录。

4. 在一天中至少为自己留出 15 分钟，确保你能利用这些时间为自己所用。事实上，这个宝贵的时间能让你充电，激发你的创造力。

5. 留心患者表现的同时应尝试理解他们的看法。细想一下在哪些方面这些表现和你有关联，他们怎样影响你的生活，并记录。

讨论：练习 4

阅读下面的诗，展开关于本性作为精神性来源的讨论。

Take a Quiet Walk for Me

Walk slowly
by the quiet path
And look at the trees
and the sky
by day and night...
Remembering the good times
on the lakeshore,
in the woods
Near the meadows
and the black softness
of the friendly hollows...

自我评估/技能构建：练习 5

检测精神性评估工具(方框 14-7)。完成自我精神性评估，选择其中适合用来询问患者的问题。与其他学生分享你的答案。谈谈你在目前的临床环境中如何使用这个工具。将此工具存档，以备将来使用。

方框 14-7 精神性评估工具

以下反思性问题可能会对你的评估有所帮助,提高自我及他人对精神性生活的认识。

意义和目的

这些评估个人能力的问题可以寻找到生活的价值、满足感和期待,接受一些不确定事件。

- 你生命的意义是什么?
- 你是否意识到生命的意义?
- 你生活的目标是否被疾病打乱?
- 你为什么想要恢复健康?
- 你渴望更佳健康吗?
- 你觉得你有义务来保持健康吗?
- 你有能力改变生活习惯以保持健康吗?
- 你有恢复健康的目标吗?
- 你生活中最重要或者最有影响力的事情是什么?

内在优势

以下是评估个人外在快乐及识别自我优势、抉择、目标、信仰能力的问题。

- 是什么给你的生活带来了快乐?
- 你怎样让自己处于精神饱满的状态?
- 你欣赏自己的哪些优点?
- 你的个人优势是什么?
- 你认为何种方式有益于康复?
- 你为自己设立了什么样的生活目标?
- 你考虑过压力是如何导致患病的吗?
- 你知道患病前自己的身体素质是怎样的吗?
- 你信仰什么?
- 在你的生活中信仰很重要吗?
- 信仰在你对健康认知方面起作用了吗?

相互联系

以下是评估一个人积极的自我概念、自尊、自我感受、在同他人相处中的归属感、寻求个人爱好的能力、展示爱自己和原谅自己能力的问题。

- 你觉得现在的自己怎么样?
- 做真实自我是怎样的感觉?
- 你有个人爱好吗?
- 你会以什么方式来爱自己?
- 你能原谅自己吗?
- 你怎样治愈精神上的创伤?

以下是评估个人与家人、朋友和社会团体交往的生活方式以及宽容他人能力的问题。

- 谁是你生命中最重要的人?
- 你方便帮助身边的朋友或家人吗?
- 谁是你最亲密的人?
- 你属于哪个团体?
- 当你有需要时,你会向他人寻求帮助吗?
- 你会和他人分享你的感触吗?
- 别人曾为你做的你最喜欢的事是什么?
- 你为别人做的最可爱的事情是什么?
- 你能原谅他人吗?

以下是评估一个人发现对神的崇拜或者宗教活动意义的问题。

- 你认为膜拜重要吗?
- 在你生活中你认为最有意义的膜拜行为是什么?
- 你参与一些宗教活动吗?
- 你相信上帝或者更强大的人吗?
- 你认为祷告很有用吗?
- 你是否曾试图清空脑海中的所有想法,并体味这种经历的意义?
- 你是否使用过放松或意象技巧?
- 你做计划吗?
- 你祷告吗?
- 你的祷文是什么?
- 你的祷文答案是什么?
- 在这个世界上你有归属感吗?

以下是评估个人生活与大自然相结合,环境对生活和幸福指数的影响,自我对环境健康关注能力的问题。

- 你与世界或宇宙有联系吗?
- 环境是怎样影响你的幸福感受?
- 你工作和家里的环境压力源是什么?
- 减少你环境压力源的策略是什么?
- 对你所处的环境有所关注吗?
- 你是否涉及环境问题,如你在家、单位或社区?
- 你是否关注行星的存在?

摘自:Dossey BM:Holistic modalities and healing moments,*Am J Nurs* 6:44,1998. Sources:Burkhardt MA. Spirituality:an analysis of the concept,*Holistic Nurs Pract* 3(3):69,1989;Dossey B,et al,editors:*Holistic nursing:a handbook for practice*,ed 2,Gaithersburg,MD,1995,Aspen Publishers.

技能构建：练习 6

检测方框 14-1 的 FICA 工具，这个简单的缩写能很容易被人们记住。在你的职业生涯中，请记住你所学到的属于自己。掌握工具使用方法，运用于合适的对象（患者、同事、学生），并与他人分享，探讨在临床环境及相关领域的应用。

探索资源：练习 7

访问网页 http://www. hmassoc. org，了解护理团体的宗教信仰，在“相关”选项中寻找答案，访问网页 www. spiritualityandpractice. com，来探索自我精神性之旅的宗教信仰（Brooks 等，2005）。

反思/讨论：练习 8

静坐 3 分钟，反思令你感激的事情。选一个对你有过帮助的人，写一封感谢信。分析你反思和表达感谢的过程。你可以经常这样做吗？

仪式与庆典：练习 9

手语的祝福不分教派，旨在向护士致敬。在护士周庆活动及护理学校庆祝活动中均可使用。在线调查手语仪式，并与他人探讨其在临床环境或护理院校应用的可行性。

Q. S. E. N. 学习策略：练习 10

以患者为中心的服务是“根据个体差异提供以患者为中心的关怀与人性化的护理。”患病时患者及家属均比较脆弱，为提供精神性，了解他们对健康和疾病的认识是很重要的。询问患者反思性的问题，了解其价值观，信仰和生活方式，帮助其恢复健康。

引导患者回顾其健康的某一时刻，描述当时发生的事件及感受。

是什么促进了他们的健康和幸福？

通过帮助患者回忆这一时刻，护士能更好地理解他们的价值观、信念及应对方式。通过患者的分享，护士可以引导患者识别精神性内容，如精神性的作用？生活希望的来源？当前威胁事件的感受？通过了解患者的价值观和信念，护士可帮助患者了解疾病，寻找影响患者积极参与护理、康复和治疗的因素，完善精神性需求的方式。

为什么明确患者价值观和信念是优质护理的重要内容？

尊重患者的价值观和信仰的时机？

参考文献

Batcheller J, Davis J, Yoder-Wise PS: Hope for the future: intensifying spirituality in the workplace, *Nurs Admin Q* 37(4):309, 2013.

Bay PS, Ivy SS, Terry CL: The effect of spiritual retreat on nurses' spirituality, *Holist Nurs Pract* 24(3):125, 2010.

Bayfront Medical Center: *Pastoral care volunteer training manual: the use of prayer (handout)*, St. Petersburg, FL, 2002, Bayfront Medical Center.

Bogia BP: Responding to questions in pastoral care, *J Pastoral Care* 13(4):357, 1985.

Bormann JE, Thorp S, Wetherill JL, et al: A spiritually based group intervention for combat veterans with posttraumatic stress disorder, *J Holist Nurs* 26(2):109, 2008.

Brillhart B: A study of spirituality and life satisfaction among persons with spinal cord injury, *Rehabil Nurs* 30(1):31, 2005.

Brussat F, Brussat MA: *Spiritual literacy: reading the sacred in everyday life*, New York, 1998, Touchstone Books.

Buber M: *I and thou*, New York, 1958, Charles Scribner's Sons.

Burkhardt MA, Nagai-Jacobson MG: Reawakening spirit in nursing practice, *J Holist Nurs* 12(1):8, 1994.

Burkhardt MA, Nagai-Jacobson MG: *Spirituality: living our connectedness*, Albany, NY, 2002, Delmar/Thomson Learning.

Buswell J, Clegg A, Grout G, et al: Ask the experts: spirituality in care [gerontological care and practice], *Nurs Older People* 18(1):14, 2006.

Calabria MD, Macrae JA (eds): *Suggestions for thought by Florence Nightingale: selections and commentaries (a volume in the Studies in Health, Illness, and Caregiving series)*, Philadelphia, 1994, University of Pennsylvania Press.

Carson VB, Koenig HG: *Spiritual dimensions of nursing practice*, West Conshohocken, PA, 2008, Templeton Foundation Press.

Casarez RLP, Engebretson JC, Ostwald SK: Spiritual practices in self-management of diabetes in African Americans, *Holist Nurs Pract* 24(4):227, 2010.

Cavendish R, Luise BK, Horne K, et al: Opportunities for enhanced spirituality relevant to well adults, *Nurs Diagn* 11(4):151, 2000.

Delgado C: Meeting clients' spiritual needs, *Nurs Clin North Am* 42(2):279, 2007.

Donnelly GF: Health choices and heightened awareness: the art of the nudge!, *Holistic Nurs Pract* 24(4):179, 2010.

Donnelly GF, Sutterley DC: From the editors, *Holist Nurs Pract* 3(3). vii,1989.

Dossey B: Body-mind-spirit: attending to holistic care, *Am J Nurs* 98(8):35, 1998a.

Dossey B: Holistic modalities and healing moments, *Am J Nurs* 98(6):44, 1998b.

Dossey BM, Keegan L: *Holistic nursing: a handbook for practice*, Burlington, MA, 2012, Jones & Bartlett.

Emmons RA: *Thanks: how the new science of gratitude can make you happier*, Boston, 2007, Houghton Mifflin.

Erickson H (ed): *Modeling and role-modeling: a view from the clients' world*, Cedar Park, TX, 2006, Unicorns Unlimited.

Erickson H, Tomlin E, Swain MA: *Modeling and role-modeling: a theory and paradigm for nursing*, Cedar Park, TX, 2010, Unicorns Unlimited.

Fields R, Taylor P, Weyler R, et al: *Chop wood, carry water: a guide to finding spiritual fulfillment in everyday life*, Los Angeles, 1984, JP Tarcher.

Friedman MS: *The life of dialogue*, New York, 1966, Harper & Row.

Hampton C: *Hope and healing after traumatic illness* (paper presented to the Case Management Society of America, Georgia chapter, September 26, 1998).

Hannaford M, Popkin M: *Windows: healing and helping through loss*, Atlanta, GA, 1992, Active Parenting.

Hanrahan M: Finding God in the busyness. The social edge: a monthly social justice and faith website. http://www.thesocialedge.com/columns/maurahanrahan/index.shtml (Accessed 6/19/06).

Johnson P: The use of humor and its influences on spirituality and coping in breast cancer survivors, *Oncol Nurs Forum* 29(4):691, 2002.

Kemp C: Spiritual care interventions. In Ferrell B, Coyle N(eds): *Textbook of palliative care*, New York, 2001, Oxford University Press.

Kidd SM: *The mermaid chair*, New York, 2005, Penguin Books.

Koenig HG: *The healing power of faith: science explores medicine's last great frontier*, New York, 1999, Simon & Schuster.

Koenig HG: *Spirituality in patient care: why, how, when, and what*, West Conshohocken, PA, 2007, Templeton Press.

Lackey SA: Opening the door to spiritually sensitive care, *Nursing* 39(4):46, 2009.

Martin I: Nurturing that old-time religion, *Vibrant Life* 20(5):14, 2004.

Matters of Note: new forgiveness research looks at its effect on others, *Explore* 4(1):1, 2008.

McCaffrey A: Prayer for health concerns: Results of a national survey on prevalence and patterns of use, *Arch Intern Med* 164(8):858, 2004.

McKivergin MJ, Daubenmire MJ: The healing process of presence, *J Holist Nurs* 21(1):65, 1994.

Meraviglia M: Effects of spirituality in breast cancer survivors, *Oncol Nurs Forum* 33(1):E1, 2006.

Moore T: *Care of the soul*, New York, 1998, HarperCollins.

Nagai-Jacobson MG, Burkhardt MA: Spirituality: cornerstone of holistic nursing practice, *Holist Nurs Pract* 3(3):18, 1989.

Narayanasamy A: The puzzle of spirituality for nursing: a guide to practical assessment, *Br J Nurs* 13(19):1140, 2004.

Newman MA: The spirit of nursing, *Holist Nurs Pract* 3(3):1, 1989.

Nolan MT, Hodgin MB, Olsen SJ, et al: Spiritual issues of family members in a pancreatic cancer chat room, *Oncol Nurs Forum* 33(2):239, 2006.

O'Brien ME: *Spirituality in nursing: standing on holy ground*, Burlington, MA, 2014, Jones & Bartlett.

Peck MS: *Further along the road less traveled: the unending journey toward spiritual growth*, New York, 1998, Touchstone Books.

Piemme JA: Discussing end-of-life decisions, *Innov Breast Cancer Care* 4(1):31, 1998.

Reblin M, Otis-Green S, Ellington L, et al: Strategies to support spirituality in health care communication: a home hospice caregiver, *J Holist Nurs*, April 25, 2014, published online before print. http://jhn.sagepub.com.esearch.ut.edu/content/early/2014/04/21/0898010114531856.full.pdf+html (Accessed 10/9/14).

Ruder S: Spirituality in nursing: nurses' perceptions about providing spiritual care, *Home Health Nurse* 31(7):356, 2013.

Schachter-Shalomi Z: *From age-ing to sage-ing: a profound new vision of growing older*, New York, 1995, Warner Books.

Thaler RH, Sustein CR: *Nudge: improving decisions about health, wealth and happiness*, London, 2008, Penguin Books.

Thomas JD, Finch LP, Schoenhofer SO, et al: The caring relationships created by nurse practitioners and the ones nursed: implications for practice, *Top Adv Pract Nurs* 4(4), 2004.

Touchy TA: Nurturing hope and spirituality in the nursing home, *Holist Nurs Pract* 15(4):45, 2001.

Travelbee J: *Interventions in psychiatric nursing*, Philadelphia, 1970, FA Davis.

Tuck I, McCain NL, Elswick Jr RK: Spirituality and psychosocial well-being in HIV+ adults, *Adv Nurs* 33(6):776, 2001.

Wolpert NS: Blessing of the hands, *Nurs Manage* 41(5):29, 2010.

课外阅读

Faith, religion, and spirituality, American Nursing Association. http://www.nursingworld.org/MainMenuCategories/ThePracticeofProfessionalNursing/Improving-Your-Practice/Diversity-Awareness/Religion-Faith (Accessed 10/9/14).

Spirituality in healthcare, University of Minnesota, Center for Spirituality and Healing, free online course. http://www.csh.umn.edu/Integrativehealingpractices/spirituality_rlo__sq.php?runningtitle=Spirituality%20in%20Healthcare&runningtitle=Spirituality&AUD=CSH&QUIZ=1&PREVIEW=NO&SCORE_REPORT_URL=http%3A//www.csh.umn.edu/free-online-learning-modules/index.htm (Accessed 10/9/14).

Yalom ID: *Staring at the sun: overcoming the terror of death*, San Francisco, 2009, Jossey-Bass.

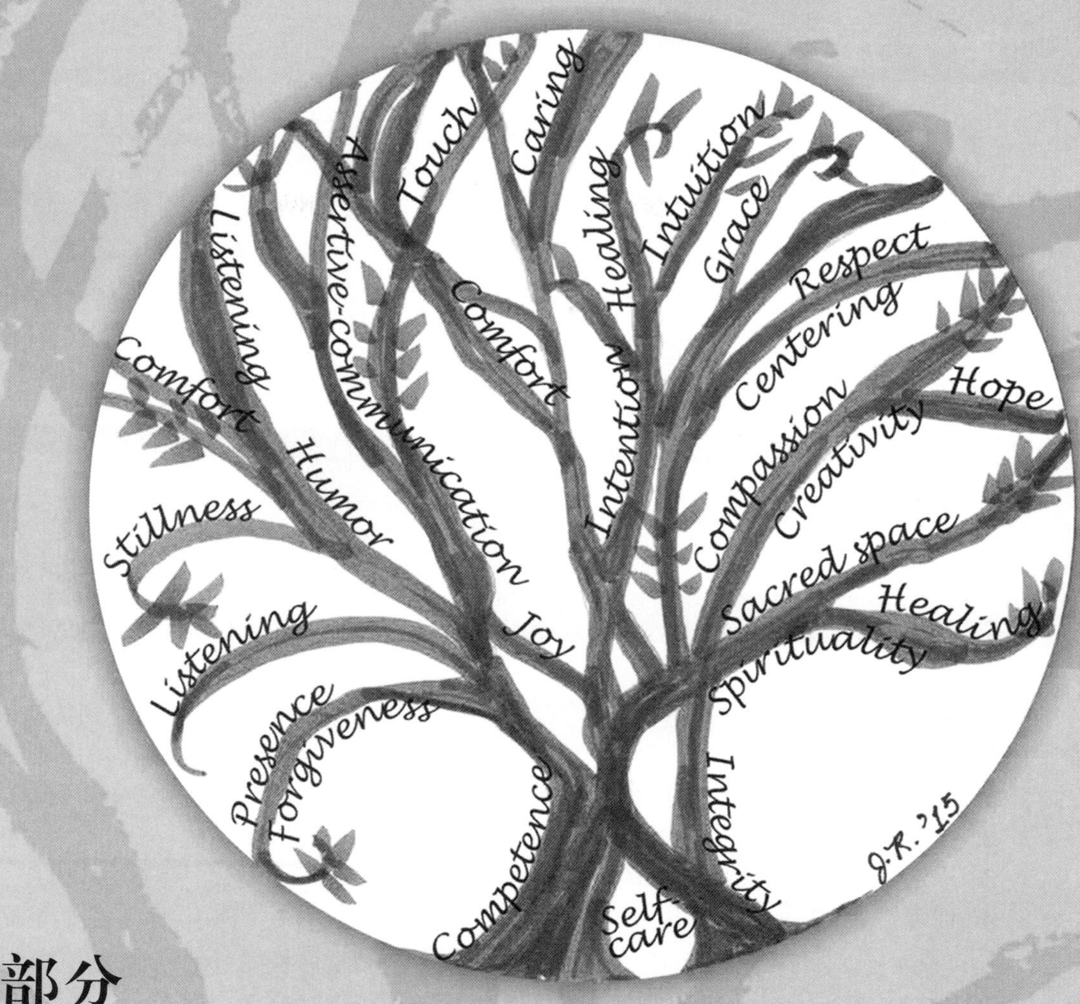

第三部分

在旅途中发展有价值的实践

第十五章

寻求支持

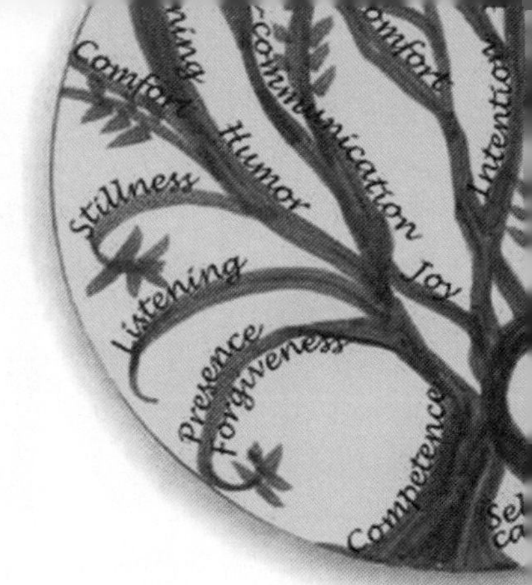

> 机会是自己争取的。
>
> **Shakti Gawain**

学习目标

1. 讨论社会支持与健康的关系
2. 完成支持系统评估
3. 辨别自信型、非自信型、攻击型的支持
4. 训练寻求支持的方法

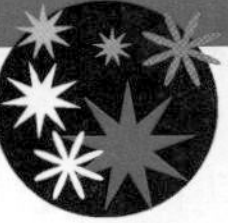

主动学习……

发展旅途中有价值的实践:寻求支持

阅读本章内容时,请认真思考以下问题,写出你的答案。

写出你在本章中所学到的知识。

这些知识如何影响你的护理实践?

你将如何运用这些新知识或技能?

想一想……

在护理工作中,你需要支持来完成工作。这一章你将学习到成功寻求支持的方法,如何将支持需求具体化,以及如何建立自信。通过相关练习,你可以掌握寻求支持的方法。

社会支持对健康及工作的重要性

研究表明,社会支持与健康的关系对当今的护理工作具有重要影响。社会支持与健康及疾病处置方式存在着正相关的关系(Komblith 等,2001;Adams 等,2002)。对退伍军人的研究表明,创伤后应激障碍的发生率与社会支持水平相关(Duax 等,2014)。脑卒中幸存者的社会支持水平及健康相关生活质量评分均较高(Kruithof 等,2013)。在对中学教师工作环境的研究中,同事支持与焦虑、抑郁存在负相关关系(Mahan 等,2010)。有研究表明,社会支持影响人们应对压力、解决危机或战胜疾病的能力以及人体免疫系统的功能。管理机构正采取减轻护士压力的措施,促进人才的发展,降低离职率。2014 年 ANCC(全美护士资格认证中心)制订了 MRP 计划健康护理机构专业护理优秀评选标准,为从事护理专业的护士提供了支持(Havens,2001)。作为护理管理者,在为护士营造良好工作环境的同时,也面临如何扮演好主角的挑战,包括询问护士需要哪些支持,体谅护士的工作压力,理解职业带来的情感创伤(Ingala 和 Hill,2001;Kerfoot,2001)。在面临精神伤害时,领导者应展示同情,因领导者的同情心具有鼓励性,能够产生积极效果。例如,2001 年 9 月 11 日世界贸易大厦被炸毁后,纽约市长 Rudolph Giuliani 立即公开表示沉痛哀悼,增强了民众重建的决心,恢复了生活的信心(Dutton 等,2002)。

明确工作或学习中需要的支持

从广义上讲,支持是让工作更有效率、自我感觉更佳的所有事情。这种理解泛泛、模糊,不能清晰地表达具体的需求,难以实现。从概念上理解,支持是认知的、情感的和物质的,可以帮助实现你的需求,保证护理工作效率。

认知支持有助于你在工作中展示自己的聪明才智,解决工作中的问题,认识做事的方法和采取这些方法的原因,同时也提供了工作标准。护士的认知支持最主要的途径是通过其领导者。一项研究发现,经过相关指导的新护士将表现出更高的认知支持能力水平(Komaratat 和 Oumtanee,2009)。小组指导,已经成为培训新护士的"最佳实践模式"(Kostovich 和 Thurn,2013)。指导能增强归属感,促进职业生涯的发展,提高能力,保持乐观,促进安全(Weese 等,2015)。在安大略省南部一所大学的护理专业学生已成为共同受益者及其他学生的榜样(Dennison,2010)。请参阅本章后面的"寻求指导"。

情感支持是指了解工作性质,心怀感激。在当今时代,护理发展快,疾病更加复杂,护理人员留用困难,作为护理管理者更应当不断地给予护士支持和肯定(Sala,2002)。尊重护士,给予荣誉和良好工作表现的肯定应该做到常态化,而不是到了年终总结才进行这些工作。感谢和欣赏的表达可以提高护士的工作满意度,对工作环境、同事及服务对象感觉良好(Doherry,2002)。指导也可以提供情感支持。在一项指导项目开始前,护士离职率为 31%,住院、急诊护士参加了一个为期一年的试点项目,期间他们均未进行科室的轮转。研究持续 3 年后扩大到医院的其他部门,职工人员离职率下降至 10.3%(Fox,2010)。

Callahan(1990)认为无论多么优秀的护士,如果工作没有得到认可,就会身心疲惫。她极力主张医院设立优秀事迹报告制度,将优秀事迹张贴在科室内部的宣传板上,写入个人档案。优秀事迹表扬报告可以这样写:"注册护士 Sheila Jersey,1998 年 12 月 10 日在护理 1039 房间的患者时展现了同情心,减轻了患者的痛苦和狂躁感,使患者接受现实,不再依靠药物就可以入睡。她急患者之所急,语言安抚能力突出。特此予以表彰。"

物质支持为护士提供工作中需要的各种物质材料,物质需求是最基本的支持,许多文章都已经进行了讨论。在当今时代,多数医院通过先进的技术、信息化、严格的职业要求及安全条例,满足了护士对物资、设备及舒适的工作环境的需求。可见,对护士最具有吸引力的是足够的认知支持和情感支持。

作为护士,要想做到工作时心情舒畅并充满自信,就应不遗余力地追寻必需的支持。对支持的理解越清晰,获取的可能性就越大。改善患者的健康状况,需耗费大量的精力,获得工作中所需的支持,有助于保持自己的舒畅的心情及改善良好的同事关系。

个人支持评估体系包括认知、情感和物质三方面。评估的第一步应当确定你对各方面的质量和数量是否满意,质量的高低取决于支持的性质,数量的多少取决于获得支持的多少。

看方框 15-1 中的调查表,请拿出铅笔用+和-标记出你的支持系统。

方框 15-1 获得支持系统评分表

针对认知、情感、物质的每一项，回答下列问题：

- 你是否满意所获支持的质量？
- 你是否满意所获支持的数量？

系统名称

	质量		数量	
	满意	不满意	满意	不满意
认知支持				
1. 激励：同事的知识和技术水准可以影响你的护理质量。				
2. 信息：书面材料可以清晰地提供有关护理流程的信息或说明。				
3. 建议：同事愿意给你专业指导。				
4. 挑战：同事鼓励你自我考查、提问、评估。				
5. 指导：同事愿与你分享有关的护理理念，这对你非常有帮助。				
情感支持				
6. 共鸣：同事关注你，愿意倾听，你获得尊敬和理解。				
7. 认可：同事们接受你的知识和技能，你能够独立自主，自由发挥。				
8. 夸奖：同事对你的工作表示赞赏，并且真诚地关注你的护理才能。				
9. 恢复信心：容忍疏漏或不够完美，将来力求做到最好。				
10. 关心：同事们对你热情，感兴趣，愿意与你共事，关注你是否幸福。				
11. 反馈：业务评估真诚坦率，查看方便；批评具有建设性，直接，清晰，表达方式能够接受。				
12. 合作：同事与你沟通想法，愿意一起工作以提高护理质量；不存在私欲竞争。				
13. 热情：护士工作热情高昂，气氛活跃；鼓励创意。				
物质支持				
14. 人力资源充足：护理人员具备基本知识和技能，能够胜任护理工作。				
15. 分享：同事们在工作中互相帮助，分担工作量，极少出现不互助、不齐心的情况。				
16. 储备物资：护理和管理物资充足，保证工作顺利完成。				
17. 设备：设备运转高效，按部就班，取用方便。				
18. 环境：工作环境使你工作方便，精力集中。				

摘自：Smith SP：Need support at work，Think CAPs，Can Nurse 81（8）：40，1984.

完成表格后,在你真正获得的支持上做好标记,无论这些支持来自于学校还是医院。人们易把这些支持视为理所当然,然而才认识到这些支持的重要性。

接下来分析你希望却没能获得的支持。针对你不满意的支持质量和数量,请回答如下问题:

- 你对哪些支持的质量和数量不满意?
- 如果给你机会,你将采取何种措施获得所需要的支持?

回答问题应尽可能具体,描述问题越清楚、细致,你心中的目标会更加明确,实现的概率将越大。

获取工作或学习中需要的支持

首先确定你需要支持,接下来判断自己是否有决心获得支持。方法是自问自答:没有支持你能否应付?获得支持能否改善你的工作状况?一旦决心获得支持,接下来就是确定策略。你需要回答下面的问题:

- 谁是你寻求支持最恰当的人选?
- 获得支持最好的途径是什么?
- 你如何通过表现自己提高获得支持的可能性?

下面从认知、情感和物质三个方面分别举例说明获得支持的有效方法和无效方法。

获得认知支持

你是一所护理学院的学生,尽管学院配有几台电脑,可以连接数据库,但你和多数同学都有自己的电脑,更愿意在寝室使用。如果寝室配有网线,就可以上网,学习会更加高效。这是认知支持,你可以获得更多的知识和信息。得知另外几家学院决定给寝室安装网络接线设备,你决定找院长商议。

与院长约定时间后你开始构思自己的策略。在20分钟内你必须让院长明白问题是什么、学生上网获得知识和信息的重要性,你请求院长考虑你的建议,这样你和同学们才能获得支持。

你可以获得你所在地区同等规模的学校信息,了解到这些学校中的写作辅导中心。接下来,你需要调查同学中有多少人有提高自己写作水平需求的意向。你还可以从他们那里得到一些具体信息,了解其在指定的论文中有多少次因为写作能力差而被扣分。

掌握了以上信息,接下来需要准备的就是如何与院长交流。保持镇静,从你的视角清晰、客观、直接地阐述观点。你应注意院长对你所说问题的关注程度并做记录。你设想院长同意你的提议,并承诺可以进行相关调查。

下面是一个面谈的范例,用这个方法来判断你的坚定和自信:

自信的方式

坚定自信的你:“谢谢您接见我,托马斯博士。我想和您谈谈学生对写作技巧的担忧,以及它对课堂表现的影响。”

Thomas 博士:“哦,有这样的事?你可以具体谈一下吗?”

坚定自信的你:“是的,当然可以。老师告诉我们,写作技巧对我们的成功至关重要,虽然我们有较多的写作课程,但我们学校没有用于辅导个人写作的中心。我对本地区其他类似规模的学校进行了调查,并列出了拥有校内写作中心的学校名单。我已经对学生进行了调查,并得出了受这一问题影响的学生人数。我已经把我整理好的资料做了备份,可以拷贝一份给您。”“我们对目前接受的教育质量感到欣慰,并认为我们已经找到了一种能够支持这种教育的资源。”

Thomas 博士:“我同意你说的情况,你肯定已经完成了相关调查。你的建议听起来是个好办法,我也希望你们能够获得最新的知识,我保证将在下一次的院务会上讨论这个问题。我们一直在谈论这个问题,也在探索在线写作中心的构建。你主动站在学生角度考虑问题的做法一定会得到所需要的支持。本周将举行一次全院会议,我会在一周内给你答复,非常感谢你提出了这么多建设性的建议。"

你的方法展示了坚定和自信,使问题引起了院长的关注。感谢院长在百忙中接见你,展示了对对方的尊重。你的开门见山表明了你对问题的认识程度。你的行为表明你对现有资源的认可,而不是在抱怨。你陈述问题条理清晰,指出问题所在,并相应地给出了解决方案。你的调查和方法帮助你完成了陈述,增加了获得认知支持的可能性。

这就是自信的策略,相反也有不自信或偏激的策略。下面我们看一下这两种低效策略的后果。

不自信的方式

如果你任何场合都不坚决果敢,将给人留下信心不足的印象,并认为你并非真的希望得到所寻找的东西。这些不自信的言语让有可能满足你需求的人产生怀疑。请看下面不自信的范例:

不自信的你:"Thomas 博士,非常感谢您接见我。我来是反映论文成绩不好的问题。呃,您知道我们的写作能力有障碍吗?"

Thomas 博士:"论文成绩不好是怎么回事?有什么问题吗?"

不自信的你:"嗯,我不是唯一一个因为语法和内容而失分的人。这是一个很大的问题,你明白……我的意思是,我不知道该怎么办。我以为我可以写得好。"

Thomas 博士:"是的,我知道有些学生有语法问题。但我不清楚问题具体是什么。"

不自信的你:"恩,你知道,这就是问题所在。我们认为应该能够从学校得到一些提高写作水平的帮助。"

Thomas 博士:"啊,这个问题很严重吗?"

不自信的你:"嗯,上个星期我的论文得了一个'C'其他人也在抱怨。"Thomas 博士:"我想知道有多少同学遭遇到这个问题,然后才能决定是否有必要采取措施。如果你能提供一些资料,我愿意解决这个问题。"

如果你不坚决、不自信,就相当于主动要求别人忽视你的请求。在这个例子中你没有提供相关的资料,致使 Thomas 博士没有认识到问题的重要性。你的表达不够客观、直接。因为表达方式、风格不当,事先准备不够充分,以及不自信使你失去了这次机会。

下面我们来看一个反面的例子。

偏激的方式

当你采用偏激的方式或策略获取支持时,会导致他人感觉难堪、丢面子和受到威胁。当你采取攻击的方式获得支持时,会给他人留下恶劣的印象,同时也会花费你大量的时间和精力。

请看以下例子:

怒气冲冲的你:"谢谢您接见我,托马斯博士。你需要立刻采取一些措施来提高我们论文的写作技巧,我厌倦了这种无助的感觉。其他学校有老师进行辅导,他们有写作中心。我们交了这么高的学费却没有得到辅导,这不公平。如果你不知道该怎么做,你会受到什么样的惩罚呢?"

Thomas 博士:"我觉得你对这些十分不满意,听起来问题很重要。请你冷静一下,然后再跟我谈这个问题吧。"

偏激的方式不可能获得你想要的支持,而且还会破坏你和院长的关系。现在有两个问题,情绪激动时你很难控制自己,很难条理清晰地阐述问题。合理、有准备、自信的方法能够帮助你获得想要的支持,并且能与帮助过你的人保持良好的关系。

获得情感支持

你是一个毕业班的护理学生。你发现每个学期开始，同学们对成绩都很在意。分数公布后同学们不停地围着公示栏徘徊，分析每一个人的情况，当一些人的分数低于 B^+时就会沮丧好几天。

对于有利于完成作业的文章、想法和材料，同学之间缺乏分享。开始囤积学习材料，似乎希望其他同学不要考出好成绩。这种风气的结局就是相互间的争吵、敌意和背后讲坏话。你会发现同学之间缺乏协作精神，你会感到孤独或猜疑，其他同学也有同感。

你下定决心改变这种处境或者扭转局面。经过思索，你认定最好的方式是把你的好友组织到一起，发挥团队力量的重要性。你决定约他们喝咖啡，同时把计划提上日程。

在准备的时候你思考如何开始这个话题。你决定先给出一段时间闲聊，让每个人重新熟悉对方。通过咖啡和小吃打破僵局，让大家变得融洽。最好的方法是通过谈论你的失落感引出这个话题。你不希望讨论会演变成吐槽会，于是你提出部分人可能认可的建议。

为此，除了规划交谈的内容外，你特意调整了自己的心情来迎接这次聚会。你设想自己和同学很放松，想象同学们都很感兴趣并且响应你所提出的问题。在你或他人看来，每个人都渴望回到之前相互合作的轨道上。

做好准备后你就开始实施计划，下面是使用自信法获得支持的案例。

自信法

同学们表达了重逢的喜悦后，你按照下面的方法提出问题：

自信的你：“时光如梭，很高兴再次见到大家。随着教学计划的进行，我注意到大家都受到分数的困扰，并且影响到我们不再像以前一样互享资源。好像大家彼此孤立，每个人只顾自己，我觉得这很不和谐。我建议重新开始每周一次的小组学习，这样我们就可以分享想法、知识、书籍和文章等。我相信我们可以互相帮助，而不是争来争去，回到从前的样子。你们怎么想？”

同学甲：“我认为这是个好想法。我自己学习时感到非常孤独，我还以为你们都各自学习，不需要小组合作呢，我同意每周一次的聚会。”

同学乙：“我认为这是个好主意，我们需要制订一个学习计划，发下去。如果有人发现了对别人有用的文章，一定告诉他。这样做不会耽误时间，会让我们大家真正受益。”

同学丙：“我给我哥哥看店，那里有一张大餐桌，适合小组学习用。”

你的自信计划成功了。你努力设计情境，给大家提供机会，使大家意识到相互之间的需求，你的理由变得更强大。同学们争相表达自己的感受，避免了彼此之间的相互责备。每个人的发言都包含一条建议，使得谈话能够继续下去，也给了别人表达想法的机会。你运筹帷幄，获得了想要的合作支持。

想一想，选择不自信的方式结果会怎样？

不自信法

不坚定不自信，在某种程度上意味着对自身想法的不信任。如果不能表现出对自己所说的话深信不疑，就不能说服任何人。不自信意味着事先没有准备，对结果的预想悲观，看起来拿不定主意，犹豫不决，下面是不自信方法的案例。

你邀请同学一起喝咖啡，你们迟早会讨论到学校及考试成绩问题。不一会儿，他们就开始交流作业的完成情况，这种竞争气氛又出现了。你试图打断他们的谈话：

不自信的你：“呃，我发现这是一件多么令人失望的事情，我的意思是我们谈论的除了分数还是分数，如谁得了 A。”

同学:"这很自然,这就是我们来这里的目的,作为一名学生分数是最重要的。"

不自信的你:"的确,分数很重要。但是与朋友分享,心情舒畅也很重要。"

同学:"没错。正是因为考了好成绩,这几天我们大家才这么开心。"

不自信的你:"哦,我想说我们能否像从前一样互相帮助,你们不想小组在一起学习吗?"

同学:"过去的日子非常可笑。现在我们很难学习同一个学科,恐怕在一起学习会花费更多的时间和精力。"

没有自信的你在这种情况下感觉非常沮丧。不能提出积极、具体的解决方案,失去了纠正同学们错误观念的机会,没能谈出分享的益处,结果同学们转而争论小组聚会的负面作用。不仅没有做到与别人合作,而且还对自己的不自信感到失望。

如果采取偏激法情况又会怎样呢?

偏激法

尽管偏激方法有时能够奏效,但这会破坏你和他人的良好关系,并且需要很长时间修补。下面是偏激法的情景:

吵架的你:"拜托,伙计们,快别说什么分数的事情了,我已经听够了。你们把脑袋扎在书堆里,甚至没有时间开玩笑。记得以前那个小组多么有意思啊!现在我感觉学习好的人就好像窃取了别人的分数,你们什么时候才能觉醒啊?试卷上那可怜的分数真的比与人相处更重要吗?"

同学甲:"你不担心分数,可是我担心。将来我可能还要读研究生,因此我的分数必须高,你没有考虑这个问题。"

同学乙:"如果你认为学校对某些人不重要,那我们聚在这里就没有什么意义了,我们道不同,不相为谋。"

这种偏激的方法使你离同学越来越远。你的朋友重视学业,你对此感觉麻木,付出了丧失与他人合作机会的代价。没有从同学的角度出发,使你丢失了支持这一宝贵的资源。

获得物质支持

你是一家综合医院的一名新晋升的外科护理管理者,你有 20 名下属,他们的评估将在 2 周后完成。你正在努力确保其尽可能地提供更详细的反馈,以开始改善工作习惯。你们需要一起讨论目标和改进计划,但是你和其他几位护理管理者共用一间办公室,你们没有私人的讨论空间。如果在自助餐厅或公共场所开会,隐私就得不到保护,你需要足够的私人空间来支持评估会议的成功进行。

你已经确定没有私人空间是个问题,你需要思考如何解决这个问题。因为经费不足,所以获批面谈专用房间的可能性为零。如果用于与患者私聊的房间能够用于开会,这将是极好的。内科主任 Gait 医师很少使用自己的办公室,所以为了完成评估,你决定使用这个办公室,这对于你和下属共同解决问题,保护隐私具有重要作用。

做出决定后,接下来就是计划实施,而个人的做事风格会影响到事情的成败。不自信的方法会引起误会,偏激对抗会引起他人的防御心理,很可能被拒绝。从情形看,应该找到一个平衡点,既保证你获得支持的权利,又不伤害他人。

你已经了解到科室中的其他护士也认为私人空间是必要的。按科室沟通惯例,你应向护士长提出请求。你认为应提前告诉护士长,让她确定会面时间,探讨这个问题。用词应简洁、清晰、直入主题。

自信的你:"Peters 女士,我想跟您约个时间,讨论采集病史所需要的私人空间问题。接下来的 3 天我值班,在这段时间您是否能抽出 15 ~ 20 分钟跟我商量这件事?"

一旦定好面谈时间,你就需要准备会谈

的策略。利用这 15 分钟你必须让护士长知道提供私人空间的重要性,你将自己和同事们的理由逐条列出。你自信地认为,如果能给出合理的解决方法,并将使用 Gait 医师房间的理由列出来,你的要求会得到批准。

现在准备与 Peters 女士的会谈,你设想谈话时自己看起来放松、自信。你预想她会认真听你的理由并且表示同意,你成功化解她的质疑。总而言之,在你的脑海中会谈是成功的,这样能增加你的信心。

下面是使用自信式方法与 Peters 女士会谈的例子。

自信的方法

自信的你:"非常感谢您抽出时间见我,Peters 女士。正如您所知,我想跟您讨论有关一些私人空间来完成评估需要的问题。我跟其他护理管理者讨论过了,我们都同意会议的评估可以为护士和领导提供有价值的信息。

然而我们现在遇到了一个很棘手的问题。我们没有指定的地点举行评估会议,所以我们只能在走廊、护士站或咖啡店这些临时地点。在上述地方,我们所说的话很可能被患者或他人听到。我们担心有护士可能会因为尴尬或谈话缺乏保密性而隐瞒一些信息,这些信息可能很重要,我们需要一个独立的私人空间。

经过调查发现 Gait 医师的办公室下午很少使用,我和其他护士建议使用这个办公室,您认为我们的建议如何?"

Peters 女士:"我同意你保护隐私的观点。我知道你希望评估工作尽可能地顺利,所以如果有必要我打算腾出一个房间。以前 Gait 医师禁止护士使用她的办公室,因为她会在办公室内给住院医师上课,但是听你说她不再上课了,我会找时间跟她谈谈,希望他每天下午都可以把办公室借给你们使用,谢谢你的建议。"

你的自信策略生效了。通过表明你和同事支持病史收集,避免了护士长站到对立面,吸引她听下去。你需要私人空间的理由有两个:安全和尊严。关于 Gait 医师办公室空置的数据增加了理由的可信度。建议的最后,请护士长发表看法,表示了对她的尊重。你一定不要旁敲侧击,说话犹豫不决。事先已经与护士长约好,你没有必要慌张仓促。

下面是不成功的范例。

不自信方法

不自信意味着不能充分相信你的需要,表现害羞或对非常重要的事情轻描淡写。如果不能直接、清晰地表达自己,就丧失了对正当权益的掌控,不自信相当于邀请他人把我们踩在脚下。

在这种情况下,不自信的护士不可能与护士长约定时间,只能找机会引起护士长的注意。不自信的护士不可能预先制订计划,也不会想象成功。不自信的护士在语言表达上软弱无力,含混不清,不能传递自信。

不自信的你:"Peters 女士,能耽误您几分钟吗?"

Peters 女士不知道你要说什么,也不知道要谈多长时间。如果她真的很忙,她很可能当时有其他的事情要做。

Peters 女士:"什么事情,我只能和你谈一会儿。"

不自信的你:"嗯,是关于对护士评估的问题。我觉得这很难……我的意思是,有时候周围有很多人。当隐私没有得不到保护时,很难与护士交谈,你知道我的意思吗?我认为真的应该采取一些措施。"

这样做很可能会让护士长产生对立心理。你说的话不完整,让人觉得你完成病史有困难。没有说出尊重隐私的必要性,没有清晰地解释你的观点,Peters 女士不能理解而且也不会同情你们。

Peters 女士:"是的,收集病史确实有些困难,但是采集信息十分重要,在手术室患者的安全完全取决于这些信息。"

不自信的你:"啊,是的,非常重要。我想说,您知道,其他人在旁边就很难与患者交谈。难道就没有安静点儿的房间,比如 Gait 博士的办公室?"

Peters 女士:"她也需要这个办公室。日光浴室的角落静一点儿,你可以利用,涉及隐私时可以让其他人回避。"

不自信的你:"啊,我估计可以,我还没有尝试。或许可行…我不愿叫患者离开…我试试。"

你失败了。因为理由表达不清晰,没有坚持自己的建议,使管理者忽视了你的建议,让你继续收集病史。如果你准备充分,你本可以获得你需要的支持。

偏激方法

偏激,意味着忘记给予他人应有的尊重。我们太急于实现自己的需求,企图迫使他人就范,下面是偏激的例子。

偏激的你:"Peters 女士,我想尽快见到你,是有关收集原始病史的事情,今天行吗?"

这样的催促没有给 Peters 女士喘息的时间。你暗示有急事需要与她商谈,但这不符合现实情况。你没有尊重她的时间安排,结果可能被拒绝。

偏激的你:"你必须帮我们找一个安静的房间完成原始病史收集。如果人人都能听见我们说话,这事儿怎么能完成呢?别的患者和工作人员在场的情况下,谁愿意泄露关于性生活或吸毒方面的事情呢?不给我找个清静的地方,就想完成病史,是不可能的!为什么不能用 Gait 博士的办公室?我们护士为什么没有个人空间而这位有一整间,甚至她还不用。"

Peters 女士:"科室里的办公室如何分配还轮不到你说话。等你学完礼貌和礼仪知识后再跟我讨论这个问题,同时做好你的本职工作。"

你公开表达不满,使护士长被迫站到了对立面,你和护士长的关系出现裂痕。现在出现两个问题需要解决:缺少私人空间,两个人之间的冲突。你攻击别人,意味着他人会全力保护自己受伤的情感,不会关心你的问题,吵架式方法减少了你获得物质支持的概率。

设计自信的策略以获取支持

上述范例说明设计和实施自信策略对获取认知、情感和物质支持的重要性。如果你认定某种支持对你很重要,就应当投入充足的精力和时间去获取。作为护士应当尽自己所能满足患者需要的支持,如果你能在学习或者工作中获得支持,那么你就有能力给予患者和同事更多的支持。如果护士一直没有获取足够的认知、情感或物质支持,她自身存有的支持也会逐渐耗尽。我们花掉大量的时间让患者保持健康,能够获取支持的护士就是在为患者树立榜样。

单单应用自信的方式并非一定可以获得支持,有时无论用什么方法支持都不会出现,包括同事可能没有兴趣或能力支持你,有时可能时间或资金不允许你获取支持,这就需要确定没有支持你该如何在目前的体系下工作。如果不能获取他人的支持,可以向朋友或家人获取支持,助你完成工作。只有你才能判断支持是否够用,你既是寻求者也是接受者,你的感觉是最重要的。

提供支持

支持的三个系统在工作和学习中都是非常有益的,它能指导你判定同事是否需要支持。支持的概念比较模糊,将它分成认知、情感和物质有利于你解读同事的需求。获取支持的一个方法是向他人提供支持,这样就形成了鼓励双方同时给予和获取的协约。在工作和学习中不断努力，建立牢固的支持系统将使你更加自信，有成就感，学习用自信的方式获得支持非常有意义。

寻找指导人

在希腊神话中，指导人（mentor）被定义为“Odysseus 的忠诚朋友和顾问，Odysseus 儿子的良师”（1999）。Murray 提出护士的指导人应是具备知识、技术和资格的优秀人才。她认为指导人必备的情感因素应包括以下素质：热心、接纳、友好、同情、怜悯、耐心、虚心求教、慷慨、与他人分享、为他人的优秀或超越欣喜（1999）。McMahon 描述了她担任新护士时前 6 个月的艰苦生活，那是个充斥敌意的环境，她决意在没有支持的情况下证明自己。她很欣赏其他科室一名护士的领导能力，把她当做知心朋友，这时她发现自己遇到了第一位指导人。她开始表达思想、感情，创造条件获取新角色需要的支持（McMahon，2005）。她的方法是什么？她明确自己的问题所在，评估哪些人可靠，可以与之公开讨论，表达思想和情感，与具备指导人能力的人建立友好关系。

指导人扮演什么样的角色？Servodidio 认为指导人是顾问、教练、楷模、倡议者和激励者（2006）。积极向上，忠于职守，甘为人梯，热爱护理事业，沟通能力突出。新护士一定要通过工作寻找指导人，建立条理化的网络，尝试探索网上指导（McMahon，2005）。随着事业的进展，个人应进行相应的规划，并与他人进行交流（Servodidio，2006）。当你对自己的知识和技能感到满意时，就该考虑如何向新来的毕业生或护士提供支持了。

记住我们都是这样的

随着护理理念的改变，获得支持成为非常重要的事情。护理工作与其他的行业一样要适应经济的发展，同时也要经历裁员，重新安排空职位，或者是交叉培训。Charlie Brown’s 先生的朋友 Linus 利用一条破旧的毯子来改变他的面容。Koerner（1994）发现，Linus 的策略与一些护士相同，这些护士希望能够通过自己顺利完成工作来保证不会被裁员。她建议只有重新认清自己的角色，适应 21 世纪的需要才能真正改变这种关系。就像人类学家 Bateson 所说的那样（1994），要依靠自己的应变能力，同时也要增加想象的能力。她强调角色之间的关系不是事先决定的，可经过协商获得。在此过程中必须考虑到他人和自己的需要，同时具有给予支持、获得支持和能够处理问题的能力。想象可以帮助我们适应新的变化。我们要相信保障线不是工作本身而是我们对工作的革新（Koerner，1994）。我们寻求支持的能力越来越重要，它能够帮助我们应对变化的挑战和恐惧。McMahon 描述了她作为护士最初工作半年的艰难经历，她觉得在那个时候自己生活在一个没有支持的、不友善的环境中。当谈及到另外一个科室的护士长的时候却非常钦佩，她回顾了自己首次获得支持的情况。她向护士长表达了自己的想法和感受并得到了支持。

Ulrich 和 Ulrich（2010）在其名为“为什么工作”中建议我们思考工作的意义，寻找支持以帮助我们实现理想。为了能够达到这一点，你必须确定明确所需的支持，在分析现有资源的基础上采取行动。也许你已有组织技能或计算机技能，这些都可能在解决问题上发挥作用。这一过程被称为工作设计，更有利于工作的顺利进行（Wrzesniewski 等，2010）。记住，我们与你同行。

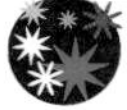

返回本章开头的“主动学习”，并写下你的答案

练习寻求支持

角色扮演：练习1

三个人分为一个小组。一个人寻求另一个人的支持，第三个人就寻求支持行为是否自信提供反馈。寻求者从支持的三种类型中任选一种，向支持的提供者详细解释自己需要的支持（这个支持者可以是老师、同事等）。当你明确自己的角色并用行为将这种需要的支持予以体现，完成表演后，向提供者和反馈者要求反馈，评估自己的寻求行为是否自信。

你学到了哪些自信地寻求支持的技能？在自信方面你的优势是什么？有什么改进建议？

彼此之间互换角色，每一个人都有机会成为寻求支持的人、提供者和反馈者。

完成小组活动后，与班里其他同学、同事进行比较，并交流学习后的体会。

自我评估和反思：练习2

考虑你的个人支持系统。将你可能求助的人（亲戚或朋友）列一张名单。写一篇有关你个人支持系统优缺点的日志。确定你可能需要的支持，以及你能为别人提供什么样的支持。如果你在寻求他人帮助时遇到困难，请考虑一下引用癌症患者在"我可以战胜癌症"的支持方案。"当你拒绝让别人帮忙的时候，你会否认他们帮助别人的意愿。"

在线调查：练习3

网上搜索"如何寻找指导"。列出在你参与或希望参与寻求指导策略和机会的具体实践领域。

技能培训：团队合作；安全：练习4

环境认知包括意识你自己的局限及周围人的能力。有效的团队中每个成员间互相合作与监督。相互支持是一种重要的团队行为，有利于每位成员的发展。在您的临床护理工作结束时，撰写反思性案例研究，指导如下：

技能培训：团队合作；安全：练习4（续）

明确在自己负责的患者中需要其他人帮助完成的部分。

你会向团队成员中的谁寻求帮助？

什么影响你决定要向这个人求助？

如何提高自我意识，明确自己职责范围内工作的不足之处，以及继续学习和提高专业知识的原因？

当你注意到另一个团队成员需要帮助时，你会有什么反应？

相互支持的概念如何影响安全文化？

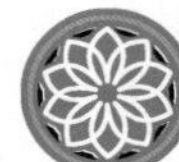

案例链接……

猫、朋友和伙伴

一名护士发现在工作上很难集中注意力，她经常哭泣。"我太累了，丈夫要与我离婚，我非常担心做一名单身母亲如何获得经济上的支持，同时我还要照顾一只患有肿瘤的猫。我知道有一个人会理解，那就是肿瘤专家。我把这件事告诉她的时候她很快就给了我回应。她也是一个热爱动物的人，我们相约在午休时见面，她认真的倾听，理解我的感受，失去猫就像是失去孩子一样。她没有嘲笑我，她是如此的与众不同。"•

智慧库

为什么不呢？

Marion是一名临终关怀的患者，她的语言功能由于卒中受到了限制。她唯一能清晰说出的话是为什么不呢？她会根据自己所要传达的信息来选择不同的声调说这句话，几乎成了她的口头禅。尝试问自己想要什么，需要什么……给别人帮助你的机会……你可能会有意想不到的收获……"为什么不呢？"

参考文献

Adams MH, Bowden AG, Humphrey DS, et al: Social support and health promotion lifestyles of rural women, Available from *J Rural Nurs Health Care* 1(1): 28–40, 2000. http://www.rno.org/journal/index.php/online-journal/article/viewFile/65/64.

American Nurses Credentialing Center: 2014 *Magnet application manual*, Silver Spring, MD.

Bateson MC: *Composing a further life: the age of active wisdom*, New York, 2010, Knopf.

Callahan M: Applauding the artistry of nursing, *Nursing* 20(10):63, 1990.

Dennison S: Peer mentoring: untapped potential, *J Nurs Educ* 49(6):340, 2010.

Doherty R: Tune up your employee retention efforts, *Healthcare Rev* 15(6):11, 2002.

Duax JM, Bohnert KM, Rauch SAM, et al: Posttraumatic stress disorder symptoms, levels of social support, and emotional hiding in returning veterans, *JRRD* 51(4):571, 2014.

Dutton JE, Frost PJ, Worline MC, et al: Leading in times of trauma, *Harv Bus Rev* 80(1):55, 2002.

Fox KC: Mentor program boosts new nurses' satisfaction and lowers turnover rate, *J Contin Educ Nurs* 41(7):311, 2010.

Ingala J, Hill K: Building two-way streets, *Nurs Manage* 32(5):34, 2001.

Kerfoot K: The leader as retention specialist, *Urol Nurs* 21(4):298, 2001.

Koerner J: Drawing on the art of nursing practice, *J Prof Nurs* 10(2):68, 1994.

Komaratat S, Oumtanee A: Using a mentorship model to prepare newly graduated nurses for competency, *J Contin Educ Nurs* 40(10):475, 2009.

Kornblith AB, Herndon II JE, Zuckerman E, et al: Cancer and Leukemia Group B: social support as a buffer to the psychological impact of stressful life events in women with breast cancer, *Cancer* 91(2):443, 2001.

Kostovich CT, Thurn KE: Group mentoring: a story of transition for undergraduate baccalaureate nursing students, *Nurse Educ Today* 33:413, 2013.

Kruithof WJ, van Mierlo ML, Visser-Meily JMA, et al: Associations between social support and stroke survivors' health-related quality of life: a systematic review, *Patient Educ Couns* 93(2):169, 2013.

Mahan PL, Mahan MP, Park N, et al: Work environment stressors, social support, anxiety, and depression among secondary school teachers, *AAOHN J* 58(5):197, 2010.

McMahon L: Mentoring: a means of healing new nurses, *Holist Nurs Pract* 19(5):195, 2005.

Murray R: What does it mean to be a mentor? Presentation at the Fall Faculty Senate Assembly, November 16, 1999, upon receiving the Saint Louis University 1999 Burlington Northern Faculty Excellence in Teaching Award. http://www.slu.edu/organizations/fs/resources/Murray.html (Accessed 6/19/06).

Sala RD: A message from one of our sponsors, St. Joseph Hospital uses creative ways to retain nursing staff, *Healthcare Rev* 15(4):23, 2002.

Servodidio C: Oncology nurses of today mentor the cancer caregivers of tomorrow, *ONS News* 21(2):1, 2006.

Ulrich D, Ulrich W: *The why of work*, New York, 2010, McGraw-Hill.

Weese MM, Jakubik LD, Eliades AB, et al: Mentoring practices benefiting pediatric nurses, *J Pediatr Nurs* 30(2):385–394, 2015.

Wrzesniewski A, Berg JM, Dutton JE: Turn the job you have into the job you want, *Harv Bus Rev* 88(6):127, 2010.

第十六章

克服评价焦虑

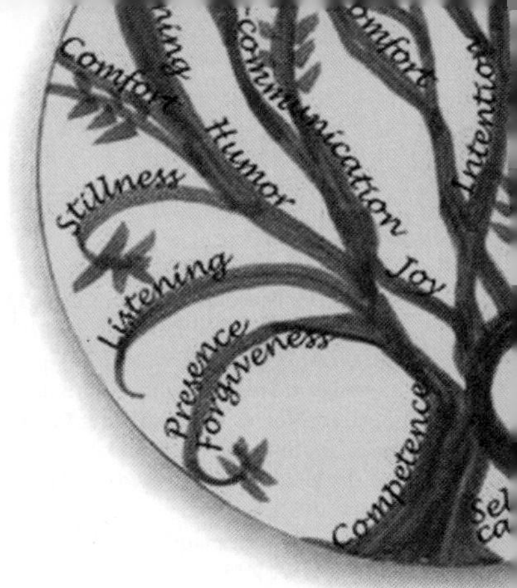

胡思乱想易产生焦虑。

Dan Zandra

学习目标

1. 识别评价焦虑的定义
2. 描述评价焦虑的特征
3. 明确自信地面对工作绩效考核的策略
4. 讨论减少考试焦虑的技能
5. 明确批评的好处
6. 明确自信处理学习成绩评价中困难情况的策略
7. 参与克服评价焦虑的练习

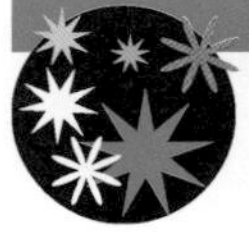

主动学习……

在旅途中发展有价值的实践:克服评价焦虑

阅读本章时,请认真思考以下问题,写出你的答案。

写出你在本章中所学到的知识。

这些知识如何影响你的护理实践?

你将如何运用这些新知识或技能?

想一想……

评价焦虑的定义

尽管我们对“人非圣贤孰能无过”已经耳熟能详,并且知道这句话适用于我们每一个人,但是我们仍然认为自己必须是完美的。学生被要求参与模拟和角色扮演——体验式学习有助于建立批判性思维焦虑(Hutchinson 和 Goodin,2013;Diaz 等,2014)。在充满竞争的环境中,人们往往推崇表现优异的个人、用途广泛的高端产品和优质服务,而犯错误似乎就成了优秀的对立面。由于我们太过关注完美,很难接受犯错误是人之常情的说法。我们接受了多年的教育,这种教育模式通过各种各样的考试和精细的评分标准判断我们的身体和心理能力。本章中,你将学会如何以积极的方式应对各种评估、检查和批评,进而从这些评估中有所领悟。不管护生还是护士,这些方法都会对你有所帮助。

当别人评价我们的工作表现使我们感到不舒服,或者评价过程使我们忐忑不安时,就会出现评价焦虑。我们无法控制他人怎样评价我们的工作表现,由此产生的焦虑使我们无法始终保持最佳状态。对学习成绩产生负面影响的测试焦虑就是其中的一种形式,护生接受笔试和临床技能考核时表现出明显的测试焦虑(Boggs 等,2011)。高度焦虑的学生常常担忧自己的成绩,猜测其他人在做什么。由于反复思考这两个问题,反而不能全情投入到需完成的任务上(Meichenbaum,1972)。高度焦虑常常与不恰当的想法有关,例如:对不足过分关注,预想可能的惩罚,失去尊严。

从认知角度看,评价焦虑属于情绪化表现,即自动引发焦虑;身体产生一系列临床症状,包括:心率加快、肌肉紧张、胃肠道功能改变、呼吸改变以及饮食和睡眠习惯紊乱(Meichenbaum,1972)。这些症状会加重焦虑,必须尽最大可能缓解,从而减少负面影响。而学会放松,减轻令人难受的症状有助于消除负面影响。

卫生从业人员经常遇到的一个重要问题是:害怕出错和差评。临床医师在诊断或治疗时害怕出错,护士和护生也同样如此。

其他引起护生焦虑的情况有:初次到临床实习、护理过程、设备及仪器使用、教师评价、导师检查、动作迟缓、与医师交谈等(Kaplan 和 Ura,2010;Moscaritolo,2010)。

造成护士评价焦虑有两个主要原因:担忧患者安全和自身安全。

智慧库

No Knowing, No Growing

It's safe to perform
Your tasks, do your duty.
Look inside yourself
And see only beauty.
Have you the courage
To ask for inspection?
Can you face hearing
You're less than perfection?
Have you learned yet
We're better for knowing?
To take bad with good,
A chance to keep growing.

关注患者安全

护理的使命是维护人类健康。健康是最宝贵的财富,如果护理差错影响到患者的健康,或引起疾病,就会增加维护健康的筹码。其中责任感是护士产生出错焦虑的重要原因。

担忧自身安全

患者了解到的知识越来越多,对健康的需求越来越高,他们不再满足于被动接受治疗。患者有必要了解治疗方案的基本原理。个别患者投诉医护人员治疗或护理低效,这些来自于患者的不满会影响到护士工作的积极性,使护士感觉难堪。安全质量低的护理也可能使护士失去工作或者损失财产。通过法律程序调查发现护士缺乏责任感,目前护士已认识到这一点。

隐藏于内心的评价焦虑使人痛苦,威胁着护士和其他健康工作者。护士的职责是全心全意为患者服务,然而如今的工作环境存在许多障碍,很难实现这一目标:工作人员不足、患者病情严重、技术复杂、信息超量、健康卫生改革不确定。即便是最低程度的评价焦虑也会使护士失去工作乐趣,严重时甚至无法完成工作。

作为护生或注册护士,应当尽量将焦虑最小化,这样才有信心应对临床护理工作中司空见惯的考核或笔试、工作表现鉴定以及日常批评。

评价焦虑的特征

患有评价焦虑的人形成了一种思维方式,自我感觉不安,影响适应能力。根据研究报告,焦虑有如下特征(Dweek 和 Wortman,1982;Wine,1982):

- **以自我为中心和以工作为中心**。一些人花费大量时间关注自己的表现而不是工作,这将导致工作时分心的现象。以自我为中心往往是消极的,易低估个人能力,导致自我怀疑,进而影响工作表现,而负面的工作表现将导致焦虑。
- **自责**。有评价焦虑的人总是责备自己的工作表现不好,超过对工作环境或其他外在因素的焦虑。
- **担忧评价**。具有高度评价焦虑的人总是特别重视自己与他人的比较，以及别人如何评价自己。

轻度焦虑的人往往更在意对外部环境和任务的评价，重度焦虑的人则认为失败就是没有能力。轻度焦虑的人能够思考工作内容或工作环境，促进问题的解决或完成，而重度焦虑的人往往容易放弃，认为自己是引起失败的主要原因。

重度焦虑的人几乎不会考虑尝试不同的策略和寻找外部的原因，因为这些都会让他们产生失败感和深深的忧虑。他们把错误解读为失败，而不是通往成功之路的阶梯。倾向于把成功归因于其他因素而不是自己的能力，然而又轻易地把失败归结于自身，这种观点使他们在新的环境中感到压力（Dweek 和 Wortman，1982；Wine，1982）。每次评估都想起以往的负面经历，对于学生和有工作经历的护士来说，如果以前经历过评价造成的精神创伤，更容易产生深度焦虑，情绪起伏比较大（Marquis 和 Huston，1998）。现在，请抽出一些时间思考你的恐惧和担心，看看是否切合实际。

人们很容易在犯错时产生自责心理，除了自我惩罚，有时还虚构或放大别人的不满。一个人对自己的评价可以是建设性的，也可以是破坏性的。

表 16-1 给出了评价建设性和破坏性想法与焦虑的关系。

表 16-1 建设性和破坏性的想法

建设性的想法	破坏性的想法
“我的工作做得很好，但我不能做所有的事。我愿意为患者服务，虽然今天时间很短，但我相信为患者做了最重要的事。	“我不得不为患者做所有的事情，觉得自己像个失败者。”“如果我没有把所有的事情都做得很完美，我会让我的患者和同事失望。”
“在病房我对患者做了最重要的事情，我现在正准备跟夜班护士交班。”	“我要是向夜班的人交待我白天什么都没做，她们会认为我不称职而且没有组织性。”
“有一件我未完成的事，但对夜班护士来说只是小事一桩，现在我知道如果在下午一点前下医嘱，我就不会忘记执行了。”	“她们会因为我没有做好这件小事而责怪我，会整天埋怨我犯下的错误。”
“我今天表现得很好，现在我要回家了。虽然我只是个短时工，但在今晚很忙的情况下我把患者照顾得很好。”	“真是糟糕的一天！我已经做了我能想到的所有的事。但要让我仔细考虑每件事，都做得更好，我会疯掉的。”

评价焦虑控制

宾夕法尼亚大学研究生教学管理课教师 Knight（2011）观察发现：有评价焦虑的学生因为害怕出错，不能参与学习主题活动，也不能从多角度分析问题。

评价焦虑影响认知、情感、心理运动，因此需要多种方法克服焦虑。

- 通过积极的自我说服（见第二十章）克服自我挫败感。自我说服会消除日常行为或接受考评的恐惧。
- 放松法（见第十八章）帮助你把注意力集中在工作上，使之更加高效。放松时感觉舒适，可以克服针对评价的负面心理感受。
- 想象法（见第十九章）帮助你想象自己以最佳心态进行工作。积极想象可以减轻焦虑带来的负面情绪，使你表现得更好。
- 学会听取别人的反馈（见第十七章）有助于做好面对评价的心理准备，与同事进行练习可以提升你的自信心。

除上述四种方法外，为避免错误还需在

行动前认真思考。以护理程序为基础，可以保证护理工作安全、有效且合乎伦理。

自信面对业务评价

工作中我们经常接受正式或非正式的业务评价。对员工而言，业务评价可以发现工作中出色的地方和需要改进的地方；对管理者而言，业务评价可以检查员工是否完成合同中的预期目标。

业务评价给双方带来益处，应当定期进行。员工应自信地看待业务评价，以减轻焦虑。下面列举了一些自信面对评价的步骤，给出的例子适用于护士。

作为在校护生，也可应用相同的方法。仔细阅读评价标准，明确自身存在的问题，在临床实习前，仔细评估实习要求，并注意大纲中要求的细节，检视已有的临床护理技能、程序和行为，有助于进一步学习和从事临床工作。

评价前

1. 了解单位的评价安排。许多机构对新职员的考核通常在试用期开始后 3～6 个月进行，以后每年一次。

2. 预先找到管理者的评价标准，这些信息让你有机会思考如何达到管理者的既定标准。

3. 如果管理者没有评价标准，建议他们制订。评价标准应由专业护理协会制订，作为评价业务水平的参考。

4. 对你和业务水平相似同事的实际工作表现进行总结。把时间和任务的实际分配与工作表列举的内容进行比较，向管理者指出差别。如果工作表没有更新，则表明日常工作中的重要部分没有得到认可。

5. 与管理者会面前准备好自我业务评价以及达到工作表要求的具体事例。明确哪些地方需要提高，能从护士长那里获得什么帮助，做出必要的整改。

6. 拓展工作目标。工作目标必须尽可能清晰、现实和具体，这样评价时你就可以做到条理清楚。

7. 如果错过了本该进行评价的日期，应主动向管理者请求评价。评价可以指导你继续或改变工作行为，反馈让你知道工作是否符合单位条例，是否达到既定目标。

8. 为你的评价面谈做准备，确保你的陈述是恰当的，预想面谈中可能遇到的问题，告诫自己时刻保持镇定和自信。

评价中

1. 面谈时让管理者知道你希望和他探讨工作目标。

2. 留出时间，让管理者评论。

3. 不确定的内容要问清楚。要求管理者给出依据，用实例证明其观点，你才能清楚管理者对自己的希望。

4. 管理者可能提出工作改进建议，我们应该同意那些对时间分配、工作潜能和工作支持具有实际意义的建议。

5. 分享工作目标，并且寻求帮助，向管理者询问工作需要达到的一系列目标。

6. 如果业务评价准确、公正，令你感到非常满意，就可以签字确认。

7. 感谢管理者的监督和反馈。

8. 就下一次评价时间达成一致。

评价后

1. 考虑自己在评价中的表现如何。表扬自信的自己，记录下次评价时的注意事项。

2. 遵循既定目标。考虑实现目标应采用的策略，设定中期和最终目标。考虑可利用的人力和物力，促进能力的发挥。

3. 做好工作记录以备下次评价。

如果被问到完成一项任务需要多久，你应将预计完成时间适当延后，以便提前递交任务，达到更佳的效果。不要为了面子设定超前的期限。按照上述程序执行，护士们评价时就不会感到焦虑。

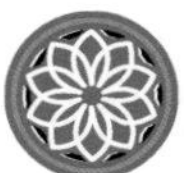

案例链接……

职责外的电话

我曾经遇见过一个戴着破旧外固定支架、抱着新生儿的年轻女性患者，她因颈部和后背损伤而引起慢性疼痛，导致情绪失控，拒绝治疗和使用药物，并且常常抱怨我们没有减轻她的疼痛。当时与她沟通有些困难，不管我们做任何事情她都不接受。但是经过几个月的接触，深入了解后我们理解了她的行为，不再责怪她。她现在对我很依赖，有需要的时候就会打电话给我，我会安慰她并让她了解自己的健康状况。这一切显然超出了正常的工作范围，是一种特殊的联系。我通过给予她额外的护理和对她的理解，帮助她增强了解决、应对问题和自我护理的能力。•

管理者评价系统的效度和信度

评价系统是按照已有标准和职业发展方案对护士的工作表现进行评级，以促进业务水平的提高（Flanagan，1995）。由于以下原因，有些评价系统没有进行必要的录入和反馈，不能提高员工的工作表现（Flanagan，1995）。

- **越级评价** 评价过程由高层领导实施而非直接领导。工作评价由护士的直接领导层来实施最适合，因为他们最了解护士。
- **所有护士使用单一的评价工具** 护士的业务自述是评价的基础，为评价提供恰当的切入点。
- **评价的重点是个人品格，而不是工作表现** 护士的业务自述强调的是可观察、可测评的行为。
- **工作表现没有反映某项工作的主要情况** 业务自述包括护理职责，待完成的护理行为，护理责任和预期结果。
- **品格和工作表现的权重不能反映具体工作的重要性** 护士和管理者从开始就应明确工作的预期目标。
- **判定业务等级的标准模糊，导致对条文的解释口径不一** 相关的业务陈述应具体、全面，使用行为动词，尽量避免评价不重要的表现或个人品格。评定等级必须界定清楚，每条等级的内涵要公开，解释具有唯一性。
- **对工作表现没有任何非正式反馈，也很少进行正式评价** 业务评价系统应保证评价过程的互动性，反馈应持续，包括改进建议。护士的焦虑往往随着评价次数的增多而减少。

如果能够执行评价标准，就可以保证工作表现评价客观、公正和常规化，并且能够最大限度减轻评价焦虑。

克服考试焦虑

考试是学生生活的一部分，即使注册护士也会为完成继续教育课程或学位计划准备考试。成绩代表着某一阶段的学业水平，许多考试只提供一次机会，所以人们容易产生考试焦虑。你可以采取自信的方法，像下面这样，更好地准备考试，减轻焦虑。

考试前

1. 确定所有可能在考试中出现的知识点，这些能帮助你缩小考试范围。

2. 重点复习科目的宗旨及相关内容。

3. 确定考试题型（多项选择或写作），这将决定学习方法。

4. 如果需要学习指导，应请教老师、咨询中心或学习指南。

5. 成立或加入学习小组。有效的学习小组可以使备考高效，并产生学习乐趣。

6. 制订可行的备考学习计划并持之以恒。学习内容与日程表保持一致，有利于整合教材，时间有限的情况下应先学习重点内容。

7. 确定考试地点，熟悉考场，选择舒适的座位，确保考试时间。

8. 保证带齐必要的考试工具，如有备用电池的计算器、削过的铅笔、表、纸巾。

9. 心理准备，想象自己在考场读题时平静自如，面带微笑。告诉自己“我正在学习，正在用一种合理的方式复习教材。”鼓励自己，不允许内心出现失败或犯错的念头。

10. 进行模拟考试。找到历届考题，按规定时间答题。如找不到，可自己编题。如果测试护理技能，可在同事面前演练，用教师的标准评价。

11. 考试后的奖励计划，可以防止考试结束后考虑过多。

考试期间

1. 预先确定到考场的时间。结合自身情况，如果你希望考前与同学交流，可以早到一点。如果考前与同学的交流会增加你的焦虑，那就在适当的时候到达。

2. 看考卷前要放松，做深呼吸。

3. 在整个考试过程中保持放松。如果你不专心看考题而是考虑及格或不及格，就会走神。就像运动员比赛时总是想着拿金牌或打破纪录，就不能发挥最佳水平。任何杂念都将影响答题，产生焦虑情绪，干扰注意力。

4. 如果你被本可以制止的外界环境打扰，请考官处理。如果无能为力，就重新集中注意力答题。

5. 在答题前将考卷看一遍，这样可以合理地分配时间。

6. 答题前要理解题意，按题意作答。

7. 先做会的题，以增强自信。

8. 分配每道题的时间并且严格按照时间作答（通常由分配到的数字决定），以免到最后时间太紧张。

9. 如果在规定时间内答完，检查试卷后再提交，保证你答完所有题目并可以修改。

考试结束后

1. 结合自身情况决定是否与同学分析答案，有时分析答案反而会增加焦虑。

2. 考试后庆祝一下，做些有趣的事，这样可以让你身心放松。

3. 知道成绩后，要总结哪些做得好，哪些有待提高。

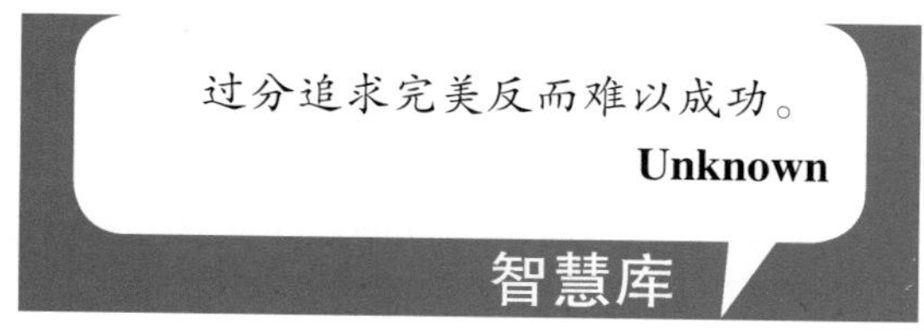

过分追求完美反而难以成功。
Unknown
智慧库

对待批评

很多人会在受到批评后出现焦虑，下面是一些关于减轻消极情绪的建议。

- 把批评看成礼物而不是噩耗。批评给了你重新评价业绩的机会，批评你的人往往对你或你的工作比较关心。
- 通过批评者寻找相关信息。使用消极询问，这是一种自信技术。询问你被批评的相关信息，这样能够帮你确定批评的效度。
- 你没有必要同意所有的批评。找时间总结批评，选取符合自我评估的批评，抛弃不符合的批评。
- 如果受到以前遇到过的批评，就记录下来，其中可能有正确的地方。
- 对不公平的批评或攻击性的批评给予回应。有些人喜好显摆权威或地位，做出的批评有害无益。这时可不必接受，坚信自己。
- 礼貌地接受批评，无礼或粗鲁的行为不利于建立相互尊重的关系（Clark 等，2009；Feldman，2001）。
- 批评并不意味着自身出了毛病，你绝不是个坏人或蠢人，只是做事低效或方法不对。

评估护生在困境下处理问题的能力

有些情况会增加我们的焦虑。我们需要

准备应对那些令我们不舒服的情况，例如：评价者挑衅、没时间准备就进行评价、没有证据就做出重要决定。下面是一些评估的困难问题及一些建议。

严厉的批评

你的临床导师告诉你她非常高兴，因为你出色地完成了治疗任务，对你在操作中严格执行无菌技术给予表扬，但同时她也指出了你的组织性差。她指出你的房间凌乱不堪，你或者你的患者无论如何也找不到你想要的东西，直到下午床还没有整理好，你负责的病房仍然是一片狼藉，这与护士的职业不相符。

你知道这些评论是合理的，尽管她们使用不友好的方式表达。你家里总是杂乱无章。下面是一个应对此种情况的肯定回答：

肯定回答：非常感谢你对我护理技能的评价，我不知道该如何提高组织能力。尽管我现在是一名护士，但这种坏习惯已形成多年。我希望让自己的房间更整洁，但我不知道从哪里开始，你可以给我一些能够改善的建议吗？

这个回答既恭维了你的导师又接受了她的批评。你公开承认需要改善你的组织能力也就是表明你接受了她的帮助，如果你真的想提高就应当遵从导师的建议。

不希望带有敌意的批评

你已经在一所综合医院的某科室工作7周，这是你在这个科室工作的最后一周，因此你决定到护士长办公室，感谢她在你实习期间给予的帮助。

在你还没有提出请求的情况下，护士长给了你一条建议："很高兴你和我们共度的时光，在你离开科室之前我想给你一些建议：你的表格书写需要改善，记录过于潦草，有一天我花了10分钟才看懂。如果你想成为一位好护士，你必须改变你现在的书写方式。"

肯定的回答：我意识到我的表格太长不易理解。Jameson小姐，我的带教老师已经说过我需要提高，你有什么方法来帮助我提高吗？

这个回答能够得到护士长的反馈，尽管她的反馈是敌意的，你要坚持友好的态度，你可应用更多的方法来让她帮助自己提高。

没有依据的主张

你的临床带教老师对你过去3周在产科的实习给予了最终评价，她对你处理新生儿问题和与患儿母亲沟通问题给出了负面的评价。但没有实例支持她的说法，她从没有亲自观察过你的实习，你相信自己的做法是可以接受的并且达到了预定的标准。你的回答是这样的：

肯定回答：对于处理新生儿问题和与患儿母亲沟通的问题，我觉得我很尊敬她们并且很细心。我希望您能具体指出我粗暴的证据，这样的判断对我的职业生涯来说是不利的。我曾分别和Green小姐在分娩室以及Nuthers夫人在病房一起工作，所有这些护士都可以提供对我的评价。我希望能和这些护士还有您一起开个会讨论一下我的行为问题，开了会之后我才会在我的评价表上签名。

这样的回答让你的临床带教老师认为你在保护你的名誉，你想要一个合理的评价。这样的回答方式既没有侵犯也没有不尊重你的老师，又增加了再次评价的机会。

从后发制人到先发制人

具备寻找评价机会的能力，使自己成为一个能够进行自我评价的人，这样可以帮助你发现错误而不是掩饰。临床反思日记能够有效动态观测你的行动、反应、偏见和价值观，Lasater和Nielsen(2009)认为，临床反思日记可以作为一个积极的评价方法，包括情况描述、过往经历、观察到的事物、如何解释观察到的事物、为更好地护理患者将如何应对及设定目标、反思干预措施的有效性以及经验教训。Covey(2004)认为，先发制人是效率高的人所具备的七个习惯之一。Covey指出，先发制人是指：我们对自己的生活负责任。先发制人的人不会埋怨他人和环境，而后发制人的人总是在埋怨他人和环境，他们一旦遭到批评，喜欢为自己辩解。随着技术和自信心的提高，你将发现从后发制人转变到先发制人可以给别人反馈，可以在不影响感情的情况下改变行为。

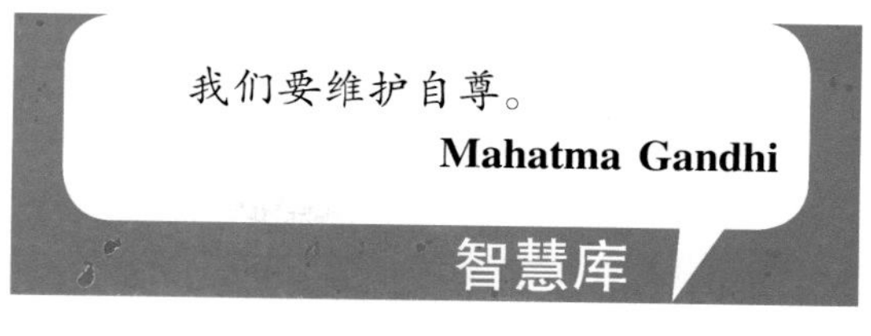
我们要维护自尊。
Mahatma Gandhi
智慧库

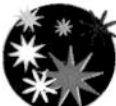
返回本章开头的"主动学习"，并写下你的答案

练习克服评价焦虑

创造性表达/反思/记录：练习 1

描绘一个你中意的能培养自己自信、取得成就的大学。可以这样做：收集一些杂志上的提示；背景（用彩色的绘画纸，画板或者硬纸板）；剪刀；胶棒或者胶水，打算做一个全幅的图画。不用考虑太多，选择想象或者词组、词语来提示你。把想象好的学校贴在黑板上，完成后写上你要表达的想法和感觉。你在哪里经常看到这样的大学，保持这样的想象。

技能构建：练习 2

Barbara Bunch 博士（护士和心理学家，1994）推荐了下列减压技术。你可在自己感到压力时，作为预防措施每天练习。这种技术可以有效地减少压力带来的影响，就像面对"评价"这种情景。

1. 微笑。
2. 两次腹式呼吸。
3. 放松下颌。
4. 放下双肩。

保持笑容前行。你可能看起来有点傻，但是试着做几天，与同学或同事分享结果。

技能构建：练习 3

接下来的两天，你的同事在护校有一个重要的心理测试。在咖啡厅中她是这样说的：

紧张的 Nina 说：我非常害怕这次考试，Capitell 博士是一个严厉的年级主任。第一次考试我还可以，但是我们不知道考试范围，这样就非常难了。我不能失败，主要是因为这会影响到我接下来的选课。我花费了很多时间学习这些材料，我最好能通过，考完后我会很高兴。你如何做才能减轻这位同事的焦虑？准备一些建议，与你的同学四人一组进行讨论。

技能构建/小组合作：练习 4

你是一个在综合医院手术室工作的护士。一个学生要到手术室实习，休息时她跟你讨论，以下是她所说的话：

焦虑的 Anita 说：明天将是非常可怕的，我将成为 Shark 医师的助手，看他如何对他不喜欢的学生大喊。日期快到了，我的带教老师明天评价我，明天下午四点是一个多么可怕的时间呀！

如何帮助这位同学减轻焦虑？四人一组讨论你们的建议。

反思/讨论：练习 5

如何让护士接受同行的"少说多做"的建议？四人一组比较你们的观点。

反思/记事本：练习 6

阅读下面的名言警句，反思并讨论如何将其应用于你的生活实践。

- 一百车的焦虑也无法支付一次的债务（Italian proverb）。

反思/记事本：练习 6（续）

- 恐惧是因为没有看到事情好的一面。
- 多数时候我所焦虑的事情并未发生。
- 如果已经感受到恐惧，那么无论如何都该行动起来（Susan Jeffers）。
- 我认为我行…我认为我行…我认为我…（The Little Engine That Could）。
- 所谓勇气就是坚持一分钟的恐惧（George S. Patton）。

参考文献

Boggs C, Shields D, Goodin HJ: Using guided reflection to reduce test anxiety in nursing students, *J Holist Nurs* 29(2):140, 2011.

Bunch B: Handling anxiety disorders (lecture delivered at Baptist Medical Center), Jacksonville, FL, August 1994.

Clark CM, Farnsworth J, Landrum RE: Development and description of incivility in nursing education, *J Theory Constr Test* 13(1):7, 2009.

Covey SR: *The seven habits of highly effective people*, New York, 2004, Free Press.

Diaz DA, Panosky DM, Shelton D: Simulation: introduction to correctional nursing in a prison setting, *J Correct Health Care* 20(3):240, 2014.

Dweck CS, Wortman CB: Learned helplessness, anxiety, and achievement motivation. In Krohne HW, Laux L (eds): *Achievement, stress, and anxiety*, Washington, D.C., 1982, Hemisphere Publishing.

Feldman L: Classroom civility is another of our classroom responsibilities, *College Teaching* 49(4):137, 2001.

Flanagan L: *What you need to know about today's workplace: a survival guide for nurses*, Washington, D.C., 1995, American Nurses Association.

Hutchinson TL, Goodin HJ: Nursing anxiety as a context for teaching/learning, *J Holist Nurs* 31(1):19, 2013.

Kaplan B, Ura D: Use of multiple patient simulators to enhance prioritizing delegating skills for senior students, *J Nurs Educ* 49(7):371, 2010.

Knight A: Andrew Knight (in the Office of Graduate Studies). http://www.upenn.edu/grad/pennprize/2006/knight.html (Accessed 3/3/11).

Lasater K, Nielsen A: Reflective journaling for clinical judgment development and evaluation, *J Nurs Educ* 48(1):40, 2009.

Marquis BL, Huston CJ: *Management decision making for nurses: 124 case studies*, Philadelphia, 1998, Lippincott-Raven.

Meichenbaum DH: Cognitive modification of test anxious college students, *J Consult Clin Psychol* 39(3):370, 1972.

Moscaritolo LM: Interventional strategies to decrease nursing student anxiety in the clinical learning environment, *J Nurs Educ* 48(1):17, 2010.

Wine JD: Evaluation anxiety: a cognitive-attentional construct. In Krohne HW, Laux L (eds): *Achievement, stress, and anxiety*, Washington, D.C., 1982, Hemisphere Publishing.

第十七章

工作反馈

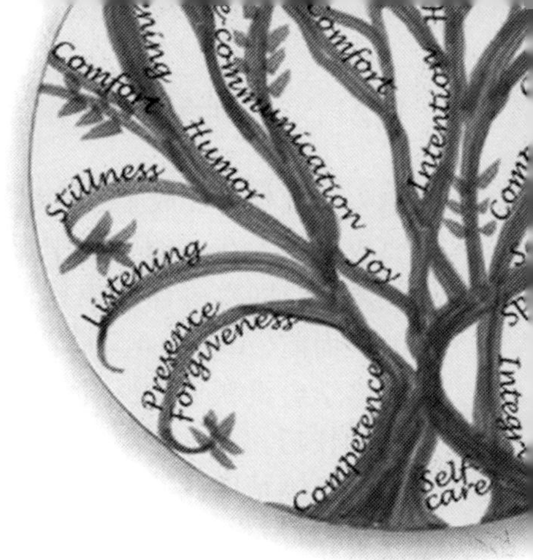

> 我们需要能为我们提供反馈的人，正是因为他们，我们才得以不断进步。
>
> **Bill Gates**

学习目标

1. 讨论反馈在人际交往中的重要性
2. 给出反馈的策略
3. 讨论接受反馈促进提高自我的步骤
4. 训练：在选定的练习中实践寻求、给出、接受反馈（三选一）

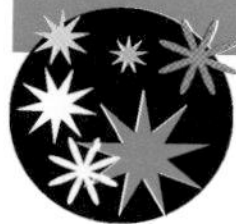

主动学习……

在旅途中发展有价值的实践：工作反馈

阅读本章时，请认真思考以下问题，写出你的答案。

写出你在本章中所学到的知识。

这些知识如何影响你的护理实践？

你将如何运用这些新知识或技能？

想一想……

反馈的重要性

建设性的反馈信息旨在“促进接收反馈者的提高或发展”（Duffy，2013）。建设性的反馈重点关注人的行为而非个性，因为行为具有可变性，个性不易改变（Greenfield，2014）。反馈可分为正反馈和负反馈，任何一种反馈都应视为一件“礼物”。思考反馈（feedback）这个词两个部分 feed 和 back，从某种意义上说，feed 的意思是养育，或是满足另一方的要求。back 的意思主要是将某事物返还另一方。当这两个词合二为一的时候，可理解为把有意义的东西送给别人。在这种含义下，反馈起到正面的作用——送给某人的礼物，该礼物包含着一个人对另一个人行为的想法和感受。采取积极的方式给予和接受反馈有助于人际关系的建立，“将负反馈变成富有成效的对话……创建学习型环境……批判将变成金子”(Gallagher,2009)。要想让别人在你的生活中发挥正面作用,方法就是给同事具体的表扬,尤其在他们看重的人面前(Anderson,2002)。通过本章学习,你将学会重新建立视角和从不同角度描述问题的技巧。

反馈帮助我们了解他人对自己行为的看法,了解与他人沟通的效果,进而使我们做出是否继续前行及改变的判断。按照这种方式,反馈是自我成长的跳板。使自己感到快乐是人生中最令人开心的经历之一,也认识到为什么人需要自爱,进而巩固了自我概念(self-concept)。改变原有行为方式需要深思熟虑,这是一种真正意义上对自我概念的崭新设想。反馈具有拓展人类发展的潜力,要想达到最高效率,必须经常对目标实现的过程给予具体的反馈(Eisenberg 和 Goodall,2001)。以护理程序为例,评价阶段,根据来自患者的反馈和检查结果,可以改进评估、计划和干预。自弗洛伦斯·南丁格尔后,依据反馈来提高护理效果已成为护理过程的重要组成部分。数据表明,护理服务质量不断提高是通过不断的监督。优质护理取决于定期的反馈。员工反馈的评价工具或数据具有全方位且丰富的特点,反馈的资料来自于同行和下属,可以弥补管理者观察的不足(Watkins 和 Leigh,2009)。

反馈与建议不同,前者仅反映他人的行为对我们造成的影响,并不提出应该如何改变的建议。接受反馈后,患者或同事可能希望改变行为。我们可能被问道:“你认为我要如何做呢”,通常我们会提出建议,但宜谨慎。

为了避免伤害他人,也保证自己能被他人尊重,我们提供的建议应该量体裁衣。我们永远不知道什么样的改变才能适合他人,因为我们每个人会首先考虑自己的风格和喜好。试探性地给出建议更容易被对方接受,例如:

“我想做的事是这样的。”

“也许你这么做会更好一些。”

“当时我想做这件事的时候,我嫂子建议我这么做……效果不错,我想对你也一样。”

上述例子允许被建议者做出最后的选择:接受或拒绝。

表达反馈的方式应该易于被对方接受,留有空间思考,接下来讨论如何使反馈更容易被他人接受。

如何给出提供反馈

首先,思考为何要给对方反馈?是什么促使你给对方反馈?通过反馈希望达到的目的?以增加他人自我成长的机会,使他人受益为根本出发点,这正是反馈的真正目的。在护理、治疗关系中,许多反馈的理由不被他人接受,例如某些人缺乏涵养,心怀不满,打击报复,抬高自己贬低别人,妄想牢固控制患者或同事的行为,这些绝不能当做给出反馈的理由。

给出反馈要取得对方的允许

下一步就是取得患者或同事允许之后再给出反馈,这样的意见就很容易被对方接受(Ambrose 和 Moscinski,2002)。通过简单的言辞询问对方是否需要反馈,或者使用非语言的方式来获得反馈。

以下举例说明如何取得对方的允许后给出反馈,包括语言方式和非语言方式。

你教一个新父亲给他的新生儿洗澡,他还给了你一个示范。

“我注意到你抱小女儿的方式很安全——我敢肯定这样抱她会很有安全感。看起来她对于你的洗澡方式感到很惬意,尤其你和她说话的方式,但我想告诉您一个更好的方法。”

说到这里你可以暂停一下,看看父亲的表情,如果他点头表示同意那么就继续。

“如果您女儿的脐带被弄湿,她就会很

容易感染。有几点建议可以保持脐部干燥，预防感染，您愿意听听吗？”

说到这里再次观察孩子的父亲，直到他对你的建议感兴趣再继续。

“您往浴盆里少放一点水，抱她时保持45°仰角，擦身体的时候把毛巾尽量拧干，这样水就不会滴到脐带上。”

反馈要具体

给患者或者同事提供反馈不代表你有机会按自己的好恶随意攻击他人的行为。要使反馈令对方印象深刻，重点必须放在具体、可观测的行为上。下面以两个护士的对话为例说明这一点：

你是一位正在值夜班的新护士，对于病房的相关流程还不是很熟悉。在夜班交班前，你通常会写个交班报告。在前四次夜班，有一个夜班护士早到30分钟，跟你谈生活中的事。尽管你暗示她，此时没有时间谈论这些，她没有理会，仍然喋喋不休，谈她的约会等。你可以这么说：

“Rhonda，我想说你来得很早，和我聊天会影响我。”

说到这里你可以停下来，直到她同意和你继续谈：

“我很愿意和你聊天，但是快交班的时候和我说话会分散注意力，我会受到干扰，因为我需要整理许多零碎的事，以便与白班交接。我的时间很紧迫，不能注意听你说的话，也不能按部就班地完成工作，明白我的意思吧？”

说到这里你应该暂停一下，给Rhonda反应的时间。接下来你可以说：

“我有一个建议，想听听吗？请让我把最后一点工作做完，然后再查看一下，走之前我们再聊。”

保证你的反馈具体可行，防止说出伤害性话语，如“你就不能等你上班以后再和我闲聊？”或“我真不能容忍你这么烦我”。具体可行的原则使反馈真实，易被对方接受。

表达观点

给出反馈时务必提醒自己，你讲的是自己的观点。无论从主观还是客观上，你的观点没有什么对或错，仅仅是你的世界观。你与患者和同事的任何关系都对双方具有重要意义和影响，你的反应对别人很重要。

当换新发型照镜子时，你可能满意地微笑，也可能尴尬地脸红，或拒绝为丑的发型付钱。理发师会很开心地夸奖你崭新的形象，而你的朋友会持有不同的观点。任何一种评价都是正常的，没有好坏。任何人的反应都是基于各自世界观做出反馈。请记住，与给出反馈同样重要的是，对方可能不同意你的观点。

要做到尊重他人，你可以这样说：

“我认为……”

“你的同意使我感到非常高兴（不高兴）。”

“从我的角度看……”

“我的看法是……”

使用第一人称表达想法或感觉，避免指责他人或给他人的行为定性。

医院服务培训的职责是对服务质量差的员工给出反馈。作为患者，可以非常方便地评估服务质量，通过反馈我与在这里工作的人员进行交流。一次我去实验室采血，一名女士走进房间，没有胸卡，通过询问我得知她是一名学生。一名工作人员进来帮助我，得知学生来这里不需要胸卡。我向管理者提出了看法，作为患者不知道是谁在为我工作，让我非常不舒服，她同意了，给学生提供了胸卡。反馈要求别人改变做法，但通常不会那么顺利。但这是为他人着想，只有这样才能完善护士的形象。

自信地给出反馈的准则

提供反馈会遇到困难，如果你想指出别人的行为影响了你，可以要求对方改变行为。以下常用于培养自信的准则很实用（Carr-

Ruffino,1997):

1. 当你……(陈述时不要评判对方的行为)

2. 影响是……(以求实的态度具体描述事情的影响)

3. 我觉得……(表达你的想法但不要责备,“我”代表个人观点)

4. 我更希望……(描述想要的改变,如有可能,允许他人拿出解决办法)

例如:

1. “当我和某人通电话的时候,你的声音太大了……”

2. “我听不到了,我必须让对方重复一遍。”

3. “我觉得很不好意思,患者可能认为病房里太混乱了。”

4. “我们应如何处理这件事情”,或“我更希望你说话轻柔一些或离电话远一点儿去完成你的谈话。”下面以胸牌事件为例:

当你没有佩戴胸牌的时候,我不知道怎么称呼你,如果需要和你谈话的时候不知道找谁。我不愿意待在没有医护人员的地方,甚至不能确定你是否在这里工作。你佩戴胸牌了吗?没有?既然这样,我想核实一下,佩戴胸牌能让患者感觉到舒服,你认为是这样吗?

请接受人提出意见

反馈是个人的观点,听取接受人的感受非常重要。可使用下面的句子来观察接受人的反应,例如:您认为我的建议如何?或者您能告诉我接收我的建议后的反应吗?提出反馈时应当仔细考虑。你不知道他人对你的反馈作何反应,但你必须允许他们有自己的反应。他人需要时间去理解你的观点,经过再三考虑和询问更多信息,然后表达出他们听后的感受。

必须真诚

反馈提供者表达观点时必须真诚,做不到就不要说。真诚能建立信任。如果你表达积极的事情,而脸上却显示不满,接受人就会感觉疑惑,所以保持表里如一是非常重要的。

检查反馈的被接受情况

如果你真诚地提供了让接受人十分满意的反馈,给出反馈前得到对方的允许,评语具体,表述婉转,就会体现出对他人的关怀。

除了自己评价,还应从患者或同事那里寻找反馈是否被接受的迹象。如果他们理解你的建议,口头或非口头上都希望你今后继续提出反馈,就表示接受了你的反馈。如果患者或同事对你的评论表示很无语或气愤,选择躲避,就表明对方没有接受反馈,超出他们可接受范围。如果发现对方露出防御心理,应当暂停,与对方协商一致非常重要;也可以完全停止,或选择更加温和、易于接受的语言。

如何接受反馈

反馈是自我成长的机会,因而懂得如何在经验中取得最大的收获是值得的。显然,提供反馈有破坏双方关系或感情的风险,了解风险,利于你知道该如何接受患者或同事的反馈。

集中注意力

接收反馈时集中注意力非常重要,不要考虑或担心其他问题,专心倾听,尊重对方。反馈可以帮助你提升临床技能和人际交往能力,树立自信和自尊,激励学习,加深对自我的了解(Clynes 和 Raftery,2008)。

安排足够的时间

当被给予反馈的时候,从容很重要。如果你很忙,也应该告诉对方你很重视他的观点,想另外安排时间听取。另约时间是很重要的,因为这意味着你对别人观点尊重,打算接受。你可以这样说:

"我很感动您努力为我准备了一些关于我工作上的反馈。我们能不能约个方便的时间谈一下。我很想听听您的建议,在不像今天这么紧张的时间里,我都可以接受。"

确保理解反馈

给反馈提出者足够的发言时间,清楚表述其观点,提出疑问。

例如,指导人就消毒技术提出反馈,你可以这样回答:

我理解您的意思。您注意到我洗手前把治疗盘打开了,清洗时暴露在空气中,物品的摆放不合理,我只能俯下身子,几乎污染无菌区,这是我最需要改进的地方,是这样么?

重复反馈意见以确保理解,不仅仅是表示尊重,而且通过概括要点有助于记忆。

咨询如何改进

如果你想按反馈做出整改,就要以指导为前提,表现出真诚。例如,在你带教的第一周,有护士对你的领导方式提出了反馈。大部分评价都是肯定的,同时有人指出当你单方面决定患者的护理时,你偶尔不重视别人的想法。

你听到她的反应很吃惊,因为你认为领导有这样做的权利,但你觉得很糟糕,因为你的领导风格会导致团队成员感到不重要或被忽略。你想改变领导风格,显示对别人的尊重。你可以这样回答:

感谢您的建议,感谢对我工作的肯定。我真心希望克服独断专行。我怎样做才能让你们觉得参与了决策呢?

对反馈表示赞赏

有时候即使不需要做出改变,也要感谢提出建议的人。例如,一名护士告诉你,吃饭时间缩短会导致疲劳,她担心你的健康。你可以这样回答:

感谢你的关心。我原来在耳鼻喉科很清闲,来到这里9天了,我正在逐渐适应这里的节奏。我相信不久就能适应,可以有时间轻松地吃午饭了。

思考反馈

你是反馈的受益者,要抓住机会,仔细思考反馈的建议。例如,一名患者因为疼痛感到不舒服,经常对别人发脾气。有一天你给她沐浴,她大发脾气。

"就是你,你就是那个口蜜腹剑的南希护士,一笑就令人讨厌,这一上午,你高兴得太过头了。快点走,叫别人来。"

你的第一感觉可能是不舒服,当你意识到她这样说是因为疼痛而不是本意,你选择不理睬她的话。随着时间的推移,你还可能想起那些话,弄不清自己是否过于高兴,没有把握好分寸,没有感受到患者的悲伤或恐惧。因此,你需认真审视自己是否存在麻木的可能。

重新评价给予患者温暖和同情心的能力,识别自己的优势,护患关系将更加和谐。反馈可以促进个人成长,让工作更加专业化和人性化。

> 成功者往往善于利用别人的反馈来沉淀自己,使自己更加成功。
>
> **David Brinkley**
>
> 智慧库

如何请求反馈

如果你已经习惯于接受别人的反馈,可以主动请求别人提供。主动寻求反馈等于公开宣布你打算提高自己的工作,意味着你有信心进一步完善自己。

做好接受反馈的准备

获得反馈前确认已经做好了准备。当你

不能直接接受反馈时，就通过语言或非语言传达信息。语言上表现为生气、反对或为自己的行为找借口；非语言上表现为中断眼神交流，转身，或将双臂抱起；这两种表现都是对反馈提供者的不尊重。

有时我们确实事先没有准备，这时就应该保护自己，不必顾虑别人的反应，除非当时信心十足，信心不足会使自己的表现更差。主动请求反馈具有风险性，只要做好了准备，才会促进你的成长。

请求反馈的细节

清楚哪些行为需要得到反馈。对此做详细描述，以引起患者或同事注意，确保得到你希望听到的反馈信息。如术前健康宣教结束后，提出如下问题：

“您认为这次会怎么样？”

这样的请求模糊，不能让患者说出具体内容。下面的请求能够促使患者提出具体建议：

“刚讲的内容都在这个册子里，留给您。这里面有术后需要注意的事项，现在您还有什么问题吗？”

案例链接……
写下来

问一名护理管理者是如何激励员工提高技能的？当护士对患者、家属或同事做了很多事情时，管理者是如何表示感谢的（书面形式？赠送贺卡？）。在护士周，管理者给每一位护士发一张卡片，以感谢她们所做出的贡献，并给出具体的描述。护士表示要珍藏这样的卡片，并做好笔记回忆她们在一起的这段时光。•

把反馈当做护理人际沟通

按照上述关于提供、接受和寻求反馈的指导，就可以自信地进行反馈行为。很显然，反馈是体现责任心的过程，让各参与方均能够充分利用所获取的信息。行为科学认为，我们应该强调或重复任何重要的行为。记住，拿出时间与同事交流工作，会让工作更轻松。反馈对培养人际沟通技能发挥着十分重要的作用。

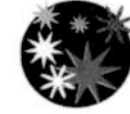

返回本章开头的“主动学习”，并写下你的答案

练习工作反馈

反思/讨论：练习 1

回想一下，你最近一次接到反馈时是何表现，说出你的想法和感受，指出可改善的地方（Duffy，2013）。

技能构建：练习 2

找一位搭档。其中一个人是接收者，另一人是讲述者。讲述者可以任选一题，讨论 5 分钟。接收者要对此话题表示有兴趣，并且运用在第一部分中所学到的交流技巧。

技能构建：练习 2（续）

5 分钟结束时，接收者要给出讲述者有关讲述方面的具体反馈，讲述者要对反馈给出具体的回应。如果可能的话，讲述者还应对接收者给出其他的反馈，接收者也要对讲述者的反馈做出回应。

结束后回答下面的问题。

作为讲述者：

1. 接收者的反馈具体吗？
2. 接收者是否公开接受了你所提的反馈？

作为接收者：

1. 你是如何向讲述者具体要求反馈的？
2. 你是如何对搭档的反馈做出回应的？

技能构建：练习 2（续）

3. 讲述者对你的反馈是否具体、清晰和具有尝试性？

回答问题后交换角色，再次练习。这个练习提供了寻求、给出和接受反馈的过程。如这里练习中学到了什么？与其他的同学讨论和比较反馈的重要性以及反馈在人际沟通中的技巧性。

技能构建/讨论：练习 3

在接下来的一周里注意别人是如何对你进行反馈的，他们是如何让你欣然接受反馈的？他们之间有什么不同？

在这周结束的时候，与你的同事比较你们所观察到的有效的和无效的反馈方法。

技能构建/讨论：练习 4

在接下来的几天中，注意你是如何向别人寻求反馈的。什么因素使你愿意寻求反馈？观察你如何接受反馈，评价你从他人那里获得的反馈能力。

完成上述练习后，全班讨论，提出你的观点，如何提高寻求反馈的可能性？影响他人接受反馈的因素有哪些？

Q. S. E. N. 学习策略：练习 5

学习接受反馈意见是提高护理质量的关键，通过在临床或课堂上的练习可以积累这方面的经验。

睡眠剥夺是影响护理质量的人为因素，请你保持一周的规律性睡眠，记录每夜睡眠的时间和影响因素，利用数据库检索睡眠与你年龄的相关性，将以上信息以图表的形式表述，向小组其他成员陈述并寻求反馈，利用反馈有效地收集并提交数据。

- 经验反思。
- 你是如何论证并分享数据的？
- 接到反馈的时候你有何感受？
- 如何以建设性的方式提供详细的反馈？
- 你如何利用反馈更有效地进行信息交流？
- 基于反馈信息，你将作何改善？
- 从质量改进的角度看，你对循证睡眠标准有何评价？
- 你可以采取什么方法来改善你的睡眠模式？

参考文献

Ambrose L, Moscinski P: The power of feedback, *Healthcare Exec* 17(5):56, 2002.

Anderson K: Don't worry, be happy, *Nursing* 32(1):69, 2002.

Carr-Ruffino N: *The promotable woman: advancing through leadership skills*, New York, 2001, Career Press.

Clynes MR, Raftery SEC: Feedback: an essential element of student learning in clinical practice, *Nurse Educ Pract* 8(6):405, 2008.

Duffy K: Providing constructive feedback to students during mentoring, *Nurs Stand* 27(31):50, 2013.

Eisenberg EM, Goodall Jr HL: *Organizational communication: balancing creativity and constraint*, New York, 2001, Bedford/St. Martin's Press.

Gallagher RS: *How to tell anyone anything: breakthrough techniques for handling difficult conversations at work*, New York, 2009, AMACOM.

Greenfield J: Why every practice nurse should have an annual appraisal, *Pract Nurse* 44(9):32, 2014.

Jasmine T: Art, science, or both? Keeping the care in nursing, *Nurs Clin North Am* 44(4):415, 2009.

Lorenz J: Successful managers find constructive and supportive ways to teach and encourage staff, *Advance Healthcare Networks for Nurses*, December 7, 2012. http://nursing.advanceweb.com/Features/Articles/Giving-Positive-Feedback-to-Nurses.aspx (Accessed 10/16/14).

Watkins R, Leigh D: Handbook of improving performance in the workplace, *Selecting and implementing performance interventions*, vol. 2. San Francisco, 2009, Pfeiffer.

第十八章

放松技巧

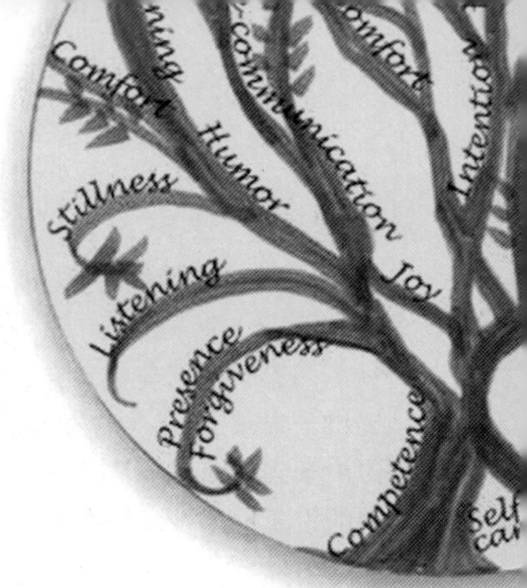

学习护理专业前我从未发现自己的压力处理能力。

SOMEECARDS

学习目标

1. 讨论适度放松和压力管理的 H. A. L. T. 法
2. 讨论护士掌握放松技巧的重要性
3. 识别护理工作中的压力源
4. 练习冥想,掌握放松的方法
5. 明确渐进式放松的步骤
6. 确立简短实际的快速放松步骤
7. 明确伸展运动对于放松的作用
8. 练习放松技巧

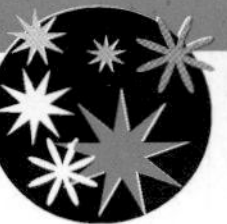

主动学习……

在旅途中发展有价值的实践:掌握放松技巧

阅读本章时,请认真思考以下问题,写出你的答案。

写出你在本章中所学到的知识。

这些知识如何影响你的护理实践?

你将如何运用这些新知识或技能?

想一想……

H. A. L. T. !

你感受过压力么? 如果让护理专业的学生写下他们的压力源,会发现每个人都有压力但是我们可以找到一种有效缓解压力的方法,这种方法很重要,它能够在学生时代或者职业生涯的初期帮助你掌握放松的技巧,促使你成功(Jameson,2014)。近年来,放松技巧已成为补充性疗法中的中流砥柱,这是一种压力管理的有效方法,能够让你在工作时保持身心愉悦(Lee 和 Yeo,2013)。顺应力是指适应变化,迅速恢复活力的能力,在精疲力竭前,运用放松技巧的效果尤为显著。H. A. L. T. 最早由"匿名戒酒互助社"提出,是英文字母 Hungry(饥饿的)、Angry(愤怒的)、Lonely(寂寞的)、和 Tired(疲倦的)的缩写(Friedmann 等,2003)。我们应该充分利用放松技巧,包括注重自我保健的需求、选择营养丰富的食物、摆脱速食快餐、保证充足的休息、合理分配自己的时间、正确面对和处理恐惧、失望、伤害和导致愤怒的情绪(Herring,2011)。通过与他人共同制订计划建立人际关系,我们应该认识到,虽然人们在信息化时代可以通过电子方式建立联系,但是我们仍然可能变得孤立。一项关于女性如何应对压力的研究显示,女性面对压力时往往采取"照料与结盟"的方式,而男性常常是"战斗或逃避"的方式。该研究表明,女性倾向于培养孩子和寻找友谊,尤其是闺蜜友谊,这些都与催产素有关(Taylor 等,2000)。具有讽刺意味的是,女性明明清楚这些行为会占用她们完成既定目标的时间,但她们依然会把大部分时间用于和闺蜜待在一起。如果可以,你应该保证8小时的睡眠时间,让自己有时间可以休息!

放松身体的重要性

作为一名护生,在平衡生活和学业责任的同时,你可能经历过压力带来的不必要的影响。毕业后,你更需要平衡不同的压力源。压力的管理没有捷径,因为压力是消极的环境、不健康的生活方式以及自我挫败感或信念之间相互作用的结果(Micozzi,2014)。就连噪音和人造光都是护士的压力源(Applebaum 等,2010)。护理工作的中断也会严重影响患者安全(McGillis Hall 等,2010)。心不在焉可能会导致事故,试想正在驾驶中的你突然走神,后果将不堪设想。Geller(2010)在工作安全分析系统(JSA)中运用专注力训练来提高反应速度,以减少事故的发生。通过本章的学习,你将学习在工作中应对压力性人际关系的技巧,养成每天放松的习惯,掌握放松的技巧,更好地释放压力。放松训练会使你变得更加专注和清醒,能够确保患者及自身的安全。其他章节有助于你在与同事或患者的人际关系中做好有效沟通的准备,而本章主要强调在工作中使自己的身体做好放松的准备。焦虑会引起肌肉紧张,导致疼痛、头痛、消化功能紊乱。因此,全身紧张是一种不良信号,它提示心境不平和,有某种东西正在"侵蚀你"。如果你放任这些压力所致的身体症状不断累积,那么你就会处在最终导致身体损害的危险之中。相反,放松是从紧张、焦虑、恐惧(Ryman 和 Rankin-Box,2001)中解脱出来,以内心感觉平静为特征的一种自我意识状态(Spencer 和 Jacobs,2003)。

缓慢的肌肉紧张、紧张性头痛或消化功能紊乱提示你身体的不适,压力积聚会耗费你的精力并影响你的人际交往。接受过放松技巧培训的高等院校的学生焦虑(暂时性的)会大大地降低。对于护生,这一点也同样重要,因为过于焦虑会对学习产生不良影响(Rasid 和 Parish,1998)。你工作后会真正体验到学会将压力最小化、扩大放松感的重要性。就个人压力和疾病而言,你拥有的自我调节方法、冥想和放松练习将帮你从压力或疾病中尽快脱离出来(Anselmo,2013;Tusaie 和 Edds,2009;Irving 等,2009)。放松不仅为你,也为患者和同事带来好处。

> 为了快速放松,试着放慢生活节奏。
>
> **Lily Tomlin**
>
> 智慧库

护士职业压力

职业压力往往引起焦虑或短期与长期的健康问题(Spector,2002)。作为一名护士,你需要加入几种组织机构来确保患者的健康:护理机构、医疗机构、行政机构。为使这一组织能够发展,你需要有效的人际沟通技巧和有效的管理技能,患者日益提高的健康需求和人员的短缺会促使压力形成。

护士在自己的专业领域不仅要有扎实的理论知识,还应在帮助患者上取得一定成效,他们需要了解其他护理团队的角色和作用,知道怎样与其他护理团队人员进行有效沟通和协作。不同的人事变化要求你能迅速估计怎样去与同事进行有效的沟通,这就为本来已经复杂的工作环境增加了额外的压力。

超负荷工作是护理工作中最常见的压力源之一,这使得护士感到他们总是处于繁忙的工作状态,好像是在与时间赛跑。此外,医疗资源不足增加了护士工作时的烦闷和焦虑感受。作为提供帮助的专业人员,每一个人都应该对自己的工作地点、同事以及患者情况做出预判,这些预判可能与你们所遇到的真实情况有所不同。本章旨在提升你的自我放松技能。

对患者进行健康教育的一部分内容是回顾养生基础,例如:健康饮食、规律锻炼、睡眠充足、从事社会活动、找时间独处和沉思等。你所掌握的知识对你的身体、精神、社会交往都是有利的。作为一名护士,应运用你拥有的健康知识,改善健康状态,释放工作压力。你的投资(健康)回报是一种强化的幸福感,并为处理工作压力做好准备。这一章邀你参加两个练习以帮助你放松,并为应对人际关系出现的压力做好准备。这两种方法帮助你放松身体,唤醒防御-警报系统,可以最大限度地减少和清除“战斗或逃避”状态,保证你的精力真正用于交流(Luskin 和 Pelletier,2005)。

以冥想的方式进行有效的放松

冥想是一种形式多样化的身心练习法,最终目的是引导人获得解脱。虽然冥想主要源于传统的精神,但是冥想的练习不需要任何特定的宗教信仰或文化体系(Fortney 和 Taylor,2010)。目前,冥想已经被人们广泛地接受,适当地使用一些冥想的方法可以使身体和精神放松。冥想这个词来源于 meditari,意指考虑或者将精神集中于某事物(Fontaine,2014)。冥想是一种与注意力有关,不涉及信仰或其他认知行为的体验性过程;冥想是一种高度个性化、人性化的行为。有效的冥想并不要求你生搬教条,也不要求你脱离尘世、皈依某种教派。冥想仅仅是你为自己进行的,目的是能帮你充分地放松身体,从这个过程中更为深入地了解自己。从精神层面和生理层面看,冥想能使你重新焕发活力(Pelletier,2005)。

调查研究表明,冥想比睡眠或做梦更有助于改善神经系统的紧张状态。在冥想的过程中伴随着明显的生理变化,代谢率下降,呼吸频率每分钟减少 4 ~6 次,脑电图中 α 波的数量增加 8 ~12 次/秒,q 波型出现 5 ~8 次/秒;在高血压的患者中发现血压下降 20%(Luskin 和 Pelletier,2005)。

冥想带来的一个效果就是重新焕发活力,这一效果在冥想过程中能被感受到,甚至会为你的其他日常活动增添活力(Luskin 和 Pelletier,2005)。一旦你在冥想的过程中学到了这种重振精神的方法,神经生理在压力大的情况下也会保持正常功能。通常你不可能在压力下保持轻松,但掌握了这种方法后你在日常生活中遇到压力时,就能很好地控制因压力引起的应激。利用冥想,你可以在工作中随时重振精神,这种方式使你感觉更好。这种机制本身是有益的,你迫切希望能够处理生活中每天遇到的压力,增加舒适感(Luskin 和 Pelletier,2005)。当你掌握解决应激带来的消极影响的方法后你就可以把自己释放出来,去处理那些更值得你花费精力的人际关系。当你学会从压力或从神经质中解脱出来时,你就会淡然处之,一切尽在掌握之中。这样,你才会更有效地与你的服务对象及同事沟通。

警觉是冥想的一个方面,是人类面对非主观经验时的一种基本反映,可培养清晰的思维、平静、同情以及真诚坦率(Fortney 和 Taylor,2010)。警觉由冥想发展而来,能让你时刻意识到事物持续在变化中，帮助你摆脱强烈的信仰、思维或情感，以保持情感平衡和幸福感。这个循证实践对于健康有很多益处，同时也存在一些不足，例如：增加医疗费用、慢性的生活方式引发疾病、医疗服务提供者倦怠、患者的不满、患者和护士的压力。冥想使你能够将注意力高度集中于特定的目标，并持续相当长的时间，从而避免注意力不断转移的情况。一个在收容所工作的传教士曾这样说："在你想要平静心情的时候，如果有杂念闯入你的意识，你应该停止胡思乱想。"

一旦你努力让自己的心平静下来，或者不让其他杂念干扰你的思维，使你真正达到这个境界，你就会发现，不断地练习和坚持是你达到这个境界的必要条件。你是否已经意识到精神活动是一种让人捉摸不定、不易控制的现象？思维活动有其自然的规律，当你试图打破这个规律时，你会发现多半是徒劳的。尽管你曾很努力去清除这些行为，但是你的思绪会情不自禁地跳跃。因此，你应当在练习中找到适合自己的方式，这样就能逐渐提升调节注意力的能力，减少或避免分心。从这点看，冥想的好处就更为突出了（Luskin 和 Pelletier，2005）。

进行冥想的方法

以下适用于非宗教形式的冥想。它的形式非常简单，你需要找一个舒适安静的地方，集中精力，采取接受和漠不关心的态度。一项与生理活动减少有关的研究显示，这些条件将帮助你体验放松，你可以诱导自己产生这一状态，你的心率会越来越慢，血压会下降，你会注意到你比平常更平静，感觉愉快，任何时候你都不会失去控制外界的知觉，这完全是靠你自己达到的状态（Payne 和 Donaghy，2010；Benson 和 Proctor，2010）。此外，还有其他形式的冥想，也许你渴望接受冥想课程与个性化指导。

> 冥想本身很容易做到：停下来，活在当下，仅此而已。
>
> **Jon Kabat-Zinn**
>
> 智慧库

安排时间

为了获得冥想带来的效果，你每天要安排至少 15 ~20 分钟的时间进行一次冥想，这就要求你保证每天都要有一个相对固定的时间进行冥想。

有些人会说他们的日程非常紧张，甚至每天忙到连坐下来喘口气的时间都没有。实际上当我们认真地检查自己的日程安排时，就会发现完全可以找出一段时间来进行冥想。某种程度上，通过冥想练习可以成功地重新定位生活重点和行为模式等（Luskin 和 Pelletier，2005）。

找到适合进行冥想的环境

要找一个你不容易被他人打扰的安静环境。进行冥想时，你可以让电话静音，或者使用自动回复。告诉你周围的人，尽可能不在这段时间打扰你，一旦你做完冥想之后就可以随时联络了。做好这些准备可以让你放松，而不被环境中的声响所干扰。许多人发现最好的冥想时间是在清晨，这时家里安静而外界还没有开始喧闹。对于轮班工作的护士，就要另行安排了。有些人则把地点选在家以外的地方，比如医院里的祈祷室。

要有舒适的体位

选择一种最舒适的体位，让你的身体进入最小耗能状态。如有必要可对脚或背部予以支撑。调整室温，使之温暖宜人。当你感到足够温暖时，你更容易放松而不是心情烦乱。

让心态更为积极

告诉自己，没人在考察你的冥想能力，不要在意具体的技术。在你冥想期间是很容易分心的，尤其是你刚开始学习注意力集中的时候，不要去考虑这些消极的事。

选择一种方式

为了帮助你的思绪从其他思绪中转出，你可以选择一种冥想方式——比如在冥想的时候能够不断重复的一个短语，一个词或者一种发音。多次重复这个词句，称之为“祷文”，有助于打断杂念。我们建议可以找一些单音节的词（进、出、来、去等）不要带有爆破音，以免打扰到他人。选择一个不需要情绪并且对自己有安抚作用的“祷文”。如果你愿意也可以自己编一个这样的词（Payne 和 Donaghy，2010；Benson 和 Proctor，2010），或者在你的信仰体系中找一句。非宗教人士可以使用词组，比如“人，和平，爱”。基督教徒可使用祈祷用语，比如“上帝与我同在”。犹太教徒可使用词组“所罗门（shalom）”（Micozzi，2014）。

放松你的身体

当你准备冥想时要先放松身体，从头到脚的所有肌肉群都尽量放松。对自己说：“脸部放松，松弛颈肌，放松头部，减轻肩部的重量，让胸肌松弛，让腹部软下来，让背部的肌肉不再紧张，使大腿肌肉松弛，让小腿放松，使足部舒适。”学会调整肌肉的张力大小的同时也就学会了让身体松弛的方法，并以此作为冥想的开始。衣着舒适，宽松的衣着更有利于放松的姿态。

注意你的呼吸

注意你的呼吸，有意识地用鼻呼吸，这种意识有助于放松。轻松而自然地呼吸，每次吸气都让空气进入你体内（Payne 和 Donaghy，2010；Benson 和 Proctor，2010）。缓慢的呼气，让所有空气排出体外，你会发现这样集中注意力的呼吸是很平静的。当你感到有压力时，你的呼吸频率加快；通过放慢呼吸，感受它的节律，你会开始感到放松。记住不要刻意地去控制呼吸，不要搞得自己头晕目眩，只要放松，自然地呼吸就好。

当你注意呼吸时，你可以同时默念“祷文”，在吸气时可以对自己说“我在平静吸气。”呼气时可以对自己说：“我把所有不好的事情都排出体外了。”

10 分钟冥想

刚开始冥想练习时，冥想 10 分钟，随着你经验的累积，可延长为 15 ~ 20 分钟，如果闭上眼睛有助于你集中精神在呼吸和祷文上，那么就在冥想时闭上你的眼睛，在这段平静的时间里不要考虑事情或者试图去解决某个问题。冥想的时间与日常生活中其他的时间不同，此时应心无杂念，不问世俗，进入物我两忘的境界。在这段 10 ~ 20 分钟的时间里，你只需要坐下来并呼吸。不要用你的精力去判断你思绪或者纠结任何烦心事。让它们简简单单地从脑海中飘过，把注意力集中在此时此刻，集中于你的呼吸，集中于你的冥想方式。

放飞你的想象和思绪，你的祷文将会归附于你。在你冥想时，不需要付出巨大努力或者过于集中。如果中途要睁开眼看时间，可以在你睁眼就能看到的地方安置一个钟表，以减少不必要移动。

体验个性化的冥想

你在冥想中所感受到的是没有规律的，没有“本来应该……”的。享受这个平和的间隙，在此时你能身心舒展并体验放松的感觉。你可能体会到之前因为太忙而没有注意到的感觉。除了平静之外，还有可能发生的是，你会达到一种宁静的水平，在这种宁静之下，你可能会被浩瀚而愉快的认知所淹没，在这种认知中，所有的存在都是一个整体，而你是其中的一部分。这种强大的感觉能清除包括死亡恐惧在内的所有恐惧，并创造一个充满温暖、欢快以及和谐的地方(Luskin 和 Pelletier,2005)。

超脱静坐，作为冥想的一种形式，发现其可带来以下益处(Sheikh,2002)：

- 改变人的时空为"此时此地
- 让人的行为动机更有主见
- 让个人需求与情感更具敏感性
- 增强自我表达情感的能力
- 增强自我接受力
- 提高自我认识能力

上述练习可有效地提高护士的认知能力，避免护士在与患者及家属的交流过程中失去自我。许多放松的方法以及引导性景象刻画技术对儿童来说是很有用的(Allen 和 Klein,2000；Klein 和 Holden,2001)。

平和地结束冥想

当你打算结束冥想时，稍停一下之后再起身离开。在你缓慢睁开眼睛之前先闭目静坐休息片刻，这会是一件很舒适的事情。不要立刻回到现实，而是要逐渐脱离冥想，精神焕发，更轻松地回到现实世界。

> 通过聪明才智和刻苦学习寻找真理的人们离冥想会越来越远。直到你的思维和心跳停止之时，你会走上正确的道路吗？
>
> **Huang Po**
>
> 智慧库

渐进式放松

逐步放松的方法可以减少肌肉紧张，促进放松反应。这个过程以系统的方式逐步紧张和放松肌肉，对你和患者都非常有用(方框 18-1)。这种方法帮助慢性紧张的患者意识到肌肉紧张和放松的区别(Fontaine,2014)。渐进放松训练对于焦虑、高血压、失眠、哮喘、呼吸困难、慢性肺疾病及风湿性疼痛都会产生有利结果。

方框 18-1 放松练习

- 找一个灯光柔和、不易被打扰的房间
- 坐在舒适的椅子上，双脚平放在地板上，手臂自然放在身体两侧
- 开始慢慢深呼吸几次，注意于你的呼吸节奏
- 面部肌肉紧张，紧紧地闭上眼睛，嘴巴紧闭
- 放松你的脸，让肌肉感觉像下垂
- 握紧你的右拳，收紧右臂肌肉
- 打开你的右拳，放松手臂肌肉，让你的手臂感觉自由和沉重
- 握紧你的左拳，收紧左臂肌肉
- 打开你的左拳，放松手臂肌肉，让你的手臂感觉自由和沉重
- 收紧你的右腿，挤压右脚脚趾的肌肉
- 放松你的右腿肌肉和脚趾
- 收紧你的左腿，挤压左脚脚趾的肌肉
- 放松你的左腿肌肉和脚趾
- 收紧臀部
- 放松臀部
- 放松你的身体，让它感到自由和沉重，现在你是在一种完全放松的状态
- 在这放松状态下停留大约 5 分钟，注意你的身体感觉如何
- 慢慢睁开眼睛，慢慢地伸展。体验这种放松

改编自：Eliopoulos C：Integrating conventional & alternative therapies：holistic care for ch ronic conditions, St. Louis, 1999, Mosby.

即时放松练习以缓解人际压力

每天进行冥想可以令人在工作和学习

中更轻松、更有活力，尽管这种方法可以让你平和一些，但有时你不得不面对刁蛮的病患，生气的家属，或者是火气大的同事，此时都可能让你很紧张。比较理想的是你能此刻暂时回避一下，但可能多数时候做不到，最好是有办法可以帮助你马上化解这些压力。面对护理工作中的各种需求，诸如冥想祈祷之类，可能会帮助你获得处理方法。本章将提供一些方法，以帮你迅速冷静下来。当病房护士短缺，患者过多，并且你有了一些人际关系问题的时候，可以用这些方法来放松身体。

面对压力如何放松自己

有些外来的刺激不宣而至，在此情形之下，你拥有的即时放松方法就有用了。先做几个腹式呼吸，经口吸气，注意腹部鼓起，用鼻子呼气让腹部向背部靠紧。当患者为儿童时，护理研究者 Shaerlence Weiss（1998）称之为“腹式呼吸”，并要求孩子们想象腹部有个气球被吹大了，她说这个简单的方法通过刺激副交感神经系统而限制了交感神经的反应。试着做几次腹式呼吸，并体会一下有何不同。现在就停止看书，试一下。有些人说有点头晕，你也如此吗？我们更习惯于浅呼吸，更多的氧气可以使你解决问题时反应更快。

以下的几个简单放松练习能够即刻进行，不需要私人的或者特殊的装备。每个练习都可在你站立的时候进行，如通过走廊、搭乘电梯、或者面对给你压力的人时。

解决与人接触中意外的紧张

假设现在是骨科病房，中午，你在此工作已经三周了，午餐还未送到，患者很饿，你也饿了。一位医师一个箭步从电梯中窜出来，他发现了你，向你走来，跨着大步，眉头紧皱，用手指着你的方向，提示你她对什么事不满，因为你是病区唯一的值班护士，你可能就要承受她的怒火。

以下将告诉你如何放松身体以使肌肉紧张这种应激反应不发生，这些方法可以在你等待发怒的医师（你的压力源头）过来的期间完成，甚至可在与他面对面交流的时候完成。

淋浴

你假想一个淋浴喷头正在你的头顶，你能感到水由头发流下，温暖双肩后流向背部。紧耸的双肩在温暖中松弛，在温暖中你感到温水冲刷你的身体，舒缓你的肌肉，使皮肤加热，肥皂泡沫随着流动而舒缓你的皮肤，在流逝之前，温暖你的腿部和足部。当你抬头看那个喷头，连接的水流清澈地自头上流下。可能有人调整了一下喷头，你感到脸上、脖子、背部有脉冲样的水流，这种水流的冲击让你觉得又舒服又刺激，让你容光焕发，这种舒适的感觉使你的不悦一扫而空。喷洒的水流速度变缓而更加舒适了，当水流停止，皮肤逐渐变干，会觉得清爽而温润，当你放松下来，对自己说放松了，这就是我所需要的。

日光浴

假想一个发光的球体位于头顶，放射着圆锥状的光线笼罩着你，所形成的光圈直径约为40cm，你感到光线围绕着你，你很舒服，温暖。你抬起头，仿佛光线来源于太阳。你能确切地感觉到光线融入你的身体，渗入你的细胞。这种体验是舒适的，并出乎你的意料，你会真实地从头到脚感到光线环绕的温暖。现在你注意到光线开始闪动，拂过肌肤，你觉得神采飞扬。光线不断地变动，仿佛在你的身上舞蹈，驱散你的紧张，温暖和兴奋让你的能量释放。当你放松下来，你的肌肉被强烈的舒适感和你所拥有的特殊日光浴的安全感所淹没。当你放松下来，对自己说：“这就是放松，这就是松弛的感觉，这就是我所需要的。”

保护罩

当你面临危险的时候，假想一个透明的有机玻璃罩罩着你。保护罩半径为60cm，无论你走到哪里，保护罩都随着你移动，且能全方位保护你。因为保护罩是透明的，所以可以很清晰地看清外面的世界。在保护罩里，新鲜的空气在你周围流通，刺激你的皮肤。这是你专有的空气，当你呼吸时，你会感觉到空气渗入你的肺部，活化你的细胞。你保护罩里的特殊空气让你感到精力充沛和富有营养。在保护罩里你感觉到平静并得到了充分的保护，因为你知道保护罩能让压力远离你。你坚信：保护罩隔开了外界的压力，使你放松。你缓慢地呼吸着有营养的空气，并感觉到你的肌肉松弛并犹如液体般流动。你放松是因为你感到安全，当你放松下来，对自己说："这就是放松，这就是松弛的感觉，这就是我所需要的。"

扫把

假想一个不知来自何处的神奇扫把，可以扫尽你身上的紧张。扫过你的头发、头皮，清洁爽宜、精力充沛，你感觉很舒适。神奇扫把扫过颈肩部，你觉得僵硬的脖子软了，肩松了，仿佛肩上的重压也消失了。你觉得背部不紧张了，肩上的担子轻了，这个神奇的扫把能把一切紧张扫清。你觉得腹部、腿、全身每处都被扫得干干净净，脚也轻松了。这种感觉相当轻松，让人精力充沛，你知道你不再紧张，你知道所有的紧张被一扫而空，离你远去。你不会再有压力，这有助于你去处理各种情况。你觉得你仿佛获得新生，没有紧张感，没有压迫感。当你放松了就对自己说："我放松了，舒服极了，这是我想要的。"

按摩

想象一双有力的手在按摩你的双肩，这双大手有力、温暖，且温柔。抚过你的背部，你觉得暖暖的，你的肩更灵活了，没有了僵硬的不适。你也不用什么动作，那双手继续按摩着你的脖子，仿佛按走了一切紧张与不安，非常奇妙，你再也没有一丝不适。接下来那双手下行至脊背部，舒缓着那里的肌肉，你感到呼吸都跟着轻松了，你觉得身上的血液仿佛流得更畅快了，按摩使你再无担心与紧张。这双神奇的手抚慰了紧张的你，你无比的放松和自由。当你松弛下来，你对自己说："我很放松，舒服极了，这正是我想要的。"

即时放松的好处

上述方法皆简单易行，你可以迅速摆脱紧张，使用这些方法你可以迅速获得自信。当知道自己的身体可以放松后，紧张时就会自己控制自己的紧张度。放松是一种技能，是精神与肉体的协调，只要你愿意花些时间练习，你一定能掌握这种技术（Percival 等，1977）。

做伸展运动，放松会面时的紧张

当你将有一次压力极大的人际会面时，你可以预先做一些使你镇静的舒展运动，以方便冥想或即时放松。在你面临压力之前，或者在你繁忙的工作中，找个安静的地方，把肌肉放松一分钟或以上。在浴室或者空办公室找个私人空间，选择一种可以不需要器械辅助就可实现的伸展运动。

这些练习可以帮助收缩与放松肌肉，进而控制情绪（Percival 等，1977）。

双臂高举

直立，举手过头，深吸气，挺胸，抬头上仰，慢慢伸起上肢，越高越好，停 3 秒。呼气时以长缓的气息将气体呼出，同时缓缓地将双手放回原处，双肩放松，头低下，轻曲双膝（维持 3 ~ 5 秒），令所有紧张随你的活动离开你的身体。重复上述过程几次后可以去工作了（Percival 等，1977）。

肩部轮转运动

肩部的轮转运动可以放松肩部。双足分开站立，举肘平肩，前臂自然下垂，松弛。肘运动幅度稍大些，手臂保持不用力，大范围旋转肩关节 20 圈左右(Percival 等,1977)。

耸肩

打电话时可以进行耸肩放松，分足而立，深吸气，耸肩至耳垂，肌肉中度紧张，停 3 ~ 5 秒，深长呼出气体，垂肩，肌松，轻屈膝，头低向胸，重复数次即可(Percival 等,1977)。

伸臂放松

直立，双脚分开，伸臂过头，挺胸，尽可能过伸，双臂自然下垂，头下垂，下颌至胸前，自然屈膝，越松弛越好，体会到紧张已经离你而去，重复几次再工作(Percival 等,1977)。

案例链接……

消磨时间

当问及护士如何保持活力时，一位护士回答道："应安排一定时间去倾听，去关爱，去分享，去学会享受生活。生命太短暂了，工作不能占用自己的全部时间，闲暇时应多安排其他事情，当你拥有一个有活力、有意义的生活时你才能给予别人更多的帮助。●

通过练习，你可以随时放松，这样不但可以控制肌张力，也可以在紧急情况下帮你保存精力。接下来的几章你将学会如何调整心态以面对不同的患者及同事。

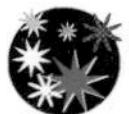

返回本章开头的"主动学习"，并写下你的答案

练习放松技巧

网络资源：练习 1

访问网址 http://palousemindfulness.com/self-guidedMBSR.html，学习免费的 8 周正念减压课程，注意课程中引用的音频和视频，以及开放的供研究生阅读的优秀短文章，这些有用的参考，对于一个成年学习者而言，为你提供的帮助是无成本的，你应该把这个免费课程作为礼物送给自己。

技能构建：练习 2

下一周，请你每天早上及下午各进行 1 次 10 分钟左右的冥想练习，每次做完之后，记录下心得体会，可从如下几个方面着手：做过冥想与不做时有何区别？你的祷文对你管用吗？你想象的是什么内容？你能集中精神于你的呼吸和祷文，而不让杂念干扰你吗？

与你的同学讨论一下冥想练习。尽管冥想是个私人问题，你也可以与人讨论，如何提高冥想练习的质量，这样更有助于你的放松。

> 人们无法达成共识，问题就难以彻底解决。
>
> **Ashleigh Brilliant**
>
> 智慧库

技能构建：练习 3

在治疗手段中，舞蹈与运动被认为是外向表现性的活动。根据你的个人感受，思考这种方式能否影响你的放松。试一下在步行中冥想，静静地走上 10 分钟，不要听音乐，注意你的感受，你会发现行走冥想前后反映出两种不同的放松状态。实验证明，伴着音乐的运动，可以让你更好地达到放松的状态，尤其是当你不够平静时。

反思/自我评估：练习 4

思考下面这句话：宁静远非在天边，只要你在意，就在你身边。上次你独自在大自然的环境中是很久以前的事吗？你喜欢种花养草吗？上次泡澡到现在多长时间了？

根据上述的话和问题写一个你自己的计划放松自己。

技能构建：练习 5

在未来的几天内，试着当场使用一次妄想法，看看是否有效，注意体会自己的注意力是否是在你所假想的目标上。注意你产生杂念后是如何重新集中注意力的，记录你放松肌肉所带来的轻松感觉。随着练习次数的增加，你的能力在提高，使你更容易获得放松。

技能构建：练习 6

下次你在病房值班时，最好试一下肢体伸展这种方法，有助于你从忙碌中获得一点解脱，自己计算一下这将耗费多少时间，你会很惊讶地发现，如此短的时间竟可做到如此效果。你会明白用一小段时间做放松对工作大有益处，注意体会你所得到的放松的感觉。

在班级同学中讨论一下，是否还有其他更好的放松方法用于日常工作。

智能手机资源：练习 7

苹果和安卓系统都能提供有利于放松和睡眠的音乐，你可以尝试一下。

参考文献

Allen JS, Klein RJ: *Ready, set, relax: a research-based program of relaxation, learning and self-esteem for children*, Watertown, WI, 2000, Inner Coaching.

Anselmo J: Relaxation: the first step to restore, renew, and self-heal. In Dossey BM, et al (eds): *Holistic nursing: a handbook for practice*, Burlington, MA, 2013, Jones & Bartlett.

Applebaum D, Fowler S, Fiedler N, et al: The impact of environmental factors on nursing stress, job satisfaction, and turnover intention, *J Nurs Admin* 40(7/8):323, 2010.

Benson H, Proctor W: *Relaxation revolution: enhancing your health through the science and genetics of mind body healing*, New York, 2010, Scribner.

Chiesa A, Serretti A: Mindfulness based stress reduction for stress management in healthy people, a review and meta-analysis, *J Complement Med* 15(5):593, 2009.

Deyo R, Mirza SK, Turner JA, et al: Overtreating chronic back pain, time to back off? *J Am Board Fam Med* 22(1):62, 2009.

Eckleberry-Hunt J, Lick D, Boura J, et al: An exploratory study of resident burnout and wellness, *Acad Med* 84(2):269, 2009.

Fontaine KL: *Complementary & alternative therapies for nursing practice*, Boston, 2014, Pearson.

Fortney L, Taylor M: Meditation in medical practice: a review of the evidence and practice, *Prim Care* 37(1):81, 2010.

Friedmann PD, Herman DS, Freedman S, et al: Treatment of sleep disturbance in alcohol recovery: a national survey of addiction medicine physicians, *J Addict Dis* 22(2):91, 2003.

Geller S: Industrial Safety and Hygiene News: Are you mindful or mindless when working? http://www.ishn.com/articles/83646-are-you-mindful-or-mindless-when-working (Accessed 6/1/11).

Herring J: E-Zine Articles: Stress management: never get too hungry, angry, lonely, tired, or scared. http://ezinearticles.com/?Stress-Management:-Never-Get—Too-Hungry,-Angry,-Lonely,-Tired,-or-Scared&id568757 (Accessed 6/20/11).

Irving AA, Dobkin PL, Park J: Cultivating mindfulness in health care professionals: a review of empirical studies of mindfulness-based stress reduction, *Complement Ther Clin Pract* 15(2):61, 2009.

Jameson PR: The effects of a hardiness educational intervention on hardiness and perceived stress of junior baccalaureate nursing students, *Nurse Educ Today* 34:603, 2014.

Klein NC, Holden M: *Healing images for children: teaching relaxation and guided imagery to children facing cancer and other serious illness*, Watertown, WI, 2001, Inner Coaching.

Lee EO, Yeo Y: Relaxation practice for health in the United States: findings from the National Health Interview Study, *J Holist Nurs* 31(2):139, 2013.

Ludwig DS, Kabat-Zinn J: Mindfulness in medicine, *JAMA* 300(11):1350, 2008.

Luskin F, Pelletier K: *Stress free for good: ten scientifically proven life skills for health and happiness*, New York, 2005, HarperOne.

McCray LW, Cronholm PF, Bogner HR, et al: Resident physician burnout, is there hope? *Fam Med* 40(9):626, 2008.

McGillis Hall L, Pedersen C, Fairley L: Losing the moment: understanding interruptions to nurses' work, *J Nurs Admin* 40(4):169, 2010.

Micozzi MS: *Fundamentals of complementary and integrative medicine*, St. Louis, 2014, Saunders.

Paul-Labrador M, Polk D, Dwyer JH, et al: Effects of a randomized controlled trial of transcendental meditation on components of the metabolic syndrome in subjects with coronary artery heart disease, *Arch Intern Med* 166(11):1218, 2006.

Payne RA, Donaghy M: *Payne's handbook of relaxation techniques: a practical guide for the health care professional*, Edinburgh, 2010, Elsevier.

Percival J, Percival L, Taylor J: *The complete guide to total fitness*,, Scarborough, Ontario, 1977, Prentice Hall.

Rasid ZM, Parish TS: The effects of two types of relaxation training on students' level of anxiety, *Adolescence* 33(129):99, 1998.

Ryman L, Rankin-Box D: Relaxation and visualization. In Rankin-Box D (ed): *The nurse's handbook of complementary therapies*, Edinburgh, 2001, Baillière Tindall.

Sheikh AA (ed): *Healing images: the role of imagination in health*, Imagery and Human Development Series, New York, 2002, Baywood Publishing.

Spector PE: Employee control and occupational stress, *Curr Dir Psychol Sci* 11(4):133, 2002.

Spencer JW, Jacobs JJ: *Complementary and alternative medicine: an evidence-based approach*, St. Louis, 2003, Mosby.

Taylor SE, Klein LC, Lewis BP, et al: Behavioral responses to stress in females: tend and befriend, not fight or flight, *Psychol Rev* 107(3):411, 2000.

Tusaie K, Edds K: Understanding and integrating mindfulness into psychiatric mental health nursing practice, *Arch Psychiatr Nurs* 23(5):359, 2009.

Weiss S: Using relaxation imagery with children, paper presented at the 22nd annual seminar of the Florida Association of Pediatric Tumor Programs, Clearwater Beach, FL, November 19, 1998.

课外阅读

Chan RR: Mantra meditation as a bedside spiritual intervention, *Medsurg Nurs* 23(2):84, 2014.

Visit www.coursera.com, which at the time of this writing has two courses on mindfulness meditation and offers free online courses taught by university professors around the globe. Share this website with others who might have longed to take college courses and do not have the opportunity.

第十九章

在护理专业实践和自我护理中融入意象

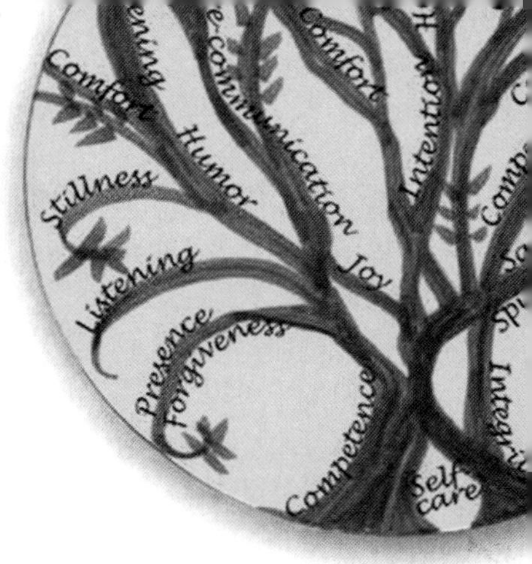

> 想象就像真实体验。
>
> **Dr. Maxwell Maltz**

学习目标

1. 定义意象或形象化
2. 用酸柠檬实验来练习意象
3. 讨论意象发展史
4. 识别临床实践中意象的使用
5. 识别以简单意象练习来应对压力情境
6. 讨论意象技术在改善沟通技巧中的应用
7. 参与选定的训练，建立使用意象的技巧，提高自信感和沟通能力

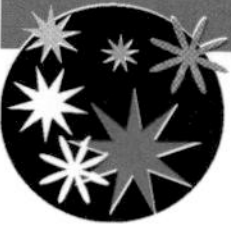

主动学习……

在旅途中发展有价值的实践：掌握放松技巧

阅读本章时，请认真思考以下问题，写出你的答案。

写出你在本章中所学到的知识。

这些知识如何影响你的护理实践？

你将如何运用这些新知识或技能？

想一想……

意象的定义

想象一下，当你使用意象时，就是使用想象力来获得成功或健康（Schaub 和 Burt，2013）。意象可以被定义为心目中的形象（Merriam-Webster Online Dictionary，2014），这个词可以和形象化互换，形象化是在心里看到或想象出来（Merriam Webster Online Dictionary，2014），我们使用这个名词表示将不可视的、不可及的或抽象的事物创造出一个图像。当你阅读本章时，可以想象自己是一名自信而成功的护士，正在自信地交流，获取他人的尊重，你变成了一名献身医疗事业的斗士。Boehm 和 Tse（2013）建议为应届毕业生提供意象指导以减轻压力，并通过内心演练提高熟练度。

意象或形象化是在脑海中勾勒我们希望现在或将来发生的事情场景的过程，它实际上是在心中描绘一幅图画的过程。在想象这幅图画的时候,可以融入我们的感官来鉴赏它,闻它,感觉它,聆听它,产生与之相关的感情。例如:我们想象一个刚刚烤好的苹果派,我们似乎可以闻到它,品尝到它,甚至可以想象吃掉它。我们可以为一个缺乏爱的人唤起一幅融入生动感官细节的画面,使他获得额外的感情慰藉。在执行护理程序前,我们可能会先进行心理预演。就像在体能训练前,我们可能会在心理预演一场 5 千米的赛跑,设想成功跑完,到达终点线。

做个小实验:酸柠檬实验

闭上眼睛,想象在舒适的家里,你走进厨房,看见了冰箱,打开它,拉开放蔬菜水果的抽屉,看见了一个又大又漂亮的黄澄澄的柠檬。拿起它,看到它是黄澄澄的,富有光泽,表面凸凹不平,再感受一下柠檬在你手里沉甸甸的感觉,然后把柠檬放到菜板上。在切开前紧紧地握住它,你闻到了淡淡的香气,切开柠檬,缓缓地吸入香气,张开嘴,在舌头上挤几滴凉凉的、酸酸的柠檬汁。睁开眼睛,舌头是蜷曲的吗?你能看到、闻到和尝到柠檬了吧?

> 每个成功(者)人士一定是怀有远大理想的人。
>
> **Maricopa Indian proverb**
>
> 智慧库

注意:不是每个人都会用同样的方式想象,一些人会设身处地的去想象,一些人则想象成其他人来完成以上动作,另一些人有感觉的印象却没有清晰的图像。如果你看不到图像,也别担心,不断地练习会对你有所帮助,这个实验能够帮助你理解意象的过程。

我们想象进行交流沟通的情景,比如饶有兴味地倾听,可以听到自己所说的动人词语、看到自己很温暖、真诚而且自然;享受与同事和服务对象的积极交流。

意象就是有目的的、有意识的白日梦,它不只是单纯的幻想。明确你想要的并在想象中遵循一定的方向是成功意象的关键,这也是产生成功结果最关键的一步,在脑海里不要有任何限制和约束。

意象是如何运作的?研究表明,大脑的神经生理学不能区分图像与想象场景或情境的体验。大脑的维度研究也证明了这一点(Sternberg,2010)。"身体并不清楚思想和实际情况的区别。意象或思想是以一种或多种感官体验的,并伴随着一种相关的情感,将心智与感觉状态、身体产生的生理变化联系在一起"(Reed,2007)。例如,你担心一场考试,害怕会失败,这种想法会导致身体发生应激反应,而产生大量化学物质——肾上腺素和皮质醇——这是调控免疫功能和抵抗力的物质(Reed,2007)。这段文字主要告诉你如何利用意象对人际沟通产生积极的作用,你将学会如何想象与同事和患者交流过程的步骤,然后你就会知道如何利用意象来帮助你在现实中实现想法。

意象应用于疾病治疗的历史悠久,你或许会对意象在医学中的应用历史感兴趣。

意象的历史

意象或许是人类最古老的医疗技术,最早的记录见于巴比伦的楔形文字,希腊、埃及、亚洲和古印度文明都有关于意象的记载。甚至在今天,纳瓦霍人和因纽特人仍然应用这种方法来治病(Johnston,2002)。

在这些文化中,疾病被认为是一种能潜入人体内的奇异力量,巫师或神父通过仪式可以为人们治病。在仪式中,用神的力量同恶魔斗争,并且把恶魔从体内驱逐出去,巫师从对神明的想象中获取他的魔力。在那个时期,医学被宗教、迷信和巫术所掌控(Johnston,2002)。

智慧库

Just Imagine

Take me away
To a beautiful place.
Let's get away
From this awful rat race.
They say a vacation
I can take in my mind.
Close your eyes, relax.
Leave your tension behind.
Pay attention to each sense.
See, smell, hear, taste and feel.
Let your mind go, just travel.
Your own stress, you'll heal.
It's OK to daydream.
They always said, "NO!"
Now it's OK to daydream.
Just let your mind flow.

Paracelsus 是一名文艺复兴时期的医学家，他被尊为现代医学之父，他反对将治疗的过程同精神治疗分开来。他说"精神是一切的主宰，想象是工具，身体是材料，想象的力量对于医疗是十分关键的，他可以导致疾病，也可以治愈它们……药物可以治病，而想象同样也可以"(Hartmann, 2007)。但他的观点同早期的巫师完全不同，因为他认为人对神鬼的想法也是可以被治疗的(Samuels 和 Samuels, 1975)。

精神和肉体在文艺复兴时期被区分开来，法国哲学家 Descartes 试图将科学从宗教中解脱出来，他确立了身体与精神的界限，这样，科学家们就可以抛开宗教一门心思研究人体，而哲学家和宗教人士则继续研究精神和思想(Fontaine, 2014)。

文艺复兴后，治疗疾病被分成科学和宗教两个体系。西方社会采用了科学的治疗方法：使用手术和药物治疗。随着对科学的进一步研究和医学的专业化，灵肉分离的理论一直持续到 20 世纪。然而，到 1900 年以后，许许多多的医学科学家开始着手调查研究思想如何影响身体和疾病的痊愈(Samuels 和 Samuels, 1975)。

Jacobson(1942)在寻找有效放松方法的过程中，证明了我们在思维过程中所使用的意象产生了一个肌肉反应，而这恰恰与想象活动的实际表现相一致。也就是说，如果我们用思维想象跑步，正常的肌肉就有轻微的收缩。

许多科学家及一些医务工作者依然相信，自主神经系统是无意识的、自动的、不受意识的支配。在 20 世纪 60 年代末期，生理学家 DiCara 和 Miller 证明了自主神经系统也是受条件限制和控制的。他们在观察后断定，老鼠可以学着改变它们的胃酸、脑电波、血压以及血流(Miller, 1969)。此外，在对人类的研究中，科学家们已经证实修行者们可以控制身体的特定过程，如代谢率和心率(Lauria, 1968)。

这些科学家所奠定的基础对从身体—心理—精神模式向身体—心理合二为一相互融合的整体模式转变起到了革命性的作用，这些发现对护理和医疗的启发令人惊奇和兴奋。

意象在健康护理中的应用

护士的意象指导使接受放射治疗的乳腺癌患者由恐惧转变为平静和充满力量(Serra, 2012)。"意象在思想和身体之间架起一座桥梁，连接感知、情感、心理、生理和行为反应"(Apostolo 和 Kolcaba, 2009)。Helms 把意象指导看做一项补充的干预措施，它能够帮助大脑"看到"预期结果的积极图像，以此来影响健康和快乐，这是 NCLEX-RN(2006)开发的一部分内容。想象积极的结果可以产生一系列作用:促进放松,控制血压,减轻疼痛和焦虑,增强药物和治疗的作用,减少不良反应,改善慢性病,优化愈合和提高治疗中及治疗后的舒适度。(Reed,2007;Lewandowski,2005;McCaffrey,2005;Riedel,2012 和 Wynd,2005)。意象技术包括最终状态,即对治愈状态的想象;过程,即想象一步一步地达到目标,比如成功地完成了某项操作,并令人感到舒适;易接受的是,让患者在心里想象治愈的图像;积极的是,对治愈图像有意识地进行选择。比如说,用治疗的光直接照射感染的部位;在解剖学上,想象成受压的血管被疏通了(Schaub 和 Burt,2013)。这是一个特殊的例子:让一个胃液过度分泌的患者,在想象吸墨纸吸收干燥的同时,关注纸的干燥度和质地。实验表明,通过 10 天的形象化训练,这位患者的胃液分泌正常了(Luthe,1969)。当疾病出现一种失控状态时,使用意象疗法,可以促进患者的健康。

一种假设是:希望和期待的过程会被大脑的边缘系统记录,取代无助和绝望。心理神经免疫学是对适应过程中行为、神经内分泌和免疫三者间的“多向互动”。思想、情绪和信息是通过化学递质对感觉器官、运动神经元、腺体组织和免疫细胞的相互刺激产生的(Giedt,1997)。那些能够更好地利用意象、充满热情、很好地执行指示的人症状将得到明显缓解和改善。

有证据表明,意象可以影响一个人的心率、血流、免疫应答以及整个生理机能。意象是非侵害性的、低成本的方法。阅读以上材料,你认为意象对于人们有什么意义?

意象的意义

意象的方法会自发影响我们的自主神经系统,在护理工作中怎样应用这一知识来发挥作用呢?作为护士,首先要接受身体、头脑、精神是一个整体的哲学观,整体观点强调了人每个部分的相关性。头脑影响身体,反之亦然,这一观点已被接受。接受了相互依赖这一概念,就意味着理解了治愈我们自己的力量就存在于我们头脑——身体——精神这个整体中,这种内部力量使我们保持和促进健康,可以单独使用或和外部力量共同治愈疾病(Samuels 和 Bennett,1974)。全美护士协会提供了一个公开讨论整体护理实践与研究的机会,其他州的护士也可以展开一个研讨会,讨论诸如治疗性触摸之类的干预措施。

意象法在护理工作中的简单应用就是在执行操作时使用选择性语言,尽管这种语言是真实的,但却与预期的感觉不一样。进行注射时,提醒患者“你会感到被叮了一下”,这种语言减少了焦虑,并且使人们从“疼”的反应转变为“叮一下”的反应。意象的应用也在合作经济和体育运动中得到了更多的认可。例如研究者们发现,在美国大公司的经理有一个共同的特征:这些人知道生活之外他们需要什么,他们可以领会到、品尝到、嗅到、想象到与之相关的声音与情感。在他们拥有一项事物之前,就提前和它生活在了一起。那种强烈的、感觉上的幻影对他们的生活有着深刻的影响(Mayer,1984)。

在澳大利亚西澳大学进行的一项实验中,一支篮球队每天练习 20 多分钟,而另一支球队用 20 分钟想象他们在打比赛,并在脑海中纠正自己每一次投球的失误。在几周训练后,那支进行了大量身体上训练的球队技术提高了 24%,而那支想象自己训练情景的球队技术提高了 23%(Mayer,1984)。

职业高尔夫球员 Jack Nicklaus 通过意象来提高在打高尔夫时的肌肉记忆和动作技能。他说打出好的高尔夫球一半需要的是脑海中的预想,另一半需要的是身体上的协调,在头脑中没有形成一个准确清晰的画面时，他绝不击球(Mayer,1984)。

意象法已被应用到医疗、体育和商业中，这一过程被各行业的人应用到生活中，去实现他们珍视的成功。现在可以看看护士怎样使用意象法来提高他们的人际交流技能。

> Cheshire Cat 问 Alice 想去哪？Alice 回答：不知道。当 Alice 问 Cheshire Cat 怎样到达时，Cheshire Cat 回答道："如果你不知道自己去哪里，任何一条路都可以把你带到那儿。"
>
> **Lewis Carroll's *Alice's Adventures in Wonderland***
>
> 智慧库

意象法和人际沟通的关系

如果我们清楚什么对我们是重要的，如果我们致力于创造我们的价值，意象法就是一个有自我导向作用的非常重要的工具(Mayer,1984)。对于护士来说，运用意象来提高人际交流技巧是很关键的。如果你很清楚成为一个有效沟通者是很重要的，你会尽力去创造好的结果，意象法能帮助你达到既定目标。Silk 和 Norwood(2002—2003)使用了"心理全息"这一专业词汇，它指的是精神意象的创造会促进交流。一个全息图是："来自不同物质的光创造出一种很真实的不完全存在的一个人或物体的三维图像的操作"，全息图的研究就是"全息术"。他们认为，当讲话者学习在他们的脑海中创造生动形象的意象时，他们能够通过语言和身体语言更好地与这种意象交流。

作为一个职业护士，你想通过一个方法实践在书上学到的人际交流技能，这个方法可以使同事、患者，甚至你自己受益。意象，为你实践这些技能提供了一个可视化、有益、有效的途径。使你看到了作为一个护士，自信、胜任地处理各种人际关系的图画。这些图画就像指路灯，指引你去完成一个胜任工作的沟通者的目标。

当你了解了每个人际沟通行为，你就学会了和患者、同事正确的沟通方式，会对自己所研究的沟通行为形成独特的见解。使用意象法时，一些人感到自己在练习，另一些人则觉得自己像是在舞台上演戏。有些人在没有清晰图像的情况下获得了印象，而一些患者，与"想象"相比更愿意使用"假装"这个词。起初，你的感觉可能是模糊的、不明确的。工作中你要尽量使自己的图像保持清晰，要创造出这个图景，想象你以一种积极、有效、能胜任的方式交流。对这种可视化的想象，你做得越详细、具体，它就会在实际的交流中越有效地指导你。

把自己想象为成功的样子就像一场预演，这种精神上的演习能够帮助你准确地用想象来实施技巧。当彩排进行得不错的时候它能给你信心，你的现场表演也将是不错的。你可能发现实际的想象过程只花费了 1 分钟时间，甚至更少。如果你更多地使用这个过程，你将变得更加熟练。

想象你按照自己所想的方式表演，就是离成功地在公众场合进行表演更近了一步。想象自己良好地进行沟通，就可以使这样一个场景在未来变得切实可行。想象你熟悉、所期望的结果，以至于你开始接受你的理想是可能的，并且即将到来。想象使你相信自己能达到目标。

作为一名护士，想象可以帮助我们用与目标相一致的方式进行沟通。如果打高尔夫的成绩和策略都能通过想象得到提高，那么护士的人际沟通技巧同样也可以。

不妨想一下，使用意象来探索根深蒂固的心智模型如何逆向影响护士的表现，Krejci(1997)帮助学生检查对护士、医师、权利与照顾这些词的意象。有时这些心智模型是陈旧的,并且阻碍护士专业能力的发展。Krejci引用“权力”一词向学生举例说明想象。通过反思护理工作的重要性和拥护护士角色,护士可以重塑他们对权利的看法,重申他们角色的权利。

以简单的意象练习来应对压力

当你想从强烈的情绪中冷静下来时,想象以下简短的画面之一。紧张的情绪可能会影响你的判断,使你未经思考就开口。放松和专注会让你更理智地做出反应,而非情绪化地做出反应。想象以下最吸引你的一个画面,把注意力集中在你的精神体验上:

- 一片叶子顺流而下
- 云在天空中漂浮
- 氦气球正在升空
- 气泡被吹走了

(Payne 和 Donaghy,2010)

使用意象改善你的沟通技巧

下面是有效意象的要点。首先,想象需要方法——愿意停掉你正在做的事并着手想象过程。在你放松的情况下想象会更有效,所以在想象之前,为了更好地放松先进行三个深呼吸(参考第十八章其他的放松练习)。放松帮助你释放脑中游走的那些想法,这能帮你集中注意力弄清楚你想用意象来创造什么。一旦你明确了目标,毫无保留、投入地去创造它,并且相信你将会达到你的目标,使用你所有的感官来体会目标实现的感受,好像它就发生在你想象的那个时刻。

也许开始你会觉得这个过程有点复杂,练习之后你将能很快并有效地实施这些步骤。

你可能认为想象在练习时非常抽象,因为难以在脑子里看到图像。相反,他们是你能做的具体、特定的事情,确保你的想象能按着你预想的方式来影响你未来的表现。下面是一些你可以采取的系统的步骤以确保你的想象会产生预期的结果。

案例链接……

想象为你的患者提供一次平静的暂停(你也可以尝试一下!)

一名护理专业的注册护士,将要获得护理学士学位,希望将意象引导融入她的重症护理工作中。她想起导师说过的话:帮助患者简单地使用意象。于是她引导患者:“你的身体停留在医院,但你的思想可以随心所欲地去任何地方。想象一个你想去的地方,一个舒适、美丽的地方;或者一个你想重温的时刻。”当护士提出这个建议时,她的患者说:“我想回家做菜。”护士提醒她调动所有的感官,想象自己在厨房里:“看看你在做什么,闻着气味,品尝味道,听着声音,感受你在这里的情绪。”患者安静下来并尝试想象。后来她笑了,并告诉护士这是非常舒适的安慰。•

明确你想要的结果

在你想象如何沟通之前,思考你想努力得到些什么,你的目的是变得温暖和令人舒心吗?你是想从患者或者同事那里得到特定的信息吗?还是想弄明白一个观点?不论你沟通的目的是什么,必须清楚自己想要的是什么。你的思维预演调整得越符合现实,它对最终表现的影响就越大。

对比一个不明确的目标与一个清晰详细的目标会对你有帮助。

Barb 和 Jane 都是在烧伤科工作的护士。她们俩都关注 Charter 夫人,Charter 夫人在最近的 48 个小时里变得沉默寡言并且总是泪眼汪汪,她们想好了转变患者情绪所要达到的目标。

Barb 将帮助 Charter 夫人战胜灰色情绪当做自己的目标,这个目标不够清晰,因为它没有给 Barb 提供更多的线索来操作。这个目标不仅仅不具体,而且没有提供更多的数据,这不可能是一个逻辑上的着手处。

Jane 的目标是找出 Charter 夫人是否意识到自己情绪的改变并且与她一起讨论是否可以做一些事来改善她的情绪。她的目标是使 Charter 夫人安下心来,更轻松地讨论一下她的感受,清晰的目标可以为 Jane 和指导人员提供更多的方法。

在内心从头到尾勾画沟通的整个过程

如果你在心里勾画出沟通的整个过程,你将对沟通的整个过程更有心理准备。比如,当你去教患者如何护理结肠造瘘口时,千万不要在开口之前才去想应该怎么说,一定要把你的准备时间、讲完后的空余时间及讲授的过程都考虑在内。如果你能提前想一下你的准备过程,你就能预计你所需的用具并且准备好。也许你觉得,向一个男患者讲述造口护理的卫生及性知识的时候会感到尴尬。这种意识将促使你指导患者前与更有经验的同事讨论这个问题,这可以减少你的不舒服感。

当你开始指导工作时,想一想开头、中间以及结束。看一下你有多少时间,并且能合理有效地使用这些时间。想一下这次宣教的结果,事后你需要与同事共同讨论这个过程。很可能你需要腾出时间做一些后续的工作,比如介绍你的患者,写一个记录为患者保密。心里演练整个过程,你将准备得更好。

集中想象细节

为你们的宣教想象一个理想的环境并考虑好所有的细节。其中,环境包括隐秘性、灯光、温度、仪器的使用情况以及其他一些重要的条件。

想一下沟通过程中你应如何着装。如果是在儿科与孩子玩耍,想象自己穿着色彩鲜艳的便装。如果你正在准备工作面试,想象自己穿着自我感觉最好的那套正装。还要注意你的姿势和面部表情,如果你想在一个严肃的中年男士面前表现得有条理,你应该事先勾勒好如何一步步地传递你的信息。如果想在第一次护理查房中表现得轻松自信,那就在心里想象你能展现出这种泰然自若。

当你引导自己去创造一个积极的形象时,想象别人都非常支持地回应了你。你注意到自己正在被倾听和重视,同事和患者对你即将说的话非常感兴趣。

除了视觉,你也可以使用其他感官,比如,你听一下自己的说话内容及说话方式。如果你说的话并不能按着你想的方式进行,返回去重新开始。在重新开始时,想象能与你自己心里所想的方式相一致的沟通。心里预练的好处是你可以很多次地练习,直到自我感觉良好!调整到你想说的语言和方式,努力听到你想要的内容和质量。

想象一下你在沟通过程中所感受到的,确保集中在积极的方面。产生一些平静、自信、有能力和激情的感受,或者你想要的真实感。停下来,在你的预练中体味一下这种不错的感觉,同时想象一下同事和患者将有与情境相一致的感受。

你从不同的角度看到了正如你所预料的结果,例如,丧失亲人的同事在长期卧病的亲人死之后在你面前解脱地哭泣,你对新的护士排班建议,给怀疑你能力的上司留下深刻的印象,曾经焦虑的患者在被你说服之后安然入睡。

按最好的想象,做最多的准备

有些时候,我们担心与患者或者同事的沟通,因为我们害怕沟通不能按照想要的方式进行。积极的预演可以缓解这种担心,为了增加自信,想象一些在现实生活中你可能遇到的不可预知的变化,练习如何处理它们。例如,如果这是你第一次教产前课程,你担心会遇到一些不会回答的分娩问题,你想象回答这些问题的场景,想象最好的回答方式。你可以回答:“我不知道,但是我可以帮你查一下”,你可以提前想一下,以从这种回答中获得安慰。或者,生气的同事的敌意吓到了你,如果你能提前想象她的攻击,你可以更有准备、更有效地处理这种场景。

用这种方式练习，能够提高你的技能，使你更有准备地去面临更多的偶然情况。如果你事先准备好面临不同的意外，并且有不同的解决方法，你会发现在现实中你将更加自信。

必要时，多次演练

我们每个人都遇到过缺乏自信的人际状况。有些人在不得不与那些愤怒、充满敌意的人打交道时会不寒而栗，而有的人却能平静、移情地处理；有些人胆怯讲课，而有的人却珍惜那种机会；有些人在一对一的时候能沟通得很好，而有的人却喜欢面对公众。对那些你感到不舒服的人际场合，可以反复积极地想象，反复勾勒在艰苦的环境下成功的画面。一次预想并不能使你注意到成功所必需的所有事，在心里多次重复这些画面，能让你在现实生活中不被一些不经意的事难倒，你将能立即行动。

当我们关注一个情况时，可能会轻易地陷入总往坏处想的情况，或许我们可以集中想一下积极的画面，积极的预想像磁铁一样吸引着我们向目标靠近。如果你多次积极地预想，你在现实生活中会做得很好。

回忆你的现场表现，更新你的预想

完成了沟通后，花时间评估这部分的进展。如果部分沟通不尽如人意，积极地想一下你应该怎么改善下一次交流，并预想一下状况。例如，如何措辞、如何准备房间或者包括触摸之类的手势。这次预演会为你下次做好准备。

不要因为错误而低估自己。相反，给自己一些改进的信心。记住，每一次练习都将使你向希望的沟通方式迈进一步。回想一下你的预想，看看哪里与你的理想状况相一致甚至已经超越了。回想一下自己的过去，庆祝自己的成功，奖励自己也会增加自信。

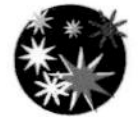

返回本章开头的“主动学习”，并写下你的答案

练习在护理专业实践和自我护理中融入意象

创造性表达/思考：练习 1

诗歌创造了许多丰富的想象，展现了人脑用丰富的情感创造想象的能力。

这里是 Howard Kirkman 的一首小诗，通过 30 年的护理教学，他发现了生活的意义。阅读这首小诗，讨论它引发的想象。

Hospital

Pans rattling
reflecting lights and pungent smells.
Quiet halls,
suddenly hurrying……
whispering,
then crying,
death just passed.

构建技能：练习 2

用几分钟回忆一下童年愉快的事情。举个例子，祖父在门前的摇椅上讲故事，讲到灯光变成了天上的繁星点点。Silk 和 Norwood（2000—2003）描述了这样一个场景，说这个故事的魔力和记忆依赖于与情感息息相关的细节想象。当你想起美好的回忆时，在笔记中写下一些句子，描述记忆、感觉以及唤起的情感。

自我评估：练习 3

在本章中，我们提供了以下图像作为远程策略，帮助你放松和集中精神：一片叶子顺流而下，云在天空中漂浮，氦气球正在升空，气泡被吹走了。花几分钟来体验一下，以确定最适合你的场景。你可以经常练习，使之成为一个随时可用的策略。

自我评估：练习 4

McKim(1972)使用心理问卷评估想象的生动度，用给定的评判标准为下面的选项打分

等级：C=清晰；V=模糊；N=没有一点印象

- 一个朋友的脸
- 玫瑰花
- 玩耍的小狗
- 满月
- 雨击窗户的声音
- 胡椒的味道
- 薄荷的香味
- 指甲划黑板的声音
- 磨咖啡的味道
- 伸手去够高架上的东西的感觉

技能构建：练习 5

McKim(1972)表示控制想象比唤起画面更重要，用下面的评判标准测一下你控制想象的能力。

等级：C=很好地控制想象；U=不确定能否控制；N=控制不了

- 玫瑰开放
- 岩石划过湖面
- 风车顺时针转，然后又逆时针
- 车子向前行驶，然后向后倒退
- 在没有人动的情况下，沙发一会飞到天花板上，一会落到地上
- 气球飘向天空，又落到地上
- 海浪冲向海岸，又退了回去
- 在椅子上，你一会站起来，一会坐下
- 电脑屏幕上出现了一行字，然后就像被删除似的消失了
- 从烤箱的玻璃里你好像看到了面包的膨胀，但是一会又变成了面包粉

McKim 说这个小测验你做不好也没有关系，你可以多次练习，把这次想象看成是学习本章内容前的一个小测验。

技能构建：练习 6

在日常生活中，花一些时间想象能帮助你更有效地与人沟通。例如，如果你想邀请同学与你一起购物，想一下如何展开你的邀请，并设想同学兴奋的回应，以及如何自然地回应同学的婉拒。或者你即将参加一个护理测试，想一下你成功地完成了每一个部分，你的老师给了你最高的分数。

把自己想象得成功一点！在练习的过程中，你会发现，想象并不需要很多的时间，而且不限地点。洗澡时、公车上、去开会的路上、护士站，你可以在任何地方想象，因为你的思维是活跃的。想象强调的是控制自己的想法，通过产生一些积极的画面，产生充满希望、自信的感觉。

学习本书的沟通行为时，正确地使用技巧，积极地想象自己，以增加信心，并将这项技能融入你的综合技能中。

思考和创造性表达：练习 7

在本章的开头，要求你把自己想象成一名成功的护士。花几分钟勾勒这个画面，用一个成功护士的行为特征描述自己，或者为成功的自己写一首小诗。

Q. S. E. N. 学习策略：练习 8

第十一章的 QSEN 学习策略对反思性实践作了简单介绍。反思性实践提供了一种将意象融入专业实践发展与自我保健的体系。自我保健是健康工作环境的重要组成部分，也是组织安全文化的基础。运用欣赏式探究的原则来猜想如何改进自我保健，这对促进健康的工作环境很重要。欣赏式探究能够帮助做得更好。

回想一下，你在临床经历中感到有价值的、具有深刻意义的时刻。

- 描述这段经历。发生了什么事情？你认为这是一段成功的经历吗？
- 设想每天都会发生这样的事。你需要做些什么来实现目标？
- 考虑需要消除的威胁及你的应对方式。
- 设想成功是什么样的。

健康的工作环境是安全文化的一部分，自我保健是发展健康人际关系的关键部分，对安全、优质的文化至关重要。

> 想象带给我们的益处是无法计算和估量的。
>
> **Carl Jung**
>
> 智慧库

参考文献

Apostolo JLA, Kolcaba K: The effects of guided imagery on comfort, depression, anxiety, and stress of psychiatric inpatients with depressive disorders, *Arch Psychiatr Nurs* 23(6):403, 2009.

Boehm LB, Tse AM: Application of guided imagery to facilitate the transition of new graduate registered nurses, *J Contin Educ Nurs* 44(3):113, 2013.

Fontaine KL: *Complementary & alternative therapies for nursing practice*, Boston, 2014, Pearson.

Giedt JF: A psychoneuroimmunological intervention in holistic nursing practice, *J Holist Nurs Pract* 15(2):112, 1997.

Hartmann F: *Paracelsus: life and prophecies*, Whitefish, MT, 2007, Kessinger Publishing.

Helms JE: Complementary and alternative therapies: a new frontier for nursing education? *J Nurs Educ* 45(3):1117, 2006.

Jacobson E: *Progressive relaxation*, Chicago, 1942, University of Chicago Press.

Johnston SL: Native American and traditional and alternative medicine, *Ann Am Pol Soc Sci* 583(1):195-213, 2002.

Krejci JW: Stimulating critical thinking by exploring mental modes, *J Nurs Educ* 36(10):482, 1997.

Lauria A: *The mind of a mnemonist*, New York, 1968, Basic Books.

Lewandowski WA, Good M, Draucher CB: Changes in the meaning of pain with the use of guided imagery, *Pain Manag Nurs* 6(2):58, 2005.

Luthe W: Autogenic therapy, vol. II. New York, 1969, Grune & Stratton.

Mayer AJ: Visualization, *En Route* 48(50):30, 1984.

McCaffrey R, Taylor N: Effective anxiety treatment prior to diagnostic cardiac catheterization, *Holist Nurs Pract* 19(2): 70, 2005.

McKim RH: *Experiences in visual thinking*, Monterey, CA, 1972, Brooks/Cole.

Merriam-Webster Online Dictionary. http://www.merriam-webster.com/dictionary/image (Accessed 10/18/14).

Merriam-Webster Online Dictionary. http://www.merriam-webster.com/dictionary/visualizing (Accessed 10/18/14).

Miller N: Learning and visceral and glandular responses, *Science* 163:434, 1969.

Payne RA, Donaghy M: *Payne's handbook of relaxation techniques: a practical guide for the health care professional*, ed 4, Edinburgh, 2010, Elsevier.

Riedel SL: Effects of guided imagery in persons with fibromyalgia, *ProQuest Dissertations*, 515538, 2012.

Reed T: Imagery in the clinical setting: a tool for healing, *Nurs Clin North Am* 42(2):261, 2007.

Samuels M, Bennett HZ: *Be well*, Toronto, 1974, Random House.

Samuels M, Samuels N: *Seeing with the mind's eye*, New York, 1975, Random House.

Schaub BG, Burt MM: Imagery. In Dossey BM, Keegan L (eds): *Holistic nursing: a handbook for practice*, Burlington, MA, 2013, Jones & Bartlett.

Serra D: Outcomes of guided imagery in patients receiving radiation therapy for breast cancer, *Clin J Oncol Nurs* 16(6):617, 2012.

Silk G, Norwood MS: Mental holography: the power of imagery in communication, *J Imag Lang Learn Teach*, vol. VII, 2002-2003. http://www.njcu.edu/CILL/vol7/silk-norwood.html (Accessed 6/1/11).

Sternberg E: The science of healing with Dr. Esther Sternberg, *PBS DVD*, 2010.

Wynd CA: Guided imagery for smoking cessation and long-term abstinence, *J Nurs Scholarship* 37(3):245, 2005.

课外阅读

Beyond Ordinary Nursing: *Nurses certificate program in imagery*. http://www.integrativeimagery.com, endorsed by the American Nurses Association (www.ahna.org).

Visit www.airy-melody.com for audio resources for children using relaxation and imagery. *Rainbows and sunshine* is available as a CD or MP3 files.

第二十章

积极的自我沟通

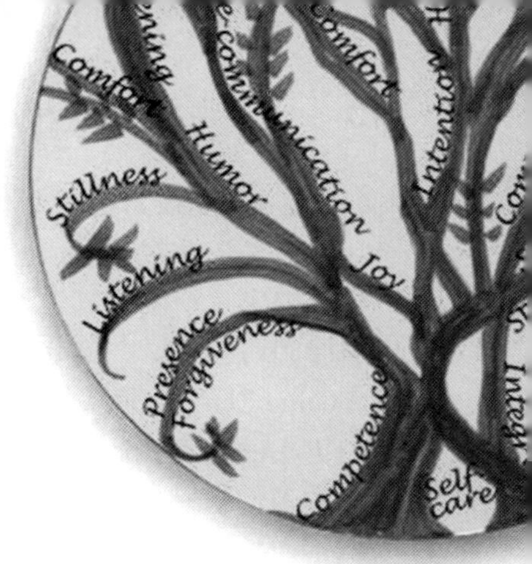

> 对抗压力的最大武器就是转变思想。
>
> **William James**

学习目标

1. 识别自我沟通及其对行为的影响
2. 探讨自我沟通与人际沟通的关系
3. 探讨以肯定促进积极自我沟通的策略
4. 在沟通实践中训练提升自信心的自我沟通技巧

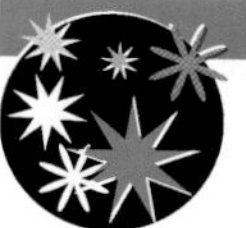

主动学习……

在旅途中发展有价值的实践:积极的自我沟通

在阅读本章时,请思考以下问题,并写出你的答案。

写出你在本章中所学到的知识。

这些知识如何影响你的护理实践?

你将如何运用这些新知识或技能?

想一想……

自我沟通的定义

来到新科室的第一天,你可能感到有点焦虑,脑海里会有些想法。你是否注意到自己在进行一场内心对白?就是自己与自己沟通,听自己说话。自我沟通与两个人之间的谈话不同。自我沟通也称内心思考、内心独白、自我指导或"声音"在你的脑海中形成一种自我沟通系统。审视自我沟通艺术,可以将其描绘为指导或动机(Hardy,2006)。美国护士协会出版了一本自我保健手册,将积极的自我沟通视为一种压力管理技巧(Richards 等,2014)。自我沟通是理智的,它建立在劝导、逻辑分析、事实、激励基础之上;它可以是积极的,给我们鼓励及赞扬;也可以是消极的,让我们气馁和沮丧(Mayo Clinic,2009)。对自己的评价会影响自己的健康。

有研究显示，积极看待衰老的人比消极的人平均寿命长7.6年（Levy 等，2002）。

一个家喻户晓的故事告诉我们理论是经得起时间考验的。“能干的小引擎（The Little Engine That could）”是一个关于新火车代替旧火车的寓言，新火车拒绝爬上陡峭的山去给孩子们送礼物，而旧火车用积极的自我对话“我能行，我能行……”面对挑战，最后成功了。这个广受喜爱的故事源于1910年，可见很多年前我们就已经开始鼓励进行积极的自我对话了。

“无意识的随性言论可能变成自我预言”。*What to Say When You Talk to Yourself*？这本书销量超过百万册，上千的读者给作者回信道：别人说的话也许是完全错误的，他们却坚信了一辈子（Helmstetter，2011）。Turkington（1998）称消极的自我沟通为内在的邪恶，它与我们和他人之间的沟通存在差异。

认知心理学家已经证实自我沟通对我们的行为有重要影响。我们的思想是对世界的理解，是对自己行为的判断，是他人对我们反应的假定。我们的心情直接被想法影响，我们行动的出发点是基于我们对世界的理解。重要的不是发生了什么事，而是如何理解正在发生的事，在这些想法的影响下我们应该如何去做。

不管我们遇到什么情况或人际问题，自我沟通都会影响以下内容：

- 我们对此情况的态度
- 我们所见、所听、所做的内容
- 我们如何理解参与
- 对结果的期望
- 如何行动（想、说、做）
- 如何评价行动后的结果

将自我沟通发挥最大效益是非常重要的，因为它对我们的状态及表现有持续和重大的影响。认知心理学家认为当内心对白变得不理智、不现实或无效时将导致一系列的问题（Ellis 和 Powers，1998）。

我们的内心对白可以是建设性的，也可以是破坏性的。举个最简单的例子，如果一个人的母亲总是说她很笨，她信以为真，因此她的自我沟通就会变得不积极。她总是说“自己很笨，总是将自己弄得鼻青脸肿”，她就会发现自己真的很笨。然而当她的自我沟通变为“我很优雅而且动作敏捷”时，错误就会减少。

以下是临床上有关积极和消极两种自我沟通的例子，阅读并思考它们对护士的影响。

Tanya 和 Deirdre 是即将毕业的护生，他们即将面临社区实习，下面是闪现于他们脑海中的想法：

Tanya：“我听说部门主管是一个专制的人，我讨厌这样的人。她这样的性情会让我精神紧张。我不喜欢与她一起工作，参加小组会议会让我感到痛苦，她一定会挑我的毛病，抓住我犯的错误让我出洋相，我希望这个科的轮转快点结束。”

Tanya 已经自我设定了一次不愉快且无成果的实习经历，对主管的消极想法加深了对社区轮转感觉痛苦的想法，这个自我沟通是破坏性的。Tanya 一直想着怎么做事，其行动就会受限，而且总在犯错边缘，她的态度使她得不到组员的友好支持。

Deirdre：“我听说新主管是一位护理标兵，要求特别严格。真幸运能在如此好的护理部门工作，真期待前去参观，看看那里是如何开展护理工作的。我是新手，我很紧张，不知道将会面临什么。但是我将遇到好老师，会学到很多经验，仅是简单的轮转有点可惜。”

Deirdre 思想上已经为愉快、有收获的临床经历做好准备。她理解什么是优秀护理，她盼望着观察并向他人学习，她积极的自我沟通给了自己向其他人交流与学习的勇气。

自我沟通持续、自主地在头脑中进行，我们需要仔细分辨它们对思想行为积极或消极的影响。如果我们想控制这一习惯过程，需要聆听自己的心声，决定我们想要的改变，系统的转变这一思维，从而使其向想要的方向进行。

下面是多数护生在临床都会面临的情况。当你面对这样的场景时，假设自己是当事人并写下你的反应。

你是一名护理学生，暑假后便升入毕业班，你有专业科室的护理经验，如眼科、妇科、外科，你被安排到ICU，将接触一些复杂的仪器。你确信患者认为你很笨，担心你会犯严重的错误。听说因为预算问题，这里的实习人员不得不临时缩减（实习）时间，这让你很失望。你知道这里有患者满意度的详细调查，而你担心组员没时间或精力帮助你。你的临床带教老师告诉你，因为上一学年的学生学习态度很积极，所以她也十分期待这批学生的到来。

写下你的反应，看看Suzanne在遇到相同问题时消极的自我沟通。

Suzanne："我解决不了，谁有足够的ICU经验？听说那里的患者病情都很重，很多人会死掉，我甚至不敢想象那些可怕的仪器。对于家属而言，当家人病重的时候，他们不会希望一个学生来护理，一想到这个我就紧张，感觉不舒服。为什么我要当护士？我不喜欢与去年的学生比较，他们很有头脑。在这个过程中我会紧张不安，面对死亡时我会沮丧，我还没准备好。"

Suzanne的自我沟通是具有破坏性的，它扩大了焦虑，她把注意力聚焦在所有可能出错的事情上，Suzanne沉溺于灾难的想法中。有这样的想法她会变得消极，并促使心中的消极想法变成自我预言。她的自我沟通减少了自信，使她在工作之前和工作期间焦虑。

写下此种情况下，Suzanne可以进行的建设性内心对白。以下是积极的自我沟通，与你写的内容比较一下。

Suzanne："这对于我来说很困难，有许多新仪器要学会使用，但是我估计绝大多数住院患者都需要重点护理，我打算在医院工作，所以我需要学习这些，这次经历可能会让我得到一份好的推荐信。人随时都需要学习新东西。我的性格很开朗，要让大家知道我对学习的渴望，这是学习处理濒死患者问题的最佳时机。这里的护士很有经验，我可以请教她们，并学到很多。我能行的……这些护士知道我是学生，对我的期望不会太高。当我对中心做出贡献时她们将会很高兴，从这里学习的东西越多越好，可以为将来做好准备。"

这种自我沟通具有建设性，此例中Suzanne的内心对白是现实且充满希望的。有了这样的认知，她对工作就有了自信，能够与组员融洽相处，并努力接受新挑战。将这种情况看成是护理生涯中的挑战，事先获取信息，会增加成功的几率。

现在回顾自己在前面练习中的内心对白，判断其是积极的还是消极的？有意义还是有潜在破坏性的？

积极的自我沟通：自信，负责任

前面的例子表明自我沟通对我们的影响。积极的自我沟通对我们有帮助，能提高我们处理所遇问题的能力，这种心理准备使我们充满希望和自信。我们对处理事情有权利感觉良好，积极的自我沟通是保证这种权力的方法，是一种明智的选择。

积极的自我沟通是可以实现的，它需要我们准确地评估自己的能力和所面临的情况。当缺乏处理人际关系的知识或技能时我们通常会多想或贬低自己。承认自己缺乏经验，提高学习的意愿和能力，能够帮助我们应对所面临的问题。这种积极的精神假定是负责任的表现，因为它包含对事实的考量，思想上的自我否定及贬低能力是不负责任的想法。

Butler（2008）告诫我们，当自我沟通变得消极时,我们就在自己周围设立了有毒环境。消极的自我沟通是苛刻的、批判性的,它往往因要求超人的成就来惩罚自己的失败,慢慢地使我们紧张,继而对自己不满。Butler鼓励我们建立一种积极的、支持性的自我沟通来帮助我们缓冲负面事件。Chapman(1992)曾说道:"积极的人更勇于做艰难的决定而不回头。"他说那些乐观的人所遇到的事总被误认为是命中注定。"不是这样的,积极的人同样会遇到很多问题,但他们总是敢于冒险且生活充实。"

案例链接……

转变观念,进行积极对话

"一个麻醉恢复室全天待命的护士,经过15小时的忙碌工作后,期盼着赶快结束,别再来任何患者了。当她正盼望长长的假期和转到短时工作单位时,突然发现今天的患者年纪特别轻,判断看护的时间可能会比较短,也许患者很快就能转出了。护士很疲惫、焦躁,她非常想尽快完成任务。然而,在与家属交谈之后,护士得知,他们一家人正准备前往一个特别的场合:父母结婚50周年纪念日庆祝会,他们准备去照一些合影,结果他们不得不放弃照相,被迫在医院的食堂吃饭。护士顿时感到特别的惭愧,并着手准备了一个庆祝仪式。把患者家属邀请到麻醉恢复室,一些同事自己制作了一些鸡尾酒,并从手术间找到一个照相机用来拍照。这是一个典型的思维转换,只有你希望快乐,你才有获得快乐的机会。"•

了解自我沟通是评判它对我们是否有意义的第一步,学着从评估开始学会如何改变自我沟通,Butler(2008)建议我们自问以下问题:

- 我告诉自己什么?
- 我有什么破坏性的消极想法?
- 我有什么建设性的积极想法?
- 我的自我沟通有意义吗?
- 怎样把自我沟通变为积极的?

这些问题帮我们识别自己的思想是否对自己有益,提醒我们是否需要转变内容。当被消极思想控制且开始焦虑时,我们要静下来对自己喊停,阻止消极思想进一步蔓延。

第二步是具体分析如何将自我沟通变得积极。刚开始可能比较难,但是慢慢地它将成为我们意识的一部分,将它们变成我们自己说话的一部分并且去适应它。本章后半部分将介绍重建自我沟通的方法。

自我沟通与人际沟通的关系

本书第一部分中我们学习了对护理沟通具有重要意义的行为举止,自我谈话的部分内容将是你与患者或同事实施这些行为的能力。内部对话构建的优劣可以增强或减弱你的技能水平。

以下是一些关于换位思考和面对面交流的例子。

例1 关于换位思考的自我沟通

这是一个护士关于换位思考的独白:

我不能去换位思考,因为那可能不太自然,我可能会食言。如果我对患者感同身受,别人可能认为我很虚假;如果我改变自己的作风去尝试富有同情心,同事可能会笑话我。在真实的场合中,我觉得不能对即兴的对话做出有感情且真挚的反应。

分析这位护士的自我沟通:

1. 她对自己说了什么?如果她尝试投入情感会感觉不舒服、傻、不自然。她说服了自己,她的朋友们是不会承认她的尝试的,也将不尊重她。

2. 她有哪些破坏性的消极想法?她确信换位思考对她来说是无效的,她希望她的第一次尝试就成功,她不允许失败,对同事的支持不存有希望。

3. 她有怎样的积极想法?这名护士没有用积极的想法给自己希望鼓励自己去进行

换位思考。

4. 她的自我沟通有益处吗？她的想法让她的交流缺乏移情，这种想法使两方面都糟糕：她会错过移情带来的益处，对自己的无情感到失望。自己和同事都将对自己不信任。她的想法是不可行且不负责的，对自己没有任何益处。

5. 她怎样能使自己的想法变得对自己有益处？下面有一个例子。

即使开始的时候会比较生涩和困难，但我将努力换位思考。我相信有感情是重要的，也许不完美，但是我的努力将得到同事及患者的肯定。也许有部分人会对我的改变指指点点，但我不会让他们阻止我在沟通中进行换位思考。也许寻找合适的词需要花费一些时间，可能我需要的时间比别人更长，但是没关系。我真的想改进我的交际能力，而我知道有些新东西是需要时间来学习的，我有时间及耐心学习直至能自然地与别人有感情地交谈。

这个积极的自我沟通是肯定的、负责的，强调了护士有感情的重要性且给予她更多尝试理解他人的勇气。也许沟通的语言并不华丽，却是对她能力的真实评估，努力地去尝试新东西，让换位思考自然地变成我们交流中的一部分。这个积极的自我沟通是有益的，既增加了自信也丰富了我们的技能。

例2 关于反抗的自我沟通

一名护士关于反抗的自我沟通：

为了保持平和，对于这些天老板对我的粗鲁行为还是不要说什么为好，如果我反抗了，老板将认为我过于敏感，对我会有戒心，会生气。我想得越多，对他的行为所感到的不安就越厉害，他可能因心里有事，不经意地发泄在我身上。如果我非常不安，言辞混乱该怎么办？那时候我就像个傻子。

分析这位护士的自我沟通：

1. 她对自己说了什么？她确信即使这个话题对她重要，但还是不要反抗老板较好，认为老板的情绪较重要。

2. 她有怎样的破坏性的消极思想？这个护士通过自我欺骗否认自己的感情，认为让这件事过去就好了，这个自我欺骗行为提示了她的判断失误。她通过告诉自己期望得到理解或得到礼貌待遇是不可能的，从而增加了自己的负面情绪。她用老板的发怒及无法处理老板的怒气的假设来吓唬自己，她想象最坏的结局并劝说自己会失败。

3. 她有怎样的积极思想？完全没有。

4. 她的自我沟通有益处吗？这种消极的想法只会阻止她去争取对自己重要的事：用尊敬来礼待。这种想法否定了她面对及处理老板怒气的能力。她消极的自我沟通是不可行且不负责的，因为她默许了对自己的不公待遇，应该拒绝这种行为的发生。

5. 她怎样能使自己的想法变得对自己有益处？下面有一个例子。

我不喜欢反抗老板，但我也不喜欢不受尊重，因此我需要反抗，我会用不卑不亢的方式说明我的立场。我反抗可能使老板生气发怒，但我不会后退，我有信心处理遇到的问题。即使反抗不成功也没关系，但我会表明我的立场，不能因为他是老板就不尊重人。我有被尊重的权利，只有这样才有可能被尊重。

这个积极的自我沟通是肯定的、负责的。鼓励她为自己站出来，且考虑到了处理可能出现情况的能力，积极的自我沟通给了自己反抗的自信。

本书第四部分我们将学习面对以下困难时如何肯定、负责地沟通：

- 当患者或同事沮丧、生气时
- 当患者或同事发生冲突时
- 当团队出现矛盾时
- 当评估焦虑时
- 当遇到刁难患者时

这些情况下，积极的自我沟通是很重要的，以下是两个例子。

例3 同事沮丧时的自我沟通

一位护士遇到同事沮丧、哭泣时的独白：

我不喜欢同事哭泣，我的意思是，如果患者哭泣还行，因为我能理解他们。当同事哭泣时，我不知道该怎么办。当工作中有人哭了，我也会想哭，无法为他们提供帮助。如果有人哭了，我将毫无办法。我不会处理成年人哭泣，不知道该怎么做才能让他们好过些，怎样才能让他们不哭？我不能让他们平静下来，我好没用。

分析这位护士的自我沟通：

1. 她对自己说了什么？她告诉自己同事与患者不同，她对自己期望较高，认为如果她不能安抚同事的不安，她就是一个没用的人。她认为如果她也哭了的话，将会对同事造成影响。

2. 她有怎样的破坏性消极思想？她用自己可接受的方式给了自己很大压力，认为自己帮不了同事，是不可信任的人。她拒绝直视同事的感情，这让她无法用同情心帮助同事，她将表现不好定义为失败，这使她很紧张。

3. 她有怎样的积极思想？完全没有。

4. 她的自我沟通有益处吗？她的想法否定了自己帮助他人的作用，是不合理的，因为它扭曲了事实。她的自我沟通阻止自己向同事伸出援助之手和运用有效的方式沟通，这种否定思想使其感情匮乏。

5. 她怎样能使自己的想法变得对自己有益处？下面有一个例子。

每个人都会遇到困难，同事也不例外。我不能不让她哭，但可以安慰她。别人哭时我也想哭，没关系，这样只说明我感性，我哭不代表我帮不上忙。我的努力不能让她平静，不代表我不是好护士。当我们有困难时都想找个人依靠，我不用做太多，只是在那里做听众也好。

这些内心想法是自信的重建，不是扭曲事实，是肯定的，使护士了解他帮助别人的要求及能力，这种积极的自我沟通是有益的。

例4 团队有矛盾时的自我沟通

一个护士在护理团队有矛盾时的自我沟通：

我想要和谐的工作环境，我讨厌周围总有矛盾。我想在Session医师的科室工作，那里没有矛盾，也许该申请换个科室了。对于患者与医护人员间的矛盾，我无能为力，而且一旦开始，将无休止。我讨厌无休止地争论，一讲到这个问题，我就胃痉挛，感觉情绪就要爆发，不知道还能忍多久。我对矛盾无能为力反而受其折磨，我应该把想法告诉主管，让他解决这些问题。

分析这位护士的自我沟通：

1. 她对自己说了什么？她错误地认为矛盾是简单的、容易解决的、一次性的，还自欺欺人地认为存在没有矛盾的地方，认为自己对矛盾无能为力，矛盾理应由主管解决。

2. 她有怎样的破坏性消极思想？她对矛盾的错误认识使其痛苦，认为自己解决不了矛盾就是个没用的人。她不愿面对矛盾，遇到极小的矛盾都会焦虑。

3. 她有怎样的积极思想？完全没有。

4. 她的自我沟通有益处吗？她的想法否定了自己解决矛盾的能力，扭曲了事实，是不负责任的。这种思想无益处，禁锢她且增加她的紧张感。

5. 她怎样能使自己的想法变得对自己有益处？下面有一个例子。

每个人都会遇到矛盾，与他人协作时矛盾是不可避免的。有时主动、有效的处理才能解决矛盾，还有可能得到益处。我应该冷静说明我对矛盾的想法，越冷静越有说服力。

我将尽我一切可能减小矛盾直至解决，没有人能够独立解决，但每份努力都是有意义的。组内出现矛盾时我可能不安，但我不会妥协，我会掌控它。

这些内心想法是肯定和负责任的。因为他们并没有歪曲事实，所以，他们是负责任的。因为他们承认了护士帮助他人的愿望和能力，所以是肯定的。他们肯定、积极的自我沟通对解决矛盾非常有帮助。

在 *Pulling Your Own Strings* 一书中，Dyer（2011）说：一些我们认为理所当然的东西其实现实中是不存在的，如灾难、好男孩、蠢人、完美的人，任何一个概念都是对现实的判断。消极的自我沟通对处理人际问题的能力是具有破坏性的，是自欺欺人的判断。Dyer 告诫我们不能屈服，鼓励我们要拥有基于现实的和提高自我的思想，如果我们能把这些建议应用在人际交往中，就能在与患者及同事的交流中保持良好的状态，用鼓励的、设身处地的方式交谈可以提高我们自信、负责地与他人交流的能力。

Bach 和 Torbet（1986）宣称我们内心有两种声音：内心敌人和内心盟友。内心敌人拥有我们的弱点清单，维持某一痛苦水平，贮存不愉快和负面的信息，一有机会就释放出来。内心盟友趋向于行动、成长、改变，防止我们陷入疑虑与恐惧之中，提醒我们成功的好处及奖励与尝试的乐趣，鼓励我们去尝试那些将帮助我们实现愿望的机会。犯错时，是我们的内心盟友给予我们安慰以及帮忙分析错误。

在提高及讨论内心交流的练习中，倾听内心的真实感受，让安慰和现实的想法支持和鼓励你。

当你在准备面试时，即将回到学校时，准备公开演讲时，可以考虑使用积极的自我沟通技巧（McConnell，2009；Schaeffer，2006）。有效的自我沟通侧重于自我鼓励，帮助建立自信，使自己表现得更好（Sutton，2010）。

应用积极的自我沟通，提高人际交往

无论是沟通前、沟通中或沟通后，积极的自我沟通都能在人际交往中帮助我们。

在与患者以及同事沟通前，先调整自己的想法，聚焦于现实和鼓励内心的沟通，能让你对即将到来的遭遇更有自信。这种准备让你专注于自己的强项，而不是担心潜在的风险。当我们在思想上有准备时才更容易行动。

有时你有几个小时或几天的时间去准备积极的自我沟通，有时只有一点时间，甚至遇到突发情况，这时你应该尽快地使用鼓励性的自我沟通。

例如，当你遇到生气的家属，你可以这样对自己讲：

积极的自我沟通：同事说有一位生气的家属在找我，我告诉自己“他没耐心、生气，我会不安，但我是冷静的。”慢慢地放松呼吸、松弛肩膀，找出困扰他的问题并解决它，欲速则不达，保持平和并认真地听他说话。

这样的准备能让自己冷静、有效地处理好情绪激动的患者。

交流过程中，集中使用鼓励性的沟通。例如，如果他的声音越来越大，言语越来越放肆，你可以这样对自己说：

积极的自我沟通：“他在生气，没关系，我能处理他的怒气。我需要冷静，找出困扰他的问题，平顺呼吸，放松、保持声音平稳，不必生气，我可以。”

这样积极的自我沟通能使我们冷静并有效地处理问题，这种安慰能使我们按期望的方式行动。

沟通后，我们用积极的自我沟通回顾自己的表现，从而知道哪些地方需要改进，这样建设性的回顾对我们是有很大帮助的。

积极的自我沟通:“我在他的恶语相向下没有哭,这样很好,一直保持冷静、声音平稳,我的劝说也使他冷静下来,下次应该注意放松肢体。感觉自己的拳头紧握、肩膀紧张、膝盖不能动,如果能放松身体,就能得到更多的信息,能更自信。”

肯定是创造积极自我沟通的策略

肯定自己想要的自我陈述,用积极的方式表达出来,就好像它们已经发生了一样。肯定可以帮助你以乐观的态度看待工作和生活。乐观的人普遍对未来有所期待。在面对生活的挑战时,乐观主义者较悲观主义者有较高水平的应对、健康促进行为和成功的人际关系,幸福感更强(Carver 等,2010)(方框20-1 和方框 20-2)。

方框 20-1 怎样产生和运用肯定

1. 使用现在时态:让你的大脑知道它已经发生了。
2. 使用肯定式的语言:避免否定式的语言。例如,用“我选择吃健康的食物”替换“我不要吃高热量的食物”。用“我有充裕的时间”替换“我不会迟到的”。
3. 记录:语言简洁明确。
4. 相信:坚信你记录下来的事情是正在发生的。
5. 重复:重复多次可以将肯定转化到你的潜意识或意识里。
6. 时间:每天留出一段特定的时间,或将其与日常活动联系在一起,有助于形成一种固定的思维模式。

方框 20-2 肯定的示例

我与生活和平共处。

我欣赏自己。

今天我感到精力充沛,充满热情。

我关爱自己的身体。

我很健康。

我肯定自己的能力并充分发挥自己的潜能。

我是个理智消费的人。

我是个宽宏大量的人。

我值得被爱。

在上帝面前,我能从容而优雅地度过一天。

我在正确的时间、正确的地点、以正确的方式做正确的事情。

让护理学生在自我保健的课程中编写一份计划,使一个行为改变贯穿整个学期,通常会包括一两项肯定的内容。例如,一个学生打算每周跑步 3 次,每次 30 分钟,他写道:“我计划每周跑步 3 次,这肯定能做到(Riley,2014)”。

寄语

思考自己如何将人生危机变成人生挑战的经历。困难使我们成长。反省自己的生活及灰暗经历,思考该如何改变自己的生活,改变护理工作中对待患者的方式。考虑这种主张:“每个问题都是一个学习过程,解决问题就是在学习。”积极的自我沟通只要稍加注意就能做到。当自己赞成自己时,将永远不会被孤立,身后随时有支持者在鼓励你。

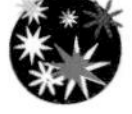

返回本章开头的“主动学习”,并写下你的答案

练习积极的自我沟通

评判性思维：练习 1

根据你对以下内容的思考创建一个日志。

思考自己是否有过这些消极的想法：

- 再加工——放大事情的消极部分，无视积极的部分。
- 自责——你与某事毫无关系。当事情出现问题时，你却把责任归咎于自己。
- 小题大做——认为糟糕的，戏剧化的小挫折是"世界末日"。
- 极端——看待事物只有黑色或者白色，没有中间地带。

尝试运用以下策略来促进积极的自我沟通：

- 在生活的困境中寻找乐趣。
- 选择和积极的人在一起。
- 不要对自己说任何消极的话，更不要对别人说。

摘自：http://believeinrecovery.com/post/16451303966/positive-thinking-reduce-stress-by-eliminating(Accessed 10/18/14)

自我评价/技能构建：练习 2

关注某一天的自我沟通，回顾消极自我沟通的次数。选择最近令你烦恼的一次经历，简单描述一下，试着给它一个积极的诠释，比如，"这次经历自己学到了一些东西。"尝试一些诙谐的方法，例如"上帝的幽默"。Mother Teresa 就使用这个策略，她认为，"上帝不会交给我处理不了的问题，真希望他不要总是那么信任我。"最后，回到本章的第一句话，写一份积极自我沟通的清单，为良好的开端做好准备。

Q. S. E. N. 学习策略：练习 3

我们可以从反思中得出经验：情商是不断发展的，通过提高自我意识，以自身行为影响他人建立自信。团队合作行为取决于自身行为对他人影响程度的认识。假如我们设想的情况变成了现实，如何利用我们成功的故事来提高自我意识和信心？

- 写出一个自身行为成功的例子。
- 描述事情的经过和具体步骤。
- 这件事为何让你觉得成功？
- 当你面对未来挑战时，如何运用这些策略来获得信心？
- 在你的"能力"中，"自信"是如何影响质量和安全的？

> 人往往不受事物本身的影响，而是受自身对事物所持观点的影响。
>
> **Epictetus**
>
> 智慧库

> 要注意自我沟通的方式，因为倾听者是你自己。
>
> **Lisa M. Hayes**
>
> 智慧库

参考文献

Bach G, Torbet L: *The everyday slow torture of self-hate*, New York, 1986, Berkley Publishing Group.

Butler PE: *Talking to yourself*, New York, 2008, BookSurge Publishing.

Carver CS, Scheier MF, Segerstrom SC: Optimism, *Clin Psychol Rev* 7(30):879, 2010.

Chapman EN: *Life is an attitude: staying positive during tough times, how to control your outlook on life*, Menlo Park, CA, 1992, Crisp Publications.

Dyer WW: *Pulling your own strings* (Kindle Edition). New York, 2011, HarperCollins.

Ellis A, Powers M: *A guide to rational living*, Hollywood, CA, 1998, Wilshire Book Company.

Hardy J: Speaking clearly: a critical review of the self-talk literature, *Psychol Sport Exer* 7(1):81, 2006.

Helmstetter S: *What to you say when you talk to yourself?* (Kindle Edition). New York, 2011, Park Avenue Press.

Levy BA, Slade MD, Kunkel SR, et al: Longevity increased by positive self-perceptions of aging, *J Pers Soc Psychol* 83(2): 261, 2002.

Mayo Clinic: Positive thinking: reduce stress and enjoy life more. http://www.mayoclinic.com/health/positive-thinking/SR00009 (Accessed 9/1/11).

McConnell CR: Effective oral presentations: speaking before groups as a part of your job, *Health Care Manag* 28(3):264, 2009.

Piper W: *The little engine that could*, New York, 1998, Grosset & Dunlap.

Richards K, Sheen E, Mazzer MC: Self-care and you: caring for the caregiver, Silver Spring, MD, 2014, American Nurses Association.

Riley JB: *Nursing 430: Holistic self-care: complementary and alternative therapies for professional self-care and practice*, Tampa, FL, 2014, University of Tampa.

Schaeffer K: Facing down the fear factor in interviews, *Wall Street Journal*, December 12, 2006.

Sutton B: Tricks for taking charge, *McKinsey Quarterly* 3:240, 2010.

Turkington CA: *Stress management for busy people*, New York, 1998, McGraw-Hill.

第二十一章

学会团队合作

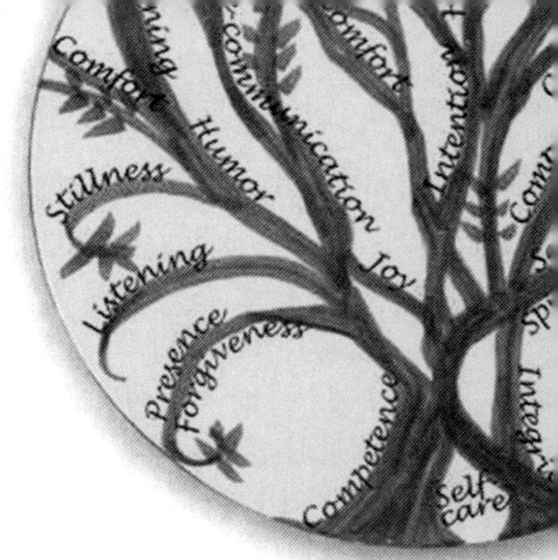

> 事实证明,执着的人可以改变世界。
>
> **Margaret Mead**

学习目标

1. 识别提高团队效率的三个必要条件
2. 识别团队发展的四个阶段
3. 判别个人思维方式对团队行为的影响
4. 识别团队成员的常规角色
5. 识别团队成员的任务角色
6. 识别阻碍团队发展的个体角色
7. 运用情商的概念
8. 讨论会议的重要性
9. 确认提高会议效率的方法
10. 讨论高效团队的特征
11. 描述组织会议的策略
12. 参与团队协作技能训练

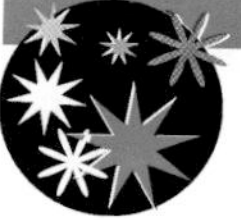

主动学习……

在旅途中发展有价值的实践:学会团队合作

在阅读本章时,请认真思考以下问题,写出你的答案。

写出你在本章中所学到的知识。

这些知识如何影响你的护理实践?

你将如何运用这些新知识或技能?

想一想……

你刚刚被分配到一个新的工作团队。为了意见能够被倾听,成为一个有价值的成员,你能够做些什么?研究表明有许多方法。Galinsky 和 Kilduff 研究了一种阶段性的思维模式,可以帮助你在团队中更积极,如专注于志向、目标或幸福。要求研究参与者写几段文字:志向,希望在生活中取得的成就或在参加会议前感到激动和喜悦的时刻。这些心理状态"减少了压力荷尔蒙,增加了乐观和信心"。在进行下一个小组项目之前,请在手机或一张纸上进行这些写作训练。

生活中,我们在许多领域都有团队经历。团队是指两个或更多的人聚在一起,以追求共同的目标和(或)利益(Halter,2013)。护士拥有许多团队协作的机会:职员会议、护理讨论会、专门委员会、科研项目组(比如质量控制组、多学科研究组)及患者组(比如支持组、激励组、教育组)。在社区,护士可以参加居委会、志愿者服务队或为政府效力。护理管理者召集团队成员积极解决问题，以提供安全、合格、富有同情心的护理（Roussel，2011）。本章重点探讨团队协作的推动力，而非带领治疗团队的方法，尽管有些原则适用于所有团队。Reynolds（2005）指出，护士需要接受更多的团队动力学教育，只依靠普通意义上的分组工作是远远不够的。

想在团队中自信地进行沟通，需要了解团队动力学。这些知识可以帮助理解并及时更正自己的行为，促使你成为有责任心的团队成员。阅读本书时，请同时思考你作为学生、从业者和社区成员的团队经历。

发展高效团队的三个必要条件

研究显示，发展高效团队必须具备三个条件：团队成员间相互信任、团队认同感和团队效率。团队效率指坚信本团队一定能够表现优秀，坚信本团队作为一个整体将比个体表现得更好（Druskat，2001；Gundry 和 LaMantia，2001；Rosenthal，2001）。要具备这些条件，团队必须在参与、合作和协作能力上达到较高水平。团队沟通风格可以相互矛盾，也可彼此一致。Alessandra（2001）指出，一个真正有活力的团队能够“完全理解和欣赏团队其他成员的作风”。个（人）体必须带有归属感地进行工作，同时每个人也要保持自我，即成为一个有自己经历和故事的人。因为团队中存在沟通不畅的现象，所以树立清晰的共同目标很重要。当你更多地了解团队协作动力学时，你会发现，不管这个团队是小组、委员会或其他形式的团体，无论在范围、目标还是力量上，团队都远远大于个体。

团队发展的四个阶段

团队或小组的发展包括四个阶段，这几个阶段没有分界点，成员可在各个阶段移动。团队要保持持续发展，必须了解以下四个阶段：形成、动荡、规范和完成（Tuckman，1965；Stuart，2012）。把这几个阶段与个体的成长相比较，形成阶段就像儿童时期，动荡阶段就像青春期，规范阶段就像成年早期，完成阶段就像成年期（方框 21-1）。

方框 21-1 团队或小组的四个发展阶段

- 形成阶段：人们彬彬有礼，不带个人色彩，对自己要承担的任务毫无把握。在制订小组目标的过程中，开始了解待完成的工作。团队成员检验彼此的关系，思考如何开展工作，这一阶段可能需要依靠领导和其他成员的帮助。
- 动荡阶段：开始出现明争暗斗，大家各怀心事（心怀鬼胎），争权夺利，对工作无精打采。他们抵制小组工作，抵制联合与协作，不承担小组的义务。冲突的出现表明团队或委员会有提前终止的危险，这个阶段不利于形成有凝聚力的团队。
- 规范阶段：团队变得组织有序，依据必要的制度和标准来完成工作。能建设性地面对问题，及时做出反馈。成员明确小组目标，接受新的角色，明确任务和工作程序，形成合力，相互协作并承担义务。团队守则包括：开会时关掉手机和呼机；按时到达；按时开始和结束；同一时间只能有一个人说话；按会议议程办事。
- 完成阶段：工作正常进行，人们开诚布公，团结协作，灵活高效。工作保证质量，相互尊重和支持，用团队成绩相互激励。

摘自：Tuckman B. Developmental sequence in small groups, *Psychol Bull* 63：384，1965；and Stuart GW：*Principles and practice of psychiatric nursing*，ed 10，St. Louis，2012，Mosby.

个人思维方式对团队行为的影响

人们总会习惯于某种固定形式的思想行为，这些形式包括：外向型、内向型，直觉型、感觉型。团队矛盾反映了人们处理数据方式的不同，请在阅读时，思考如何促进团队的正常运转。

外向的人先说后想 外向的人会大声说出心中所想，快速地交流片面的看法，精力充沛地进行快速的对话。他们为自己的想法感到兴奋，尽最大努力工作的同时，还能逻辑清晰地结束对话。这些人之所以很愿意把自己的想法说出来，仅仅是为了得到别人的回应，但这不能说明他们相信自己所说的一切。

内向的人先想后说 性格内向的人更喜欢在与别人分享前深思熟虑，他们言辞稀少，字斟句酌，喜欢想法完全成熟后再说出来。他们不可能很快地回答问题，因为他们需要先整理出最好的答案。

想一想，你是外向型还是内向型的人。如果小组成员不清楚思维方式和分享方式的差异，外向型的人总是主导讨论，得不到内向型人的帮助。外向型的人对内向型的人不参与讨论表示不满，或许是因为没有关注到内向型的人。内向型的人认为大家不需要他们的观点，往往会终止尝试。认识到这些不同，性格外向者可以锻炼倾听能力，理解沉默是思维过程的需要，并非意味着达成共识。外向者可有意放慢速度，一次只问一个问题，给出一定的回应时间。内向者可以理解并给予外向者大声说出思维过程的时间。内向型的人可要求一点时间来思考，获得主动性，确保自己的意见被听到。这样团队可以避免各类型的误解，并勇于正视这些误解，发挥组员的最佳能力。有些团队向员工提供性格偏好培训，使用剖面图等性格评估工具(MBTI)和(或)聘用受过培训的人，以促进问题的解决，鼓励不同类型的人参与到团队中(Balzer Riley，1997；Kroeger 等，2002)。

凭直觉认知的人从大处着眼 凭借直觉的人看重最终结果，并能提前预知。他们以跳跃式的方式解决问题，思维方式是“A……哦……是 D”。在解决问题时，他们相信并使用自己的直觉。

凭感觉认知的人重视收集资料 凭借感知的人想知道有多少、多大、什么时候、什么、在哪里、和谁、思维方式是“A……B……C 然后是 D”，通过收集事实依据解决问题。

从大处着眼的人似乎喜欢不着边际的、异想天开的想法，能直接跳跃到结果，而不认真考虑实现想法的过程中将遇到的所有实际问题。这些从大处着眼的人，也就是凭直觉能力的人，如果肯自省一下，就能理解“可能性是永无止境的”。数据收集者或凭借感知能力的人，做出结论可能很难，因为他们永远也收集不到他们想要的所有数据。如果这些人愿意自省

> 聚在一起是开始，保持一致是进步，共同努力是成功。
>
> **Henry Ford**
>
> 智慧库

> 智慧库
>
> 写给外向的人
>
> 据估计我们每天大概会有 15 000 个想法，但没必要每个想法都要与人分享。

> 智慧库
>
> 写给内向的人
>
> 长颈鹿只有伸长脖子才能吃到最嫩的叶子。

一下，就能理解“分析麻痹”这句俏皮话的含义。

认识到这些不同，直觉者可以听取感知者的意见，避免草率地做出决定，能够更耐心地处理细节问题，在找到结果之前，重点解决现存的问题。数据收集者即感知者能够给他人足够的时间描述想法，不会压制对方而使对方创造力受到制约，他们明白将所有小细节放在一起，就会实现大构想（Kroeger 等，2002）。

把这些概念用于团队决策中时，这两种思维的人可分别称作思维相异者和思维趋同者。思维相异者想表达观点，扩大讨论范围，其特点是产生选择、自由讨论、百家争鸣。思维趋同者向结果靠近，其特点是选择评价、要点总结和观点分类（Kaner，2014）。

团队中的任务、常规角色和个人角色

在团队中，成员角色可以促进或阻碍团队工作，表 21-1 列出了可以帮助团队成功的常规和任务角色。读到这里，请考虑：你曾在团队中担任了什么角色，及希望担任的角色。表 21-2 列出了阻碍团队发展的角色，考虑一下，你在团队中是否遇到过这些行为；在你曾担任的角色中有哪些需要重新检讨和改进？请做出真实评价。

表 21-1 团队角色

角色	功能
常规角色	
鼓励者	对团队有正面影响
融洽者	产生或保持和睦气氛
和解者	探求选择方案，把矛盾减到最小
看管人	决定团队纳入人员的水平
跟随者	充当热心观众
制定规则者	制定团队行为标准
问题解决者	解决问题，使团队继续工作
任务角色	
领导	做决定
问题者	阐明争端和信息
促进者	保持团队凝聚力
总结者	确立团队当前位置
评价者	评估团队的表现
发起者	开始团队讨论

摘自：Stuart GW：*Principles and practice of psychiatric nursing*，ed 10，St，Louis，2012，Mosby.

表 21-2 阻碍团队发展的个人角色

角色	描述
侵略者	击败其他团队成员，破坏其自尊
不遵守	规矩的人发现多数事情都有毛病，非常消极
因循守旧的人	对所有事情都赞成
追求名誉者	希望成为闪亮之星，关心个人成绩
自私的人	企图把团队当做疗养院，分享个人生活
沉默的人	不做任何贡献
无所不知的人	对任何事都知道一些
不负责的人	缺乏兴趣、无组织无纪律、无所事事
后进者	不尊重团队，却想被别人重视

摘自：Stuart GW，Laraia MT. *Principles and practice of psychiatric nursing*，8th ed，St Louis，2005，Mosby；and Balzer Riley J：Instant tools for health care teams，St Louis，1997，Mosby.

团队情商

情商，通常应用于个人，指人际关系中识别、管理并利用情感的能力，是成功商业领袖的构成因素（Goleman，2000）。在医疗护理行业，技术可以提高效率，但与此同时，由于使用电子沟通方式，也导致员工内部出现孤独和疏远现象。面对面的会议，可以发挥情商的主导作用，帮助员工建立凝聚力（Simpson 和 Keegan，2002）。团队情商将情感表面化，对团队工作产生重要影响，帮助规范团队内外行为，建立人际关系，增强团队应对挑战的能力。团队情商关注人际关系中较小但有意义的行为，如对别人的帮助说“谢谢”（Druskat,2001）。情商能力包括激励、移情、自信和关怀（Simpson 和 Keegan,2002），方框21-2，列举了成功建立团队情商的建议。

方框 21-2 培养团队情商的规范

- 用打破僵局的方式帮助团队成员相互理解，让团队成员分享想法，交流情感，轻松地减轻压力。
- 会议开始时每个成员做简要的记录，了解每个人都做了什么，明确团队成员情绪的变化。
- 询问是否每个成员都同意某个决定。
- 认可每个人的贡献。
- 鼓励成员相互帮助，以团队的目标或职责为中心。
- 用幽默干预团队的困难行为，鼓励发展内部幽默。
- 保持团队致力于解决问题，而不是指责。
- 鼓励小组成员相互询问彼此的需要。
- 预测团队将面临的困难，并进行准备。
- 周期性评估团队有效性以及成员的满意度。

摘自：Druskat VU. Building the emotional intelligence of groups, *Harv Bus Rev* 79(3):80, 2001; and Balzer Riley J: *Instant tools for health care teams*, St Louis, 1997, Mosby.

> 聪明的人追求解决问题的方式，无知的人只顾抱怨。
>
> **Diane Dreher(2000)**
>
> 智慧库

会议的重要性

工作领域经常举行小团队集会：提供信息，制定计划，解决问题，提出反馈意见，做决定并加以评价。如果每周花 4 小时开会，一生中有 9000 多小时或一年多的时间花费在这上面。中级管理者开会时间约是工作时间的 35%（Doyle 和 Straus,1993），高层管理者增加到 50%，会议费用不菲。因此，必须明确会议召开时间，合理安排程序，提高会议效率（Doyle 和 Straus,1993）。某公司高级人员发布报告称，他们每周在一些不必要的会议上浪费 7.8 小时，每年 2.3 个月（Messmer,2001）。

开会与不开会

会议是最好的面对面沟通形式。电子备忘录和简单回答不如当面沟通及时，也不能观察和回应非语言行为。团队成员的协同可以制造有创造性的解决方法，反对意见和问题也能立即得到处理，面对面交流更有可能调动成员的积极性和热情（Overgaard,2010），参与决策的人最有可能支持这一观点。成功的会议可以增加归属感，建立团队精神（Doyle 和 Straus,1993）。调查显示，以团队协作形式学习家庭保健的护理学生，比使用传统教育形式的学生表现出更高的评判性思维能力（Khosravani 等,2005）。法律专业学生的传统小组学习是为课堂做准备的。

有些会议不能充分地利用时间。虽然政策变动时医院经常召开大型会议传达精神，但是并不能避免思想出现溜号的情况，所以会后补发书面材料很有必要。

当员工迟到时，管理者通常召开全体员工会议强调迟到问题。但更适当的方法（虽然有时候令人不太舒服，）是与员工面对面地谈这个问题，提出建议和指导。如果问题仍未能解决，最终再给予惩罚措施。若将此情况当成全体问题，则会引起愤怒和不满。

如果已经做出决定或者无从选择，则不适合再召开会议，因为团队成员无法做出决定。就像如果你只有蓝油漆,就不要问大家想把休息室涂成什么颜色。

提高会议效率的方法

应该提供会议议程以及要完成的工作目标。在会议前几天分发议程表,这样大家可以提前准备要讨论的议题,提出最好的想法和意见。议程表分为行为项、讨论项和信息项(Orlikoff 和 Totten,2001),应给予足够时间进行讨论。

安排一个人做会议记录,记录人使用记录纸、字幕片、白板或者告示板记录会议事项。记录者用词应简略,但不可自行意译。记录人可以为非团队成员、指定的团队成员或者自愿帮助记录的人,大家轮流担任这一角色。记录应包括出席人员名单、缺席人员名单及迟到者名单,以引起大家对及时出席会议的重视。这些是会议记录的基础,应予以保留,以保证团队工作记录的连续性。

促进者,例如工作质量促进小组中的调节者,其作用如下:关注会议议题;使团队一直处于工作状态;指出进程问题,或团队应该怎样协作(Schwarz,2002);总结工作;检测一致性;解决妨碍团队工作的行为问题,这些问题因未指定调解者或团队中未设定调节者角色而引起。例如,处理迟到行为,调节者可以理解迟到者:“Tom,很高兴你来了,看看你都赶上会议记录的进度了。”会后,调节者可找到此员工简单地问一下他为何迟到,询问会议重要到什么程度他才不会迟到。对于打断其他成员讲话的人,调节者可以立即说:“Jane,稍等一下,先让 Sam 说完,然后再听一听你的意见。”可以让打断别人的员工承担记录者的工作,以帮助他更好地倾听并参与(Doyle 和 Straus,1993)。

情商高效团队的特征

有效率的会议能在尽可能短的时间内实现会议目的,并让参会人员感到满意(Haynes,1997)。高效团队的成员应遵循方框 21-3 中列出的策略。Halvorson 认为,一项紧迫的共同任务能够成就高效的工作团队(2014)。Huckman 和 Staats(2013)的研究表明,通过默契来保持工作团队的完整,能够提高工作效率。举一个有趣的例子,一个在膝关节置换领域广为人知的整形外科医师,置换一个膝关节只花费 20 分钟,而其他人则需要 1 ~2 个小时。他每年进行的膝关节置换手术超过 550 台,是同院第二高产术者的 2.5 倍,且手术效果更佳。他拥有两个专用团队,分别在两个相邻的房间,团队中的护士已经与他合作了 18 年。他认为,如果没有每天在一起工作培养的默契,他开创的很多手术方法都不可能施行。

方框 21-3 高效团队的成员应做到:

- 承担分享意见和观点的责任,自愿参加并有效沟通。
- 商榷并取得一致,从不同的角度看问题,分享并重视不同的意见,考虑其他观点。
- 即使困难也给予并接受反馈意见,他们愿意延期做出判断,允许团队在解决问题过程中出现混乱状态,他们知道混乱也许是创造性的开始。
- 致力于团队目标,获得最好结果。提出的方案能使全体成员都乐于投入,不要提出速成的妥协方案,这不能得到所有人员的支持。自愿拥护团队的决定,知道自己用于支持他人的观点已经公开或被采纳。

摘自:Harrington-Mackin D:*The team building tool kit:tips,tactics,and riules for effective workplace teams*,New York,1994,AMACOM;and Kaner S:*Facilitator's guide to participatory decision-making*,Hoboken,N. J. ,2014,Jossey-Bass Business & Management Series.

案例链接……

会议改变生命

有一位在医院从事培训工作 13 年的护理教育家,在她的告别晚宴上,一位员工找到她并告诉她,他参加过最有意义的一次会议是由她主持的,她当时培训的内容是如何避免感染人类免疫缺陷病毒及获得性免疫缺陷综合征,虽然当听到使用避孕套的重要性时,感觉很不舒服,但他还是和他的弟弟进行了交谈,因为他相信这么做有可能拯救弟弟的生命。•

方框 21-4 建立成功委员会的策略

选择最佳成员

- 选择拥有精力和时间、希望对某一特殊工作如政策和程序委员会做出贡献的人员。
- 选择具有合适的工作经验和教育经历的人员。
- 选择能力强的主席。

选择可行的人数

- 6~8 人较好。
- 明确工作纲要。
- 传达委员会的任务和责任,报告委员会的工作,如果有期限的话,一并传达。

设立任务预期目标

- 接受一项任务意味着在下次会议或其他指定日期报告此项工作。

为每次会议准备书面日程表

- 日程表应在会议前几天分发。

编辑每次会议的书面报告

- 指定作为记录者的任务或者委托志愿者。

提供足够的会议空间

- 预订一个有足够空间的房间,可能的话,委员会后续开会均使用同一个房间。

建立成功委员会的策略

理解团队协作对委员会的成功运转非常重要。在团队发展的几个阶段,关注委员会的运行;记住,若不理解团队动态,那么动荡阶段委员会将遭遇麻烦。建立成功委员会的策略见方框 21-4。

智慧库

小组誓言

我们承诺:

我们将秉承相互尊重、真诚合作的精神,用观察和反馈的形式来展示机智、诙谐与幽默。

用观察的方式来度量彼此间的鼓励、支持和感激,从而认识到每个小组独一无二的贡献。

Balzer Riley J:*Instant tools for health care teams*, St. Louis, 1997, Mosby.

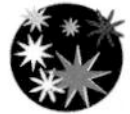

返回本章开头的"主动学习",并写下你的答案

练习团队合作

创造性表达:练习 1

公司本着创新精神,积极寻找帮助员工更好地完成团队工作的方法。进行下面有关活动,或通过即兴表演来展现活力,理解团队成员是怎样协作的,感受团队中不同的意识动态。

需要的工具:一个铃或钟来提示开始、改变或停止;一个足够大的房子可以让所有参加者在房间内自由穿梭。如果你只有一个小会议室,不妨分一下组,让较少的人在同一时间内活动,同时让其他人观看。解释活动的目的,请参加者以一种轻松的方式漫步,不要所有人都沿着同一方向或在一个圆圈内,然后用变换的说明来引导他们运动。比如:如果着急就跑,平静漫步时表示沉思,害怕或危险来临前就转身跑,在做决定时有目的地运动。以摇响铃或发出钟声作为每一次改变的信号,在每个人都有机会活动后,让他们思考一下小组协作的影响。这些形式各异的活动过程与团队行为的相似之处在哪里?怎样使指挥简单易行?(VanGundy 和 Naiman,2005)。

知识测评:练习 2

将下面的描述与团队发展的四个阶段连线配对

____ 1. 形成　a 会出现反对和冲突,缺乏或没有团队凝聚力和小组承担义务的迹象。

____ 2. 动荡　b 能完成工作,小组成员对他们的成就感觉很好,为达团队目标能灵活运用角色。

____ 3. 规范　c 小组成员清楚团队目标,并指出合作顺利进行的必要规则。

____ 4. 完成　d 小组成员较礼貌,开始时,会了解小组目标,测试成员关系。

(答案见本章练习后)

应用:练习 3

复习表 21-1,判断你现在是哪一种团队成员,或你曾是哪一种成员,列出在这个团队中你曾见过的任务和角色及其功能,并与其他同学分享。

应用:练习 4

复习表 21-1 中列出的个人角色,写出一个或几个你曾担任的角色,或其他你曾见过的角色,和其他同学讨论。

综合:练习 5

你是一名护士,负责筹建护士周庆典委员会。应用本章提供的指导方法,列出筹建提纲,再撰写委员会筹建计划书。

综合:练习 6

组织一个小组,计划一次关于维修、集体短途旅行或野餐团体活动,注意你们的团队活动是否体现本章的要旨。这些技能在这些活动中将会得到加强。

Q. S. E. N. 学习策略:练习 7

团队合作是改善护理成果、构成安全文化基础的一个关键能力。跨专业学习有助于打破医务人员的专业限制,并提供体验团队合作行为的机会,从而改善医务人员合作过程中存在的问题。可以从四个方面总结跨专业合作的经验:尊重和理解彼此的价值观和道德准则,阐明每个成员的角色和责任,定义有效合作的行为,通过沟通共享关键信息和建立关系。

- 回想一个你最近照顾过的患者。
- 谁是医疗队的成员?
- 每个成员的角色和职责是什么?这些角色能否清楚地识别患者?
- 举例描述每个成员对其他团队成员、患者及患者家属的重视和尊重。
- 识别你观察到的团队合作行为,思考如何改善团队合作行为以提高护理质量和监护安全。
- 记录你观察到的团队沟通。有效沟通的特点是什么?改写团队沟通,以反映有效沟通的技巧和态度。
- 团队合作对患者及其家庭有何影响?

练习 2 答案

1. d;2. a;3. c;4. b

参考文献

Alessandra T: Team meetings, *Executive Excellence* 18(12):17, 2001.

Balzer Riley J: *Instant tools for health care teams*, St. Louis, 1997, Mosby.

Doyle M, Straus D: *How to make meetings work*, New York, 1993, Berkley Books.

Dreher D: *The tao of inner peace*, New York, 2000, Plume/Penguin Putnam.

Druskat VU: Building the emotional intelligence of groups, *Harv Bus Rev* 79(3):80, 2001.

Galinsky AD, Kilduff GJ: Be seen as a leader, *Harv Bus Rev* 91(12):127, 2013.

Goleman D: *Working with emotional intelligence*, New York, 2000, Bantam Doubleday Dell.

Gundry L, LaMantia L: Dream teams, *Executive Excellence* 18(10):13, 2001.

Halter MJ: *Foundations of psychiatric mental health nursing: a clinical approach*, ed 7, St. Louis, 2013, Saunders.

Halvorson G: Getting to "us," *Harv Bus Rev* 92(9):38, 2014.

Haynes ME: *Effective meeting skills (50 minute series)*, Menlo Park, Calif, 1997, Crisp Publications.

Huckman R, Staats B: The hidden benefits of keeping teams intact, *Harv Bus Rev* 91(12):27, 2013.

Kaner S: *Facilitator's guide to participatory decision-making*, Hoboken, N.J., 2014, Jossey-Bass Business & Management Series.

Khosravani S, Manoochehri H, Memarian R: Developing critical thinking skills in nursing students by group dynamics, *Internet J Adv Nurs Pract* 7(2):1, 2005.

Kroeger O, Thuesen JM, Rutledge H: *Type talk: the 16 personality types that determine how we live, love, and work*, New York, 2002, Dell.

Messmer M: Conducting effective meetings, *Strategic Finance* 82(12):8, 2001.

Orlikoff JE, Totten MK: How to run effective board meetings, *Trustee* 54(4):12, 2001.

Overgaard PM: 7 steps to highly effective staff meetings, *Nurs Manage* 41(3):54, 2010.

Reynolds F: *Communication and clinical effectiveness in rehabilitation*, Edinburgh, 2005, Elsevier.

Rosenthal MJ: High-performance teams, *Executive Excellence* 18(10):6, 2001.

Roussel L: *Management and leadership for nurse administrators*, Burlington, MA, 2011, Jones & Bartlett Learning.

Schwarz RM: *The skilled facilitator: practical wisdom for developing effective groups*, San Francisco, 2002, Jossey-Bass.

Simpson RL, Keegan AJ: How connected are you? Employing emotional intelligence in a high-tech world, *Nurs Admin Q* 26(2):80, 2002.

Stuart GW: *Principles and practice of psychiatric nursing*, ed 10, St. Louis, 2012, Mosby.

Touhy TA, Jett KF: *Ebersole and Hess' gerontological nursing & healthy aging*, ed 4, St. Louis, 2013, Mosby.

Tuckman B: Developmental sequence in small groups, *Psychol Bull* 63:384, 1965.

VanGundy AB, Naiman L: *Orchestrating collaboration at work: using music, improvisation, storytelling, and other arts to improve teamwork*, San Francisco, 2003, 2005 [e-book], Pfeiffer.

Weaver TE: Enhancing multiple disciplinary teamwork, *Nurs Outlook* 56(3):108, 2008.

第二十二章

社交媒体导航——电子沟通世界的扩展

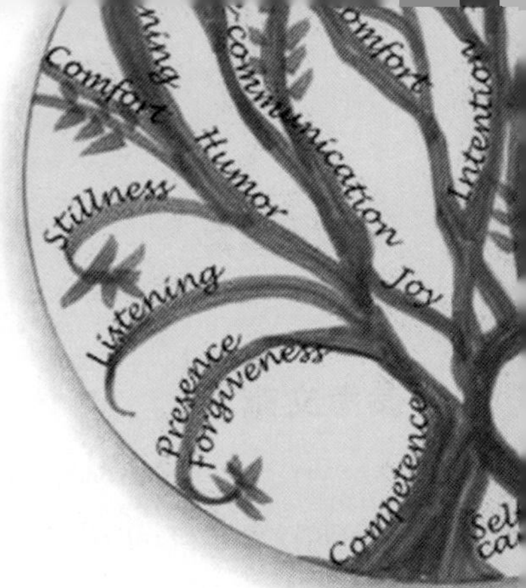

10 年来，我们见证了因特网从缓慢、固定的信息装备变为快速、可随身携带、随时可使用的移动性通信设备。信息越来越便携化、个性化、共享化。

Susannah Fox（2010）

学习目标

1. 明确社交媒体和社交网络的定义
2. 说出护士需掌握电子沟通知识的原因
3. 探索智能手机在医疗保健中的应用
4. 讨论社交媒体在某一护理领域的应用
5. 说出一项有益于卫生保健的护理应用程序
6. 描述一种应用于护理的电子学习方式
7. 列出护理研究中常见的搜索引擎
8. 能用电子病历系统检查临床文件
9. 描述电子沟通的风险及防范
10. 讨论网络用户增加对护士产生的影响
11. 参与电子沟通技巧应用的训练

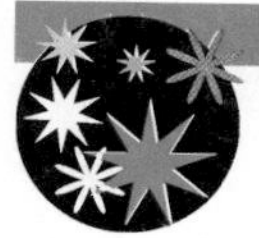

主动学习……

发展道路上的实践历程：社交媒体导航——电子沟通世界的扩展

当你阅读本章内容时，请思考以下问题并写出你的答案。

写出你在本章中所学到的知识。

这些知识如何影响你的护理实践？

你将如何运用这些新知识或技能？

想一想……

社交媒体……前景

社交媒体是伴随通信技术的发展而产生。据美国护士协会给出的定义："社交媒体是以电子通信的形式，如社交网站和博客，创建在线交流来分享信息、观点、个人资料或其他内容(ANA，2015)。这个定义包括两个方面：社交媒体和社交网络。例如，Fraser(2011)将社交媒体视为一个涉及领域广泛的术语，是指可以分享和讨论信息的电子工具，是新媒体和社交网络的结合体。在本章中，社交媒体被认为是电子沟通的一个广泛术语，它具有更高的互动性与反馈性，它区别于如Facebook和LinkedIn这样的社交网络(Fraser，2011)。

目前人们不仅倾向于在因特网上搜索文献，同时还存在一种新的趋势，即将博客作为学术交流的平台与其他读者共享观点。例如，Fraser(2011)在网络站点上更新的共享工作状态，让一位同事短时间内完成了在线搜索。他在政策更新频繁的医院里工作，用Twitter来了解护士如何检查医院的鼻饲管路使用情况；25名护士在几分钟后做出回应。如果你是一个熟悉信息技术的人，就能够适应科技的发展，理解类似的表达方式和可能性。本章为我们介绍了电子沟通的进展，要求我们仔细地思考，尊重专业界限。见方框22-1：专业、负责任地使用社交媒体。

方框22-1 专业、负责任地使用社交媒体

1. 尊重患者隐私：遵循健康保险与责任法案(HIPAA)指南。不要在社交媒体网站分享有关患者的任何信息，这可能导致患者身份被识别，包括过去、现在、未来的身体或心理健康信息。不要张贴患者的照片，因为因特网上从不把这些作为患者隐私，即使已删除的内容也可能在法庭出现。
2. 维护隐私：维护社会交往中与个人信息有关的隐私设置。要明确即使是最高设置，人们也可以没有经过你允许去复制和分享信息。永远不要张贴照片或使用对你不利的语言。谨记，网络没有真正的隐私。
3. 尊重专业界限：为患者服务结束的同时结束护患关系。在个人社交媒体账号上拒绝接受患者"朋友"的要求是一项重要的准则，也就是彼此之间不要再有职业关系。如果与患者共同使用社交媒体，需使用个人账号以遵守组织政策。
4. 保护个人和组织的完整性：使用专业渠道处理工作场所纠纷，不要在网上发泄你的不满。甚至"喜欢"无礼回击否定你的评论，就像面对面否定你的组织是不可取的。
5. 保持专业形象：在写博客、帖子或微博前花点时间思考。发泄愤怒的电子邮件可能让你当时感觉好，但后果可能很尴尬。对于不希望其他人看到的政治声明或想法，应慎重考虑张贴或分享。用不同的账号来保持你的个人和职业生活间的距离。

方框 22-1 专业、负责任地使用社交媒体(续)

6. 关注当前社会网络的优势和弊端:LinkedIn 有集体诉讼的功能,通过“参考搜索”,可找到其他信息,因为它能让你与过去所服务公司工作的任意员工取得联系,而这些员工可能对你的评价是负面的(Mierzwinski,2015)。鼓励你现在和以前的同事做一些积极的评论,这可以建立你的声誉,并减少负面评论对你的影响。

7. 健康的使用社交媒体和因特网:意识到信息过多带来的压力。意识到媒体有干扰面对面交流的倾向…想象一下在餐厅吃饭的两个人各玩各的手机的场景。不要因为私人电话而影响课堂或工作。创造一个安静的电子自由时代。如果你发现你很难不沉迷网络,这时就需要调整自己。

Adapted from National Council of State Boards of Nursing:Guide to the use of social media,2011;International Nurse Regulator Collaborative Position Statement:Social media use:common expectations for nurses,2014.

护士社交媒体的优势:通过建立联系和分享观点提高护理实践能力。Fraser 要求护士了解如何使用社交媒体,转变思维,合理使用数字工具教育患者和同事;建立在线专业简介、声誉和网络;定位受益者;成为在线团体的一部分;通过明智的决策来管理社会媒体的风险和责任。正如我们需要管理面对面的关系一样,我们也要认真谨慎地管理在线关系。了解医院政策和期望,以便更好地使用社交媒体并遵守相关准则。了解医院政策和期望,以便更好地使用社交媒体并遵守相关准则。

在阅读本章时,请思考如何通过技术提高你的知识、技能、能力,通过个人和专业来改变世界,理解和激励人与人之间及团体间的关系。

护士与电子沟通

你可能已经深深地被这个世界所吸引,对于你来说它是崭新的。护理专业正在改变,护理在不断发展,为保持发展进度,护士需要使用不同于以往的策略。有的人可能是通过电子工具阅读这篇文章,或者通过网络课程,这说明护理课程的授课方式正在改变。

如果接收信息的方式正在改变,那么信息传输的方式同样如此。2014 年,在美国有 279 834 232 人(占总人口的 86.75%)使用因特网(国际电信联盟,2015)。2014 年 1 月,90% 的美国成年人有手机,58% 有智能手机,32% 拥有电子阅读器,42% 拥有平板电脑(International Telecommunication Union,2015)。随着这种可移动沟通方式的广泛使用,护士必须具备电子沟通技能。打字能力和应用计算机能力是当今工作繁忙护士的必备技能。Delaney(引 J. Karnas;Delaney,2007)认为,在 21 世纪,无论是普通人还是专家,所有护士都需要具备信息学能力。

事实上,护理社会化有了新的主题,如今的重点是“构建护理知识资本”(Simpson,2007)。辛普森指出,医疗环境的不断变化“将要求护士不仅具备高超的技术,而且需要较强的评判性思维能力。”全国护理联盟(NLN)同意其观点,并建议“为护士准备一个能丰富实践的环境(NLN,2008)。”

根据护理质量与安全协会的要求,说明信息技术对于未来的护士是至关重要的。因此,护理质量安全协会强调护理信息是安全和有效护理的六大支柱之一,信息技术能够促进患者安全所需的知识、技能、态度的能力(KSAs)。根据这个定义,护士应该能够“利用信息和技术进行沟通,学习知识,降低错误率,做出决策(QSEN,2010b)。”护理院校应该让学生进行模拟练习,锻炼护理职业所需的KSAs这一核心能力。因此,他们在许多高校和专科院校中设立了相关的核心课程。当前的护理质量与安全协会要求注册护士成为知识型工作者、系统的思考者、复杂适应系统的管理者,需要护士在这样一个动态的、互动的、不断变化的工作环境中具备极强的沟通技巧。

根据TIGER最初的改革提议(Technology Informatics Guiding Education Reform,2007),“护士必须要为每个角色做好准备,使医疗保健信息技术成为21世纪的听诊器”(Westra和Delaney,2008)。TIGER首次规定了三种护理信息能力:基础计算机能力、信息读写能力和信息管理能力(TIGER,2015)。卫生保健研究和质量管理机构为医疗信息技术制作了几个工具包,有助于所有的卫生保健提供者胜任卫生保健工作(AHRQ,2015)。

在过去的几十年里,医疗保健面临着电子技术方面的挑战,所以一个新的职业角色出现了:护理信息专家。根据护理信息学的实践范围和标准第二版(ANA,2014),将护理信息学定义为“一门能够整合多种信息和知识,在护理实践中能够识别、判断、管理和处理数据、信息化、知识化、智能化的专业。”(ANA,2014)。作为在临床和信息技术方面均受过教育、经验丰富的护士,护理信息专家是从患者角度来审视护理工作流程,而不是让护士调整工作流程来满足电子指南的要求,他们的工作任务就是让信息技术满足护士实际工作的需要。护理信息学的开拓者Simpson(2007)说:“信息技术可以把护理工作转变成护理知识。”医疗保健的电子沟通世界将会一直发生变化。

电子沟通的概念

电话、收音机和电视均为原始电子沟通工具,今天这一技术涉及更为广泛。美国国家航天&太空总署(NASA)领域中许多电子方面的创新设备能够应用于目前的医疗环境中(NASA,2010)。电子邮件是一种快速和廉价的沟通方式,然而,它是一种异步通信类型,始终是以书面信的形式,发送者和接收者不必同时在线。

电子沟通能力

通过因特网连接,你可以在短短几秒内分享观点、图片、视频、音频或更多信息;可以通过办公背景发送电子邮件,请求接收人接收;可以和同学或同事把文件作为附件进行发送。信息发送的速度取决于网络连接类型,如拨号、DSL、3G、4G、卫星或其他,网络连接由因特网服务提供者提供。

数据库,电子表格,文字处理,演示文稿,印刷系统

你创建的任何类型的文档、电子表格或演示文稿,其中一个最重要的步骤是如何进行保存。当你在电脑上创建一个文档的时候就需要进行保存。你在编辑文档的过程中也要经常保存。有些人在发送邮件之前会在文档中撰写草稿,然后复制粘贴到邮箱再发送。如果你需要提交作业,这是特别有用的。此外,除计算机硬盘驱动以外,无论是CD,DVD或记忆粘贴(也称为闪存或跳转驱动器),文档存储一直有备份。在线储存——云盘可提供免费的储存空间。当你为工作或学校的某个设计而创建文档书写文件时,电脑出现死机,写的所有东西都不见了,没有什么能比这更糟糕了。你可以把自己写完的文本作为附件发送到自己邮箱中,这样就能很容易找到它。一些品牌的应用程序会对你有所帮助。专业可视化演示软件在不断地发展,它强调视觉互动——即观众通过手机或遥控器为参与者投票,这会有助于双方在会议期间的沟通。

电脑技术与学习

澳大利亚的一项研究表明,精通社交网络并不意味着具有学习电子技术的意愿

(Curran,2008)。即便是在当代网络环境下，所谓的数字化文盲也较少应用电子沟通进行学习,而更多应用传统的面对面方式进行学习(Gregor 等,2008)。Bennett 等报道了同样的现象。初步研究表明,精通电脑的学生在线接收多种多样的教学方法时,需要将在线与面对面学习进行混合,因为电子学习不同于电子社交。

电子学习

在线高等教育课程的推行是过去十年间教育发生的最大变化。在线课程可能是同步的(实时)或异步的,但通常由两部分组成。播客或网络研讨会代表一种电子交流的方式,可以作为高等教育课程传递的一部分或提供专业继续教育学习的途径。在播客中，讲师(或教授)站在特定的位置,通常使用某种类型的多媒体进行演示。教师在教室中进行授课,但课程被录制之后,就可以在一个或多个地方同时播放。因此,它通常被称为同步联播。播客记录会被放置在组织的内部网中,以供所有参与者根据需要访问。当前的个人移动设备,iPod,智能手机,iPad,MP3 播放器和电脑都可通过一个程序随后播放这些视频。即时通讯和聊天室也允许参与者模拟真实对话,进行同步的相互间交流。当用户登录到即时消息服务器时,用户指定的“朋友”可以看到该用户是否在线并对话,同样，聊天室的教育环境也是真实的,它是网络课程学习的一种形式。电子沟通的另一创新是可进行课程复习和完成在线考试。从大学课程到国家理事会的认证许可证考试(NCLEX),这种类型的考试十分简单。电子沟通无论是用在朋友间还是课堂上,它都具有即时性和同步性。

异步学习,如讨论板等丰富了网络课程传递。通常情况下,教师布置作业,学生在网上利用几天时间回答,然后教师进行评论。学生往往需要批判性思维来思考各种问题。另一种异步学习的方法是网络日志写作或博客。博客最初称为网络日志 web-log(因此博客的单词是 blog),博客现在在各种学科中都极为流行。很多护理专业机构在他们的社交网站提供博客、链接和论坛,参与者可以发送电子邮件参与互动,鼓励学生参加这样的组织探索他们感兴趣的护理领域。

聚合内容(RSS)

你现在如何得到新消息?你看夜间新闻吗?你是以看新闻开始你的一天吗?你是 RSS 将刚发生的事情发送到电子设备上的拥有人之一吗?RSS 是获取新闻的一种快速而简单的方式。无论是来自国家媒体或最新的护理期刊,我们拥有大量的信息,该信息质量的评估由部分护士完成(方框 22-2)。

方框 22-2 健康信息网络评估

- 谁建的这个网页?有凭证吗?
- 为医疗保健提供者设计页面的人是谁?患者?潜在客户?
- 设计页面的目的是什么?提供客观信息?建议?出售?
- 页面何时书写内容?何时进行最后一次更新?
- 信息来源有哪些?
- 谁负责在网页服务器上对网页进行支付?
- 谁负责在网页上发布广告?信息和广告之间的差异明确吗?
- 网页收集来访者的什么信息?如何使用这些信息?

Data from the Health on the Net Foundation (http://www. hon. ch/HONcode/Conduct. html) and the Sheridan Libraries of the Johns Hopkins University (http://guides. library. jhu. edu/evaluatinginformation).

电子期刊/电子书

准则、平台和技术正在改变护理教育。

电子教科书结合了网络空间的便利和触屏学习工具,如电子存储。大多数出版商提供这些工具,作为电子书的一部分,学生的个人档案保存到个人账号中。这种类型的云计算越来越普遍,它能将教科书内的更改部分保存到网络空间上而非你的家庭电脑。此外,针对所有的新型电子书,开发了缓解眼睛疲劳的阅览器。

传统的纸质版护理计划可能很快成为过去式,因为越来越多的老师要求学生学习电子护理计划,也有一些网站组织其他常见的传统书面护理任务或项目。

研究期刊对于今天的学生来说不简单。不同于大量的硬拷贝期刊,学生可以使用几个搜索引擎搜索文章,并立即访问具体内容。电子搜索文章另一个优点是能固定范围。能搜到特定的作者、出版物或日期。谷歌搜索是寻找期刊文章的最快方法之一,甚至不需要访问其他任何数据库。护理及相关健康文(CINAHL)的索引累积是护理和医疗期刊的很好资源。PubMed 是一个很受欢迎的文献检索网站,它涉及许多跨学科的文献,包括各类医学、护理、药理学等专业期刊。

电子沟通的另一个重要组成部分就是知道如何引用你收集到的信息。护理专业领域推荐美国心理协会(APA)引文的形式。另一种新方法是使用数字对象标识符(DOI),这是一种链接到一个电子文档的直接方法(Science Direct,2010)。

在因特网上引用论文要标明参考文献,需要注意的一点是:2001 年开始的维基百科不被考虑在内,因为它不是同行评议的来源。维基百科是成千上万人分享个人见解的集合网站。因该期刊出版的文章因已被同行业学者评价,其信息的真实性已被核实。维基百科允许人们快速使用应用程序或网站进行评论、编辑和合作分享专业知识。在学术界,维基百科可能会用于学生工作组。越来越多的消费者使用维基关注与健康相关的知识(Nelson 等,2013)。在识别、使用维基推荐的资源时,我们需要保持持续开放的态度。

电子通信改变了教育信息共享的方式,伟大的思想不用再等十年才能广泛传播。如果某些护理学生掌握了一种独特的方法来记忆护理流程,可在 YouTube 上与世界分享。YouTube 还有其他作用,富有创造力的护理学生把它当做教育资源来进行学习。

Skype,作为个人视频会议应用程序,已被学生广泛认可。这是一个免费的因特网视频会议服务,需要两台配有摄像头的电脑,称为网络摄像头。Skype 和类似的服务提供应用,在移动设备上使用。学生们发现这是参加研究组的一种方式,它能根据需要显示教科书的图表或图片,消除距离障碍,支持远离家乡的学生与家人进行联系。

专业视频会议-在线会议如多方视频通讯软件,采用 Skype 概念进一步提供实时网络空间应用,例如音频、视频,同时也提供软件应用程序。这样,不同地点的参与者不仅可以看到、听到对方,他们还可以查看电子报告,如 PPT。组织和医院经常使用多方视频通讯软件进行部门间会议。护士还可以在在线模块中方便地学习许多必修继续教育课程。

网络 2.0——社交媒体/社交网络

生活在因特网世界中,人们往往选择最快的沟通模式。电子邮件比邮政寄件快,新的社交网络环境创造出更快的沟通方式。短信作为发送快速、时间敏感的快速方式优于电子邮件。使用短信时,参与者常发送简单的缩略词。事实上,短信已经开发出了自己的语言——SMS 语言,缩写和表示具有某些模式的特定单词(最常见的情况是缩略语,发短信语言将元音从单词中省略)。虽然在沟通方面很有效,但他们并不是专业或教育背景中的有效手段。例如,在临床实习时,学生想要通过短信协助他的老师完成一个程序,然而,因为短信通常不包括发件人的姓名,老师不会知道学生的身份或位置。

另一个新型沟通方式——迷你博客(由 Twitter 网站完成),当与多个人同时交流时比短信速度更快。迷你博客能够让参与者与他们的朋友在几秒内通过电子分享他们的日常生活,即使很小的细节。事实上,信息学协会的一位发言人指出这种新型体验称为生活在“Twitter 时代”(Novak,2010)。在专业领域,很多公司和创新型医院都建立了 Yammer——内部专业社交网络。与 Tweeting 类似的是,Yammer 允许参与者分享当前在线工作项目的具体细节。Yammer 与 Twitter 不同的是,Yammer 是一个封闭的社交网站,只有在该特定公司工作,有公司工作电子邮件地址的参与者可以加入对话。像 Yammer 这样的院内社交网站用户已经超越了百万(Yammer,2010)。员工发布他们参与的项目,提供咨询和捷径,或讨论与他们职业相关的最新设备。这种形式的内联网通信可作为经验分享的地方,非常适用于医疗环境。无论是短信,Tweeting 或 Yammer,都可以通过智能手机来使用。

另一个有效的电子沟通工具是微软协同办公平台,它类似于在线大学课程的讨论板,容量极大。在 SharePoint 网站,员工可以为他们的部门发布文件、图片等等。其他部门可以阅读文件、进行更改,然后转发。对于某个部门为一个项目工作的几个人之间,这是一个很好的沟通方式,它还能保留一个项目日历。因为护士经常处在同一工作环境中,这样的网站对他们是非常有用的。

移动设备

智能手机作为新一代的掌上电脑,具有短信、媒体、电子邮件和社交网络功能的基本组成部分。根据皮尤研究中心的调查(Pew Research Center),83%的年轻人(18~29 岁)拥有这些类型设备,并定期使用这些功能。护士越来越依赖于移动设备(Pew Research,2015)。根据 Wolters Kluwer 的移动护理研究,调查的 5000 名护士中有 65% 为了工作而使用移动设备,其中约 95% 的医疗保健组织允许护士通过咨询网站和其他在线资源获取临床信息。那么如何在工作场所中正确使用手机呢?尤其在护理方面,许多领导已经开始制定工作中如何使用手机的具体政策,这是很好的现象。最近一项关于护士通话中断的次数与用药管理过程中用药错误增加次数相关性的研究发现,患者倾向于工作专心的护士来为自己提供安全有效的护理(Westbrook 等,2010)。

团体意识成为社交媒体发展的中心,电子沟通的作用不断扩大。手机或智能手机具备拍摄数码照片和听音频的功能,分享剪辑很快。目前在医疗环境中出现一个问题,即由护士在轮班期间携带的任何电话都可能增加一个额外的中断。如果护士轮班期间,其男朋友或女朋友决定通过短信提出分手,会导致什么样的情况出现呢?护士的特殊角色要求他们工作时精神集中,专心地照顾患者。如果护士看到一个有趣的创伤或伤口,并决定采取数字图像或视频剪辑的方式把它发给一些朋友看,那又会怎么样呢?如果你发现自己或家人的私人信息以这样的方式发到了网上,你会生气吗?考虑这种行为可能造成的长期影响,你就能理解为什么一些医院如此在乎他们制定的政策,要求上班期间不准随身带手机。

社交网络的发展远远超过人们的所有预期,已作为电子沟通的主流世界。Facebook 是美国最常用的社交网络形式。在 2014 年第三季度,Facebook 每月有 13.5 亿的活跃用户(统计门户,2015a)。在 2014 年的第三季度,LinkedIn(精英网)作为全球职业社交网站,有 3.32 亿用户(统计门户,2015b)。与电子沟通一样,重要的是要记住以社交媒体形式叙述的每件事都成为网络空间中的一部分,被永久记录。对于医疗保健而言,随着社交媒体的快速发展,建立相关法律迫在眉睫。社交媒体的激增导致健康保险携带义务法案

(HIPAA)出台了防止和制裁网上隐私侵权的政策。那么基于因特网的电子沟通会如何影响你去实施安全的护理实践？国家护理委员会(NCSBN)2011年发布的一本指南手册，对不道德地使用电子沟通的现象进行了定义，“个人身份信息的定义包括与个人过去、现在或将来的身体或心理健康有关的任何信息，或者任何可以用来识别这个人的相关信息。不道德的使用……可以是有意或无意的”(NCSBN,2011)。请咨询你所在的社会媒体组织，参考网络政策。

社交媒体/网络功能

在医疗保健环境中，许多与健康相关的网站可用于患者、家庭和专业人士。例如，有患者支持的专用网站，如Daily Strength(2015)和Caring Bridge(2015)。这样的网站为同行间快速传播大量信息提供了一个有效的方式，为患者或家庭成员节省了时间，在治疗过程中为他人提供最新信息。朋友可以在网站上发帖鼓励，根据患者特殊的疾病或损伤，建立患者在线支持组讨论板。社交媒体可以成为一种有效的工具，“在教育、实践和促进健康的研究中达到护士全球化，信息全球化，反馈意见全球化”。

LinkedIn(精英网)可以促进你的职业生涯，通过上传个人简历和发帖子展示教育程度和相关成就。你可以加入一个专业领域，了解最新的护理进展。另一个网络服务允许创建电子文件夹，包括文字处理——类型数据、学历文凭、奖励、证书、专业介绍等扫描副本。一旦它被保存下来，作为所有者，你可以定期更新，并提供给其他感兴趣的人，如未来的上司。

医疗保健应用程序

另一种形式的电子沟通被称为应用程序。应用程序不在计算机的硬件中，而是基于网络空间的软件(或应用程序)，可以通过某种类型的网络设置获取到，诸如智能电话或平板电脑的网络设备，它们是云计算的另一种。一些网络设备提供触摸屏，而其他设备则使用微型键盘。超过30亿的应用程序在苹果手机发布后的18个月内将被下载(苹果公司,2010)。使用因特网的搜索引擎可对医疗和护理应用程序进行快速查找，可找到大量的智能手机医疗保健应用。从放射学到实验室，医学术语到视力表，临床医师可以迅速获取大量参考信息。作为患者的教育者，护士可以帮助患者使用这些应用程序，以便及时获取有关其特定健康问题的数据。

电子健康档案/电子医疗记录

患者的新形式文档，电子健康记录(EHR)系统，是一个软件应用程序，通常被下载到医院内网络系统的多台计算机中。Robles和Karnas(引Beaty和Karnas,2007)指出，“电子医疗记录将改变护理模式。”EHR“跨越了连续的照顾”，通过每条记录可以详细记录每位患者情况，不用进行修改。及时绘图更为重要，因为医务人员(HCP)可以在办公室看患者表格，根据信息做出决定，下医嘱。例如，患者当前摄入量和排出量的数据，可能会影响利尿剂的给药剂量。

从纸质到电子图表的转变使美国政府工作组确定使用EHR系统意义重大。政府已经制定了指导方针，要求所有HCP在一定期限内使用EHR，并根据其使用情况给予物质奖励。经济与临床卫生技术法(HITECH)明确规定“当医师以私人和安全的方式使用电子健康记录系统来改善卫生保健服务时，可实施物质奖励制度(Blumenthal和Tavenner,2010)。

电子沟通在“HER”系统中的使用方式比较特殊。以前，护士可能会通过在人体解剖的纸质图上用手工绘制的方式记录压力性溃疡伤口的大小和面。如今，护士则经常使用数码照相机来记录，将证据上传到患者的

EHR 中。通过医院设置电子沟通的新形式，质量审查和风险管理也达到了新的水平。

新型电子沟通设备不仅包含目前医院保留的患者文档，检查程序和护理措施均发生了变化。像电子药物管理记录（e-MAR BMV，"BMV"代表床边药物验证，增加额外的验证以确保用药安全），这种给药前的程序使护士的传统药物管理工作流程得到转变，这是一个防止用药错误的安全设置。药物配伍软件在 EHR 内被单独使用，确保了患者的安全，因为它提醒工作人员某些药物之间可能会发生不良反应。

Delaney（由 J. Karnas；Delaney，2007）的研究指出，"纳米技术从根本上改变了医疗保健服务的各个方面。"从外科手术到实验室，技术的进步提升了我们和患者的沟通能力，促进了护士为患者提供安全有效的护理。HITECH 立法的激励制度中讲述道，只有当这样的临床决策支持工具得到使用时，才能给予财政上的激励（Blumenthal 和 Tavenner，2010）。

据医学研究所报道，"约 20% 的美国人口居住在农村，但只有 9% 的医师在那里工作"（引用 Effken 和 Abbott，2009）。Effken 和 Abbott 对新型医疗保健提出了愿景，"健康 IT-护理"，这样护士可以发挥更大的作用，EHR 为此提供了可能。未来的电子沟通将会如何影响护士对患者的优质护理？

根据 Demiris 等的观点，HIT 可以使患者从医疗保健中的被动方变为主动方。当患者开始使用以患者为中心的医疗应用程序（如前所述）或在因特网上查阅文献及与疾病相关的特异性信息时，他们已参与决策过程，患者与 HCP 之间的沟通渠道也由此打开。Demiris 等（2008）描述了便携式监控工具和进一步的移动设备，电子沟通数据被反馈给 HCP 进行评价。

关于 EHR 的报道并不都是积极的。其中一项研究发现了 HCP 的态度是影响实践中是否接受 EHR 的重要因素。另一项研究指出，护理文件处于原始阶段或不完整状态，即"如果没有被记录下来，就代表你没做"（Carroll-Johnson，2008），在 EHR 中缺乏即时图表。Sassen 介绍了护士对于 EHR 的看法。实际上，EHR 做不到"记录护士的无形工作"，这是一个主要缺点（Sassen，2009）。当医疗环境变得优于 EHR 时需要一定的努力。根据 Courtney 等的观点（2008），护士必须在 IT 领域实现从新手到专家的转变。克服知识障碍是具有挑战性的，由于信息能力的问题，一些公司在员工进行 EHR 培训之前，首先要评估电脑主体的功能。与以往的纸质文件不同，护士必须学会按优先顺序处理问题。毋庸置疑，EHR 改变了护士的工作流程，所以当 IT 决策是最终用户使用时，护士有必要参与其中。若设计环节没有投入足够的精力，护士则需想方法解决（护士只是为了完成工作，想出了一个办法避开 EHR）。最后，这些解决方法对员工、医院和患者来说都是有代价的，这是护理信息专家产生的另一个重要原因：提供最终用户的观点，建立适用于护士工作流程的 EHR。

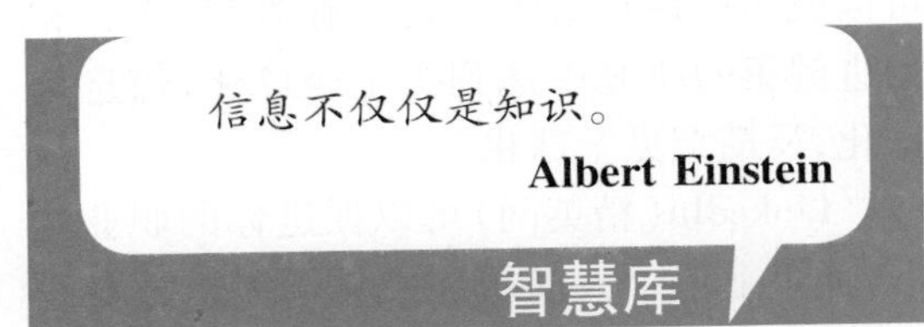
信息不仅仅是知识。
Albert Einstein
智慧库

电子通讯的弊端

电子通讯不具备语言和非语言的优势，文字更容易被误解。专业电子通讯无论采取何种形式都有其专业性（方框 22-3）。其中"回复"的选项很少，很多电子邮件使他人的电子邮件账户陷入困境，增加了发错邮件的风险。另一个重点是不要相信每个网站。如果需要确保正在发送的信息是安全的（例如，在线订购一个信用卡号码），请看超链接地址。它应该是"https://"，而不是

"http://"。在这种情况下,多余的字母"s"表示数据保护的站点。

方框 22-3 电子邮件的最佳练习方式

- 使用主题来标识内容。
- 使信息和格式适用于操作的人。
- 不要每个字母都大写(除非你想被注意如大声喊叫)。
- 识别可能不被读取或立即回答的消息。
- 不要对你认识的每个人胡乱地开玩笑和发出警告。
- 使用防毒软件并保持更新。
- 不要通过电子邮件发送机密信息(除非双方同意)。
- 如果您需要更快的通信方式,请给本人打电话或发短信。

病毒,寄生虫和黑客是电子沟通的最大危害。选择一个好的杀毒程序是很明智的选择。请不要打开带有可疑附件的电子邮件,并定期检查你的家用电脑系统。

设置密码可能比较麻烦,特别是学校或工作中每隔 3 个月就要改变帐号。然而,设置密码是出于安全性考虑。这在医疗环境中很重要,密码能够保证你名字的唯一性。因为你在 EHR 中的名称包含了你在法律上接受的各项重要记录,不要泄露密码或允许他人记录你的任何东西,包括生命体征。

与在其他地方一样,"危险的陌生人"真实存在于电子沟通环境中。对分享你信息的人要保持警惕,共同利益不能保证具有共同的目标或信任系统,在因特网上分享内容要谨慎。设置电话号码安全程序可以防止他人通过追踪你的网络查询到你的位置。此外,如果一张图片发布到社交媒体网站上,在免费的情况下,右键点击即可保存到电脑里。

因特网还存在另一个弊端,用户端可能被错误性的或具有误导性的信息欺骗。目前越来越多的人追求因特网的健康信息,护士不仅是因特网的支持者,更应成为电子沟通领域医疗保健的引导者,帮助患者寻求可靠的因特网信息。见方框 22-2 网站评价的具体信息。

电子沟通确实是一个崭新的世界。与护理相结合时,它能保证在更安全的环境中为患者提供更多的护理。同许多新技能一样,电子沟通需要一段艰难的学习过程。对于那些愿意全心投入的人,长远利益远大于短期困难。

我们的消费者

根据 Pew 对美国人在线健康习惯的调查,美国人越来越多地倾向于通过因特网寻求健康信息。例如以下内容:慢性病患者(有趣的是,慢性病提高了他们利用社交媒体分享有关经验的机会)个人使用移动设备应用程序跟踪体重、饮食、运动和症状,以及健康资讯;家庭照顾者使用因特网搜寻健康信息超过其他调查的健康主题;在健康平等方面,人们利用网络扩大了与他人的联系,尤其是那些患有罕见疾病的人(Pew Internet 和 American Life Project,2013)。电子通讯不仅改变了护理,而且患者可能还会收到关于他们健康的信息或误导信息。越来越多的患者在线搜索他们的症状可能涉及的诊断,可以对他们的健康状况作一定的自我了解。我们指导患者如何利用已有的知识获取在线资源和支持系统。同时为那些因获取过量或错误信息而焦虑的人提供关怀支持。消息灵通的患者能够成为医疗保健的真正合作伙伴,我们需要引导患者对自己健康负责,承担更多的责任。

> 人类永远是最超凡的计算机。
>
> **John Fitzgerald Kennedy**
>
> **美国 35 任总统**
>
> 智慧库

案例链接……
电子通信

我曾到一位 90 岁的临终患者家中拜访，当时她正在焦急地等待着第一位曾孙出生的通知电话。在我第二次拜访她时，她自豪地跟我分享了一张孙女的照片，这是她的女婿通过电子邮件发送给她的，她打算用这张照片作为电脑屏保。•

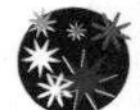
返回本章开头的“主动学习”，并写下你的答案

练习电子通讯

技能构建：练习 1

访问 http://www.senate.gov/并找到你所在州的两位美国参议员的网页，或使用 www.google.com 找到贵国政府的官方网站。写一段关于你了解到的内容。

应用：练习 2

选择一种慢性病在因特网上进行检索。查看表 22-1 并搜索相应网站的有用信息。尝试使用搜索引擎 www.google.com 搜索疾病有关的信息。为患者建立资源列表。然后，对于同样的慢性病，寻找支持团体或聊天室，这可能对患者的疾病有所帮助。然后与其他学生或小组讨论这种因特网支持的优缺点。

终身学习：练习 3

访问 www.coursera.com，一个大学与相关机构共同合作，提供免费普及教育网站。例如，杜克大学于 2015 年 1 ~3 月提供的“医学神经科学”指导。查看所提供的课程，并创建至少三门课程的列表，这些课程可能对你在毕业后追求终身学习有用。

道德实践：练习 4

在线搜索 NCSBN 手册即护士使用社交媒体指南。阅读手册，并讨论玛丽亚，一个临终关怀护士的例子，以及她是如何侵犯患者隐私权的。讨论社交和电子媒体使用不当的可能后果。此外，参考表 22-1。

Q. S. E. N. 信息学能力：练习 5

信息学能力涉及所有其他质量和安全能力。包含信息学能力的 KSAs 帮助护士进行数据库搜索定位和评估循证信息，使用决策支持工具进行护理决策。在许多学科领域中，患者的护理记录均使用 EHR 进行记录，并以机密方式管理信息。使用以下问题评估信息学在整个单元中的整合。在临床学习实践结束时，小组进行讨论，以确定信息学是日常护理实践的一部分及用于提高质量和安全性的具体方式。

1. 以患者为中心：患者和家属经常使用万维网搜索有关其疾病的信息。你如何帮助他们使用合适的网站及筛选检索到的信息。
2. 团队合作：将患者从一个照顾者移交给另一个照顾者时，错误和遗漏信息的机会逐渐增加，而这些对于做出护理决策至关重要。描述自动化检查清单是如何确保共享信息的准确与完整的。
3. 循证实践：你能为自己实施的照护提供支持依据吗？演示如何使用数据库搜索解决自己在向患者提供护理时遇到的问题。
4. 质量改进：演示如何访问共享优质护理标准的网站。你们科室采用什么样的电子质量改进工具来衡量护理效果？将这些工具与行业标准进行比较。
5. 安全性：询问是否有自动安全警报嵌入在你科室的电子健康档案，以预防可能出现的错误。自动化安全警报有什么优点与缺陷？
6. 信息化：定义用于帮助员工做出正确决策的决策支持工具。您所在科室有什么样的决策支持？

表 22-1 提供健康护理和护理相关信息的部分网站

网站	地址
健康护理专家政府网站	
健康护理研究和质量机构	http://www. ahrq. gov
疾病控制和预防中心	http://www. cdc. gov
护理学数据库	http://www. ebscohost. com/cinahl/
PubMed 中心/美国国家生物技术信息中心/美国国立医学图书馆/美国全国卫生研究所	http://www. ncbi. nlm. nih. gov/sites/entrez? db1pmc
Medline Plus	www. nlm. nih. gov/medlineplus
临床实践指南	http://www. guideline. gov
国家医学图书馆	http://www. nlm. nih. gov
卫生局长办公室	http://www. surgeongeneral. gov
健康人群 2020	http://www. health. gov/healthypeople
健康护理用户的政府网站	
健康寻找者	http://www. healthfinder. gov
国家健康协会	http://health. nih. gov
健康保健部长会议	http://www. fitness. gov/
少数民族卫生办公室	http://minorityhealth. hhs. gov/
临床科学研究信息	http://clinicaltrials. gov/
国家妇女健康咨询中心	http://womenshealth. gov/
美国农业部营养中心	http://www. nutrition. gov/
用户产品安全调查委员会	http://www. cpsc. gov/
老年人的网站	
Sage-ing 国际:非营利组织	http://sage-ing. org/
国家健康协会老人机构	http://nihsenirohealth. gov/
老年人国家头等机构	http://www. nia. nih. gov/
国家创意时代中心	http://www. creativeaging. org/
卫生保健消费者私人网站	
Mayo 临床健康信息网站	http://www. mayoclinic. com/
哈佛大学医学院健康信息网站	http://www. intelihealth. com/
美国心脏协会	http://www. americanheart. org/
美国糖尿病协会	http://www. diabetes. org
美国癌症协会	http://www. cancer. org/

表 22-1 提供健康护理和护理相关信息的部分网站(续)

网站	地址
关于政府机构和资源的网站	
美国所有政府信息网入口	http://www.usa.gov/
国会图书馆	http://loc.gov
护理组织网站	
美国护士协会	http://www.nursingworld.org/
美国整体护士协会	www.ahna.org
国家护理理事会	http://www.ncsbn.org

参考文献

Agency for Healthcare and Research Quality (AHRQ). http://healthit.ahrq.gov. (Accessed 1/13/15).

American Nurses Association: *Code of ethics for nurses with interpretive statements*, www.nursebooks.org, 2015. http://www.nursingworld.org/codeofethics, 2015. (Accessed 1/11/15).

American Nurses Association: *Nursing informatics: scope and standards of practice*, Silver Spring, MD, 2014, Publishing Program of ANA. nursesbooks.org.

Apple Corporation: *Apple's app store downloads top three billion.* http://www.apple.com/pr/library/2010/01/05appstore.html. (Accessed 11/23/10).

Bennett S, Maqton K, Kervin L: The 'digital natives' debate: a critical review of evidence, *Br J Educ Technol* 39(5):775, 2008.

Blumenthal D, Tavenner M: The "meaningful use" regulation for electronic health records, *N Engl J Med* 363(6):501, 2010.

CaringBridge: *Connecting family and friends when health matters most.* http://www.caringbridge.org. (Accessed 1/12/15).

Carroll-Johnson RM: If it isn't written down, it wasn't done, *Oncol Nurs Forum* 35(3):331, 2008.

Cohen JA: The mirror as metaphor for reflective practice, *Annu Rev Nurs Educ* 3:313, 2005.

Courtney KL, Alexander GL, Demiris G: Information technology from novice to expert: implementation implications, *J Nurs Manag* 16(6):692, 2008.

Curran CR: Faculty development initiatives for the integration of informatics competencies and point-of-care technologies in undergraduate nursing education, *Nurs Clin North Am* 43(4):523, 2008.

DailyStrength: *Find your online support group.* http://www.dailystrength.org/support-groups. (Accessed 1/12/15).

Delaney C: Nursing and informatics for the 21st century: a conversation with Connie Delaney [interview by Joan Karnas], *Creat Nurs* 13(2):4, 2007.

Demiris G, Afrin L, Speedie S, et al: Patient-centered applications: use of information technology to promote disease management and wellness. A white paper by the AMIA Knowledge in Motion Working Group, *J Am Med Inform Assoc* 15(1):8, 2008.

Effken JA, Abbott P: Health IT–enabled care for underserved rural populations: the role of nursing, *J Am Med Inform Assoc* 16(4):439, 2009.

Fox S: *The power of mobile. Prepared for e-patients.net, a project of the Society for Participatory Medicine*, 2010. http://e-patients.net/archives/2010/09/the-power-of-mobile.html#more-7226. (Accessed 11/23/10).

Fraser R: *The nurse's social media advantage: how making connections and sharing ideas can enhance your nursing practice*, Indianapolis, IN, 2011, Sigma Theta Tau International Honor Society of Nursing.

Gregor E, Kennedy TS, Judd A, et al: First year students' experiences with technology: are they really digital natives? *Australian J Educ Technol* 24(1):108, 2008.

International Telecommunication Union: *Internet users: live stats.* http://www.internetlivestats.com/internet-users/. (Accessed 1/11/15).

International Nurse Regulator Collaborative (INRC): *Position Statement. Social media use: common expectations for nurses*, September 3, 2014. http://www.heti.nsw.gov.au/Global/nm/Social-media-nurses.pdf. (Accessed 1/12/15).

Kung YM, Oh S: Characteristics of nurses who use social media, *CIN: Computers, Informatics, Nursing* 32(2):64, 2014.

Mierzwinski E: LinkedIn could cost you your job, *Bottomline Personal* 36(1):1, 2015.

National Aeronautics and Space Administration (NASA): *Innovative partnerships program: NASA spinoff.* http://www.sti.nasa.gov/tto/. (Accessed 11/23/10).

National Council of State Boards of Nursing (NCSBN): *A nurse's guide to the use of social media*, 2011. https://www.ncsbn.org/NCSBN_SocialMedia.pdf. (Accessed 1/12/15).

National League for Nursing (NLN): *Preparing the next generation of nurses to practice in a technology-rich environment: an informatics agenda [position paper].* http://www.nln.org/aboutnln/positionstatements/informatics_052808.pdf. (Accessed 7/2/08).

Nelson R, Joos I, Wolf DM: *Social media for nurses: education practitioners and patients in a networked world*, New York, 2013, Springer.

Novak D: *Patient-organization interaction via social media.* Presented at the Texas Regional Conference, May 13-14, Addison, Tex., 2010, HIMSS Chapters Southern Regional Conference Agenda. http://www.himssregional.com/agenda_materials.html. (Accessed 11/23/10).

Nurse.com: *Nurses increasingly relying on mobile devices, social media, posted*, September 11, 2014. http://mediakit.nurse.com/study-nurses-increasingly-relying-mobile-devices-social-media/. (Accessed 1/13/15).

Pew Internet and American Life Project: *Pew survey of Americans' online health habits*, 2013. http://www.chcf.org/publications/2013/01/pew-survey-online-health. (Accessed 1/14/15).

Pew Research Internet Project: *Mobile technology fact sheet.* http://www.pewinternet.org/fact-sheets/mobile-technology-fact-sheet/. (Accessed 1/11/15).

Quality and Safety Education for Nurses (QSEN): *Competency KSAs*, 2010a. http://www.qsen.org/ksas_graduate.php#informatics. (Accessed 11/23/10).

Quality and Safety Education for Nurses (QSEN): *Informatics [definition]*, 2010b. http://www.qsen.org/definition.php?id56. (Accessed 11/23/10).

Robles J, Karnas J: The electronic medical record: shifting the paradigm. A conversation with Jane Robles and Joan Karnas [interview by Beth Beaty], *Creat Nurs* 13(2):7, 2007.

Sassen EJ: Love, hate, or indifference: how nurses really feel about the electronic health record system, *CIN: Computers, Informatics, Nursing* 27(5):281, 2009.

Science Direct: SciVerse: *Creating a DOI link*. http://help.sciencedirect.com/flare/sdhelp_Left.htm#CSHID5doi.htm. (Accessed 11/23/10).

Simpson RL: Information technology: building nursing intellectual capital for the information age, *Nurs Adm Q* 31(1):84, 2007.

Statistics Portal: *Facebook*, 2015a. http://www.statista.com/statistics/-264810/number-of-monthly-active-facebook-users-worldwide/. (Accessed 1/14/15).

Statistics Portal: *LinkedIn*, 2015b. http://www.statista.com/statistics/274050/quarterly-numbers-of-linkedin-members/. (Accessed January 1/12/15).

Technology Informatics Guiding Education Reform (TIGER): *The TIGER initiative: evidence and informatics. Transforming nursing: 3-year action steps towards a 10-year vision*, 2007. http://www.thetigerinitiative.org/phase1.aspx. (Accessed January 1/13/15).

Technology Informatics Guiding Education Reform (TIGER): *Informatics competencies for every practicing nurse: recommendations from the TIGER collaborative*. http://www.thetigerinitiative.org/TigerReport_InformaticsCompetencies_001.pdf. (Accessed 1/13/15).

Ward R, Stevens C, Brentnall P, et al: The attitudes of healthcare staff to IT: a comprehensive review of the research literature, *Health Info Libr J* 25(2):81, 2008.

Westbrook JI, Woods A, Rob MI, et al: Association of interruptions with an increased risk and severity of medication administration errors, *Arch Intern Med* 170(8):683, 2010.

Westra BL, Delaney CW: Informatics competencies for nursing and healthcare leaders, *AMIA Annu Symp Proc* 6:804-808, 2008.

Yammer: *Yammer continues strong growth in record-breaking Q2*. http://www.marketwire.com/press-release/Yammer-Continues-Strong-Growth-in-Record-Breaking-Q2-1293292.htm. (Accessed 11/23/10).

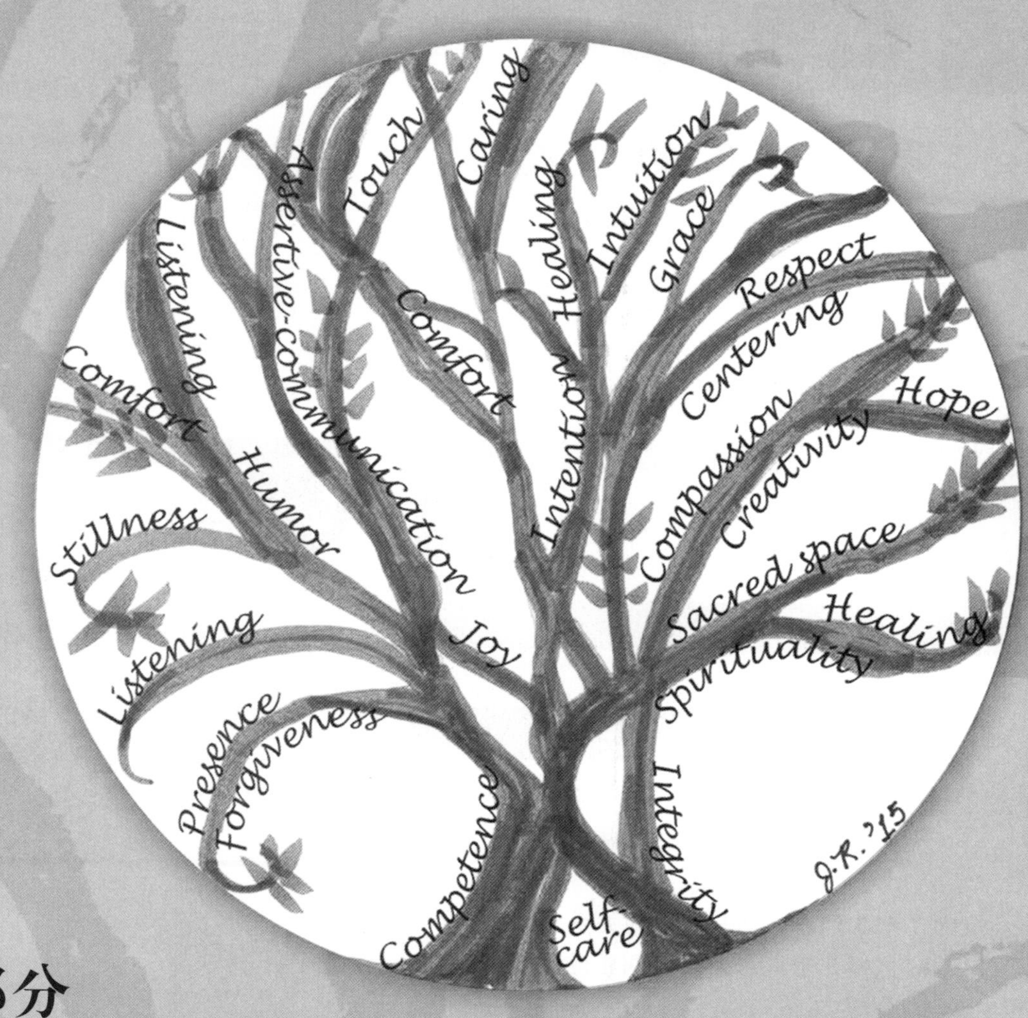

第四部分

接受路途中的变革过程

第二十三章

学习纠正的技巧

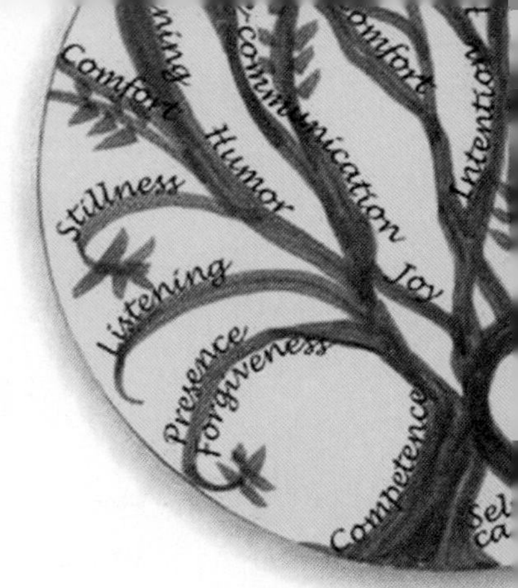

真诚交谈与纠正是真正的尊重。

Penn Jillette

学习目标

1. 识别纠正技巧的益处
2. 讨论纠正技巧-CARE(阐明、解释、要求、鼓励)模式的步骤
3. 明确纠正技巧与授权的关系
4. 选择几个练习来实践纠正的技巧,以建立自信

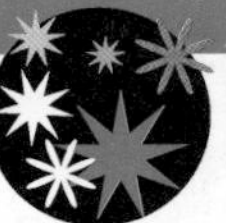

主动学习……

接受旅程中的变革过程:学习纠正技巧

阅读本章时,请认真思考以下问题,写出你的答案。

写出你在本章中所学到的知识。

这些知识如何影响你的护理实践?

你将如何运用这些新知识或技能?

想一想……

纠正的类型

当你听到纠正一词时会想到什么?是积极的还是消极的?通过本章你将学习到纠正如何支持安全、负责的护理(Vertino,2014;Algieri 等,2014)。纠正技巧指能够明确他人的错误行为,并做出回应—交流—反馈,以利于他人成长(Tindall,2008)。它把感情放在一边,采用冷静、合作的方法,集中精力解决问题(Northam, 2009; Gallagher, 2009)。Patterson 及其同事(2005)说,纠正就是各负其责,提供解决问题的机会和建立关系。他们的研究表明,一个组织之所以成功是因为他们拥有负责任的员工和领导。在护理中最常见的一种纠正类型是护士邀请患者及同事探讨彼此信仰、态度与行为之间的不一致(Egan,2013)。当患者或同事言行不一致,或内心感受与外在表现不相符时,护士就可以使用它，指出这些差异可以引导他们提高对自我的认识。纠正的这种特点归功于反馈(见第十七章)。

下面举例说明纠正的一种类型，以用来拓展自我认知：

John说他每天只抽几支烟，但他左手手指上有黄色的痕迹，呼吸发出烟味以及下意识的喘息，他的妻子说他每天要抽两包烟。

护士：“John，我注意到你提供的吸烟信息有误，你手指上的颜色，衣服上的烟味以及呼吸的声音，提示你每天吸烟不止几支。”

纠正是要清楚地要求对方改变行为并为其提供反馈，这是本章的重点。

纠正的适用范围

纠正包括两部分内容：第一部分是使他人意识到其行为的破坏性或缺乏促进性，第二部分是为怎样纠正他们的行为提供建议。这两部分确保能纠正以下两种情况：当他们的行为不具有促进性或具有破坏性以及他们的行为侵犯了他人的权利时。纠正他人时必须以保护他人的利益或关心他人为前提帮助其改变。需要警惕的是，待解决的问题属于他人的问题，我们的角色不是“修理”他人，而是使其符合我们的行为标准(Cox，1998)。

有些护士忌惮于纠正他人，而忽略了他们的行为差异。我们知道有些人在被纠正时喜欢争辩，这让我们心存顾虑，纠正这一行为会给他人留下怎样的印象也让我们担忧(Shih，2002)。纠正一词让人想起一幅激烈争辩的画面，大多数护士认为恶语相向与他们冷静、理智的职业形象不符。然而，纠正实际上是一种节约时间的策略(Davidhizar和Cathon，2002)。

为了不被贴上攻击性的标签，我们通常避免谈及关于他人的任何无效率或破坏性行为。事后，看到患者或同事因错误的行为导致困境发生，我们感到很内疚，后悔没有及时劝阻。有些时候，因为不知道如何纠正那些侵犯了我们或他人权利的人，我们往往感到气愤，继而沮丧和无助。下次当你为需要纠正他人而犹豫不决时，记住：长痛不如短痛。犹豫不决，不果断摆脱束缚，问题将会更严重。

Patterson和他的同事认为(2005)，纠正关键性错误行为可以避免沉默和对抗暴力。攻击性和犹豫不决这两种极端行为是自信、负责工作的护士所不能接受的。有一种方法可以让你有效地解决麻烦行为的同时不冒犯他人，而且他们可能会欣赏你的看法和观点。

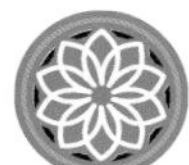

案例链接……

关怀型纠正法

在治疗肌筋膜疼痛症患者的过程中，我与患者进行了谈话。她担心患糖尿病的丈夫会拒绝正确的饮食、锻炼以及任何保证健康的活动，她非常努力地为他准备适宜的饮食，并不断激励他，但他的病情还是迅速恶化。基于我个人的经验，我建议她关注一下自己，结交朋友并改善自己的生活质量。我们讨论当她的丈夫不在时，她应该如何工作和生活，她沉默并陷入深思。下次见面时，她感谢我的帮助，她知道自己已经为他尽力了，现在是帮助自己的时候了。

思路清晰、表述明确、请求、鼓励(CARE)纠正法

CARE纠正法的内容

纠正患者和同事时，表达自己对他人的关怀很重要，以下的CARE纠正法就是应用

关怀的方式（综合纠正法的格式改编自 Bower 和 Bower，2004）。

- 对问题行为应思路清晰，明确患者或同事自我伤害或伤害他人的行为。重点应该是改变他们的行为，这样你就不会伤害他人。
- 明确表述产生问题行为的原因，包括其行为的不良影响以及给你的感觉。
- 要求患者或同事改变行为，试探性或恭敬地提出建议。
- 鼓励患者或同事做出改变，强调改变的积极结果或不改变的消极方面。

记住，不要做出消极的回应，不要责备，要使用中性词语，保持坦诚，不能匆忙下结论（Ryan 等，1996）。尊重患者的价值观差异，而且不要用教训的口吻（London，1998）。

CARE 纠正法实例

下面的三种情景展示如何果断而非攻击性地纠正他人。

情景 1

你的室友很邋遢，他的衣服在宿舍里乱扔，浴室像个药房，书本扔得到处都是。尽管每两周做一次大清扫，但是在其余的时间里，他又变回脏乱的状态。这不仅让你在审美上感到不悦，而且你对邀请朋友感到犹豫。你纠正室友错误行为如下：

思路清晰

约翰，你把衣服扔得到处都是，书本撒满了卧室和厨房。

表述明确

你把宿舍弄得脏乱使我感到很烦恼，而且你占用了我们的公共空间。

请求

我希望你把个人物品放在你自己的地方。

鼓励

这样我们的宿舍就更宽敞了，我也可以无所顾忌地请朋友来而不用担心又脏又乱了。

尊敬而且自信地提出纠正，约翰将顺从地改变他的行为。如果这样的纠正没有得到预期的行为改变，你可以选择暗示消极的结果，如：“如果你执意不改，我会……”（并且给出一个可能的结果，如由他付费雇个佣人，另找一个室友或者搬出去）。

情景 2

同事 Janet 很心烦，在过去的六个月里她一直试图减肥。你注意到她的规律是：在周一的时候非常成功，到了周末，就会狼吞虎咽地吃自己喜欢但热量高的食物，之后她忍耐几天又会暴饮暴食。你认为这种方法对 Janet 并没有帮助，如果平衡分布热量对身体会更好。

征求她的同意后你发表看法，你这样纠正 Janet 的低效率行为：

思路清晰

Janet，我发现每周的开始你都做得很好，之后，你总是吃比计划更多的食物或吃得很少忍受饥饿。

表述明确

我认为你减肥不成功的原因之一是因为你没有坚持平衡饮食。

请求

我有兴趣参加减肥俱乐部，还了解到午饭时间会在这里上课。也许我们可以回去共同支持彼此。如果我们执行他们的膳食计划，你可能不会那么饿，并减少暴饮暴食的次数。

鼓励

如果你不是非常饿，就不要吃过量的食物，才更容易减肥，如果你不吃过量，你就不会觉得内疚，也不用挨饿，你觉得呢？

你的纠正思路清晰，尊敬对方，让 Janet 更容易接受你的观点，并能执行它，不采用批评式的纠正行为矛盾方法。

情景 3

作为一名护士长，你得知科里一名护士滥用了医院的电子邮件，将笑话发送到内部工作群。虽然电子邮件比其他正式沟通要随意一些，但你认为她的这种行为不对，应该立即停止。

思路清晰

Susan，我注意到了你一直用医院邮箱给其他工作人员转发笑话。

表述明确

我能理解你想用幽默帮助别人缓解压力，但电子邮件不是一个合适的分享笑话的方式，尽管它简单、快速。电子邮件似乎是一种随意的交流方式，但它在医院是用于办公的。记住，我们这里的电子邮件不是私人的，它可以被访问和审查。

请求

你可以通过个人用户发送幽默的电子邮件，而不是在上班时间或通过单位的电子邮件地址。

鼓励

我喜欢你的幽默感。你经常帮助我们在会议中重新获得我们的观点，欢迎你分享有意思的东西。

这种方式肯定了 Susan 的幽默感，同时为分享幽默提供了一个可供选择的、合适的地点。

纠正患者或同事

我们经常看到他人行为的不安全或与目标不一致。每个人都有盲点，预见不到自己的言行会造成感情或身体上的伤害，或与我们声称的价值观和态度不协调。作为护士，我们应客观地看待他人为个人利益所做的改变和行为。下面举例说明如何应用 CARE 纠正法帮助患者或同事实现目标，避免情感或身体上的伤害。

自我伤害或低效率型患者实例

Jones 先生，一家大公司的财务主管，35 岁，患有非常严重的心肌梗死。昨天他从特护病房转到普通病房。你无意中听到他让妻子把笔记本拿来，他要处理电子邮件。

你的知识提醒你，Jones 先生这样增强工作强度及工作习惯会降低治疗的效果，甚至诱发心脏病再次发作。你希望他缓慢恢复工作节奏，渐渐地恢复精力，你确信逐渐增加工作量将增大他成功康复的机会。你以如下的方式纠正 Jones：

Jones 先生，我无意中听到您让您的妻子把电脑拿到医院来，我能想象您一定非常急于处理工作。但是，在恢复期承担如此多的责任将导致紧张，使您的心脏压力增大，如果能减轻工作强度，您就选择了成功的、完整的恢复，我建议您迟一些再把电脑带来。本周您通过手机与秘书工作的时间限制在 15 分钟以内，以电话的方式，然后逐渐增加。如果您的精力恢复缓慢，您将再一次面临心脏病突发的危险，您觉得呢？

John，18 岁，刚刚做完跟腱撕裂修复手术，在进行康复锻炼后，你发现他受伤的腿承受太多的重量，这会增加缝合处恶化的可能性，使跟腱拉紧，阻碍痊愈。你这样纠正 John：

如果你让受伤的腿承受任何重量，就有进一步伤害跟腱的危险。如果跟腱萎缩，就不能完全恢复。希望你能练习使用拐杖，把重量完全加在好腿上，这样才能尽快痊愈。你会试着这样做吗，John？

自我伤害或低效率型同事实例

在过去的三个晚上，你和 Judy 一起在病房值晚班。Judy 一直抱怨后背发酸，她认为这是给沉重的患者翻身所致。你注意到 Judy 很少留心保护后背，经过她的许可后，你表达了观点，你决定提醒她的粗心大意：

Judy，听起来后背问题一直在困扰你。我发现你在给沉重的患者翻身时，你一个人承担患者全部的体重，而不找我们帮忙。如果你找我们帮忙，使用保护设备，就可以保护你的腰不受伤害了，你觉得呢？

注意，CARE 纠正法四项内容的顺序可以不同，在上述例子中，重新排序使它听起来更自然。

你的同学 Toni 没有完成护士考试的学分，Toni 抱怨考试和评分太严格。你意识到自从 Toni 同时与两个男人约会，几乎每晚都出去而没有时间学习。她问你应该怎么办，你决定纠正她最近无效率的行为：

Toni，我知道即便老师严格，你通常也可以考得很好。但自从你每晚都去约会后，你的成绩就下降了。如果我不占用额外的时间复习功课，我也会遇到这样的问题，这是个棘手的问题。你知道多复习几次，在测试中会得到不同的分数，如果你每天课后多花几分钟复习，你就会看到不同。但是当受到出去的诱惑时，这是不容易的。你觉得呢？

以上的四种实例中，患者和同事身体上和情感上的问题都被纠正了。纠正时应指出行为的具体问题，提出明确的取舍，这个取舍是由患者或同事做出的。

下面探讨纠正技巧用于解决侵犯我们或他人权利的情况。

患者或同事的讨厌行为情景

Wars 先生，53 岁，心脏病患者，他在住院三天的时间里一直怀有不满情绪。他抱怨食物、房间以及其他患者。今天他生气，在走廊里辱骂你，他抱怨说你是他遇见过工作效率最低的护士，说你不知道自己该做什么。他挑剔你的举止，质疑你的能力，反复骂你护理得不好。他的这些行为令你非常尴尬，浪费了你的时间，使你很不高兴。你意识到他自以为不受控制，你估计精神科护理专家可以帮助你和他。你和他在病房里进行了交谈：

Wars 先生，我们需要谈谈你的情况，我知道你对护理不满，我想谈谈我们可以做些什么。这个时候对你非常关键，我想尽可能地使你感到舒适。没能够把护理工作做好，我感到很抱歉。这里有位护士，其工作就是对这种情况进行评估，她可以花些时间帮助你整理这些事情。我希望你同意让我叫她来，这样我们可以一起工作，使事情变得更好些，你觉得呢？

Debris 女士是和你在一个办公室的同事，她总是移动你的文件，让你的桌子不整洁。昨天，你找不到钢笔和订书器，今天，Debris 女士在桌子上留下一个用过的咖啡杯和三明治包装袋，她打算不收拾就离开，你纠正她说：

你把我们的桌子搞乱后，我不得不寻找我需要的东西以便继续工作，我知道你很忙，但这次我又看到了垃圾。如果我们都能有意识地保持办公室的清洁，当我们使用时就会非常方便。花几秒的时间丢掉垃圾，保持纸张和必需品能够触手可及怎么样？这使我工作时更加方便，我很希望你这样做，你觉得呢？

同事的行为令你或他人不开心的情景

这段时间你要连续值 5 个夜班，在之前的 3 个早晨，接班人员总是迟到 15 ~ 25 分钟。在她到来之前，你不能离开岗位，因为只有一个护士在值班。她的迟到直接导致你不能按时回家，在到家之前你的家人就已经上学或上班了。你决定纠正她：

Rena，我想跟你谈一下你早晨迟到 15 ~

25 分钟的事，这使我整个日常休息紊乱，因为我到家太晚而没有见到我的家人。我希望从今以后 7:30 你能准时在这里，以便我可以把报告交给你，不至于太匆忙，可以准时到家，你能做到吗？

Margaret 是新毕业的同事，与你一起在精神科。你发现 Margaret 每次与患者谈话都只准备自己的咖啡，并把脚放在桌子上。你知道这样漫不经心的行为使患者觉得受到侮辱，并产生对他们的情况漠不关心的印象。尽管患者忍着不说，你还是决定纠正她的行为。

Margaret 我注意到当你与患者谈话时，你的举止非常随意，手里拿着咖啡，脚放在桌子上，我想你的行为可能会给患者留下不尊敬他们的印象，我们不能表里不一。我们的行为举止代表护士的职业形象，这是非常重要的。我知道你对工作感兴趣，想做好工作。我想你应该知道你的行为可能导致误解(等 Margaret 认同之后再继续)，如果你为患者也提供一杯咖啡，不把脚放在桌子上会显示你对患者很在乎，你觉得呢？

当你或他人的利益受到威胁时，CARE 纠正法提供了接近他人的途径，CARE 纠正法使你的行为以冷静、受控、果断的方式进行，有助于你放开手脚。

> 退一步海阔天空。
>
> **Bumper sticker**
>
> 智慧库

小词汇的魔力

当表述批评或不同意见时，尽量使用“and”代替“but”，“but”一词可能使人处于防御状态。Berent 和 Evans(1992)给出了一些在提供建议或批评时的案例。

- “我很理解你对这件事的强烈反应，and 我认为如果你愿意听从我的建议，你可能会有不同的感受。”
- “我能理解你的理由，但我做这件事的理由也是合理的。”
- “这是个有趣的主意，可以有另外一种解释。”

纠正是授权的一部分

纠正是需要学习的非常重要的技巧，是护理工作中众多授权里的一项。(你注意到使用 and 而不是 but 了吗？使用 but 将降低纠正技巧的重要性。)当你对自己的护理技巧更自信时，纠正技巧的必要性就更明显了。Murphy(1994)提醒护士不应逆来顺受，并讨论护士高效纠正行为矛盾的方法。积极地处理行为矛盾可以帮助我们创造所期望的工作环境(Cox，2005)。护士需要做到以下几方面：

- 不断自我完善
- 把生气和恐惧的感觉作为处理情况的信号加以关注
- 在发脾气之前将你的想法大声礼貌地说出来
- 尊重他人
- 当发生矛盾时，诚实地面对同事而不是让矛盾继续扩大
- 练习自我调节技能，如运动，放松以及娱乐

下面几章讨论自我护理技巧，帮助你提高对同事和患者的敏感度，而不是仅做出反应，这意味着花时间将情况分类，包括需要纠正的情况，可以容忍的情况或仅仅由于疲劳或个人压力所产生的反应过度。Noddings(1994)总结到：“不论在何时何地，与个人、社会、政治，甚至职业生活有关的方面，总会存在误解。”纠正的内容涉及思想、能力以及态度。在护理学中，“在关怀方面，我们更关

注彼此之间的联系，感觉并积极地表达需要的反应和对自己的深刻了解，以便改善护理态度。

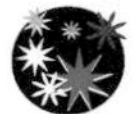

返回本章开头的“主动学习”，并写下你的答案

适可而止，防微杜渐。

African proverb

智慧库

练习纠正技巧

日志：练习 1

在日志中，列出你希望纠正别人的实例，并写下没有这样做的潜在或真实的结果。

应用/技能构建：练习 2

在以下几种情况中使用 CARE 纠正法。当你准备好之后，与同学形成小组，讨论方法的异同，并把你们的建议与所提供的参考答案作对比。

1. Steiger 先生，38 岁，患有慢性支气管炎，你发现他在患者休息室抽烟。当你进屋的时候，能闻到来自浴室的烟味，你的经验告诉你应该帮他改掉这种习惯，你会怎样纠正他呢?

2. Cantor 夫人，60 岁，患有严重的踝部凹陷性水肿，她了解到坐着时要将腿放在椅子上，而且应穿弹力袜。但你发现 Cantor 夫人没有穿袜子，你每次看到她，她的腿都放在地板上。你怎样纠正她的这一行为?

3. 六个月前，你从护理学校毕业后和 Jane 开始在救护中心工作。Jane 向你倾诉，说她觉得没有得到组员的尊敬，觉得其他人不听也不采纳她的意见。你发现 Jane 处于被动状态，她过分在意自己的建议，而且说话声音很小。当她表达一个想法时，先把它写下来。你确定正是不自信的行为

使用 CARE 纠正法建议

1.“Steiger 先生，在过去几天里我发现你抽烟了好几次，抽烟会产生更多的痰，会使你的咳嗽更严重，呼吸更急促，我想给你一些帮助患者戒烟的信息。如果你能做到，你的肺就有净化的希望，而你的呼吸也会更容易。如果你不戒烟，

应用/技能构建：练习 2(续)

你的肺部就面临感染的危险。我知道这很难，但当你听到别人用过尼古丁贴剂的效果时一定会感到吃惊的，你想了解更多吗?”

2.“Cantor 夫人，我发现你不穿弹力袜，还把腿放在地板上而不是凳子上，穿弹力袜可以预防血液产生凝块。我强烈建议你把袜子穿上，把双腿放到凳子上，这样才能预防你的心脏产生更严重的并发症。”

3.“Jane，我觉得你的表达有些问题，我发现当表达想法的时候，你很犹豫，说话声音很小，而且对自己的观点也不确定。当开始时你说:“这个想法可能行不通……”这使他们听之前就对你的意见大打折扣。如果你以一种更积极的形式表达出来，我相信你的意见是很宝贵的，这样你和团队都能获益。”

如果你想知道更多的例子，请参照第三章练习 2，在这个情境中，患者打破了原本达成的协议。

技能构建：练习 3

无论在学校、单位或社会，尝试通过真实生活练习纠正法。你使用 CARE 纠正法的效果如何? 使用这种模式，是否避免了攻击性和不自信? 这些纠正法准则增强了你的信心吗?

积极表达：练习 4

回忆你不纠正他人、且对自己的决定表示不满的事情，想象这个情景以及结果。就好像它有颜色、线条和形状。睁开你的眼睛，使用彩色标

积极表达:练习 4(续)

记或蜡笔,在你的日记中绘制图像。现在再次闭上你的眼睛,想象一下成功地面对这个人及随之产生的感觉。想象一个反映情感的形象并把它画出来。看看表现工作情景的画,把你的感觉写到日志中,包括你在冒着风险使用 CARE 纠正法后产生的变化。

Q. S. E. N. 学习策略:练习 5

安全是所有团队成员的共同责任。当你观察到团队成员的不安全行为时,应该如何回应?

Q. S. E. N. 学习策略:练习 5(续)

CUS 沟通技巧是一个容易记忆的提高团队安全意识的方法,包括三种声明方式。当团队的所有成员均被告知使用 CUS 的时候,它有利于统一意见,用"停止线"来指导行动。当团队不清楚目标会导致不确定的行动,可能会导致错误。假设一个人在换敷料之前没有洗手。使用 CUS 沟通:

C:我很担心…

U:我不确定…

S:我觉得有安全风险…

参考文献

Algeieri RD, Torlaschi CR, Faraco RL, et al: Interpersonal conflicts management and organizational consciousness in general surgery residency, *JACS* 219(4):e155, 2014.

Berent IM, Evans RL: *The right words: the 350 best things to say to get along with people*, New York, 1992, Warner Books.

Bower SA, Bower GH: *Asserting yourself: a practical guide for positive change*, New York, 2004, De Capo Press.

Cox S: Nixing fix-it syndrome, *Nursing* 28(6):61, 1998.

Cox S: Taking the "con" out of conflict, *Nursing* 35(12):57, 2005.

Davidhizar R, Cathon D: Strategies for effective confrontation, *Radiol Technol* 73(5):476, 2002.

Egan G: *Skilled helper: a problem-management and opportunity-development approach to helping*, Independence, KY, 2013, Cengage Learning.

Falcone P: *101 difficult conversations to have with employees*, New York, 2009, AMACOM.

Gallagher RS: *How to tell anyone anything: breakthrough techniques for handling difficult conversations at work*, New York, 2009, AMACOM.

London F: Improving compliance: what you can do, *RN* 61(1):43, 1998.

Murphy SZ: Don't be a doormat: personal empowerment in nursing, *Revolution* 2(2):66, 1994.

Noddings N: Learning to engage in moral dialogue, *Holist Educ Rev* 7(2):5, 1994.

Northam S: Conflict in the workplace, part 2: strategies to resolve conflict and restore collegial working relationships, *Am J Nurs* 109(7):65, 2009.

Patterson K, Grenny J, McMillan R, et al: *Crucial confrontations: tools for resolving broken promises, violated expectations, and bad behavior*, New York, 2005, McGraw-Hill.

Riley JB: *Art in small spaces...(art at the bedside)*, Ellenton, FL, 2010, CS Publications. www.constantsource.com.

Ryan KD, Oestreich DK, Orr III GA: *The courageous messenger: how to successfully speak up at work*, San Francisco, 1996, Jossey-Bass.

Shih C: Confrontations: when does counterargumentation occur and when do people's thoughts predict their actions? *Dissert Abstr Int A Human Soc Sci*, June 2002.

Tindall J: *Peer power: book one, becoming an effective peer helper and conflict mediator, workbook*, New York, 2008, Routledge.

Vertino KA: Evaluation of a Team STEPPS initiative on staff attitudes toward teamwork, *JONA* 44(2):97, 2014.

第二十四章

拒绝不合理请求

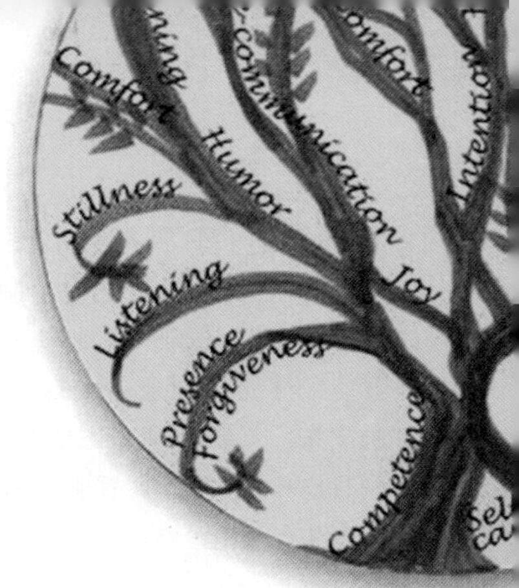

我们与他人或自己交流的方式最终决定我们的生活质量。

Anthony Robbins

学习目标

1. 讨论拒绝患者和同事不合理请求权利的重要性
2. 辨别自信、不自信和主动拒绝
3. 学习如何拒绝不合理请求

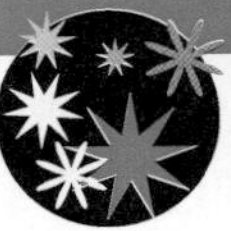

主动学习……

拥抱旅行中变化的过程:拒绝不合理请求

阅读本章内容时,请认真思考以下问题,写出你的答案。

写出你在本章中所学到的知识。

这些知识如何影响你的护理实践?

你将如何运用这些新知识或技能?

想一想……

不合理请求的定义

作为护士会收到信息、情感支持等方面的请求。每周,我们需要进行一些活动来帮助同事或患者,我们收到的所有请求在请求者的眼中都是合理的。当我们客观考虑患者和同事的请求时,发现多数都是合乎逻辑的。当收到一个请求时,必须考虑对你的影响,并判断其合理性。经常说"是",冒着过度承诺、超负荷工作、成就感低、社会化程度低、休息时间减少的风险去履行的承诺,会导致自己精疲力竭(Oxman 和 Sackett,2013)。通过自信的沟通技巧,学会如何拒绝请求。但是否拒绝取决于环境。

违背护理服务道德观、价值观和信仰的请求是不合理的,这样的请求会增加消极的感受,破坏工作时的积极性。如,护士可能会遇到患者请求使用抗生素或其他不利于治疗的情况。你可能被要求完成一些有损安全或生理的工作，这些要求使你感觉有压力、超负荷、不舒服。然而，有时你必须完成本想拒绝的请求。在紧急情况下可能被要求加班，朋友可能要求你帮个忙。如果有人要求你违背伦理、价值观或信念提供护理，这种要求就是不合理的，不合理的请求会增加你的消极感，使你无法享受工作过程。你可能会接到这样的请求，完成一项安全系数很低，或超体力负荷的工作。如果一项请求可能会伤害到自己，比如使自己体力或精神超负荷，压力过大，易怒，那么接受这种请求就是不恰当的做法。但有时即使你想拒绝某种请求，最终还是接受了。比如因为某项突发事件，你可能会被要求加班，或者某个朋友请你帮忙做一件很麻烦的事。在这种情况下，你就要自己决定是否答应这种请求。还有一种情况，某项请求本身对你来说可能不合理，但客观情况又使你觉得接受请求较为妥当，此时应该问自己，接受这种请求是否合理。

智慧库

拒绝不合理请求

说"是"比说"不"更容易，但记住自信训练的古训："短期幸福……长期痛苦。"

作为护士，我们有权利为患者和同事提供最好的护理。建立友好的护患和同事关系，会让我们感到满意、安全、舒适。在第一章已经介绍了自信的权利，Chenevert（1997）指出了护士的权利。回顾方框 1-2 列举的权利。

考虑这些权利时需要运用常识。当然，如果你是新护士，护士长要求你立刻给一个患者注射止痛药，这时如果你选择给另一个患者洗澡是不合适的，如果你拒绝，需要给出合理的解释。

信息、思想、情感、能力、技术的相关请求都需要花费时间。在同意任何请求前需要评估我们的资源，如果请求给我们造成过重的负担，我们会犯错，同时殃及他人。同意请求前，我们需要考虑请求是否合理，如果不合理，必须拒绝，拒绝请求比冒险犯错要好（Chenevert，1997）。要意识到有时人们会利用巧妙的方法让我们说"是"，比如恐吓、内疚、抱怨或赞美（Levine，2015）。

Mackay（1996）指出，一个成功的商人在同意有关时间、金钱、专业等方面的重要请求前总是深入分析自己的心理状态。最后一次分析时，内心发出的声音就是最好的建议。

自信地说"不"

拒绝请求的技巧在于以斩钉截铁的态度说"不"，而不是采用不礼貌或模棱两可的方式。Paskin（2005）认为，面对不合理请求的最初反应往往是愤怒，所以要保持冷静。以自信的方式和实事求是的态度拒绝无法处理的请求是对自己的保护、对他人权利的尊重。渴望帮助患者和同事，希望成为一位好护士，通常会阻碍我们自信地说出"不"这个字。

Ellis 和 Powers（1998）总结了那些使我们无法做出最佳行为的不合理信念，回顾方框 1-3 列举的不合理信念。考虑以下两种信念："我必须在任何时间都让人满意""如果我不能完成别人要求的所有事，他们就会抛弃我"。这些信念甚至还上升到"非常可怕"的程度。"如果有人认为我只考虑自己，这让我无法容忍。""他们认为我是自私的"（Ellis 和 Powers，1998）。你能理解吗？这听起来似乎很夸张，但有时候我们的决定就是基于这样的错误想法。自信的交流基于对双方需要的考虑，我们有权决定自己的行为方式和时间分配，这对一些人来说可能很难。培训学员过程中，可以讲授如何说"不"的技巧，但同时需要寻求心理咨询以克服罪恶感（Balzer Riley，2002）。当你难以展示最佳的工作状态,工作中的良好感觉受到干扰时,可以考虑寻求心理咨询。

有时候,我们拒绝请求的借口软弱无力,这些不自信的行为使我们感觉内疚和无能为力。其实,一个简单的“不”就足以化解相互间的尴尬。

有时候不必要或不合理的内疚感使我们以敌意、冒犯的方式来拒绝请求,这些冒犯又使我们感觉惭愧,觉得自己的行为表现得不专业,其他人会感觉被贬低或受到侵害。以不自信或冒犯的方式拒绝请求不会保护我们以及患者或同事的利益,自信地拒绝不合理的请求是对自己和他人最好的尊重。

对不合理的请求说“不”等于对自己说是。站在个人角度,拒绝不合理的请求就是保护自己的权利,就是尊重作为个体的自己。我们该对自己的价值观说“是”,对做事风格说“是”,对你的感知说“是”,对判断和决定方式说“是”,把不合理请求需花费的精力投入到你的目标和梦想中去。

自信地拒绝请求的实例

以下是几个自信、高效地说“不”的实例,请与无效、攻击性和不自信的实例对比。

例 1

今天是周二,同事 Elsa 要你在周末帮她值班,而你亲戚周末要来拜访,你计划带他们去乡下有名的饭店,你的亲戚对这次拜访充满期待。

自信的拒绝

Elsa:“你能在周末帮我值班吗? Rob 打来长途电话邀请我去纽约和他一起度周末。这是次难得的机会,我非常期待,你能帮我吗?”

你自信地说:“不行,Elsa,我不能帮你,我亲戚周末要来拜访我,我们已经预先安排好了,我希望你找其他人和你换班,我理解你非常期待去纽约看 Rob。”

这个拒绝很直接、很清楚,你委婉地拒绝,并解释了拒绝的理由,你表示希望她能找到一个替换人。

然而,Elsa 坚持一直尝试劝服你和他换班。

Elsa:“我知道你有事,但他们仅仅是你的亲戚,你经常能看见他们。我和 Rob 已经三个月没见了,Rob 恰好有时间,所以就打电话给我了,求你了,帮我值班吧。”

你自信地说:“不,Elsa,我不能和你换班。”

你仍然表现得清楚和明确。Elsa 一直恳求,竭力使你感到内疚,放弃立场。你的反应成功地保证了和亲戚在一起度周末的权利,并以尊敬的方式拒绝了她。

Elsa 没有停止,为了使你改变主意,她要让你更加内疚。

Elsa:“还记得吗,一次你参加堂弟的婚礼,和我调换周末班,当时你说欠我一个人情。现在,我想让你还这个人情。”

你自信地说:“Elsa,这个周末我不能帮你。”

这个回答还是那么清楚、坚定,你给 Elsa 的答复是明确、实事求是的,表现了你不想产生敌意。你希望 Elsa 找到替代者,让你成为这个替代者是不合理的。

Elsa 开始明白你的坚决、果断。

Elsa:“好,好,我理解你的计划是不能被打乱的,我将找其他护士替我值班。”

处事自信,你阻止了两样你不愿做的事情:周末值班;对同事 Elsa 优柔寡断。

不自信的拒绝

Elsa:“周末你能帮我值班吗? Rob 打来长途电话,邀请我去纽约和他一起过周末。我很期待,你能帮我吗?”

你不坚定地回答:“哎呀,Elsa,恐怕不行,对不起。”

这个回答听起来不够让人信服。Elsa 得到的信息是你还不能确信能不能和她换班,这听起来像你在和自己作斗争,Elsa 将尽量劝服你和她换班。

Elsa:"我和 Rob 有 3 个月没有见面了,这是次难得的机会,Rob 正好有时间,麻烦你了,你不能替我值班吗?"

你不自信地回答:"对不起,Elsa,恐怕帮不了你,我的亲戚要来拜访我,我们已经约好了,我想我帮不了你,Elsa。"

你还是没有给予明确的否定,Elsa 一直请求你,直到她认为有希望。

Elsa:"还记得吗?上次我和你在周末换班,你才能参加堂弟的婚礼,你欠我一个人情,现在我想让你还这个人情。"

你不坚定地回答:"是的,没错,我欠你一个人情。好吧,周末就和你换班吧。"

你的回应不坚定、不明确,导致同意了不合理的请求。放弃立场的结果是你心生怨气,你的亲戚也会感到失望。

攻击性的拒绝

Elsa:"周末你能和我换班吗?Rob 从外地打电话,邀请我去纽约和他一起过周末。我很期待,你能帮我吗?"

攻击性回答:"你不知道我的亲戚这周末要来拜访我吗?我和你换班绝不可能。"

这种攻击性、冒犯式的回答表示你不理解 Elsa 的困境,其实一个简单的拒绝就足够了。这个回答使你表现得不友好,不体谅人。

Elsa 不放弃,继续劝服你改变主意。

Elsa:"我与 Rob 有 3 个月没有见面了,这是次难得的机会。Rob 好不容易找出时间和我见面,麻烦你,你就不能和我换班?"

你攻击性地回答:"3 个月你没见 Rob,那是你的问题,我不能帮你。我有自己的事情要做,我的亲戚周末要来了。"

Elsa:"我知道你的亲戚要来拜访你,但他们仅仅是亲戚,你还可以经常见他们。"

你攻击性地回答:"他们对我来说就像你对自己远方的男朋友一样。如果你们聚一起久了,你就没那么沮丧了。"

你对 Elsa 的困境不理解,你的判定及坚定的语言会影响你与同事的关系,攻击性的回答是不对的,会让人生气和内疚。

Elsa 还一直坚持。

Elsa:"还记得吗?上次我和你在周末换班,然后你才能参加堂弟的婚礼,你欠我一个人情,现在,我想让你还这个人情。"

攻击性回答:"我多次告诉过你,我欠你的不是你现在想要的 3 天,你认为我能放弃我的计划,那你是疯了。"

Elsa:"好,我再也不会帮你这种朋友了。"

拒绝一个不合理的请求时,没能够表现出关怀和职业的态度,就表明你输了。化解拒绝不合理请求所产生攻击性伤害时,需花费大量的精力和时间。

例 2

你正在家访一个右半身行动不便的患者,随后要去探视两位糖尿病患者并做健康宣教,然后接孩子放学回家,你认为这样安排时间刚刚好。Gowers 先生 70 岁,不会用左手写字,你要走的时候,他请求你帮忙给他的侄子写封信。

果断的拒绝

Gowers 先生:"你今晚能不能帮我给我的侄子写封信?我记得这是他结婚 20 周年纪念日,我想让他知道我很想念他,他对我来说就像我的儿子一样,我本想自己做,但我不会用左手写信。"

你果断地回答:"Gowers 先生,我恐怕今天不能帮你写信,因为我接下来还有事情要做,我知道对你来说在你侄子的结婚纪念日发出最好的祝福很重要,我看到你的邻居在外面,我把他叫进来帮你写信,你看怎么样?"

这个明确的回答使 Gowers 非常清楚地明白你不能帮助他,你的回答表达了对他的理解,你给他提供的可选择的解决方法也体现了对他的关心,你保护了自己的权利,减轻了负担,并表达了你对患者的关心。

不果断的拒绝

Gowers 先生:"今晚你能帮我给我的侄

子写封信吗？我记得这是他结婚20周年纪念日，我想让他知道我很想念他，对我来说，他就像我儿子一样，但我不能自己完成这项任务，我不会用左手写信。”

不果断的拒绝：“呃……呃，好，我不能确定。Gowers先生，我今天比较忙，但我尽量试试，或许我能在午饭的时候赶回来。”

你知道自己非常忙，或许你足够幸运，能够完成家访，并把孩子接回家。你知道自己不应该接受额外的工作，你已经感到许多的压力，因为在长长的记录单上又增加了一项，你没有保护自己合理工作负荷的权利，你向Gowers传达了很多矛盾信息。对Gowers先生，或许他感觉在强迫你。

攻击性拒绝

Gowers先生：“今晚你能帮我给我的侄子写封信吗？我记得这是他结婚20年纪念日，我想让他知道我很想念他，对我来说，他就像我儿子一样，但我自己做不来，我不会用左手写信。”

攻击性回答：“如果你认为我有时间坐下来写信，Gowers先生，你错了，今天能做完我自己的事情，就谢天谢地了。”

这种带有敌意的反驳保护了自己，避免接受不合理的任务，却使Gowers先生遭到灾难性的打击，他会因提出这个请求而内疚，又因遭到拒绝而尴尬，攻击性的拒绝导致两败俱伤。

例3

下午，产检医师迟到了。今天特别忙，产妇特别多。有一位护士生病了，这使工作人员出现了不足。另外，你还要负责所有的产检指导。医师说他没吃饭，请你给他弄点吃的。

果断的拒绝：

Watts博士：“你能去熟食店帮我买份意大利面包加烤肠吗？上午太忙了，我还没吃午饭。”

你果断地回答：“不，Watts博士，我不能去熟食店帮你买午饭。像你一样，我现在也忙得不可开交。”

这种果断的回应清楚地表达了你的拒绝，既有礼貌又基于事实，既维护了你的权利，又尊重了你的同事。

不果断的拒绝：

Watts博士：“你能去熟食店帮我买份意大利面包加烤肠吗？上午太忙了，我还没吃午饭。”

不果断的拒绝：“呃，呃，Watts博士，我们今天很忙，但是，我想如果我做得很快，不会花太多时间。你想吃烤的还是煮的？泡菜？芥末？”

说话不果断可能会让你对自己特别生气和失望，每个人都清楚你并不想帮同事买午餐，但你的说话方式让你既浪费时间又尴尬。

攻击性拒绝：

Watts博士：“你能去熟食店帮我买份意大利面包加烤肠吗？上午太忙了，我还没吃午饭。”

攻击性回答：“护士不是女仆，Watts博士。我们都很忙，只能自己想办法解决午饭。我不会去花钱给你买食物。”

上述方式虽然可以保护你的权利，但这对同事太粗鲁了，你的反应过于强烈并用语言攻击他，这样的指责只会加剧坏情绪。一个简单的拒绝就可以。

有效地说：“不”

下面提供一些拒绝不合理请求时应该说和不应该说的建议：

应该：

- 回复的第一句话明确表示拒绝，求助人能够马上得到清楚、直接的回答。
- 简洁地指出说“不”的理由。
- 表达你对求助者所处困境的理解。
- 时机合适时提出解决方案。
- 构思你的回答，然后以直接、冷静、礼貌的方式表达。
- 遇到攻击性请求时保持客观事实，始终如一地加以拒绝。

不应该：

- 遇到攻击性请求时以不简洁的理由拒绝会产生疑问，有可能被迫接受。
- 在拒绝的时候口吃、停止或者犹豫，会暴露你的不确定性。
- 长时间失去眼神交流变换姿势，这种非语言表现了你的犹豫。
- 提高音量是生气的躯体暗示。拒绝是你的权利，但没有必要用敌意来保护你的权利。

敢于坚持原则

表达拒绝时，有时即使立场坚定也很难找出适合的语言。Bernt 和 Evans(1992)提供了一些有用的语句：

"不！"

"不，谢谢，我不能，我从来没做过，也不想开始做。"

"我不会做。"

"我没有这么做的习惯……"

"我通常这么做……"

"作为我的处事原则，我……"

有时候患者认为推荐的治疗是不合理的，他们怎么说"不"呢(方框24-1)？

方框 24-1 患者的拒绝

需要时间去学习更多的东西： 胃分流术是外科推荐的减肥方法。"外科手术对我来说非常可怕，你能否讲一些成功的例子，或者一些支持的团体，我能从中学到更多的东西。"

需要第二个建议： 我对这些不确定，从我的角度看，我想要第二种观点。

对药物说"不"： 一个患关节炎的妇女有些不舒服，她看到某些药物的副作用，并觉得有时候治疗反而加重了症状。"我现在不想治疗了，我还是去俱乐部健身吧。"

摘自：Breitman P，Hatch C. *How to say no without feeling guilt*，NewYork，2000，Broadway Books.

95 岁著名的 Peter Drucker 专家，认为领导者需要目的驱动，能够建立任务，对不支持任务的请求敢说"不"(Karlgaard，2004)。

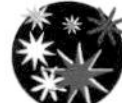

返回本章开头的"主动学习"，并写下你的答案

练习拒绝不合理的请求

日志/技能构建：练习 1

如果你还在受如何拒绝不合理请求的困扰，那么尝试在你的日记里每天做一个简短的记录，描述你拒绝无理请求的进展。

创造性表达：练习 2

回想你遇到不合理请求的情景。用记号笔、彩色铅笔或蜡笔，选择一种颜色，画图来反映你的感受。检查你画的东西，用其他颜色来涂改你拒绝不合理请求或你正在做出不合理请求的情景。重复以上练习，比较两种情景的区别。

应用：练习 3

阅读下面的情景，给出果断的拒绝。与同学进行比较，把你们的想法集中到一起，选出最果断的拒绝。

1. 一个患者想要你的家庭电话，当他需要咨询的时候，可以给你打电话。出于个人隐私的考虑，你的原则是不把电话号码给患者。

2. 与你一起值夜班的同事想打个盹，让你照看他的患者、帮忙接电话及留心夜班查岗。你觉得这个要求不合理，因为如果有事情发生，需要两个护士解决，这是你们两个人共同的责任。

应用:练习3(续)

3. 一位留院观察的戒毒患者,问你是否可以和探视者去咖啡馆喝咖啡,你希望他继续待在病房,以便病情观察。

4. 一个每周来点滴一次的患者问你是否每天他能晚来15分钟。推迟时间会给你带来不便,意味着你将晚下班,赶不上公交车。

5. 一个和你住在同一个地方的同事问是否能搭你的车上下班。开车的那段时间是你每天唯一能享受的安宁时刻,在车上与别人谈话,你会觉得有压力。

你也可以应用最后一个场景来口头练习拒绝。场景梗概为:一个人扮演管理者,一个人扮演护士,第三个人通过果断的拒绝给予管理者反馈。

技能构建:练习4

三人一组,一个人提出请求,另一个拒绝请求,第三个人提供反馈信息,请求的内容不限,但请求的态度应该坚定。为达到训练的目的,鼓励使用攻击性请求。拒绝者努力使用果断的拒绝方式,遇到攻击性请求时,尽力坚持立场。反馈者针对拒绝者的果断能力提供反馈信息,指出拒绝者需要更果断的地方。完成角色后彼此汇报,下面的询问用语供参考。

向拒绝者询问:

1. 你能完成或保持果断拒绝吗?

2. 在哪些地方难以果断拒绝?

3. 为表现得更果断,你如何克服这些障碍?

向请求者询问:

技能构建:练习4(续)

1. 拒绝者用哪些方式使你确信他的态度是坚定的?

2. 哪些地方存在果断问题,如何提高?

保证每个人能够轮转角色,并在每次轮转后听取汇报。

技能构建:练习5

回顾那些可能对你拒绝无理请求有用的话,在 http://ramonacreel.com/2010/02/12/who-wants-to-get-organized/20-ways-to-tell-someone-no/网站阅读关于"20种告诉别人说"不"的文章。例如,"我觉得不舒服。"在你日志里记录下你的想法。

案例链接……

护理工作拒绝匆忙

在今天这样一个维护健康、择优选择医疗机构的时代,保险扩大了医疗服务人员能够为患者服务内容的范围。我试图让自己站在患者的角度,来做这些超出护士职责的事。尽管要告诉患者及他们的家属医疗保险的问题要花费很多时间,但他们非常感激我这样做。我向他们介绍这些与费用报销有关的问题或告诉他们谁能帮他们解决这些问题,他们经常告诉我这对于他们来说感觉很特别,他们认为这是关心患者的一种表现。•

参考文献

Balzer Riley J: *Saying what you mean and meaning what you say.* Workshop presented at the Faculty Development Institute, Scottsdale, AZ, 2002.

Berent IM, Evans RL: *The right words: the 350 best things to say to get along with people*, New York, 1992, Warner Books.

Buitrago R: How to "just say no" to a patient, *Clinical Advisor: for Nurse Practitioners* 16(9):92, 2013.

Chenevert M: *Pro-nurse handbook: designed for the nurse who wants to thrive professionally*, St. Louis, 1997, Mosby.

Creel R: *20 ways to tell someone 'no.'* http://ramonacreel.com/2010/02/12/who-wants-to-get-organized/20-ways-to-tell-someone-no/ (Accessed 1/8/15).

Ellis A, Powers M: *A guide to rational living*, Hollywood, CA, 1998, Wilshire Book Co.

Hedberg AG: Strategies and tools for personal growth and health awareness. In Hedberg AG (ed): *Forms for the therapist*, St. Louis, 2010, Elsevier.

Karlgaard R: Conversation with a giant, *Forbes* 174(12):45, 2004.

Levine B: How to say no gracefully. http://www.womansday.com/life/etiquette-manners/how-to-say-no-gracefully-113856 (Accessed 1/8/15).

Mackay H: *Beware the naked man who offers you his shirt*, New York, 1996, Ballantine Books.

McDonald G, Jackson D, Wilkes L, et al: Personal resilience in nurses and midwives: effects of a work-based educational intervention, *Contemp Nurse* 45(1):134, 2013.

Oxman AD, Sackett DL: Clinical-trialist rounds: 15. Ways to advance your career by saying "no"—part 3: how to say "no," nicely, *Clinical Trials* 10:340, 2013.

Paskin J: How to handle a crushing deadline, *Money* 34(11):44A, 2005.

第二十五章

与苦恼患者和同事自信、负责任地沟通

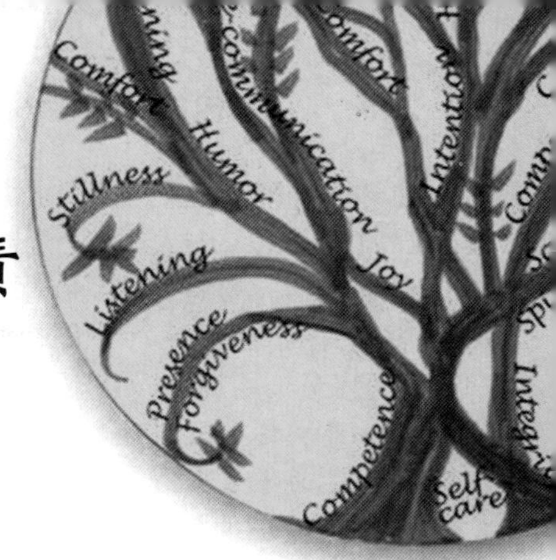

康复需要时间。为了恢复健康，为了找回快乐，我们需要加快这一过程，勇敢向前。对于我来说，康复就像一个花园：之前你可能什么也看不到，但给予它足够的雨露、阳光、养料和除草之后，播下的种子就会在土地下面开始生长。

Nancy Guilmartin(2010)

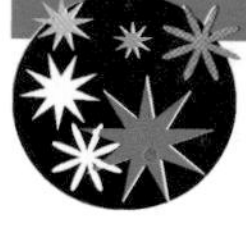

主动学习……

接受旅程中的变革过程：如何与苦恼患者和同事自信、负责任地沟通

在阅读本章时，请思考以下问题，并写出你的答案。

写出你在本章中所学到的知识。

这些知识如何影响你的护理实践？

你将如何运用这些新知识或技能？

想一想……

学习目标

1. 讨论护士对痛苦的患者及同事的影响
2. 情境评估，从多种情景中找出自信的反应
3. 参与练习，与痛苦的患者及同事建立自信的沟通策略

生气的、悲伤的、高兴的、害怕的……护士成为人类所有感情的见证者

从患者确诊为癌症到开始接受治疗，最终患者或者生存或者死亡。整个过程护士一直在其身边。焦虑、生气、悲伤、恐惧、否认，有时充满希望与喜悦，有时充满悲伤，这些情绪伴随着每一位患者。有些人会抑郁，感觉孤独，或者出现精神危机(Dean 和 Street,2014)。

当患者或护士感到苦恼时，沟通受到阻碍，这可能导致护理质量下降和投诉增多(Jack 等,2013)。Watson 2008 年介绍的关怀学，呼吁我们关注并且支持积极和消极情绪的表达(Gallagher-Leak 和 Kubsch,2009)。除非消极的患者或同事给予我们积极的反应，否则护士会由于他们的消极而产生压力。我们正在学习承受来自我们自身的、同事的、

患者的痛苦,我们试图在经验中寻找方法(Pollock 和 Sands,1997)。护士能够见证痛苦和沮丧。有些痛苦是在某些情况下固有的表现,比如接到一个可怕的诊断、持续地不舒服、甚至长期疼痛及治疗的不良反应等。另外一些可以避免的痛苦源于不到位的护理。通过明确的任务完成有效的、高质量的、富有同情心的护理是患者和护士的共同心愿。

患者会通过语言及非语言来表达他们的痛苦。健康状况、疾病、住院情况的变化是患者痛苦的来源,他们失去镇定表明他们正在被目前发生的事情所困扰。

不断变化的医疗卫生服务环境增加了护士自身及同事的压力。此外,护士有可能受到患者情绪的影响,导致倦怠情绪。护士发现自己没有正能量,生活失去激情,甚至在上班时间不断地谈论患者。我们及患者对痛苦做出的反应和个人成长经历、文化水平及社会经验有关。我们体验过时间的紧迫、情况的紧急以及不曾预料的变化(White 等,2010)。我们需要发明一些方法,使自己在不产生困扰的前提下来安抚这些陷入困境的同事和患者。保持对他人的敏感,使我们能够以一种关心的方式做出回应,而不会被影响,这是护士面临的重要挑战之一。

健康专业人士所经历的人际关系问题清晰地表明:对情感问题的看法会影响我们的个人能力。护士可能会忽视对情感要求的反应,这种现象称作情感疲劳(Vaughn,2001)。情感疲劳可能来自我们自身(感觉不确定或不知道如何行动)或受其他人(感到自己苦恼)的影响。

案例链接……

治疗方案:专业知识

“有一个 11 岁的男孩,医师从他的脊髓中切除了一个良性肿瘤。他的要求总是很高,人们说他是被宠坏了的小孩。一天,我刚好有点空闲时间,就去病房看他。我们拿出他的科普书籍,一同讨论他的手术及他的担忧。从那以后,他不再紧张害怕,成为受大家喜欢的孩子。” ●

建议护理人员建立有效的防护屏障来对抗痛苦,或对他人的不适变得不敏感,因为在日常的护理工作中遇到很多类似的情况。如果我们对他人的痛苦过于在意,我们自己就有过多的情感负担并受其影响。如果我们忽视或低估他人的痛苦,我们的帮助就会缺少感情。一些护士在护理苦恼患者的过程中感觉无助,其他护士则迁怒于患者或同事,责怪其不能自己解决问题。对自己不足之处的思考,或对他人行为是否得体的判断,阻碍了我们站在别人的角度考虑问题。

Kaufman 和 Wetmore(1994)认为四类常见的事件是产生压力的原因:失去控制、变化、威胁的感觉和没有希望。当护士面对苦恼患者时,这些便成了问题。问题本身不是问题,而是我们对问题的反应。沟通技巧的学习意味着如果我们说的是正确的,患者或同事会有一个认同的表现。换句话说,他们会立即明白我们的观点,并持认同的态度。可以从一个新的角度看待这个问题。也就是说,要形成一种新的观念,要认识到苦恼并不是一种失败和缺乏依从性,而是一种机会,对护士来说是一次学习他人经验和建立有效沟通新技巧的机会。

事实上,我们需要保持足够的冷静才能理解他人的苦恼行为,尽量不去评判,要适当表示同情,保持清醒的头脑以便负责任地对待他人。Ascher(1994)在她的回忆录里描述了对哥哥去世的悲伤之情,她的哥哥死于获得性免疫缺陷综合征,她画了一幅画表达她的痛苦,她把这种痛苦定义为“失重的景象”。谈到她的家庭时她这样说:

> 我丈夫不知道我在这里漂泊……他们依然通过正常渠道不断地与我沟通,就好像我们每天的生活一如既往地平静一般。悲痛是无法用语言来形容的,我只能用符号来代替,皱眉毛,缩紧嘴唇等。但当那些爱我的人祈求道:“你是否要和我谈谈?”,我说“不”,然后离开。我能说的只有:“哎唷”我能说的只有“疼啊”,但语言似乎显得微不足道。悲伤是发自内心的,是一种伤痛。

Ascher 将此称为“进程麻痹”。我们必须对遭受苦难的患者及其家属保持同情，与此同时，对待遇到类似情况的同事也应这样做。

如何提高与苦恼的患者、同事沟通的技巧？

在本章的结尾部分列出了一些具体的案例来帮助你解决面对这些苦恼患者和同事的方法，评估这些案例，确定要求，并选择最自信和负责的沟通策略。Dean 和 Street（2014）总结这个模型为识别、探索和治疗行动。这是一些值得阅读和回顾的观点。

与苦恼患者的沟通

步骤 1：资料评估

1. 回顾以下情形，根据患者的想法、感受和需要做出自己的评估。

James 先生，58 岁，狂热爱好狩猎，一直在当地医院附近的树林里狩猎。一天，当他攀爬陡峭地形时，从一个 15 米高的斜坡跌落，造成多处多重擦伤和划伤，他的眼镜也被摔破了，今天他被送到你所在的医院进行整夜观察。当你值晚班时，进入他的房间作自我介绍：

你说：“下午好，James 先生，欢迎到我们医院来就诊，很难过看到您发生这样的不幸，您怎么样？”

James 先生：“我要在这里待多久？你能把电话给我吗？我需要和我妻子联系，让其他人把我的另一副眼镜拿来，没有眼镜我不能开车，不能做任何事情。你给我电话，我准备离开这里！”

James 先生提高嗓门对你说话时，他的手紧握着床单，看起来很激动。

2. 在另一张纸上写下对他思想和感受的评估。作为他的夜间护士，James 要求你做什么？

> **智慧库**
>
> 诗歌是一些人释放痛苦的途径。Ken Saulter，患有记忆力缺失症，他在老年痴呆护理创新（2010）中发表一首诗，他的妻子认为这是一首对于他们关系非常重要的诗歌，当你读“我们之间”时请体会一下用写作来表达痛苦的方式。
>
> ***Between Us***
>
> Lossing my memory,
> Losing my memory to a terminal disease,
> Is getting to be a problem.
> Like when I'm in a group
> And people talk to me and then,
> Suddenly I fall silent,
> While my brain skips a beat.
> We know it's not a simple senior moment.
> Eyes divert to shoe laces or thereabouts,
> Anywhere else but the ceiling.
> The moment becomes one of deep discomfort.
> And here I am, a fration of a person,
> A clown without make-up or costume,
> Waiting giant seconds to recover
> I'm told I will not remember
> These bricks of separation
> In the wall that is, regrettably,
> Being built between us.
> I worry a lot about forgetting habits, like my locker combination, after 20 years of use.
> And then, someday maybe, remembering where I live;
> Or, luckily, maybe not,
> But, against our will,
> The wall keeps getting higher and higher.
> Yet I keep on living, accepting the losses and
> Focusing on what I've got, and you.
> And trying to lower the wall between us
> Or slow it down,
> Or build a gate,
> Or do something.
>
>

3. 将你的评估与下面的评估做比较：

想法：James 先生认为他不能没有眼镜，他必须联系到他的妻子，这样才能把他的眼镜带来。

感受：他感到烦恼，他不能读书、写字、开车。他感到自己被困在一家偏远的医院，他非常想告诉他的妻子关于安排他离开医院回家的事情。

需求：James 先生想让你知道他被困在陌生的医院，对他来说是件十分痛苦的事。他正试图告诉你，没有眼镜他不能做任何事情，他希望你帮助联系他的妻子。间接地说，他可能想更加舒适一些，他想在这个陌生的地方有像在家一样的感觉。

4. 对这些事情你做出正确的评估了吗？如果没有，请重新阅读最初的资料，重新评估认识和情感。如果有，请进行步骤 2。

步骤 2：沟通的策略和期待的结果

5. 你已确定 James 先生需要理解、行动和舒适。在纸上写出你将如何与他进行沟通，以向 James 先生表示你愿意满足他的需求，要表明你的看法和预期结果。

6. 下面与你的建议进行对比：

适当地满足 James 先生的要求，理解他的行动，以一种热情的、真诚的、尊重的方式来表达你对他的关心，使用移情的回应方式确保他知道你理解他的困境，这样会减少他因反复说明他的烦恼而带来的尴尬。如果他的过激行为激怒了你，让自己保持平静，关注令他苦恼的原因，使用自我对话的方式并且想象已准备好果断和负责的沟通策略。

这种策略可以帮助 James 先生放松并感觉适应周围环境，他会变得平静，能够忍受所处的环境。你对他需求的顺从性促进了相互间的信任，使关系融洽。

步骤 3：沟通策略的实施和评价

7. 现在你必须对 James 先生做出回应，形成自己的答复，写在纸上，放在手边便于参考。

8. 在这一点上你有机会把你的答复与下面的选项做比较，查看每个选项的内容，同时转至本章的末尾部分，阅读每一条评论。

当你重新看这些评价内容时，寻找那些与你对 James 先生需求的评估内容和沟通效果相一致的内容。（请注意，选择不按字母顺序列出。这是为了避免未对每个反应做出有益的评价前就已快速浏览完所有答案。）

选择 A：“你应庆幸你还活着，如果当时那个农夫没有听见你的求救声，没拖着你走出峡谷，你也许会在外面受冻很久。你不要这样对我说话，我听见了，我会把电话拿给你。”

选择 Z：“来到陌生的地方，什么都不熟悉，的确是件很难的事情。我能理解你的感受，我会把你的电话拿给你。”

选择 F：“你的脸变红了，紧握双拳，然后分开双脚，低下了头，告诉 James 先生，你会把电话拿给他。”

选择 S：“我确信你现在非常想和你的妻子联系，让她把你的眼镜拿过来，然后回家，我会马上把电话拿来。我能想象到没有眼镜对你来说是多么难受的一件事，所以请让我们知道，如何让你在拿到眼镜之前感到舒适。”

9. 在你发现最有效的沟通策略并找到其他沟通方式都不能令人满意的原因之后，返回到这个练习的最初部分，在果断性和责任性方面评价你的答复。

与烦恼同事的沟通

步骤 1：评估资料

1. 查看下列资料，说明你对同事的感受和情感的看法以及同事想从你这里得到哪些需求。

Joe 是内科病房的实习医师，你在这里学习 6 周了。因为你们同为学生而且在同一个病房，你们成了好朋友。这天 Joe 看起来有心事,你注意到他与往常不太一样。他厉声斥责你,因为你没有为患者做好体检准备,尽管他并没有提醒你他的计划,后来他靠近你说了以下的话:

Joe:"Shirley,我很抱歉早上那样跟你说话,那不是我。Dayle 发现她怀孕了,我现在想的只有这件事情。我无法想象我将成为一名父亲,我没有处理过这样的问题,我是指在实习期间成为一名丈夫。从两天前发现到现在我一直在想这个问题,我不敢想象,我不能入睡,一直不能相信这件事。我不知道该如何去做?我们想要孩子,但为什么是现在?"

2. 写下你对 Joe 想法和感受的评估。想一想作为同事,他有哪些需求。

3. 与下列评估进行比较:

想法:Joe 知道他的妻子怀孕,并且意识到这件事是他现在所不希望的,也是不被期待的,这个消息也使你十分惊讶。他想成为父亲,但认为这个时间不合适。

感受:他对那样和你说话表示抱歉。主要原因是他对妻子怀孕这件事还没有做好准备,担心他不能处理好成为父亲这样的角色,他没有办法一下承担两个角色:即父亲和实习医师。他好像有些疲惫,他不能入睡,他很苦恼。

需求:Joe 希望你接受他的道歉,他希望你能理解他妻子怀孕对他生活的影响,他可能间接地需要为现在的困境找到出口。

4. 你是否根据这些事实对 Joe 做出了正确的评估?如果没有,请回到原始资料处并开始重新评估,如果有请继续步骤 2。

步骤 2:沟通策略和期待结果

5. 你明白 Joe 希望你能理解这件事对他产生的影响,并接受他的道歉。哪一种沟通行为是你所希望的结果,并对照你给出的建议。

6. 与下列对比你的沟通策略:

温暖的安慰能让他感觉亲切,而不是怀有敌意。满意的答复能传递你对 Joe 的理解。应用自我表露技能,告诉他自己怀孕时也有一个适应过程,这让他产生希望,他也能及时地适应。

这对满足 Joe 的需要是适当的。这种策略将使 Joe 感觉放松,表明你理解他这种爆发的理由,你已经原谅了他。把这种感情在第一时间告诉他,会使他感觉舒服。

步骤 3:进行沟通并进行效果评价

7. 现在你必须对 Joe 做出回应。做出应有的答复并写下评估内容,以便对下一步进行指导。

8. 在这点上你有机会与下面的选项进行比较。查看每个选项的内容,同时转至本章的末尾部分,阅读每一条评论。

当你重新来看这些评价内容时,寻找那些与你对 Joe 需求的评估内容和沟通效果相一致的内容。

选择 T:"没有问题,Joe,我们所有人在这个时候都会苦恼的。"

选择 F:"Joe,我原谅你,我知道你妻子怀孕让你感觉苦恼,现在这件事占满了你的生活,当你为做好老公的角色和开创事业焦头烂额时,突然需要承担一个父亲的角色,你可能会不知所措。我也一样,当我第一次怀孕的时候感觉非常吃惊,但在之后的几个月我开始接受了这个现实,最后我甚至开始期待孩子的降生。"

选择 V:"没什么,Joe,但是不要让它再发生了,在早晨你的举动真的吓了我一跳。你妻子怀孕是个好消息,你要成为父亲了,不是吗?我喜欢为人父母,我知道你也一样,再过几周就会适应了,会变得好一些。"

选择 O:"Joe,我接受你的道歉,这很简单,因为你为了这件事而苦恼。事情总会变好的,你会接受这个想法的。"

9. 在你发现有效的沟通策略以及其他沟通方式都不能令人满意的原因后,回到练习的最初部分,在果断性和责任性方面评价你的答复。

与悲伤或忧郁的患者沟通

步骤 1:资料评估

1. 查看下列资料,写出你对患者想法和情感的看法,说明你认为同事想从你这里满足哪些需求?

Jim 是一位 18 岁的患者,在足球比赛中摔伤了腿,刚接受了外科手术。Jim 是一个全明星运动员,他知道在这一年他不能再参加任何比赛了,他非常担心由于这次受伤而影响他在学校的领先位置,他每天都考虑他是否能跟上节奏。今年是他在高中的最后一年,他非常担心他的平均分可能会落后,因为申请足球奖学金对他来说十分重要,他感觉非常失落。

护士:早上好,Jim,感觉如何?

Jim:不是太好。

护士:怎么了?

Jim:噢,怎么说呢? 我没有希望了,我所有的计划都泡汤了。(他的目光尽量不与你接触)

2. 拿一张纸写下你对 Jim 想法和感受的评估,作为他的白班护士,想想他有哪些需求?

3. 与下列评估进行比较:

想法: Jim 认为他的学习和运动的希望不能实现,在他这个年纪,这种伤害似乎是一场灾难。

感受: Jim 的感受可能很复杂,现在他对于将来感觉没有动力和希望。计划受到了干扰,他十分沮丧与绝望,对任何事都变得冷漠。

需求: Jim 希望你理解他的感觉,他可能也想得到帮助。

4. 你是否根据这些事实对 Jim 做出了正确的评估? 如果没有,请回到原始的资料并重新开始评估,如果有,请继续步骤 2。

步骤 2:沟通策略和期待结果

5. 你明白 Jim 需要理解和告知,在另一张纸上,写下你要采取的措施,指出你的建议达到的预期结果。

6. 与下列资料比较你的沟通策略:

Jim 的反应是合理的,这种反应是适当的。温暖和真实感可以传递你对他的关心,特别的关注可以表达你真的理解他的处境。当你与 Jim 谈话时,不要作任何其他动作,只面对他,注视他。如果他的绝望让你产生了消极的感觉,先放松一下,想象自己用充满爱心和建设性的方式来面对他。如果必要,可以使用自我谈话的方法提醒自己:如果某个患者悲伤,你可以进行治疗。

这种策略使 Jim 有一种被关怀的感觉,给他说话的机会,这种预先设计的干预帮他释放情感。

步骤 3:沟通效果的实施和评价

7. 现在你必须对 Jim 做出回应,在另一张纸上写下你的答复,放在身边以便过后参考,对下一步进行指导。

8. 在这点上与下面的选项比较,查看每个选项的内容,同时转至本章末尾部分,阅读每项的评语。

当你重新看这些评价内容时,寻找那些与你对 Jim 需求的评估内容和沟通效果相一致的内容。

选择 K:“Jim,你很年轻,过不了多久你就会重返你的球队和学校。来吧,坚持住,Jim,振作起来,没有什么值得沮丧的。你要向好的方面看,在我们的生活中总会有不如意。我也是如此,你已经迎来新的开始,最坏的时光已经过去了。”

选择 B:“Jim,我很担心你,不要总被伤痛困扰,好吗?”

选择 Q:“你很难过,对吗? 你的腿骨折了大家也很难过。或许你担心生活中会遇到麻烦。也许你不这么认为,但你很快就会回到学校的。适应发生在自己身上的意外是需要时间的。来看望你的人那么多,我相信不难找到一个朋友向他咨询学校发生的一切。

需不需要找个人来聊一聊?"

选择 X:"Jim,你有这样的感觉我很难过。"

9. 在你发现有效的沟通策略以及其他沟通方式都不能令人满意的原因后,回到这个练习的最初部分,在果断性和责任性方面评价一下你的答复。

与悲伤或忧郁的同事沟通

步骤 1:评估资料

1. 查看下列资料并评估同事的想法、感受和需求。

Petra 是你了解和喜欢的同学,你们两个在护理专业的同一个班级。巧合的是,你们在过去的一年半中有相同科室的轮转实习。现在你们在肿瘤科工作,每天要面对很多死于癌症的患者。在过去的一周内,Petra 开始变得安静。她看上去很冷淡,无精打采,与她平常的活泼开朗形成鲜明对比。在一天早晨的咖啡时间,你询问了她的感觉,她的反应如下:

Petra:为癌症患者工作,我认为不是个好主意,我认为不应在这上面花很多时间。以前,我曾认为护士能够治愈患者——为他们带来希望。现在我却眼睁睁看着这些患者死去,没有任何办法,这很令人沮丧。我该如何忍受这样的事?每天晚上回到家,我便想这些事情,这是生活吗?我们所做的一切似乎都是没有意义的。

2. 写下你对 Petra 想法和感受的评估,作为她的同学想想她有哪些需求?

3. 与下列评估进行比较:

想法: Petra 认为如果单纯依靠化学治疗或放射治疗等手段,短时间内延续患者的生命是没有意义的。她想知道你如何处理这些看似无用的事,她想知道以这种绝望的态度是否还可以继续从事护理行业。

感受: Petra 对她每天在病房见到的死亡感到无助和悲伤。当患者生命即将结束的时候,她对这种护理上的无助感到震惊。她好像不能关注那些有所好转的患者或者试图短时间内延长生命的患者,她非常担心自己的这种感觉,她不想继续成为一名护士。她对死亡充满了恐惧,想知道如何处理类似的感觉。

需求: Petra 想让你理解并接受她的感受,她向你询问如何处理类似感受的信息,以不影响她成为一名护士。确切地说,她正寻求如何让这种不良感觉消失的方法。

4. 你在分析了 Petra 的实际情况后,是否对她现有的情况做出了评估?如果没有,请返回到最初的简介当中,重新对其进行评估以获得有效的信息。如果评估有效,请继续步骤 2。

步骤 2:沟通策略和期待结果

5. 你确定 Petra 需要得到别人的理解。指出你要用的沟通方式和你所期待的结果,写下你的建议。

6. 与你的建议进行比较。

对护理的感受和对死亡的恐惧困惑着 Petra,尊重和接受她努力工作的事实是非常重要的。恰当地回复她的请求,以温暖和尊重的方式传递你的关心,表示你对她的问题没有负面情绪。准确、真诚的移情表示你理解她对死亡的恐惧。你可以运用适当的自我表露技巧,表示你愿意和她分享她的感受。如果你邀请她和你一起来讨论生活的意义,你可以委婉地告诉她如何开始新的生活。

这种方式可以使 Petra 有被理解的感觉,可能使她重新找到个人和职业的关键所在。她的悲伤不能立刻好转,因为她面对着重要的哲学问题,但是这种沟通过后可以指导她找到答案。

步骤 3:沟通效果的执行和评价

7. 现在你必须对 Petra 做出回应,写出你要回应的内容,以便下一步进行指导。

8. 在这点上把你的建议与下面的选项进行比较。查看每个选项，同时转至本章末尾部分，阅读每项的评论。

当你重新看下面的选项时，寻找那些与你对 Petra 需求的评估内容和沟通效果相一致的内容。

选择 W：你想知道护理的意义是什么，就像现在我们面对的患者是处于疾病末期、生命即将走向尽头的人。当我感到没有希望的时候，正如现在的你一样，我会尽力调整我的希望。在这里我们看到的只是这座城市的一个缩影，还有许多健康状况不佳的老年人积极地活着。虽然我们需要做的工作很多，其中我们必须做的就是转变观念，死亡也是生活的一部分。我想我们可以在面对死亡时调整好自己，我更愿意相信我能帮助患者每天都健康地生活着，直至死去。我想他们与我们在一起的时间是他们生命当中特殊的一段时光。他们希望我们能够倾听他们的声音。家人和朋友不能总是为他们提供帮助，这些想法使我感觉更有成就感，你是怎么想的呢？

选择 C：“Petra，你现在看上去很悲伤。如果没有我们的照顾，这些患者也会很悲伤。每一个人都必须面对死亡，你必须接受这个现实，Petra。”

选择 L：“你看起来很低落，我们谈一些有意思的事情，让你振作一下吧。你和 Gary 这周五去看曲棍球比赛了吗？”

选择 P：“Petra，我要告诉你在轮科过程中要做的事情，有一些事情你可以和 Gary 一起去做。我不知道说什么，Petra，有些事情必须面对。我知道这是很难接受的一件事，一些患者即将死去，但也有一些人好转。当你轮转到下一个科室的时候你会感觉好一些。”

9. 在你发现有效的沟通策略以及其他沟通方式都不能令人满意的原因后，回到这个练习的前面部分。评价你的建议是否合适，是否正确反映出事实。

与哭泣患者的沟通

步骤 1：评估资料

1. 根据下列资料评估患者的想法、感受和需求。

Urst 夫人，35 岁，刚刚生了第二个孩子。她和孩子都很健康，她的丈夫和他们 8 岁的儿子很激动，因为他们家添了一位新成员。你刚好进入她的房间，发现这位夫人正在哭泣。她刚经历这次生产，眼睛哭得红肿。

你：“噢，Urst 夫人，你看上去很难过，怎么了？”

Urst 夫人：“……（抽吸鼻子，笑过之后又开始哭泣）。我忍不住想哭，我明白我已经是两个孩子的妈妈了……（抽吸鼻子）我怀孕九个月，但是现在我想知道我该如何做。我已经忘记了作为母亲该做的事情，如果待在家里我就会忘记一个秘书该做的事情。我为什么要把自己陷入这种困境呢？噢，很抱歉我让你担心了，我想我得了产后抑郁症。”

2. 写下你对 Urst 夫人想法和感受的评估，作为她今天的负责护士想想她有哪些需求？

3. 与下列评估进行比较：

想法：Urst 夫人认为对她来说成为两个孩子的妈妈有些困难。她想她犯了个错误，就是生下第二个孩子，她觉得自己的反应让你有压力。

感受：Urst 夫人有些混乱和苦恼。成为第二个孩子的母亲她有些不知所措，她担心因为这个孩子，可能放弃秘书的工作，回到家来照顾孩子。她因情绪失控而感到尴尬，怀疑自己得了产后抑郁症。

需求：Urst 夫人想让你理解她不知所措的原因，但是她不想你更深入地了解她的生活细节，她相信自己得了产生抑郁症，她很抱歉给你带来了压力，她希望你重新为她评估。

4. 分析了 Urst 夫人的实际情况，是否对她现有的情况做出了评估？如果没有，请返回到最初的简介，重新对其进行评估以获得有效信息。如果评估有效，请继续步骤2。

步骤2：沟通策略和期待结果

5. 你已经获知了Urst夫人的感受和有关她的信息，选择一种沟通方式解决她的需求。写下你所期待的结果和建议。

6. 与你的建议效果进行比较。

热情对于被苦恼所困扰的Urst夫人来说是恰当的护理方法。使用移情、非评判的方法，尊重她的隐私，理解她同时作为孩子母亲和员工的压力。这表明你理解她的感受，这与她荷尔蒙失去平衡有关。你的观点是她可能更愿意工作，你相信了解她的感受。这种沟通效果使Urst夫人感觉被理解，避免了尴尬。另外，你的安慰让她产生希望，觉得自己能够应对事情。

步骤3：沟通效果的执行和评价

7. 现在你必须对Urst夫人做出回应。做出应有的反馈，写下这些评估内容，以便对下一步进行指导。

8. 在此基础上与你的建议反馈进行比较。查看每一个反馈的内容，同时转至本章末尾部分，阅读每项内容。

当你重新看这些评价内容时，寻找那些与你对Urst夫人需求的评估内容和沟通效果相一致的内容。

选择D：“Urst夫人，对于生产之后的女人来说，哭泣是很正常的反应，事情总会结束的。很多母亲得了产后抑郁症，我经常看到这样的事情，所以不必为此感到不安。”

选择I：“哭泣不利于哺乳，当你成为孕妇之后你就必须注意这一点。回家之后你就会感觉好一些了。”

选择R：“见你这么难过我也不好受，Urst夫人，我一会儿回来。”

选择Y：“Urst夫人，你的眼泪使你看上去像得了产后抑郁症，我们现在要做一些调整。在工作和成为母亲这两个角色之中我们要制订一些可行的计划，给我一些时间为你制订新的计划，我保证当你适应了之后你可以重新工作。我有时间，你是否愿意现在和我谈一谈。”

9. 在你发现有效的沟通策略以及其他沟通方式都不能令人满意的原因后，回到这个练习的最初部分。评价你的建议是否合适，是否正确反映事实。

与哭泣同事的沟通

步骤1：评估资料

1. 根据下列资料评估同事的想法、感受和需求。

Don是你所工作的康复病房的一名长期护士，当你到办公室取钱包时发现他双手抱头坐在椅子上。当他看见你进来时，他迅速擦干眼睛，扭过头，不让你看见他的脸。他拿了块纸巾擦了鼻子，说：

Don：“进来，Kathy。我猜你看见我哭了，我不能接受Kent先生的死。我真的以为他能挺过去，我不相信他已经死了，他康复得很好，我想念他过去在病房的日子。”

Don所指的Kent先生，是你所在康复科的一位年长患者，他昨天因心跳停止转入急诊科。Kent先生在这个病区住了8个月之久，在这段时间内他以自己的方式生活着，有时他很自我。他很受人欢迎，是我们团队中的一员。同事Don是Kent先生的指定护理人员，因为他需要一名男护士，他们在一起愉快地讨论政治。

2. 写下你对Don的想法和感受的评估。作为他的同事，他对你有什么需求。

3. 与下列评估进行比较：

想法：Don真的很难相信Kent先生已经死亡，因为Kent先生在转出之前病情有所好转，这看似不可能发生的事毕竟发生了，Kent先生死于心脏问题。

感受：Don由于患者的死亡而感觉震惊和悲伤。他无法接受，因为Kent先生病情看起来有所好转。他想念 Kent 先生,甚至长时间不开心。

需求:他邀请你进入房间,自我敞开心扉,并诉说给你听,他需要理解和关心。

4. 你的评估是否准确反映了事实?如果没有,请返回到最初的简介中,重新对其进行评估以获得有效的信息。如果评估有效,请继续步骤 2。

步骤 2:沟通策略和期待结果

5. 你已经明白了 Don 需要理解和温暖,确定一种沟通行为,解决他的反馈需求。写下你所期待的结果,写出你的建议。

6. 与你的建议措施进行比较:

移情反应表示你对 Don 哀伤的理解,表达你对 Kent 先生的尊重之情会让 Don 舒服一些。进到房间内并与 Don 在一起是一种温暖的举动,表现出对他感受的尊重。如果让你感到舒适,那么温柔的抚慰会传递你对他的关心。这种沟通效果使 Don 感觉到被理解和关心。

步骤 3:沟通效果的执行和评价

7. 现在你必须对 Don 做出回应,做出并写下你的答复,以便对下一步进行指导。

8. 在这一点上对你的建议进行比较。查看每个选项的内容,同时转至本章末尾,阅读下面对每项的评论。

当你查看这些评价内容时,寻找那些与你对 Don 需求的评估内容和沟通效果相一致的内容。

选择 G:(你坐在 Don 的身旁)"我也不能相信 Kent 先生已经死了。你们两个就像亲密无间的朋友,我能看得出来你的悲伤。当你们讨论一些政治问题时,你总是能给他带来一些愉悦。当你失去像 Kent 先生这样特殊的朋友时,这段时光是很艰难的。Don,今天,你的工作中有没有什么我可以帮助你的?"

选择 N:(取钱包后继续锁抽屉)"我一拿到钱包就要离开你了,Don。这是个可怕的消息,不是吗?"

选择 U:"我知道你很难过,Don,但是我们必须习惯面对老人死亡。今后会有另一个患者会住进这间病房,这是事实。你想和我们一起吃午饭吗?我们要去试试 Johnson 接手的那家熟食店。这对你有好处。"

9. 在你发现有效的沟通策略以及其他沟通方式都不能令人满意的原因后,回到练习的最初部分。评价你在这个题目中的评价是否合适,是否正确反映其情况。

> 洗澡水过热,肥皂液进入眼里,大理石渗水……米老鼠夜灯短路,自己咬了自己的舌头,猫也不跟我睡了。正如我妈妈所说的一样,这真是可怕的、不好的、非常糟糕的一天。
>
> **Judith Viorst, in *Alexander and the Terrible, Horrible, No Good, Very Bad Day***
>
> 智慧库

护士如何主动预防同情疲劳

我们呼吁应为苦恼的患者和同事建立一个空间。在这里他们可以缓解压力,没有恐惧,放松警惕,摘下面具(Fuimano, 2005)。这是一个没有评判的地方,是 Fuimano 称为容纳的一种管理工具。她说接纳就是没有评判,是富有同情心的护士起步的地方。当我们接受自身的独特性,才能从其他人那里学到知识。我们应怀有一种对其观点和心路历程感兴趣的心态来接近这些苦恼的人,并了解他们。但怎样才能在为其他人保留空间的同时,给予其同情支持的?思考你如何开始每一天?

每天开始工作时,你如何从情感和精神上做好准备?一些护士认为可以默默地祈祷；一些人认为深呼吸有效；一些人则打算将自己最好的一面带给别人。你所选择的这些都不是主要的沟通策略，最重要的是如何让自己集中注意力，开始繁忙、琐碎的护理工作。参阅第三部分有关自我护理的沟通策略的章节及第三十章。

返回本章开头的“主动学习”，并写下你的答案

练习与苦恼患者和同事自信、负责任地沟通

日志/技能构建：练习 1

找出几个与苦恼患者的谈话。写出简短、反思日记描述发生的事情和你的反应，包括评估你的语言和行为，及任何不同于以往的事。找出那些支持你的人与你的谈话，及谈话后你提出的建议。

日志/技能构建：练习 2

找出当你苦恼时其他人给你的温暖，写出简短的反思日记确定是什么使你感到温暖。想想他说了什么，没说什么，做了什么，没做什么。包括肢体语言、说话的声音、给你预留的时间。回顾你写了什么内容，至少确定你从中学到的三件事情，以帮助你有更充分的准备面对苦恼患者或同事。

对苦恼患者和同事的回应评估

选择 A：你选择了防御和敌意的反应。你把 James 先生原本释放沮丧和焦虑的话理解为对个人的侮辱，你做出了攻击性的反应，使你和患者之间的恶劣情绪升级，违背了你的关怀性沟通。你没有体现出对他感受的理解和困境的关注。尽管你没有满足他的理解需求，但是满足了得到手机的需求。这种反应是不自信的，显示了你的攻击性。你的爆发只能使未被理解、没获得安慰的 James 先生感到生气和窘迫。你唯一负责任的行为就是提供手机。

选择 B：你的开场白表现出对 Jim 先生的关心。不管怎样，开始的时候你将重点放在自己身上而不是 Jim 先生身上，你忽视了患者的感受，首先考虑自己，是攻击性行为。你通过暗示 Jim 不喜欢过去的自己，透露了失望和责备的意图，表现出攻击性。询问他是否意欲伤害自己说明你在夸大病症，可能怀疑你更多地关心你自己超过了关心他的痛苦。另外，这种回应不符合 Jim 先生表现出的实际情况，言过其实，因而是不负责任的。这种反应只能让 Jim 感觉不被理解或无助。你的语言说明你不想卷入可能的麻烦，导致他在进一步透露信息问题上小心谨慎。

选择 C：Petra 感觉受到审判和谴责，你的做法也许会刺痛她，这是一种评判，是贬低同事的行为。在应该如何隐藏情感以保护患者问题上你增加了她的内疚感。没有顾及到她的任何需求，这是一种不负责任的沟通。

选择 D：这种沟通也是不负责任的，因为这没有为 Urst 夫人带来任何关于母亲和职业选择之间冲突的解决方案，也没有让她意识到现在她已经是两个孩子妈妈的严峻性。你的话语明显带有侵略性和不确定性，这位夫人并没有感受到被理解和舒适的感觉，她感受到你对她不关心，她感到可能要失去一个孩子。

选择 F：这是一种负责任和认真的沟通。你的温暖和幽默向 Joe 表明了你原谅他的失礼，感觉没有被忘记和不被重视。你将注意力迅速转移到他难过的原因上，表明你理解他的现状，你的移情准确、具体，Joe 坚信你是理解他的。你表现出的这种自我暴露是很值得称道的，因为他想成为一位父亲，而你以自我的经历给了他希望。他很有可能接受你说的建议。

选择 G：坐下来这个动作表明你对 Don 的感受表示尊重，你的自我表露表明你对他因为患者死亡而感到震惊的理解。你明白双方给对方带来的快乐时光，你觉得为 Joe 工作也是很重要的一部分。你自信、负责任的表现为他提供了帮助和理解，你在整个过程中的表现是负责任的。

选择 I：这个选择带有明显的攻击性，因为这个选择指责了 Urst 夫人表现出的恐惧和疑虑。这是一个不负责任的沟通，因为与她的角色冲突和她成为两个孩子妈妈之后的震惊不符。当你发问时这位夫人感觉被侮辱了，并且对她的反应没有得到回应很生气。你提出的回家后感觉好一些的建议显得傲慢，让她沮丧。你没有尊重你关怀性沟通的权利。

选择 F：由于没有交流，你失去了对 James 先生感受表现出理解的机会。你错失良机使人失望，对患者来说，你并没有很好地传达情感并对他的境况给予理解。James 先生感觉窘困，因为你没有理解他，这种反应是不负责任的。

选择 K：这个选择是不负责任的，原因是没有很好地承认 Jim 对治疗的失望，这次反馈不能反映他的情感。这是带有评判性的交流，不仅没有对患者的悲伤做出反应，也没有保护患者的权利和你的关怀权利。Jim 没有被理解的感觉，也不会再向你咨询。他从你的脸上看到的信息是保持快乐很容易，即面对困难时振作精神。

选择 L：这种沟通使 Petra 感觉被忽视了。由于谈话内容被转移，你并不重视 Petra 的感受，你没有给 Petra 足够的理解和尊重。由于避开了对她感受的理解，所以你的沟通是没有效果的；既没有让她表现出应有的权利，也没有试图重新评估她，这种沟通没有达到效果。

选择 N：这是一个不负责任的反馈。由于没有对 Don 的反应做出考虑，你拒绝给他支持。你开朗的话语在这里是不合适的，因为将重心放在了你身上，这样的沟通效果是没有意义的，这种以自我为中心的做法对他是没有帮助的。你对 Kent 先生的死表现出缺乏真正的关心，这样的沟通效果令 Don 感到不舒适和被伤害，你缺乏对他和他所护理患者的尊重。

选择 O：你已经明白 Joe 想得到宽恕的需求，你试图向他保证你将调整这种状况。可是这没有作用，因为没有承认 Joe 的感受。这只是一种不负责任的说法，因为没有反映实际，Joe 感觉你没有真正理解他并对他做出反馈。

选择 P：Petra 可能感觉被理解，某种程度上受到告诫。最开始你比较关注自己的内疚感受，没有意识到她的改变，这种自我暴露没有关联性。这是一种攻击性的沟通，因为 Petra 的悲伤非常显而易见，对任何人来说都是可以观察到的。你的建议使她没有感觉得到帮助，你只是轻描淡写地告诉她，也许在轮转科室之后就会好一些。她希望从个人的情感暴露当中得到希望，作为同事，要掌握这些信息，你的回应仅能算是一小部分成功。

选择 Q：这样的沟通是负责任的，因为这符合 Jim 表现出的所有实际状况。他的感受没有得到认可，这是一种负责任的、朋友般的交流。这样的回应使他感觉到被理解，你所使用的语言和非语言沟通形式充分反映他的想法和感受，他有被理解的感觉。

选择 R：这种自我暴露的方式对于移情反馈来说是一个美丽的缺陷；为什么这样说，因为它自身存在着不足。Urst 夫人为什么要向你道歉？这是因为你不知道如何处理她哭泣的问题；或因为你想她可能变成原先快乐的自己；也许因为你担心她变得忧郁？这不是很积极的处理方法。对 Urst 夫人来说你没有询问她是否需要帮助就离开了。这种反馈是不负责任的,因为没有反映 Urst 的实际状况。

选择 S:这是最有说服力和负责任的一种选择。表现出你对 James 想法和感受的理解,你理解他在陌生环境中的反应。因此,在眼镜没拿到前你一直在为他提供帮助。你表现出了尊重的态度,在他需要帮助的时候允许他述说,使他可以保持充分的独立性。你及时给他电话,表现出你对他想与妻子取得联系心情的理解,对你自己的这种反应你感觉良好。你充分感受了患者的需求,利用你的职业精神为他提供了优质的护理。James 先生对你亲切的话语感到舒适。

选择 T: Joe 对这种反应感到失望。你原谅了 Joe 和他的行为,你对 Joe 的情况并没有理解,这种反馈不能反映 Joe 的心情,也不能表现对他的理解。这种沟通效果是不积极的,因为你未表现出对同事的理解及对他权利的尊重,也没有很好地应用你的沟通能力。接受他的道歉是对的,但是对所有实际状况的反馈是不负责任的。

选择 U:这个反馈是不负责任的。它表现了你对 Joe 的烦恼的理解,但是你却忽视了对他感觉的同情,你的激进方式表现出他是一个不太重要的患者。你邀请他共进午餐显示你的友好,但是违背了护理的真谛。你的方式是激进的,是对 Joe 的不理解,使 Joe 感觉生气异常。你的反馈只是一小部分负责任,因为你看到了他的悲伤,但是没有更深层次地对他的悲伤感受表现出理解。

选择 V:尽管你忘记了 Joe 的轻率,你强烈地认为 Joe 不是一个经常做这样举动的人。你对将来的警告带有攻击性,干扰了你的原谅意图。考虑到 Joe 的反应,你对怀孕这一消息的反应并没有那么强烈,因为他正因为这件事感到万分沮丧。这种沟通效果是攻击性的,不负责任的,Joe 没有感到被理解。

选择 W:你的反馈使 Petra 感到被理解和接受,同时使她明白可以有更多方法改变现况。最初你就非常理解她失望的感受,她知道你是理解她的。这种自信的策略维护了她获得有益信息的权利,你在工作中对待同事的方法可以满足你的期望,这种对需求的尊重和理解为她提供了处理类似事情的方法。正因为如此,你们的交流是在一种良好的状态下进行的。你没有对她使用强迫的手段,你流露出对她建议的高度重视,这种交流是在她自己可以掌控的形势下进行的。你的这种自我暴露和自我提升虽然未能使你实现所有重要的想法——但你让 Petra 感觉到她不是孤独的,使她试着去感受生活的目的。

选择 X:这种反应是不自信的。没有尊重 Jim 获得帮助的权利,同时也剥夺了你有效沟通的权利。由于没有领悟 Jim 陈述的具体信息,也没有与他在过去几周内的表现进行联系,你的反应几乎没有事实依据。他感觉自己的悲伤没有得到你的重视,听到你冷漠的话语,他不会再向你袒露心扉。

选择 Y:这样的反应是自信的。表明你能够胜任与 Urst 夫人的沟通。你同意产后抑郁症使她悲伤,减轻了她的尴尬,但你并没有忽视她的真正焦虑。你没有给她产后建议,但是你却询问她是否愿意敞开心扉和你谈谈,这尊重了她的隐私。你准确地应用了移情,表明你理解她的纷乱和矛盾心理。你的方式是自信的,你的语言是负责任的,Urst 夫人的需求得到了满足。

选择 Z:这种回应不够果断和负责,只是对他需求略有理解。你已表达了对他不适应陌生环境的理解,为他提供了电话。你试图自我表露,但不完全、不具体,因此没有很好地表达你的理解。你没有认识到他不戴眼镜就什么都做不了的沮丧的心情,也不理解他与妻子联系的强烈渴望。如果你试图理解他,他可能会感觉好一些,但是他仍然怀疑你是否能理解他独有的窘境。

参考文献

Ascher BL: *Landscape without gravity: a memoir of grief*, New York, 1994, Penguin Books.

Dean M, Street Jr RL: A 3-stage model of patient-centered communication for addressing cancer patients' emotional stress, *Patient Educ Couns* 94:143, 2014.

Dempsey C, Wojciechowski S: Reducing suffering through compassionate connected care, *JONA* 44(10):517, 2014.

Fuimano J: Acceptance as a management tool, *Nurs Manage* 36(10):8, 2005.

Gallagher-Lepak S, Kubsch S: Transpersonal caring; a nursing practice guideline, *Holist Nurs Pract* 23(3):171, 2009.

Guilmartin N: *Healing conversations: what to say when you don't know what to say*, San Francisco, 2010, Jossey-Bass.

Jack BA, O'Brien MR, Kirton JA, et al: Enhancing communication with distressed patients, families and colleagues: the value of the Simple Skills secrets model of communication for the nursing and healthcare workforce, *Nurse Educ Today* 33:1550, 2013.

Kaufman P, Wetmore C: *The brass tacks manager: getting down to what really counts in the workplace*, New York, 1994, Bantam Doubleday.

Pollock SE, Sands D: Adaptation to suffering, *Clin Nurs Res* 6(1):171, 1997.

Saulter K: *Living with dementia: discovering what matters most today and for our futures, 8th Lillian & James Portman Conference, Celebrating Direct Care Workers*, Livonia, MI, October 12, 2010, Innovations in Dementia Care.

Vaughn S: Burnout can strike anyone, *Los Angeles Times*, March 25, 2001.

Viorst J: *Alexander and the terrible, horrible, no good, very bad day*, New York, 2009, Athenaeum.

Watson J: *Nursing: the philosophy of science and caring*, Boulder, CO, 2008, University Press of Colorado.

White L, Duncan G, Baumle W: *Foundations of nursing*, Florence, KY, 2010, Cengage Learning.

第二十六章

如何自信、负责地与攻击型患者和同事沟通

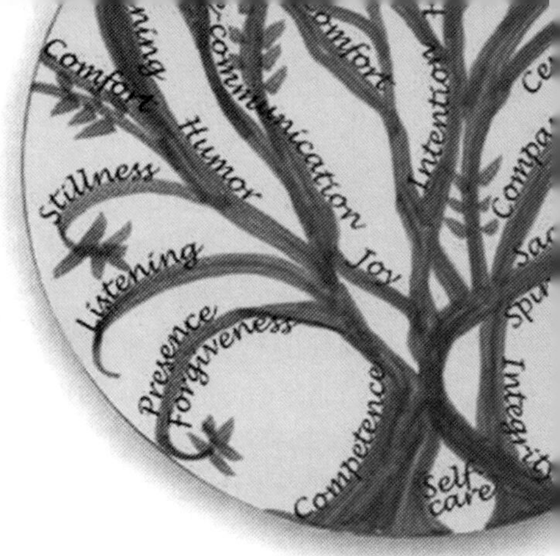

> 热情是火，欺凌是烟。
>
> **Benjamin Disraeli**

学习目标

1. 描述攻击性行为所呈现的问题
2. 明确与攻击型患者、同事有效沟通的策略
3. 为假定攻击性情景制定评估和干预
4. 参与练习，培养与攻击型患者、同事沟通的技巧

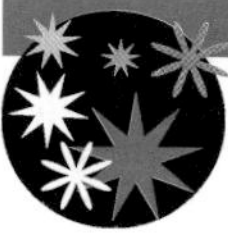

主动学习……

接受旅程中的变革过程：如何与攻击型患者和同事自信、负责地沟通

阅读本章内容时，请认真思考以下问题，写出你的答案。

写出你在本章中所学到的知识。

这些知识如何影响你的护理实践？

你将如何运用这些新知识或技能？

想一想……

为什么对护士来讲攻击性行为是问题

攻击是指排斥、敌意、辱骂或操纵的行为。在不良沟通中患者的安全往往受到威胁。破坏性行为的代价是降低生产力、增加健康照顾成本，这会导致职业压力，产生额外费用（Etienne，2014）。破坏性行为有很多形式，身体的、口头的或精神的，其中同事之间的欺凌行为也包括在内（NavigateNursing. org，2009）。在美国，护士被欺凌的发生率从 18%（Johnson 和 Rea，2009）到 31% 不等（Simons，2008 和 Longo，2012）。不仅在医疗保健行业，美国有 6. 56 千万就业者正在遭受工作场所暴力（Workplacebullying，org，2015）。另外还有一些层面的暴力，包括没礼貌、过度关注、心理恐吓、关系攻击及敌对（Simons 和

Sauer,2013)。2009 年 1 月联合委员会出台了新的标准,要求超过 15 000 个认证医疗卫生组织建立标准,衡量可接受的行为和不可以接受的行为,以减少不可以接受行为的发生(Joint Commission,2008)。无论工作中这些恐吓行为是否直接影响生活或是一带而过,对医疗卫生照顾、患者及家属都是一个不好的影响。语言暴力是指"沟通过程中使用一些行为如贬低、隔离、威胁、指责语气表达看法或观点"(Christman,2007)。工作场所暴力发生在有人感觉到权力被侵犯时(Quine,2001)。Lewis 指出工作场所暴力是一种习得行为,而不单单是个人行为。作为工作场所文化的一部分,新进职员可能被考核,这个行为会被认为是"本身就该这样子"(Lamontagne,2010)。实习护士和刚毕业的学生最易成为暴力事件的受害者,非常有必要学习咄咄逼人行为的应对方式。这种咄咄逼人的行为可能源于愤怒,它是一种由于对某些事物失去控制而产生的情绪。攻击性行为是愤怒的结果,这种情绪的生成是迫于无助或失控的情感。快节奏的生活、轮班、长时间的工作,由"用最少的人做最多的工作"管理模式所带来的困扰,技术要求的提高及技术压力都为工作场所的焦虑和愤怒奠定了基调。人们变得易激惹和生气,这导致沟通的失败和攻击行为(Helge,2001c;Hollinsworth 等,2005)。攻击性行为也表明他人对我们的情感缺乏尊重,侵犯了我们理应得到礼貌和关心对待的权利。总之,攻击性行为是令人不愉快的。

我们大多数人都会以一种坚定有效的方式维护自己受尊重的权利,阻止攻击性行为,使双方都不感觉尴尬。换句话说,我们在果断处理攻击行为的同时,也要考虑他人的看法。我们所担心的是,迁怒于他人,为攻击行为火上浇油。或者,选择逃避,放弃有效地对付攻击者的想法。"愤怒是工作场所最容易被误解的情感"(Helge,2001a)。如果我们能够理解愤怒是基于无助、沮丧和对失控的恐惧,我们就能够理解自己及他人愤怒的表现。攻击性行为是对失控、尴尬及能否果断沟通和处理压抑的恐惧,它使我们无法有效地行动。

遇到攻击行为时,我们的自尊和身体安全受到威胁。本章节将帮你处理攻击行为,让你更加自信和舒适。

如何与攻击型患者和同事有效地沟通

在处理攻击性行为或愤怒时,记着深呼吸,保持冷静,试着把人与事分开,避免处理问题的个人化。注意个人空间,不要太近,仔细选择语言,保持对他人的尊重(Helge,2001b)。记着,果断地沟通对有效地处理矛盾是至关重要的(Antai-Otong,2001)。

下面是 Jakubowski 和 Lange(1978)概括的处理攻击性行为的方法。

找到问题的源头

询问更多的信息——以便清楚攻击者不满意的原因——表明你的关注,进行能够解决问题的对话,找出不满的原因是正确的开始。

例如,你可以问管理者(她刚刚训斥你,因为你刚刚给实习医师打电话询问一位重病患者)这个问题:

自信的回复:"我知道,我打电话给琼斯医师询问患者不稳定的生命指征让你生气,你能告诉我在打电话这件事上,是什么原因惹你生气了吗?"

这种尊重攻击者信息的行为,让攻击者可以澄清问题的原因。使用这种方式表明你对他人感情的理解,可以缓和攻击者,使其将攻击最小化。你这种开放性的方式要比那些攻击性的方式如"你为什么阻止我?"少些威胁。

提高攻击者对辱骂行为及其消极影响的意识

通过询问确定攻击者是否意识到攻击行

为所具有的侮辱影响并及时告知，这是提高他们意识的一个技巧。你应重视这种失控行为所带来的影响，及时采取方法进行阻止。

例如，值班的住院医师不停地谩骂和批评你之后，你告诉他：

自信的回复：“Smith 医师，你可能没有意识到你提高了音调责备我，你的行为导致与你一起工作的人不愉快。你降低音调，不朝我乱喊时我很乐意和你谈话（当有人再三地发出攻击行为时，使用“我感觉……”这样的句子只能放纵他的攻击行为。相反，应对其行为的后果做出评论，然后要求其改变行为）。”

在攻击者面前保持冷静、自控，为攻击者提供了对照标准，可以帮他意识到自己的行为超出了界限。

将攻击行为限定在一定范围之内

使用 CARE 纠正法（清晰、表达、要求、鼓励）（见第 23 章），促使攻击者明白，清楚地告诉他/她其行为的欠妥之处，你想要什么样的结果。有时，忽视或者对攻击者行为不放在心上往往会使其变本加厉。

例如，你正把交班报告递给夜班护士，另一个夜班护士不停地说一些无关的事情开玩笑打断你，这时你可以采用以下方式进行回应。

自信回复：“Sharon，我想完成这个报告，可以把你的问题留到之后再说吗？”

攻击者及事情发生的情形不同时，你会有不同的结果期望，也会采用不同的自信策略。重要的是你能培养自信处理攻击行为的技巧，礼貌的同时维护自尊，而且对别人产生建设性的影响。作为一名护士，如果你想维持与患者和同事的自尊或信用，你就不应该容忍持续的攻击行为。

如何提高与攻击型患者和同事沟通的技能

本章将为你提供自信处理攻击行为的练习，目的是在真实生活情形下让你更自信。下面的例子帮你克服与攻击型患者或同事沟通的障碍，获得更有效的反馈。根据下列情景，你需要评估每个案例，决定自己的需求，选择最自信、最负责的沟通策略。

请在本章末尾写下你的答案。

与排斥型患者的沟通

步骤 1：资料评估

1. 根据下列案例，为患者想法、情感和需求做出评估。

Hunter 先生在你们医院的烧伤病房住院 6 周。由于抢救女儿而导致上肢、面部大面积烧伤，在住院期间处于隔离状态。Chris，你的同事，患者入院后的主管护士去度假了，作为该科的实习护士，Chris 不在的这段时间你负责照顾 Hunter 先生，他的伤口需要经常更换衣物。

这个对话发生在你给他更换衣物时：

你：“Hunter 先生，我会让药浸泡 5 分钟，之后我会拿开它，换另一只胳膊，你的伤口愈合得非常好。”

Hunter 先生：“那多亏了 Chris，她是个非常棒的护士，她不在的日子里你代替她，我有点不放心。你最好认真点，按照规范流程进行操作。你只是一个学生，我会时刻监督你，如果有任何不符合要求的地方，我会把情况反映给你的老师。”

2. 在纸上写出你对 Hunter 先生想法和感受的评估，简要说明他对你这个代班护士有什么要求？

3. 把你的评估与下面的做比较。

想法：Hunter 先生害怕你做会降低伤口的有效护理，他认为你是一名学生，你做的可能不向 Chris 那么安全和有技巧。

感受：他习惯了 Chris 进行的一系列护理，他感到威胁，对你的护理没有信心，他害怕你的行为使伤口愈合不利。

要求：Hunter 的行为表明，他想让你采取预防措施保证伤口持续愈合，他需要你用语言和行动保证他的安全，他的要求是：被理解、舒适以及安全的伤口护理。

4. 你的评估与上面所呈现的事实分析一致吗？如果不一致，返回到第 2 章开头，重新评估认知和情感的线索。如果一致继续步骤 2。

智慧库

It's Not Just Nice People Who Get Sick…

Some people are nice
And they get sick.
Make them well
And they're nice, real quick.
Some people are mean
And they get sick.
We might make them well,
But nice? There's a trick!
We think with just
The right magic words
We can fix everything.
Oh! How absurd!
Some people's problems
Are bigger than me.
Maybe they'll get well
But nice, they won't be.
Some people's problems
Run deep and wide.
We care for them,
But take it in stride

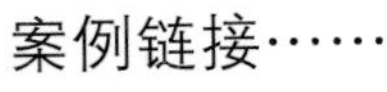

案例链接……

当疼痛改变行为

在我们的肿瘤疼痛中心收治了一位患有“腰椎术后综合征”的阿姨，严重的脊柱侧凸，退行性椎间盘病变。我第一次和她接触的时候，她退到墙边说：“你要用针来刺我吗？”我向她保证我只是评估一下。得知医师要做三次硬膜外穿刺后，她在检查室来回地踱步，我花了大量时间安抚她。她不停地搓手，十分焦虑。在检查台上，她看起来状态不太好，并不怎么配合操作，她的女儿反映她的行为是随着疼痛的增加而改变的，最后我们花了很长时间来解释这个操作的益处。我陪着她度过这些过程及之后泵的植入，如今，她的疼痛缓解得相当好，经常在节假日带着美食来探望我们。她经常感谢我“恢复了她的生活”，我们真的创造了不同。•

步骤 2：沟通策略及预期结果

5. 你决定用语言和行动来理解和安慰 Hunter 先生，确认为了满足他的需求你需要采取何种沟通行为。简要说明你的策略想要达到的效果，为了以后备查，可以将你的方案写在一张纸上。

6. 将你的建议与下面的进行比较：

为了避免加大他的攻击性，保持冷静很重要。放松可以帮助你集中注意力，避免自身产生敌意。想像使用移情的回应方式及积极的自我对话，记得不要在他生气时爆发。采用移情的方法表示你对他的尊重，使他相信你知道安全护理对伤口愈合的重要性。告诉他你将提供最好的护理，你会以自己的实际行动改变他对你的看法，对他的攻击行为表示理解将减轻他的敌意。

这些干预措施让他知道你理解他作为患者的脆弱，以及他希望获得负责护士持续的护理，你的直率、自信和冷静让他对从你这里获得高质量的护理信心满满。

步骤 3：沟通策略的实施与评价

7. 现在你必须答复 Hunter 先生了，将你的答复写在另外一张纸上，放在手边以便以后参考。

8. 接下来，参照本章结尾的回复与你写下的答案进行对比。阅读每条评论(注意:各选项不是按字母表顺序排列的,这是为了防止你禁不住诱惑而快速浏览所有答案,失去了评价每个回复所带来的益处)。

查看下面的回复选项时,找出与你对Hunter先生的评价,即自信负责地沟通意愿相一致的选项。

选择E: Hunter先生,您可以投诉我。但是,如果我的临床带教老师认为我不能完成这项任务,她又怎么会让我承担照顾您的责任呢?如果您能再给我一次机会,您一定会发现我是个多么优秀的护士。

选项A: Hunter先生,如果你需要一个正式护士,为了让你更有安全感,我可以为您安排,听起来你想要一个有资历的护士为你进行护理。

选项M:欢迎你监督我的一切操作,以及询问任何问题。我肯定我的做事方式与Chris小姐有些不同,但我保证我的所作所为是安全的,都会遵医嘱进行。每个护士的工作方式不同,你可能很难接受。自从你入院,你与Chris在一起已经合作6周了,你可能习惯她的方式风格。对于之前我给你更换衣物的事,你有什么需要咨询的吗?

选项Z: Hunter先生,你可能想念Chris小姐了,但请你不要拿我出气。我不能被拿来与另外的护士相比,我不喜欢你用上报的方式来威胁我。我是班里的优秀学生之一,我不希望以后你仍然质疑我的操作,你最好习惯这种想法:"我就是你的护士!"

9. 在找到最满意的策略及明白其他选项为什么不合适后,返回到练习中你之前提出的回复策略,在自信、负责程度方面评价自己的策略。

与排斥型同事沟通

步骤1:资料评估

1. 阅读下列案例,为同事的想法、感受及请求做出评估。

你是一名实习护士,刚刚经历了为期6周的产科实习,你的带教老师无论在管理上还是在临床带教中都特别用心,你喜欢这个领域,将来可能从事这个行业。你擅长母婴的身体护理,你在帮助准爸爸、准妈妈们适应照顾新生儿上经验丰富。你给那些新妈妈开的课程得到了大家的认可,护士长对你的工作非常满意。

尽管你对自己的表现很满意,从患者及同事那里得到了很好的反馈,但是你的临床带教老师从未夸过你。实际上她利用每一次机会告诉你,应该在哪里改进,对你犯的小错误严肃训诫。你非常失望,你的带教老师对你的成功从没鼓励过,今天她约你见面,要给你一份关于给新爸爸上新生儿洗浴课程的反馈。在此之前你有机会查看了那些人的评价表,他们明确表明你的教学方法与内容打消了他们第一次给新生儿洗澡的恐惧。你的带教老师列出了你做错的每个地方及今后改进的建议。

带教老师:"总体来说你需要加强专业性,你有点太随意了,你总是犯同一个错误,如果你这样不严谨,不加以重视,如何期望别人把你视为专家呢?"

2. 在一张纸上写出你对带教老师想法、感受的评估,指出她对你这个实习学生有什么要求?

3. 把你的评估与下面的进行对比。

想法:你的带教老师认为你需要更加专业,如果你能养成这个习惯,你会赢得更多尊敬。

感受:她对你缺乏专业精神感到失望,她感觉有责任把你塑造成自己心目中完美的护士形象。

需求:她希望你能不断地改变行为,直至与她的期望一致,在轮转的过程中,她希望你能像她那样在评价中提出负面的反馈意见。

4. 你的评估与上面所呈现的情景分析一致吗?如果不一致,返回到文章开头,重新评估认知和情感的线索,如果一致,继续第二步。

步骤2:沟通策略及预期结果

5. 你已经确定带教老师正在对你提出不合理的要求,她一直不愿意表扬你,为此你感到失望和愤怒。你将采取何种沟通方式处理她的要求,表明你想要获得的结果,把信息写在另外一张纸上以备以后查询。

6. 把你的策略与下面的进行对比:

在这种排斥、攻击的情形下,保持轻松和积极的反应是非常重要的。因为带教老师并没有解释她所说的更专业是什么意思,你可以要求她提供详细的内容,恰当地表达你的观点。从两节课上所获的反馈显示,作为一名护士你做得非常好。使用CARE纠正法是可以被接受的,让她知道缺少积极的反馈,你很失望,作为该科的学生,你想获得一些最终评定。

这样的策略让她明确知道你想被尊重对待,因为你像尊重老师那样尊重了她。

步骤3:实施和评价沟通策略

7. 现在你必须回复带教老师,构思好之后写在一张纸上,放在手边以备查询。

8. 接下来,参照本章结尾的回复与你写下的答案进行对比。阅读每条评论。

看下面的回复选项,寻找与你对带教老师需求的评估及自信负责沟通愿望相一致的选项。

选项H:我知道,您给我的是您认为很重要的建议,但是我不明白专业化具体是什么意思?如果您能解释一下,我就能明白,才能更好地改善。

选项B:我厌倦了你提出的建议,我在这里的6周时间,其他同学、患者给我许多鼓励,而你从未说过一句鼓励的话,我需要更多积极的反馈。

选项Y:好吧,我会在之后竭尽全力变得更加专业。

选项F:我知道,你给我改善的建议是想帮我变得更专业,但让我沮丧的是,您从未注意到我做得不错的地方,还有我表现得专业性的方面。我从患者那里得到许多很高的评价,从同事那里得到不少的鼓励,这些支撑着我的信念,我现在做得不错!在我出科之前,我希望除了改善的建议外,您还能给我一些积极的反馈,这样可以吗?

9. 在找到最满意的策略及明白其他选项为什么不合适后,返回到练习中你最先提出的回复策略,在自信、负责程度方面评价自己的策略。

与怀有敌意的患者沟通

步骤1:资料评估

1. 看下面的案例,为患者的想法、感受及需求做出评估。

Debbie,18岁,是你工作医院的患者,最近被诊断为糖尿病,但害怕胰岛素注射。给她打针时,她会声嘶力竭地喊叫,乱踢,在两名同事的帮助下才能安全地给她注射胰岛素。你知道这种情形差强人意,因为Debbie很快就要出院了,需要自己注射胰岛素。她将不得不战胜自己的恐惧,逐渐为自己的自护能力负责。

你决定与Debbie谈谈,你希望让她自己掌握注射的方法。在跟她谈话时,你解释说有一些想法可以帮她战胜恐惧,让她对自己操作更有信心。Debbie用下面的话打断了你:

Debbie:“停!(提高了声音)再说一遍,我绝对不会给自己打胰岛素。你个魔鬼!你喜欢每天早上折磨我,求你啦!忘掉这里吧!滚开!找别人撒野去吧。”(Debbie,与你面对面地坐着,眼睛直盯着你,她脸发红,紧握拳头并举了起来。)

2. 在另外一张纸上写下你对Debbie行为和感受的评估,指出她对你有什么需求。

3. 把你的评估与下面的进行对比。

想法: Debbie认为强迫她自己进行胰岛

素注射是特别残忍的。

感受：Debbie 害怕给自己注射胰岛素，可能还没有接受她是糖尿病患者。

需求：她对你明确的需求是让她独处。她自己（被她的恐惧掩盖）知道你是正确的，对于注射胰岛素她应学会保持冷静。简明说，Debbie 需要被理解，她想通过让你走开，触发你做出行动，间接地说，她需要别人的安慰。

4. 你的评估与上面的情景分析一致吗？如果不一致，返回文章开头，重新评估认知和情感的线索，如果一致，继续下面的步骤 2。

步骤 2：沟通策略和预期结果

5. 你确定 Debbie 需要理解和安慰，选择你要使用的沟通行为，向 Debbie 展示你如何回应她的需求，表明你想达到的效果，把你的想法写在另外一张纸上。

6. 将你的策略与下面的做比较：

满足 Debbie 被理解和被安慰的需求暗示都是合理的。她需要一段时间来适应自己的糖尿病患者角色，你可以通过理解来帮助她，但是让护士离开来强迫我们采取行动的需求是不合理的。她非常恐慌，需要别人来控制，如果你离开或生气，她的恐惧和愤怒会加剧，从而失控。

保持冷静将帮助你想得更清楚，可能有助于平息 Debbie 的情绪，保持平静表明你处于控制中，如果在面临这种愤怒敌意很难保持平静时，你可以集中精神，重点关注和想象自己的行为。对 Debbie 因被迫接受胰岛素治疗而产生的恐惧和恼怒进行移情反应，让她知道你确实理解她。坚定地表达意见——她需要学习对接受胰岛素治疗如何保持平静——表明你在控制自己，想帮助她，不会因为她的愤怒而取消或拒绝帮助她。你的温和帮助计划可能使她重新考虑你的建议，觉得那不是什么可怕的事。

这个方法向 Debbie 表明你理解她，会一直帮助她战胜恐惧和焦虑，某段时间她可能不高兴，但是这样的反应会帮助她消除恐惧。

步骤 3：实施和评价沟通策略

7. 现在你必须对 Debbie 的反应做出回应，写在单独的一页纸上，放在手边以便以后查询。

8. 接下来，参照本章结尾的回复与你写下的答案进行对比。阅读每条评论。

看下面的回复选项，寻找与你对 Debbie 需求的评估及自信负责沟通愿望相一致的选项。

选择 C：（伸出手抱住 Debbie）“Debbie，我在这，我在这，不要生气，你接受胰岛素治疗仅仅是时间的问题。我来这就是帮助你的，你会发现在数周后你将对整件事感到平静。”

选择 K：“Debbie，不要这样和我说话。你应该尊重我，否则你会有很多麻烦。我知道什么对你来说是最好的，我很专业，如果你是聪明人，就该配合我。”

选择 Q：“Debbie，我知道每天早上接受注射是一件很恐怖的事情，尤其对你这样一个健康有活力的人而言，我知道适应这种变化有点难。我会帮你建立接受胰岛素治疗的信心。我希望你赶紧坐下来，倾听我的计划。我希望你能听我说完，然后你可以问任何问题并考虑你是否想要尝试这件事。”

选择 X：“Debbie，我只是试着帮助你”（离开了 Debbie 的房间）。

9. 在你找到最满意的策略及其他选项为什么不合适后，返回到练习中你最先提出的回复策略，在自信、负责程度方面评价自己的策略。

与怀有敌意的同事沟通

步骤 1：评估资料

1. 观察下面的情景，为同事的想法、感情和需求做出评估。

你是心理健康中心的门诊护士，在中心有一些小的访谈房间供你和患者及家属进行私人访谈。与平时一样,空间有限,需提前对房间做出安排。在过去的3天,你的访谈比预计中的30分钟要多5分钟,因为超时,你不得不延迟其他人的访谈。同事Karen有些生气,但他能够理解你,因为你平时并不是一个考虑不周的人。

今天你预计会使用45分钟,这样就能及时完成访谈而不会占用别人的时间。然而不巧的是,你的患者刚好由于在婚姻方面发生了一些严重的问题而感到不安,在访谈室里哭了,你知道在交出访谈室之前,你需要5分钟左右的时间让患者平静下来。Karen已经在你之后预定了访谈室,她已经敲了两次门,提醒你时间到了。当你和患者一起走出治疗室的时候,Karen向你爆发了:

她说:“我们得谈谈时间的问题,这已经是本周第四次不得不在已经预定了治疗室的情况下等你,这种情况必须停止。我的患者和家属是在午饭时间到这来的,你知道你不是唯一有重要的事情要做的人”(Karen的声音提高,手放在腰上)。

2. 写下有关Karen的想法,感受她需要你做什么。

3. 比较你的分析

想法:Karen认为你很无礼,超出了你在访谈间共享分配的时间。

感受:Karen很恼火,因为你已经占用了她所安排的时间,她目前正承受着来自家庭的压力,她认为访谈会在很短的时间内结束,但是她担心有人会占用这个私人空间。对于你的不守时行为,Karen感到失望。

需求:Karen希望你能够理解她的想法和患者轻率的做法,她认为你应该更加负责地安排你的时间。

4. 你的评估是否反映出了实际情况?如果没有请回到最初的原始材料,如果是请做下面的步骤2。

步骤2:沟通策略的实现和评估

5. 你已经确定了Karen理解并有所行动,选择你需要采取的沟通行为,列出你想达到的效果,并将你的想法记录下来。

6. 对比你的效果:

Karen需求的是被理解和认同。这是一种合理的反应,是一种移情的表现,她希望今后可以被认真对待。对于接受Karen敌对性的攻击是不合理的,特别是当她在你和她的患者面前为难你的时候。这时重要的是要保持平静和使用CARE方法来面对Karen,告诉她说话要有礼貌。关于她的问题,最好是等到晚一些再与其讨论。

这种效果可以使Karen感到你很尊重她并且使她意识到也要尊重你。

步骤3:实施和评价

7. 现在你必须回应Karen了,在记录单上写下你个人的反应。

8. 接下来,参照本章结尾的回复与你写下的答案进行对比。阅读每条评论。

当你做出下面选择的时候,看一下你的选择是否与你的评价相一致,是否与Karen的需要和你的愿望相一致。

选择D:“因为我的粗心给你们造成的不便我非常抱歉。(看着Karen和她的患者)”(然后,当你和Karen单独相处的方便时间)“Karen,我很愿意与你谈谈关于我今早逾期时间的问题,是现在还是稍晚些更好?”(Karen同意之后继续进行)“我一定注意下次不犯同样的错误。我知道我让你左右为难,你在大厅的中间,当着我们的患者的面来骂我,很多人都听到了,这让我非常尴尬。以后如果你能够在私下里对我提出意见,我将不胜感激。同时,我们作为同事尽量不要在患者面前发生争吵,你可以做到的对吗?Karen。”

选择L:(同时)Karen,你刚刚是什么意思?我不是故意超时去惹恼你。你知道,有很多原因可以解释我为什么超时了,我不是有意要在你面前犯这种错误,我不是有意要针对你,现在这间屋子是你的了。

选择 P:(同时)你的脸变红了,同时你避免与 Karen 和她的患者用眼神交流,你从他们的右边走过,然后当你有机会与 Karen 相互接触时,你也是尽量避免与她接触。你拒绝与她的眼神交流,你与她没有亲密的交谈,甚至休息时你与其他护士在一起,而不愿与她在一起。

选择 W:(同时)"我很抱歉,Karen。"

9. 在你发现最满意的沟通效果,发现其他的不是最理想选择的原因后,回到最初的练习中,评价你在这组练习中是如何反馈的。

与辱骂型患者的沟通

步骤 1:资料评估

1. 观察下面的情景,为患者的想法、感情和需求做出评估。

Suit 太太,60 岁的患者,因为胸部疼痛入住 CCU 病房,她患有糖尿病(平时控制很差)和关节炎。她一直很苛刻,尤其当她的丈夫不能探望她时。今天一直按呼叫铃,要求你用有吸管的玻璃杯取些水。你准备去水房时却被另一个患者的儿子拦住了,他几乎急哭了,他想跟你商量他父亲即将手术的情况。你停下来与他谈话,然后给 Suit 太太拿水。回到房间时,她痛斥你:

Suit 太太:"该死的?仅仅拿一杯水就能累死你。你真自作聪明,你认为我仅仅是一个有病的老太太,但在医院里我比其他人拥有的权利多,你究竟在干什么?这么长时间?该死的,给我吸管,你比蜜蜂采蜜都慢,我自己打开吧!如果让你做,得花一晚上吧!现在你可以走了,你这个自作聪明的护士,自以为多么重要,给像我这样的老太太拿杯水都要弄得一团糟。"

2. 在另一张纸上写出你对 Suit 太太的想法和感受的评估,指出 Suit 太太要求你做什么。

3. 把你的评估与下面的进行比较:

想法: Suit 太太认为,你忽视了她或者她的需求,觉得你不重视她,为她倒水你觉得是耽误了时间。

感受: Suit 太太之所以感觉自己不受重视,是因为她推断你在拖拉,对她的请求不尊重。她的谩骂是她对情感受到伤害的一种防范,可能原因是,她害怕像今天的这种控制和孤独,因为她的丈夫没探望她,这些因素导致她迁怒于你。

需求: Suit 太太要求你尊重她,通过合理的要求,如拿杯水。她间接地让你明白她感到不安全和恐慌,或者她需要从你身上得到温暖,确保你从始至终都会关心她。

4. 你的评估是否能准确地反映这些情景,如果不能,返回到小短文中的原始资料,重新评估认知和情感信息,如果能,继续下面的步骤 2。

步骤 2:沟通策略和预期结果

5. 你已经明白,Suit 太太需要理解和温暖,选择你要采取的沟通策略,说明你的策略所要达到的效果,写出你的看法,便于以后参考。

6. 将你的建议策略与以下的方式进行比较:

Suit 太太的需求是完全合乎情理的,她的表达方式具有攻击性,令人不愉快,并且容易触怒你。最好的方式是保持冷静,态度温和地对待这种烦乱的女人。适当地解释你耽搁的原因,证明你并不是不尊重她,同时安慰她,关注她,为她提供支持。没人探望时,让她感觉有人在关心她,在你离开她房间之前,无论做什么事,她都会感到舒适,这种策略使她感到被尊重和关心。

步骤 3:实施和评价沟通策略

7. 现在你必须对 Suit 太太的反应做出回应,在单独的一页纸上写下来,放在手边以便以后查询。

8. 接下来,将本章结尾的回复与你写下的答案进行对比。阅读每条评论。

看下面的回复选项，寻找与你对 Suit 太太需求的评估及自信、负责沟通意愿相一致的选项。

选择 AA：“对不起，Suit 太太，我取水花了很长时间，不是我不在乎你，而是我被一个急诊患者家属耽搁了。他要问些关于病危父亲的情况，我确信你能理解我为什么耽搁，关于此事，如果你想说什么，我现在有时间。”

选择 I：“Suit 太太，我出去给你拿水，至少你应该说声‘谢谢’（转身就走）”。

选择 R：“对不起，Suit 太太”（你的表情冷淡，给她吸管后，就离开了）。

9. 发现最满意的策略，明白其他策略为什么不合适后，返回到这次练习中你最初的反应，重新评估自信心和责任心。

与辱骂型同事的沟通

步骤 1：评估资料

1. 阅读下面的资料对你同事的想法、感受和需求做出评估。

你在外科病房实习 3 周，在过去的 3 天里你是一名配药护士。在这个病房里给药的工作是有一定难度的，它需要大量的时间。患者通常在楼下做诊断测试，更换敷料，或是做物理治疗，这就增加了给药工作的困难。此外，常规为术后患者给予止痛药时，有很多静点速度是被严格限制的，但你保持静脉滴注速度是很难的。

你的临床带教老师鼓励你，认为你能做好这项工作，她提醒你要注意安全，细心为患者提供药物。小组的组长从未支持过这项工作，从第一天你作为给药护士开始，她对你就存在敌意及隔阂。她曾这样说过：“我知道你们需要时间适应，但是患者的治疗不能等，你必须把速度提上去。”并且说：“你看别人工作的速度！（指着护士站另外一名护士）”她气急败坏地拿了些止痛剂，给患者用完药后，说道：“如果你不快点儿，她就会痛得死去活来！”

你刚分配完药物回到护士站，怀有敌意的组长跟你说：“哎，你怎么知道，你刚到这。你在配药的时候，我已经给 3 个患者配了止痛药，我敢打赌你已经忘了，不是吗？动作快点，我会一直看着你，你最好把 25 室的袋子换了。我真不知道如果没有像我这样的人监督你，你毕业后该怎样做。”

2. 在单独一张纸上写下你对组长想法和感觉的评价，指出她对你和在外科实习护士给药的要求。

3. 把你的分析跟下面比较一下：

想法：你的组长认为你作为一名给药护士速度太慢。在这一点上，她认为你没有能力胜任给药护士的职责。

感觉：她惦记术后患者的用药，担心他们的点滴快点完了。她因你的速度慢而恼火，她希望你在繁忙的工作中迅速提高效率，她的恼火使她把挫折归于你头上。

要求：作为给药护士，你的组长希望你的速度更快。她希望你时刻记得点滴，按时给药和按需给予镇痛剂。她希望你加快处置的速度，要求你明白她所想的，并且立即完成。

4. 你的评价是否正确反映了事实呢？如果不是，返回到文章开头，重新评价认知和情感信息，如果是，进行下面的步骤 2。

步骤 2：沟通策略和预期结果

5. 确定了组长希望你能听明白和采取行动后，找出你可以采取的沟通行为来应对她的要求。指出你的策略的预期结果，写下你的想法以便以后参考。

6. 将你的策略跟下面的比较一下：

组长要求你能理解，但如果在你缺乏给药经验时仍要求你加快速度就不合理了。保持镇静很重要，如果你不受管制，今后的日子就会变得很烦，也会增加犯错的机会。

保持镇静，在镜子中与自己谈话有助于你自信和负责地面对你的组长，感谢她给予你的帮助。尽管如此，仍有必要告诉她在给药前要咨询一下你，以确保不会重复给药。护理冲突要求她更多的关注你的培训，让她明白你们和睦相处的重要意义。

这个方法会让你的组长知道你确实知道对于给药护士而言，速度和准确的必要性，但她对于立即执行的要求是不合理的。你不会做出像她那样果断的反应，你应告诉她自己不想再忍受她的挑衅及粗鲁的对待，你的策略会积极影响她的行为。然而，如果她变本加厉，你可以继续顶撞她，并表明会有更严重的后果（比如：向你的临床指导老师告她挑衅）。

步骤 3：沟通策略的实施和评价

7. 现在你必须答复你的组长，在单独的一页纸上写下你对她的反应，以便今后参考。

8. 接下来，参照本章结尾的回复与你写下的答案进行对比。阅读每条评论。

当你查看下面选择时，寻找出那些分别与你对组长要求的评估以及你的想法一致的选项，去进行自信负责的沟通。

选项 F：“我希望当我毕业的时候，能比你更体贴学生。难道你不记得你学习的时候是什么样吗？你的不合宜的言行是不恰当的。”

选项 N：“我想你很难袖手旁观或者是让一个经验少的人去给药。我知道你是在担心患者能否及时得到药物治疗，然而我需要花费好几天的时间，才能熟悉且适应这个新工作。如果你能让我知道哪些患者什么时候需要或者已经使用镇痛药物治疗，这对我来说是非常有用的，这样的话我就能清楚谁还需要什么。我感激你在过去的日子里给予那些患者的药物治疗，但是我想尽力去做整个工作，去成为一名药物治疗护士，现在我正逐渐进入状态，你能给我一些帮助吗？”

选项 S：“哦，我现在就去，马上就去，很抱歉，我太慢了，让您生气了。”

9. 在你已经找到最满意的策略，并且明白为什么其他选项不合适之后，返回到在这次练习中你最开始的反应，重新评估你的自信心和责任心。

与操纵型患者的沟通

步骤 1：资料评估

1. 观察下面的情景，进行关于患者的想法、感情和需求的评估。

Gilmour 先生，男，58 岁，住在康复病房。他是一名嗜烟者，因为在他的衣服上烧了很多小洞，所以规定他携带的所有香烟必须留在护士站，允许吸烟时务必穿不易燃的吸烟夹克，并由专人监督。由于这里是无烟病房，需要员工带他到外面吸烟。在最不方便的时候要求吸烟，Gilmour 先生很有窍门。他知道，应该等到交接班后才能要求吸烟，但是他总是在交接班时给护理人员制造麻烦。你是白班负责人，你想完成交班后早点回家。Gilmour 先生已经 3 次打扰了你的汇报，要求吸烟，30 分钟之前你给他一支烟了。他的第四次企图如下：

Gilmour 先生：“哎，拜托，我就在这里吸烟，你能看到我，我保证不会引起火灾。（他移动轮椅，离你汇报的地点越来越近。）给我一支烟不会害到你，没有人在乎这些死板的规定。我整个下午都没吸烟了，宽限点吧。我不得不做了那愚蠢的 X 线检查，午饭后就没抽上一口烟，现在我只抽一支烟，完了之后就不会再打扰你。”

2. 另找一张纸，写下你对 Gilmour 先生想法和感受的评估，说明 Gilmour 先生对你提出的请求。

3. 把你的分析与下面的进行比较：

想法：Gilmour 先生认为他应该得到香烟，相信如果他给你制造足够的麻烦，就会获得他想要的。他知道让他在外面吸烟不方便，希望你能破例。

感受：你不满足他的要求让他很生气，他觉得自己的要求是合理的，因为他认为自己有好几个小时没吸烟了。

要求：Gilmour 先生的要求是得到理解（抽烟的渴望）和行动（你给他一支烟）。

4. 你的评估是否能准确地反映这些事实，如果不能，返回到小短文中的原始资料，重新评估认知和情感信息，如果能，继续下面的步骤2。

步骤2：沟通策略和预期结果

5. 你觉得 Gilmour 先生需要理解和行动，选择你采取的沟通行为回复他的要求。说明你希望自己的策略取得什么结果，写出你的想法供以后参考。

6. 把你的建议与下面的建议进行比较：

这种局面很容易导致你对 Gilmour 先生进行攻击性的斥责，但是攻击只能伤害他的感情，使你的心情变糟糕，还会使大家尴尬。即使你被 Gilmour 先生的坚持弄得很沮丧，也要保持平静，果断、负责地处理问题。坚持交接班禁止吸烟的规定是明智的，你清楚交接班在5分钟之内结束，让 Gilmour 先生等待是合理的。坚决拒绝 Gilmour 先生，并要求他等到护士汇报结束是合适的，在汇报结束后保证他确实能吸烟也很重要。

这个策略向 Gilmour 先生表明，他不能打破医院已有的规定。你的坚定行为尊重了自己不被打扰地完成交接班的权利，也是对 Gilmour 先生的尊重。

步骤3：实施和评价沟通策略

7. 现在你必须对 Gilmour 先生的反应做出回应，在单独的一页纸上写下来把这张纸放在手边，以便以后查询。

8. 接下来，参照本章结尾的回复与你写下的答案进行对比。阅读每条评论。

查看下面的回复选项，寻找与你对 Gilmour 先生需求的评估及自信、负责的沟通愿望相一致的选择。

选项 G：“离开这里，让我们静一静，我们要交接班，等结束后就带你出去吸烟。”

选项 U：“Gilmour 先生，在我们交接班时，请不要打扰我们。如果你停止，5分钟后汇报就能结束。距离你上次吸烟到现在只有30分钟，汇报一结束，晚班护士会带你出去。如果你现在不离开我们，我们会延迟给烟一小时。”

选项 BB：“哇（恼怒）！现在怎么才能快点完成交班，我好离开。给你香烟，如果你看见有人来就将它熄灭。”

9. 在你找到最满意的策略及明白其他选项为什么不合适后，返回到练习你最先提出的回复策略，在自信、负责程度方面评价自己的策略。

你应该认识到，操控既是试图满足个人需求的一种方法，也是从积极应对到消极毁坏这一连续过程的一种行为。不管任何时候护士被患者惹恼了，我们要进行反思，从另外一个角度考虑患者愤怒的原因，这些问题需要在心理护理方面进行更深入的探讨。

案例链接……

从职业而非个人角度看待工作

“我在外科病房工作，3点到11点轮换。一位女患者不断地按呼叫铃，一旦我们不能赶到就叫喊。晚上10点，一切变得平静，病房里的人也都陆续入睡了。我们去她的病房做简单的晚间护理，我们在她的床边，聊了一会，帮她梳了头发，她仰头看着我，轻拍我的手，摸着我的脸颊说：“你们都是好样的。”无论怎样，我们给予了她一些东西……或许我们永远都不会知道感动患者的是什么？具有深刻含义的是什么。有时，可能仅仅是一些小事。” •

与操纵型同事的沟通

步骤1：资料评估

1. 观察下面的情景，为患者的想法、感情和需求进行评估。

你是一个在门诊向患者发送药品的护士。某一天夜晚，同事 Noreen 整夜头痛欲裂，她担心这将发展成固定偏头痛。你是唯一有药品柜钥匙的人，她找到你，提出了下面的请求：

Noreen：“Leslie，我再也不能忍受这样的头痛了，感觉头就要爆炸了，不断撞击头颅，感觉外面就像被老虎钳锁住一样，我都把晚饭吐了出来。Leslie，你能给我一些新的镇痛药吗？我曾经用过，它能止吐，还能在一定程度上缓解头痛，我的医师会同意的，我发誓。难道你不想帮我减轻痛苦吗？又不是麻醉药品，你觉得怎么样？你若答应我，剩余的时间我会帮助你。”

2. 在另一张纸上，记录你对Noreen感受及想法的评估，明确Noreen对你的需求。

3. 将你的分析与下面的做比较：

想法：Noreen认为镇痛药能减轻她的痛苦，认为未经医师允许的情形下给她镇痛药是合理的。

感受：Noreen因偏头痛感觉非常虚弱，希望你能帮忙，给她镇痛药。

需求：她希望你能理解头痛使她非常痛苦，她需要你能给予她帮助。

4. 你的评估与事实分析相符吗？若不是请返回到原始情景重新进行有效评估，若是，请进行下面的步骤2。

步骤2：沟通策略和预期结果

5. 你确定Noreen需要理解和行动。制订应对其需求的沟通策略，明确策略要达到的预期效果，写下你的想法，便于对比。

6. 将你的策略与下面的做对比：

温暖和移情的答复可以表达你对Noreen的同情。她希望你未经医师允许给予她处方药的要求是不合理的，若你这样做了就会违反职业护理协会的规定，而且任何可能对你的同事造成伤害的行为都是不明智的。因为她未经医师检查允许，可以明确拒绝她的请求，或者建议她为了健康，考虑请假休息。

这个策略向Noreen表达了你对她的理解和关心，同时表明你希望她能通过正确的途径解决健康问题。

步骤3：实施和评价沟通策略

7. 现在你必须回复Noreen，在另一页纸上写出回复，放在手边以备参考。

8. 接下来，参照本章结尾的回复与你写下的答案进行对比。阅读每条评论。

查看以下选项，找出与你对Noreen的需求评估及果断尽责的回复期望相一致的选项。

选项O：“你是认真的吗，Noreen？我不能给你，如果你病了，最好回家休息。”

选项T：“好的，我想可以，你真的这样认为？你是对的，这种药你曾用过，如果是这样，我会照你说的做，但是你真的认为，我们是在做正确的事吗？”

选项V：“Noreen，看起来情况非常糟糕，我认为，你如果很不舒服，最好回家，我不会给你任何药，你不应该在未经医师检查允许就服用药物。今天真是漫长的一天，我想我可以应付，应该打电话叫谁来接你呢？”

9. 找到最满意的策略及明白其他选项为什么不合适后，返回到练习中你最先提出的回复策略，在自信、负责程度方面评价自己的策略。

最后说明

前面描述的情形以及你面对的其他情形都不是轻易掌控的，这些技巧为工作提供了指导。从本书中学到的这些技巧，有助于你平静自信地应对困情，充分地准备去独自应对状况。或许你正在读这本书，因为你已经认识到你需要更多地学习。其实，离开学校之时仅仅意味着你学习之旅的刚刚开始，因此本书列举了一些实践练习来更好地帮助你。

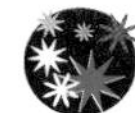
返回本章开头的“主动学习”，并写下你的答案

练习如何自信、负责地与攻击型患者和同事沟通

创造性表达：练习 1

下次遇到某人的语言攻击时，用几秒时间体验表达艺术，平复你的情绪。可以选择蜡笔、记号笔或彩色铅笔及一张白纸。看着这些颜色，“你选择颜色”。你选择的颜色这时最能体现你的情绪。开始仅仅画些线条和图形，然后开始涂鸦，直到感觉应该完成为止。以日记的形式记录你在体验表达艺术活动前后的想法及感受，为日记增加涂鸦以便更大程度地自我释放。参加过这种治疗表达艺术课程的护士表示，实验后确实有情绪的缓解，并表明他们将为自我护理继续这个练习。

技能构建/角色扮演/班级讨论：练习 2

需要准备一台音频录音机。三个人一组，一个人扮演攻击型患者或同事，另一人扮演护士，第三人负责提供反馈。攻击型患者（或同事）以拒绝、敌意、辱骂、操纵的方式与护士沟通，护士试图以自信尽责的方式应对，反馈者向护士反映自信尽责方式的效果。对患者（同事）与护士的对话进行录音，以便用这个记录完成练习。

确保每个人都有机会扮演这三个角色，完成小组练习后，加入班里其他同学继续练习，总结与攻击型患者及同事有效沟通的知识及技能。

Q. S. E. N. 学习策略：练习 3

护士 Carol 在外科工作 6 个月了，有经验的护士告诉她某些医师比较粗鲁。Macky 医师就经常在护士打电话寻求帮助时表现出没耐心和粗鲁。Carol 核对了 Macky 医师的一位因为心血管疾病入院患者（57 岁的 Emilio Esra 先生）的药物。她在药品清单中发现有一种药物是被公认的心力衰竭患者禁忌药。电子屏幕上突然出现 Macky 医师的另一位患者的警报，75 岁的 Ernesto Emilio 先生，他与 Emilio Esra 先生名字很相似。

Q. S. E. N. 学习策略：练习 3（续）

由于给 Macky 医师打电话需要谨慎，Carol 花了几分钟时间核对药物及浓度，并且咨询 Emilio 先生的责任护士 Gina。她说医师确实给患者下了一种新药，但是在他的医嘱里却没有。由于害怕给 Macky 医师打电话，现在她不知道该怎么办，但是患者现在急需药物来缓解症状。Carol 提醒 Gina，护理患者才是最重要的事情。两个患者名字及病情相似，很可能出现用药混淆。最终她们应用在员工守则中学到的“安全第一”原则，应用了清晰、简洁、准确的沟通形式。她们应用了 SBAR（情况，背景，评估，建议）来处理这种情况，以确保每一位患者使用正确的药物。当她们给 Macky 医师打电话时，她们运用 SBAR 草案来引导对话，最后她们说“我们关注患者的安全，遵循在岗前培训中学到的清楚、简洁的沟通标准，希望您能帮助我们验证是否把正确的药物下达给了正确的患者。”出乎意料的是医师并没有生气，而是说“你们把我从一个严重的错误中解救出来，我把医嘱下混了。”最后两名护士向护士长申请一起工作以避免这种类似情况的发生。她们相信一起工作能够改变一些文化，以获得基本的尊重和尊严。

- 礼貌交谈的特征包括：关注；承认他人；善意表达；尊重别人的观点、时间和空间；赞美他人；不过多责备；给予批评意见。
- 什么是礼貌的挑战？
- 用什么方法强化分享价值与信念，关于相互治愈，作为团队和协作的一部分？
- Emilio Esra 先生和 Emilio 先生存在什么危险？
- 你能设计一个质量提升项目来确保关注与患者的沟通标准吗？

评论：对攻击型患者和同事回应的选择

方案 A：这个回复不自信。你承认 Hunter 先生需要安全的护理，但是没有表现出你拥有安全护理的能力，你对自己的技术和能力没有足够的信心。安排其他的注册护士代替你让他更放心，这个回复也不负责任，因为你忽略了他对原护士不在岗感到难以适应的事实。Hunter 先生怀疑你的护理是否安全，他的攻击轻松地导致你崩溃，也让他有些难堪。

方案 B：这个回复具有攻击性和敌意。她连续 5 周没有给你积极的反馈，这早已让你满怀失望，只是没有在更早的时间适当地表达出来。今日你内心的愤怒和不满使她遭到重大打击。虽然这种回复保护了你的权利，但是忽略了她需要被尊敬的权利。这种回复不仅使她感觉被威胁、愤怒，而且还有可能造成护理学院的纪律事件，这种回复决不能保证你在将来可以得到导师的积极评价。

方案 C：这个回复很有攻击性。你激怒 Debbie，告诉她不要用她自己的方式去感觉，这存在着忽视，你的回复没有关注到她的感觉。这样的回复很不负责，因为忽略了明显的事实。Debbie 拒绝接受自己患糖尿病且需要注射胰岛素的事实，在这个节骨眼上，你激怒她会升级她的愤怒，Debbie 很可能觉得你的口气是居高临下而且是漠视的。

方案 D：这种策略很果断。你对 Karen 和她的患者道歉很及时，也尊重了他们的合法权利。简练和及时的回复使你们双方之间不会再产生进一步的敌意，这样的方法很负责任，因为你承认自己扮演了给他人造成不便的角色。耐心等待，直到你可以和 Karen 私下里自由交谈的时候，告诉她哪些做法令你难堪，尊重你在这件事上的权利。你提出与 Karen 交谈及你的真诚有助于大家立即关注问题本身，从道歉开始谈话证明你是真诚的，等待她的允许再安排你的进程证明你尊重她。你使用 CARE 纠正法清楚地解释了干扰你的地方和未来对同事行为的期望，Karen 将明白你的理解，很容易接受你的反馈。

方案 E：这种回复很有进攻性，几乎相当于嘲讽。这样只会刺激你们之间产生愤怒，它攻击了 Hunter 先生的脆弱。他不能决定由谁来护理他，而你暗示自己的无能，使他产生自身安全受到威胁的感觉，只会使他更加焦虑自己的安全。这种回应很不负责，因为没有考虑到 Hunter 先生的不安全感，及其没有复发且被治愈的愿望。对于那种希望前任护士照料的心情，显然这样的回复缺乏理解，同时使得 Hunter 先生感到不安和胁迫。

方案 F：这样的回复很有攻击性，这是对小组长直接、带有侮辱性的攻击。它与尊重你合理交流的权利毫不相干，而且忽视了组长对你拖拉的担心，这样的回复只会让组长在未来更加严厉地要求你。

方案 G：你的确使人们了解了 Gilmour 先生对烟的需要，但是你的方式过于粗鲁。这样的回复没有恰当行使你沟通的权利，很可能使在场的人难堪。

方案 H：这种回复很果断，你认为你的带教老师有责任把她的建议具体化，澄清是她的责任。这样的回复很负责，因为它注意到了这样的事实，她试图将你培养成为职业护士。这样的回复很可能使你的带教老师将“职业”的含义解释清楚，让你理解。基于这样的信息，你就可以决定是否指明你已经拥有专业行为的证据。如果她不清晰自己的期望，你就有权利要求她收回有关你不专业的谴责。针对没有回复的问题，你有权利从带教老师那里获得积极的评价。把这个要求包括在内，将增加回复的自信度。

方案 I：这样的回复很不负责任，因为它没有考虑Suit太太的担心与焦虑。回复很有攻击性，嘲笑挖苦了Suit太太，而且也没有尊重你行使关怀沟通的权利。这样的回复贬低了Suit太太，使她感到愤怒和难堪。

方案J：这是自信的回复。你使用CARE纠正法，准确地指出了困扰你的问题，及希望她如何转变。专业性和礼貌的态度在保护她自尊的同时，也维护了你的合法权益。回复很负责任，因为带教老师从你的字里行间察觉到，你已经认识到给你反馈是为了改进表现，并且你还提醒了她一些忽视的资料和事实。这种温和的纠正很可能使你和她重新审视自己的忽视之处，并且通过认可你作为产科护士的能力，来尽力弥补目前的局面。

方案K：这种攻击性的方法很可能加大Debbie的愤怒，至少它会消解已经建立起来的融洽与信任。你并没有实现她受到尊重和同情的权利，也没有考虑到她的恐惧及慢慢接受现实的需要，这是不负责任的，你没有尊重自己实行关怀护理的权利。因为你在"分等"地对待Debbie，这可能使她更加气愤，平复这种由你的回复产生的愤怒要花些时间。

方案L：形式上看这种选择很具有攻击性。你公开谴责Karen，激起了你们之间的敌意。你的防备式言语使得大家都很难堪，这种回复的不负责任之处在于它忽略了Karen期望理解和道歉的需求。

方案M：这个回复很明确果断，因为你自信地向Hunter先生明确了一个事实：你知道自己在做什么，鼓励他对你的护理做出质疑。你承认护士之间存在差别，减少他对明显不同的护理风格的焦虑。你接受他对Chris的思念，表示你理解他们之间的互相关照关系。你保证护理绝对安全，完全遵照医嘱，使他相信你理解他的那种希望获得优质护理的急切心情。这种负责、果断的回复，使Hunter先生感觉受到理解，因而获得安慰。

方案N：这种回复是自信的，负责任的，你有获得学习的权利，也应表达对领导的尊敬，你认可她对患者的合理关心，请求她对你作为治疗护士的发展提供帮助，这种回复表明你希望使用她易于接受的方式。

方案O：这种行为是攻击性的，对Noreen没有表示任何同情而是让她更加气愤。但是，在法律范围内确实尊重了你护理工作的权利和信心。Noreen感到被攻击，但她明确得到应该主动辞职的信息。

方案P：这是不自信的行为。你不承认Karen的感情，也不跟他说你对他的攻击性行为生气了，你不负责任，不理睬Karen的合理要求。你心怀不满，消极逃避，如果继续下去，你、Karen和其他员工都会感到紧张。

方案Q：这种回复是自信的。因为这承认了Debbie被理解的权利和你拥有关怀沟通的权利，减轻Debbie对注射胰岛素的敏感，这种回复是负责任的。因为她认为她的恐惧需要被人理解，你通过有控制地为她提供帮助计划来安慰她，离开或生气都可能让Debbie失去支持。理解她的恐惧，愿意帮助她克服恐惧让Debbie感觉很安全。

方案R：这种行为是不负责任、不自信的。你未在意Suit希望被尊重的请求，也没理解她的无助。你不尊重自己作为病房护士的权利，你被另一件事情耽误，你有权利和责任用关怀的方法与所有的患者交流。Suit太太也许注重的是你道歉了，但是你的举止表明你只想尽快从她眼前消失，你缺乏热情和真诚的尊重让她觉得你不是真正关心她。

方案S：这种行为是不自信的。使用如此弱势的回答，效果肯定是不好的。你不尊重自己应受到耐心对待的权利，你的被动导致以后的失败。

方案T：显然，你怀疑给Noreen药物不符合伦理道德，但是你很不自信，你屈服了。这样做会使你的行为失去安全，让同事遭到无意的伤害。你的行为与她提供的疼痛事实不符,也没有对她的痛苦表示同情,因此,你的行为是不负责任的。

方案 U:回答肯定、清晰,是自信的。是既尊重 Gilmour 先生的尊严,也维护了你的尊敬的沟通方式。你指出其行为将带来的负面效果,显示你严格要求他在交接班时间内停止干扰。这种回复是负责任的,因为它考虑到 Gilmour 先生最近吸过烟,而且吸烟时间和地点的规定也很完善,你有权按时完成交班。尽管不满意你的回答,但他知道你是正确的。

方案 V:这是一个自信而又负责任的回答。你意识到 Noreen 非常不舒服,建议她回家,并告知她服药之前不要吃任何东西。保护了你和你同事的权利,让她放心,即便她不在你也可以处理各种状况。Noreen 也许想劝服你给她吃一些治疗恶心的药,但这种可能性并不大。

选择 W:这是一个不确定的选择反应。你没有把维护你个人权利与同事联系起来。她要求你理解她,向她保证将来不会重复今天这样草率的行为,然而,你的非特异性反应忽略了她的要求。Karen 感到自己不被理解。你不负责任的行为导致你无法得到同事 Karen 的尊重。

选择 X:这是一个不自信的回复。你既不尊重 Debbie 被理解的权利,也不尊重自己以有益的方式进行交流的权利。你的回复只关注自身感受,而忽略了 Debbie 的恐惧心理和接受指导的需求。Debbie 可能会觉得被误解了,不能认同你的回复。

选择 Y:这个选择是不自信的。你迫于压力,不得不接受一个不合理的要求。你导师的要求不仅不清楚,而且与你对工作的感受和你得到的反馈不一致。这个回复不太可能阻止你导师的进一步攻击,它既不自信也不负责。

选择 Z:这种反应对 Hunter 先生来说可能有点过激。以牙还牙并不能解决问题。如果 Hunter 先生一再把你的照顾与 Chris 的照顾进行比较的这一做法让你很失望,那么应该采取措施让他停止这种行为。但你现在的这种做法是不负责任的,会因为把注意力放在了你自己身上而忽略 Hunter 先生感情上的脆弱。这不是一个有益的回应,会使 Hunter 先生感到尴尬和不安。

方案 AA:这种回复是很果断的。你冷静平和地使 Suit 夫人认识到你的耽搁并不是出于对她的不尊敬。你简短直接的解释既不过分谦卑(本可能极度不果断),也不过分防卫(本可能表现攻击性)。你的回答很负责任,因为考虑了她需要被尊敬对待这一点。你提出陪伴在她身边,告诉她你真的很在意她的感受。在这种情况下,对她粗鲁的言辞采取宽容的态度是很恰当的。她的愤怒源于恐惧,如果你帮助她缓解一些合理的焦虑,她的态度就会改善很多。相反,你也可以果断地要求她不要对你出言不逊。

方案 BB:这是不果断的回复。你已经屈服于 Gilmour 先生不合理的请求,在此过程中,使得其他人遵守条例成了难事。你告诉 Gilmour 先生如果他足够坚持,你就会在条例上妥协。这使你感觉糟糕,你不能坚持自己的决定,忽略了他最近吸烟的事实,这是不负责任的回复。

参考文献

Antai-Otong D: Creative stress management techniques for self-renewal, *Dermatol Nurs* 13(1):31, 2001.

Christman K: Workplace abuse: finding solutions, *Nurs Econ* 25(6):365, 2007.

Etienne E: Exploring workplace bullying in nursing, *Workplace Health Saf* 62(1):6, 2014.

Forni PM: *Choosing civility*, New York, 2003, St Martin's Griffin.

Helge D: Positively channeling workplace anger and anxiety, part I, *AAOHN J* 49(9):445, 2001a.

Helge D: Positively channeling workplace anger and anxiety, part II, *AAOHN J* 49(10):482, 2001b.

Helge D: Turning workplace anger and anxiety into peak performance: strategies for enhancing employee health and productivity, *AAOHN J* 49(8):399, 2001c.

Hollinsworth H, Clark C, Harland R, et al: Understanding the arousal of anger: a patient-centered approach, *Nurs Standard*

19(37):41, 2005.
Jakubowski P, Lange AJ: *The assertive option: your rights and responsibilities*, Champaign, IL, 1978, Research Press.
Johnson SL, Rea RE: Workplace bullying concerns for nurse leaders, *JONA* 32(2):84, 2009.
Joint Commission: Joint Commission alert: stop bad behavior among health care professionals, *Nurse Educ* 33(5):e219, 2008.
Lamontagne C: Intimidation: a concept analysis, *Nurs Forum* 45(1):54, 2010.
Lewis MA: Nurse bullying: organizational considerations in the maintenance and perpetration of health care bullying cultures, *J Nurs Manage* 14(1):52, 2006.
Longo J: Bullying in the workplace, *American Nurses Association*, 2012. www.Nursebooks.org.
NavigateNursing.org: Eliminate workplace bullying, September 2009. http://nursingworld.org/Content/NavigateNursing/AboutNN/Fact-Sheet-bullying.pdf (Accessed 1/16/15).
Quine L: Workplace bullying in nurses, *J Health Psychol* 6(1):73, 2001.
Simons S: Workplace bullying experienced by Massachusetts registered nurses and the relationship to intention to leave the organization, *Adv Nurs Sci* 31(2):e48, 2008.
Simons S, Sauer P: An exploration of the workplace bullying experience, *J Nurses Prof Dev* 29(5):228, 2013.
Workplace Bullying Institute: *WBI U.S. Workplace Bully Survey*, 2014. http://workplacebullying.org/multi/pdf/2014-Survey-Flyer-B.pdf (Accessed 1/16/15).

第二十七章

自信和负责地与不受欢迎的患者沟通

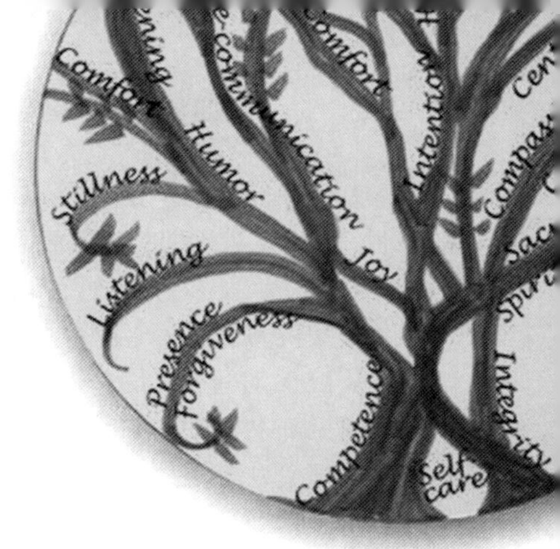

> 没有感觉……就不会理解。
>
> **D. Lauchengco**

学习目标

1. 描述不受欢迎患者的特征
2. 描述护士对不受欢迎患者的可能反应
3. 制订应对不受欢迎患者的消极态度和对抗行为的策略
4. 参加有选择性的练习，提高与不受欢迎患者的关怀沟通技巧

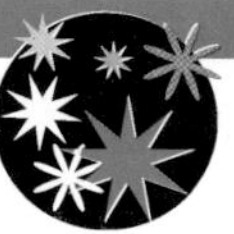

主动学习……

接受旅程中的变革过程：与不受欢迎的患者自信和负责任地沟通

在阅读本章时，请思考以下问题，并写出你的答案。

写出你在本章中所学到的知识。

这些知识如何影响你的护理实践？

你将如何运用这些新知识或技能？

想一想……

谁是不受欢迎的患者?

疾病是指身体某一部分的功能紊乱，而生病是指身体的一种状态，鉴于这两者的区别，我们必须对疾病有所了解才能更好的照顾患者（Cross 等，2010）。在在阅读受欢迎和不受欢迎患者的文献资料前，花点时间来发现和检查我们对待患者的态度。认真回答以下问题：

- 你喜欢患者的哪些特点？
- 你不喜欢患者的哪些特点？

现在，与班上同学的答案进行比较，哪些意见一致？对患者的喜好有什么不同？对于医患关系你们有什么共同见解？

你可能会惊讶地发现所有的患者不能受到同等的对待，一段时间内所有的护士都会遇到他们不喜欢的患者。护士将患者分为受欢迎或不受欢迎。某些患者的行为、外貌或社会地位会表现出瑕疵。“瑕疵”指一个人不可调和、内在的“社会或自我认知的缺陷”(Halter,2002)。本章有助于认识你对患者行为和性格的偏见以及这种偏见对你们关系的影响,你会更加清醒地认识到患者的性格特征与你的护理质量紧密相关。所以你要避免消极情绪,公平、可靠地对待所有患者,并在某种程度上要尊重他们的尊严。漠不关心的行为可能导致“漏诊和延误治疗、孤立和不良的护患关系”(Maupin,1995)。2014 年埃博拉病毒肆虐时,你是什么感受。2014 年,来自美国前哨大学的托马斯,把埃博拉爆发与 1980 年艾滋病相对比,表明治疗疾病的信念与提供富有同情心的护理,可以防止错误信息或恐慌给护理带来的影响。

在一个经典的研究中,Stokwell(1972)探索护理队伍是否会区别对待患者,研究结果令人吃惊,甚至到现在仍然对护士产生着潜在的影响。Stokwell 报告说,外国籍的、住院时间超过 3 个月的、有某种身体缺陷的以及有精神病学诊断的患者尤其不受欢迎,患者的个性因素(有时是唯一的)在护理人员评价其是否为不受欢迎的人时也起到重要作用。

Stokwell 的研究表明,不受欢迎的患者一般不会得到全面的照顾,护士会减少与这些患者的人际交流。当患者不遵守我们的制度时,我们生气,把生气归咎于患者不受欢迎。脱离社会主流的患者会面临一道与社会分离的鸿沟;精神病患者有明显的沟通障碍,因为他们大脑相关区域受到损害,需要远离社会和卫生保健机构,需要接受行为干预治疗。认为所有的精神病患者都有暴力倾向是一种误解(Hallinan,2000)。另一个例子,出于害怕而疏远无家可归的患者,是在剥夺他们被平等对待的权利(Zerwekh,2000)。这听起来像患有绝症的人吗?一位女士参加“我能行”抗癌课程时描述,走在小城镇的街道上,人们的行为让我感觉自己被疏远。一个聚焦肺癌患者的小组声称,患有与吸烟有关的疾病是一种额外的负担。

不受欢迎患者的特征和他们对护士的影响

研究人员(Kus,1990;Lorber,1975 和 Stockwell,1972)报告说,不受欢迎的患者具有以下特点:

- 抱怨或投诉
- 表示住院期间缺乏乐趣
- 暗示:遭受的痛苦比护士想象的更严重
- 感觉在其他科室或专科医院可以受到更好的护理照顾
- 需要比正常情况更多的时间和注意力
- 抱怨、不合作或争论
- 有严重的并发症,预后差或诊断困难
- 需要大量的解释、安慰或鼓励
- 社会价值低
- 生存价值低
- 具有无法选择的缺陷(如性别,种族)
- 患有被认为是自身原因所致的疾病(如喝酒或大量吸烟所致的肺癌)
- 具有令人害怕的情况(如:传染性强或不可治愈的疾病或暴力倾向)
- 感觉护理不全面(如护士对他们的情况了解甚少)

护士对不受欢迎患者的反应

对于不受欢迎的患者,护士觉得:

- 对“抱怨者和呻吟者”感到沮丧和失去耐心
- 害怕被抱怨者纠缠
- 对不受欢迎患者浪费他们的时间感到愤怒
- 对复杂疾病和精神病患者不能提供必要的护理
- 因“难控制”患者出院而感到轻松
- 对他们的工作不满意

- 身体健康状况改变(如失眠或厌食)

护士行为:

- 忽视或回避患者要求
- 告诉有要求的患者,其他患者更需要他们去关心
- 给患者贴上厌恶或不好的标签
- 对行为不当的患者拒绝提供护理(例如,好色行为或挑衅语言)
- 训斥或谴责
- 应用镇静催眠药控制患者的行为
- 建议转院和出院
- 请精神科专家解决问题
- 给予较少的护理照顾
- 退出
- 将专业或制度看得至关重要
- 抵制疼痛治疗
- 忽视患者的呼叫灯或铃声
- 变得冷酷,疏远或冷漠
- 罪恶感

这些证据表明,护士和其他护理人员对患者的行为是否可接受有明确的看法。把不喜欢的患者特点与文献研究结果进行比较。

与不受欢迎的患者不同,受欢迎的患者具有如下特点(Lorber,1975;Stockwell,1972):

- 可与护士流利交流
- 知晓护士的名字
- 与护士共欢乐
- 有信心恢复健康
- 配合治疗
- 服从管理
- 很少抱怨疼痛或不舒服
- 通过合作把麻烦降低到最小化

对于受欢迎患者护士做出如下反应:

- 对于有幽默、容易相处、友好的患者能够享受其中的乐趣与互动
- 给住院患者更好的护理
- 对他们更仁慈
- 给予他们特殊关怀,迅速满足一般性要求

将你所列的具有吸引力患者特征与文章中的比较一下。

无论什么样的文化背景、病程、品格、疾病类型(包括并发症的程度),患者都应该受到平等的对待。尽管护理教育中强调同情的重要性,但我们仍然不能将尊重扩展到所有患者,这不令人遗憾吗? 从人性看,喜欢所有的患者是不可能的。

职业操守要求我们无论是否喜欢患者,都应礼貌对待所有患者,提供标准的护理。护士应该将患者的抱怨视为一件幸运的事,因为它是提高护理质量的潜在线索。例如,一个患者怕弄脏自己,可能朝未及时应答的护士发火,以表达他的恐惧。

忽视患者或表露不喜欢的态度是与护理目标背道而驰的。当我们表示对患者不喜欢时便会传达无用的信息,使他们产生无助感。我们应当实施有效的护理措施,尽量避免不喜欢的情绪,以消除患者的问题行为。

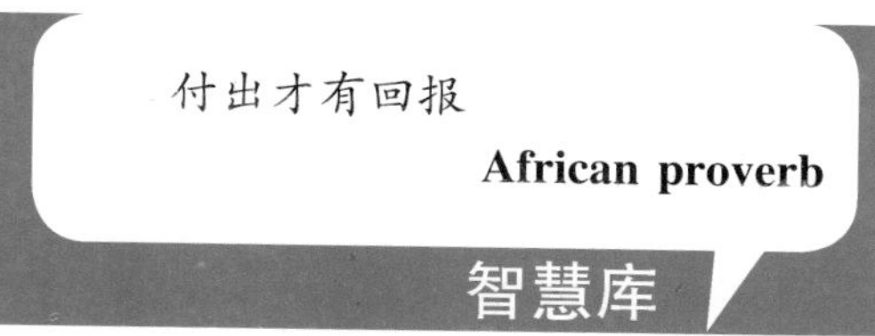
付出才有回报
African proverb
智慧库

如何克服不受欢迎患者的消极态度和抵抗行为

改善消极情绪的有效办法是站在患者的角度看问题。看似容易,实则很难,换位思考的能力会受个人喜好与偏见的影响。态度改变不会影响护理过程,但是会影响护理质量。

下面举例说明如何换位思考。

情景 1

48 岁的 White 夫人是一名会计师,17 岁就患有糖尿病。在过去的 3 年里,因循环系统损害影响到足部,导致双脚脚趾被截,她一直住院治疗。她声称自己没有足够的时间做

足部护理,因为她工作时间长,且长时间站立。此次入院她要治疗剩余几个脚趾的病变,如果特殊的皮肤护理治疗无效,White 夫人将面临截肢。

你可能产生的消极态度和行为

你不赞成 White 夫人对困境的反应。在你看来,每天额外花点时间来护理自己的脚,就可以避免皮肤损伤,不需要占用医院的床位,避免浪费医疗护理资源。你不喜欢她住在科里,对于她的呼叫反应慢,她经常一个人独处。在你看来,如果她发现住院不舒服,为避免再次入院,她很可能采取更好的预防措施。

改变行为的第一步是意识到自己曾经对待 White 夫人表现出了不尊重及生气。

用 White 夫人的视角来看待此情形

换位思考对改变看待 White 夫人的行为会有所帮助。找一个安静的地方,站在 White 夫人的立场,试着了解她对住院的想法和感受。你可以进行如下的换位思考:

我长时间地等待护士应答呼叫铃,不是我想滥用特权。我希望他们尽快来,尤其当我需要便盆时,我感到无助,因为自己不能自理而感到孤独,我要尽快康复并出院。痛苦使我要坚持做足部护理,我希望他们没有被切除。如果切除更多的脚趾,我不知道如果没有助步器我还能不能行走,我该如何进行工作?

花费点时间站在 White 夫人的立场,告诉自己什么事开始都会遇到困难,这个练习可以帮助你关注她此时此地的痛苦,而不是忽视她,你的换位思考有助于你更加尊敬她。

现在你会更迅速地回应呼叫铃,使她感到温暖。当你有时间时,你会与她探讨对疾病和住院治疗的反应。你不再对 White 太太愤怒,而是着重解决她的足部护理问题,你解决问题的能力和用心聆听的技巧帮助你评估阻碍她实施严格皮肤护理的因素。你可以通过更积极的干预措施,帮助她实施计划以克服障碍,使她减少对困境的忧虑。

将你的注意力集中在换位思考上是一种负责的行为,换位思考并非那么难,这些认识为护理过程的完善提供了支持,当你为双方的感受考虑时,你的行为会更加自信。

情景 2

39 岁的 Evans 先生是一位癌症晚期患者。虽然他在你的病房住院 4 个星期了,但在过去的一年中他因病情恶化而反复入院。他很虚弱,大多数看护者认为他即将死亡。他孤立无援,需要大量更换腿上开放区域的敷料。溃烂区域流出脓性物,并散发出难闻的令人窒息的气味。去年一年 Evans 先生已经瘦了 18 千克,他的黑眼圈,松弛的皮肤,以及消瘦状态给人一种几乎走到生命尽头的印象。

你潜在的消极态度和行为

进入 Evans 先生的房间令人感到痛苦,因为你会想起他把涂料涂在脸上,用十足的幽默感逗你笑的日子。你怀念他原来的样子,为他即将逝世而深表难过。为他换药令你窒息,导致你很沮丧。当你走进他的房间去护理他时,你觉得陷入了困境。你不知道说什么,只想做完护理然后离开。你以最快的速度换完药,然后迅速走开。

用 Evans 先生的视角去看待此情形

找个时间和地点仔细思考 Evans 先生的想法和感受,从他的角度出发去想象。你的换位思考如下:

我要离开了,我希望我能很快就死。我很不舒服,无法入睡,醒时又很无聊。我真的很喜欢有人陪伴。我一定惨不忍睹,难怪每个人见到我都感到很震惊,这是孤独的等待。

利用这个机会,想象针对 Evans 先生的反应设计几种帮助方法,这种移情方法帮助你把重点放在此时此地他的情形,而不是强调他以前如何。

尽管 Evans 先生没有多少力气说话,你可以在他的房间里待一段时间,给他阅读,或播放一些他喜欢的音乐。按摩背部可令他舒服;给他读报、写信或讲故事会消耗其最小能量,却能让他与你建立联系。给他应用止痛剂以减轻痛苦,并提醒他经常改变体位,这些措施都可以使他放松。

经常为房间除臭会使他、来访者及工作人员更舒适。为了帮助他换药,你可以戴上口罩,增加你能想到的所有积极刺激(播放音乐,视野内摆放鲜花,开窗)。换药时如果你给他讲故事,可以转移你对难闻气味的注意力,使你将重点放在积极的事物上。

从患者和自己两方面看问题会更加自信。如果只考虑消极方面,我们很可能只顾实现自己的目标,或做出攻击性行为。从多个角度看问题是负责的态度,这样我们可以制订出考虑患者观点的计划,以患者为中心的方法使权力和威信转移到患者身上。我们对患者的生活了解得越多,就可以提供更多与生活方式相关的信息,而不是把患者定义为"困难"或"不顺从"(Russell 等,2003)。我们所有的患者都有权利获得护理关怀。

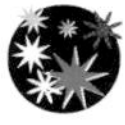
返回本章开头的"主动学习",并写下你的答案

练习自信和负责地与不受欢迎的患者沟通

技能构建:练习 1

确定一个在工作中遇到的与之相处困难的患者,选择一个或者多个富有表现力的文字策划:①写一首关于你对患者观点的诗,不需要押韵,每一句诗以"我"开头。②写一封关于患者对你态度的信。③给患者写一封信关于你对患者的想法、感觉和希望。

反思:练习 2

迎接挑战。回答《护士》杂志的每月一问(Sindorf 等,2005):"在你护理不易相处患者的经历中,最具创造性的方法是什么?"写出简短的答案并提交给该杂志。

自我评价:练习 3

复印方框 27-1,将句子拆分,放入盒子里。每个学生抽取一个,开始讨论。如果你单独工作,随机抽取号码,思考对这个情景的反应。

方框 27-1 你对下述说法的思考

1. 成瘾者需要努力戒除
2. 自杀是一种懦弱的表现
3. 精神病患者应在独立的收容机构
4. 发育迟缓儿童应在独立的收容机构
5. 无家可归的人懒惰
6. 肥胖患者吃的多
7. 患者应该为受到护理而感激
8. 人们应该每天洗澡
9. 避免发牢骚
10. 我不必喜欢每个患者
11. 每个人都会有偏见或对某类人有偏见
12. 家人要照顾家中濒死的人
13. 母亲应哺乳以减少过敏症
14. 患者需了解护士的不足之处
15. 沮丧的患者应该转移到精神病科
16. 家庭成员应摆脱护士的护理方法,以便能更有效
17. 人们不应该以得病来引起别人的注意
18. 护士应该得到尊重
19. 与不受欢迎的患者进行自信的沟通是非常有用的
20. 说话得体可以使患者表现得更好

技能构建:练习 4

以下描绘了6种不受欢迎患者的情况,并指出你对待这些麻烦患者的可能反应。你的任务是站在患者的角度想象,以患者的视角如何看待这种情形。你的任务是说明这些观点如何使你更好地护理患者,确保每种新方法都是自信和负责的。

1. 一位73岁的外国患者拒绝吃医院的食物,他饮食特殊,只能吃营养师和医师建议的食物。他妻子送来的食物含有大量的香料和调味料。患者和他的妻子都抱怨说,外国食品被没收后,医院食品是唯一的选择。

你为这位患者不愿遵守医师和营养学家的建议而愤怒。你对他不重视自己的健康及不接纳护士提供的建议这一行为感到不解。你不愿看患者一眼,不愿跟他的妻子说话,不愿在他身上花费时间。当你端来餐盘时,你简短地要求他吃医院的食物,并拿起他的盘,检查他吃了多少。当他的摄入量不足时你告诉他,你不会拿走他的盘子,直到他再吃点为止。

- 站在患者的角度,想象哪些方面与患者的观点相似。
- 以你的新见解,你将采取怎样自信与负责任的行动来面对患者?

2. 16岁女孩Betty是一位整形外科患者,车祸导致多发骨折和烧伤,之后做了2个月的牵引。她父母在161千米之外,他们只能在第三个周末访问Betty。Betty非常想家,她的父母离开后会哭几个小时。她讨厌牵引,只想回家。她退缩,并拒绝执行任何治疗师提供的职业性治疗。她没有兴趣与同病房其他两个孩子沟通,尽管她们非常努力地转移她的注意力。

她粗鲁地与护士和理疗师对抗,只配合一点点,你是她入院以来的责任护士。起初你满腔热情,你让她高兴,鼓励她,使她达到最好状态。当她对你的努力置之不理,并为住院而郁闷时,你开始退缩了。像以前一样主动的交谈几乎没有了,你发现自己不再与Betty谈话而是转向屋里的其他患者或护士。有空闲时,也不花费在Betty身上。一天晚上,她的父母离开后,你发现Betty在哭,就责备她:"你像个小孩"。

技能构建:练习 4(续)

- 站在患者的角度,想象一下哪些方面与患者的观点相似。
- 以你的新见解,你将采取怎样自信与负责任的行动来对待Betty?

3. 47岁的Kerns夫人刚从精神科病房转到你的科室。在过去2年里,她曾因不明原因的抑郁症发作入住精神病科,许多治疗方法(药物治疗、心理治疗、物理疗法)都没有治好她的抑郁症,她入住你们科是为了查明情绪低落的原因。她穿着家居服,看起来郁郁寡欢,无精打采。她很少主动与任何医务工作者说话,当你展开一个谈话时,总觉得有一种紧张情绪,因为她反应速度非常慢,而且往往只是点头或叹息。

一段时间后,你开始意识到你已经很少花费时间去了解Kerns夫人。你不再努力发现她的好恶以及住院期间的反应。好像你忽略了她,因为她很难沟通,你认为她不属于该科室。你有些担心她情绪垮掉,她可能装病让你心情烦躁。

- 站在患者的角度,想象一下哪些方面与患者的观点相似。
- 以你的新见解,你将采取怎样自信与负责任的行动来对待Kerns夫人?

4. 79岁的Dire先生是一位刚成功做完白内障手术的门诊患者。术前他询问了无数问题,表现出对手术的恐惧。你试图安慰他,他却不停问你,耽误了你的早间计划。成功手术和患者培训后,他被送回家。回家后他每隔15分钟打一遍电话,问他的雨衣是否忘拿了?你是否给了他一张就诊预约卡?他能否获得家庭保健护士?当他感觉到你的声音很不耐烦时,他突然冲你说:"不要大声冲我说话,小姑娘!我为手术付了好多钱,你应该回答我的问题,我要投诉你!"

这让你生气,因为你为他已花费了额外的时间,而且努力地去理解他。你觉得很尴尬,因为你确实告诉过他,刚刚做了白内障手术,且没有什么大碍,他应该感到高兴。

- 站在患者的角度,想象哪些方面与患者的观点相似。
- 应用新见解,你会如何自信和负责任地对待Dire先生?

5. 今天上午,Gambino夫人产下一个健康的

技能构建：练习 4（续）

3.6 千克的男婴。虽然她是一名经产妇（她有一个 12 岁的儿子和一个 11 岁的女儿），但她的行为怪异。她认为你应关注宝宝的一切行为，不断要求你重复操作。她知道，如同许多其他母亲一样，她要在 48 小时内出院，她的需求让你感到压力。

你的关注只是暂时性减轻她的焦虑，而你也因照顾她和其他的患者而感到力不从心。你发现你对她会失去耐心，并尝试希望其他人回答她的呼叫。

- 站在患者的角度，想象一下哪些方面与患者的观点相似。
- 以你的新见解，你会如何自信和负责任地对待她？

6. 在急诊室有一位 42 岁、服用过量药物的患者，这是他在 3 个月内第 3 次自杀未遂。6 个月前他的妻子搬走了，留下一张纸条说她不会再回来。她还没有同她的丈夫进行进一步接触，她就抛弃了需要扶养的两个儿子。

你对一个父亲如此自私和不负责任感到震惊。你很气愤，他耗尽了急诊室的服务而当有人真正需要服务时，你却不能提供帮助。你的第一反应是“他不要再来了！”你有一种

技能构建：练习 4（续）

冲动，想去告诉他，他应该停止自暴自弃，应该去照顾他的儿子。你对他的愤怒是隐匿的，你不知道该怎样跟他说或如何接近他，内心深处你害怕他自残。

- 站在患者的角度，想象哪些方面与患者的观点相似。
- 应用新见解，你将如何用自信和负责任的态度对待他？

独立完成练习后，与其他人一起比较各自的方法。每个事例中患者看问题的观点有什么相似点和不同点？检验你们的意见有何异同。

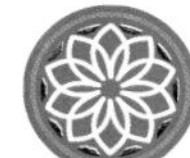

案例链接……

一种新颖的方法

“一位因车祸发生肋骨骨折的患者，为避免并发症应特别注意其肺部锻炼和有效咳嗽。然而这位患者特别烦躁和倔强，所有的人都被他惹怒了。照顾他期间，我试图寻找一种新的方法，我走进病房‘我最亲爱的患者，今天怎么样啊？’他笑了，并且第一次没有任何牢骚地配合”。●

参考文献

Arnold E, Hallinan K: Mind over matter, *Nursing* 30(10):50, 2000.

Cross SN, Berlin R, Blank DJ, et al: Illness: a collection of poems, *J Med Humanit* 31(2):171, 2010.

Halter MJ: Stigma in psychiatric nursing, *Perspect Psychiatr Care* 38(1):23, 2002.

Jenerette C: Nurses' impact on the stigmatization of individuals with sickle cell: challenges and recommendations, Public Health Webinar Series on Hemoglobinopathies, January 25, 2013.

Kus RF: Nurses and unpopular clients, *Am J Nurs* 90(6):62, 1990.

Lehto RH: Patient views on smoking, lung cancer, and stigma: a focus group perspective, *Eur J Oncol Nurs* 18(3):316, 2014.

Lorber J: Good patients and problem patients: conformity and deviance in a general hospital, *J Health Soc Behav* 16(2):213, 1975.

Maupin CR: The potential for noncaring when dealing with difficult patients: strategies for moral decision making, *J Cardiovasc Nurs* 9(3):11, 1995.

Russell S, Daly J, Hughes E, et al: Nurses and "difficult" patients: negotiating non-compliance, *J Adv Sci* 43(3):281, 2003.

Sindorf C, Wolfer D, Deckard ML, et al: Question of the month: what is the most creative thing you've ever done to deal with a difficult patient?, *ModernMedicine*, October 1, 2005. http://www.modernmedicine.com/modernmedicine/article/articleDetail.jsp?id5182468 (Accessed 6/1/11).

Stockwell F: *The unpopular patient*, London, Royal College of Nursing, White Friars Press, 1972 (Republished London, 1984, Groom Helm.).

Thomas E: Professor calls for nurses to be informed, prevent stigmatization of Ebola, American Sentinel University. 2014. http://www.americansentinel.edu/blog/2014/11/05/professor-calls-for-nurses-to-be-informed-prevent-stigmatization-of-ebola/ (Accessed 1/18/15).

Zerwekh JV: Caring on the ragged edge: nursing persons who are disenfranchised, *Adv Nurs Sci* 22(4):47, 2000.

第二十八章

果断、负责地处理团队矛盾

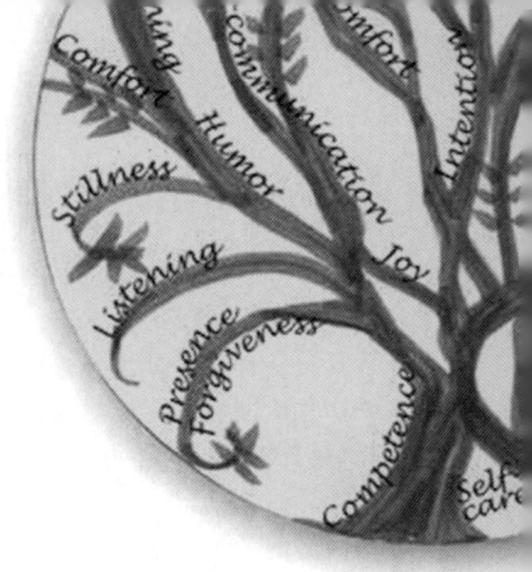

每个人都有自己的长处。

Japanese proverb

学习目标

1. 掌握矛盾的概念
2. 明确四种不同种类的矛盾
3. 明确“双赢式”矛盾解决方法的步骤
4. 比较“双赢式”、“输-赢式”、“赢-输式”矛盾的解决方法
5. 识别五种不同类型小组成员的特征及他们在小组内的作用
6. 参与训练以建立有效解决矛盾的技巧

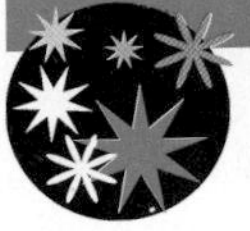

主动学习……

接纳旅途中的变革过程：果断、负责地处理团队矛盾

在阅读本章时，请思考以下问题，并写出你的答案。

写出你在本章中所学到的知识。

这些对你的护理实践有什么影响？

你将如何运用这些新知识和技巧？

想一想……

矛盾的概念

近期研究表明，工作场所矛盾是护士工作压力的主要来源之一，并将持续多年（ANA，2014；Stecker 和 Stecker，2014）。矛盾，通常被称为负性事件，日常交往中很常见，如能得到有效解决，则能改善人际关系，促进组织成长（Chadwick，2010）。矛盾可以被看作是一种感受，一种分歧，一种真实的或想象的利益冲突，不一致的世界观或一组行为（Mayer，2012）。相互依赖的关系很容易出现矛盾，解决矛盾的关键是在满足自身需求的同时，与他人建立积极的人际关系。人与人之间的相处潜藏着各种矛盾。处理矛盾大约占据管理者 30% 的时间（Marick 和 Albright，2002）。虽然矛盾是不可避免的，但如能果断、负责地处理团队间矛盾，将会形成有利结果。矛盾的解决可以促进相互依赖、专业合作关系的建立，帮助团队成员更好地解决全局性问题。

建立积极的合作关系、团队协作关系需要明确的沟通，这将直接影响患者安全。在护理高校及工作场中，将沟通技能整合入护理团队培训能促进团队的协调发展（Beckett 和 Kipnis，2009；Chapman，2009；Clark，2009；Corless 等，2009；McKeon 等，2009 和 Thomas 等，2009）。通过总结医疗研究所关于医疗差错的报告得出：美国每年大约有 98 000 人死于原本可以避免的医疗差错，更令人惊讶的是，其中 70% 是由于医疗工作者沟通不畅导致的（Kohn 等，2000，如拉蒙塔涅所述，2010）。医疗改革联合中心报告指出：严重医疗差错中约 80% 出现在照顾者职责转移或移交时，是医护工作者间沟通不良导致的。从他们现有的交接项目中，参与调研的医院发现，超过 37% 的交接中存在信息缺失或疏漏，影响接诊人员为患者提供更安全的照护。在实施针对性的信息交接解决方案后，交接过程中信息缺失发生率降低了 52%。

Cushine（1988）根据困难的程度将矛盾分为四类，按从前往后顺序分为：事实、方法、目的、价值。

事实类矛盾

事实类矛盾与数据不同，这种不一致最终可以通过讨论和查找权威资料的方式解决。

方法类矛盾

方法类矛盾与事情的解决方法不同，它一般发生于没有完全的标准可供分享时。解决此类矛盾要承认完成同样的目标或工作存在多种方法，减少此类矛盾的办法就是建立统一的标准。

目的类矛盾

目的类矛盾与渴望成果不同，讨论通常能透露出大家共同关心的问题，如果他们能认定一个共同的目标，这将为矛盾的解决提供新的机会。

价值类矛盾

观念不同是矛盾最复杂的类型，需要成员间在观念上相互理解。如果大家能避免与其他人因“对”或“错”而产生不合，并能找到一致的目的，就能很好地处理矛盾（Cushnie，1988）。

矛盾的类型

几种常见矛盾形式（Kinder，1981）：

- 自身矛盾
- 两人之间或组内成员间的矛盾
- 组内矛盾
- 组间矛盾，存在于组与组之间的矛盾

本章主要介绍工作单位或学校背景中的人际矛盾。

健康护理机构中成员的背景不同，在护士、医师、神职人员、营养师、物理治疗师、社会工作者和其他人员组成的团队中，个体的职业观存在差异。此外，这些人性别、年龄、文化、社会经济状况和生活阅历的不同，都是健康护理机构中矛盾的潜在来源。

对问题、角色和责任的不同看法将会产生不同的结果。如果小组成员不能彼此达成一致或完成自己应履行的职责，那么潜在的矛盾将会被激发。

小组成员有时会对某一特定情形存在不同或对立的观点，这些观点上的差异可能源于目标不同或对实现目标优先顺序的见解不同。当小组成员对做什么、如何做、何时做意见不一致时，矛盾将会出现。回顾第二十一章关于团体行为部分可知，在头脑风暴阶段，团队矛盾被认为是有益的。

有时，如果成员内部总是有人与他人意见难以达成一致，矛盾则会反复出现，那么团队成员间的信任度和合作水平会下降，竞争将会加剧，矛盾一触即发。

解决矛盾的方法

众所周知，矛盾无法避免，但是我们可以避免面对矛盾时的无力感和不适。我们已经熟悉了果断和负责的沟通技巧，这些方法可以帮助我们运用建设性的方式解决矛盾。

解决矛盾意味着运用某种有效方法，使矛盾双方达成一致意见。如果双方对解决办法意见不一致，则矛盾会继续。一旦矛盾拖延过久，团队成员找不到明确的解决方案，会感到无望。在这种消极情况下，会阻碍医疗机构正常运行，进而不能发挥最大工作效能。Harrington-Mackin（1994）认为，矛盾应及时处理。他指出，矛盾存在时，大部分人都无法进行正常的工作和互动，而且怨恨的累积会导致工作的拖拉。如果矛盾仍得不到及时解决，护理质量则会下降，护理人员工作积极性会受到严重影响。

矛盾的解决方式有三种："双赢式"、"输-赢式"、"赢-输式"。

"双赢式"是最佳矛盾解决方法，但需要果断性和责任心。"双赢式"解决矛盾的方法是一种让自己和同事都乐于接受的方法，这种方法不仅会产生令人满意的结果，还可以充分发挥你的创造力，从而达到一种独特的、创新性局面。

"输-赢式"是允许同事在不顾你感受的情况下处理矛盾的方法，要么结果令你不愉快，要么你允许同事专横跋扈地对待自己，这种方法是不负责任的。

"赢-输式"是与"输-赢式"相反的一种方法。你可以采取一种自己满意的方式去解决矛盾，但在此过程中会威胁到同事的利益，这种方法具有较大的挑战性且不负责任。

不管是"赢-输式"还是"输-赢式"都只能加深矛盾，不能达成使双方都接受的建设性方法。只有处理结果让所有人满意，而不是只考虑一方时，这种解决矛盾的方法才更具有建设性意义。大多时候矛盾不可避免，同时矛盾让双方不能愉快相处，所以我们要知道如何把矛盾当做一次改善关系的机会。

"双赢式"解决矛盾策略包括以下步骤（Flanagan，1995）：

1. 把这个问题看成一种需要，而不是一种促进双方共同解决问题的方法。不要专注于偏见，要多关注实际数据。

2. 把矛盾视为需要相关人员积极参与共同解决的问题。

3. 描述矛盾要尽可能具体，运用真实的数据。

4. 在试图解决矛盾前要了解双方的不同点。

5. 以另一种角度看待矛盾。

6. 集思广益，找到最可能的解决办法，而不是采纳第一个人提出的或最方便的方法。

7. 选择双方都需要的方法，考虑到所有可能的结果。

8. 对矛盾如何收尾及保证以后不再发生达成一致意见。

9. 计划中明确由谁、在哪儿、什么时间、做什么。

10. 计划完成后要评价整个问题解决过程，并评价这个结果得出的好坏程度。

表 28-1 总结了三种矛盾处理方法，果断和负责地对待矛盾的态度与非果断、不负责任地解决矛盾的方法进行比较。

表 28-1 果断、负责任地和非果断、不负责任地解决矛盾方法的比较

特点	双赢式	输-赢式	赢-输式
对待矛盾的态度	矛盾不可避免，合作双方在任何情况下都可能发生矛盾	矛盾是由我方引起的	认为矛盾是取得胜利的机会
	能够控制矛盾，形成创造性解决矛盾的方法	发生矛盾时，总是对方赢	想要赢得矛盾的欲望无止境，把双方斗争视为自己获胜的必要过程
	争议能涵盖问题的所有方面，并增强成员间的承诺	矛盾的解决总是令对方满意	认为他人都在想方设法获得胜利
	矛盾能采用一种大家都满意的方式解决	思考为什么在工作场所发生矛盾	
解决矛盾的方法	运用系统的解决矛盾的方法	提前预想对方的胜利而自我放弃	支持自己的观点，与其他偏见作斗争
资料收集	客观检讨自己的认知观点	提前停止资料收集	寻找、检验、上交能够支持自己观点的信息资料
	耐心倾听同事的观点	设想无论如何都是对方胜利的不合理想法，从而对收集资料感到毫无希望	
	从恰当资料中收集相关信息（文献、医师）	总认为矛盾解决过程会很糟糕	
	与有关的人分享矛盾信息	被动参与信息交流	
	保持客观公正		
评估	正确定义矛盾的概念	明确矛盾对同事产生的影响	不认可同事对矛盾概念的界定
	与同事共同评价	以个人观点界定矛盾	过分突出自身对矛盾的认知观点
	认可同事对矛盾的认知观点		
解决方案	考虑所有人都满意的解决方案	很少考虑，总是设想以胜利者姿态支配失败者	单纯考虑契合自己观点的方法
	选择收益最大、受挫最小的方法		反对与自己意见相反的观点
评价	对能够保证双方共赢的观点保持客观的态度	抱怨对方案的不满意	忽视其他人对解决方案不满意的态度

果断、负责任地解决矛盾的方法

在健康护理机构中，矛盾可牵扯到所有的人或其中的一部分人。如何运用双赢式的方法解决矛盾，在以下例子中加以探讨。

智慧库

一段艰难谈话的开始

我困惑……

我对你的想法感到好奇……

你能帮我解释一下吗？

我需要你的帮助……

健康护理团队的整体矛盾

1. 在解决矛盾前，你要对矛盾状况有全面深入的理解，包括你和同事们对此状况的想法和感受。如果你试图解决某一矛盾而没有进行全面的评估，就很可能忽视可能导致不满意结果的重要因素。

例如：你认为患者有权知道在服用处方药时很可能产生意外的不良反应。在你的病区，只有很少一部分人被提前告知药物的潜在不良反应，这种疏忽与你所认为的优质护理服务和患者权利不相符。你发现许多同事，包括其他护士与医师，总是不把不良反应方面的信息告诉患者，目的是让患者更有服药依从性，这里的矛盾就是指不协调的行动（告知与隐瞒）和对患者权利的不尊重（自主对依赖）。

2. 充分理解你矛盾的一面，你需要检讨自己的想法跟感受。完成这项工作不用太着急，你可以坐下来（备好必要的纸和笔），从以下几个方面去寻找。

困扰我的矛盾是什么？

在考虑矛盾状况时你可能有以下想法：

- “患者没有被告知服用药物会产生不良反应，这令我很困扰。”
- “他们对治疗没有全面的认识，对选择药物的潜在不良反应不了解，这是不正确的。”
- “我感觉不告知患者药物的不良反应是不诚实的。”
- “我觉得个人有权利决定为了自己的健康该做些什么，向患者保留信息就是我们主动控制了患者的健康。”

回答了这些问题后使你更清晰矛盾所在，你坚信患者应该被告知正确的信息以便他们对自己的健康状况需求做出最好的决定。

我们对一个矛盾状况的最初反应总是情绪胜过理智，这种紧张或焦虑会产生一种斗争或逃避的压力反应，压力反应的强度取决于所受威胁的程度（Cushnie，1988）。花点时间梳理一下你的过激情绪反应，能帮助你控制情绪并增加处理矛盾的有效性。

什么样的解决办法能令我满意？

考虑一下，你希望矛盾怎样解决？你想出以下观点：

- “对我来说，最满意的解决办法就是制订出策略，让所有的患者都能提前被告知关于他们所服药物任何可能的不良反应。”

回答这个问题非常重要。通常情况下我们能意识到矛盾，但不知道该如何解决，这些问题回答得越确切，越能向别人清晰地表达你的立场。

3. 弄清同事对你已经自答的两个问题的反应。这一步需要花费时间和精力，但是你需要此信息去对矛盾有更全面的了解，最好的办法是安排时间和同事坐下来聊聊。

困扰他们的矛盾是什么？

你的同事可能提出以下观点：

- “如果我们把可能的不良反应告诉每一位患者，那会花费大量的时间。”
- “如果患者知道了可能的不良反应，他们就很可能不服药，这对他们没有任何好处。”

- “我认为我们不应该通过告诉患者任何事情都可能出现问题来吓唬他们，毕竟他们已经病了，为什么还要增加他们的担心呢？”

你知道，你的同事尽量避免告诉患者不良反应是在全心全意地为他们着想，他们所提出的时间因素也是很重要的一点。你提出了另一种观点，扩大了对矛盾的认识。

什么样的解决办法能使同事满意?

这是一些同事提供的建议：

- “我认为最好的办法就是只回答那些询问药品不良反应的患者。”
- “我认为可以只告知那些最常见、最明显的不良反应，这样可能会促进患者服药。”
- “我觉得我们可以跟往常一样，我从没听过患者因不知道药物不良反应而心烦的，他们需要药物来恢复健康。”

同事的建议告诉你，他们重视的并不是患者的自主性，他们重视服从性和疾病的恢复。同样可知，许多同事赞成在特定情况下愿意告诉患者关于不良反应的信息。

找到这些问题的答案需要你具有良好的人际沟通技巧。当你专注于某一观点时，就很难注意到别人的观点。在矛盾状况下，仔细地倾听同事的诉说，理解他们对问题的看法是很重要的。

4. 除了通过了解矛盾相关人的想法和感受来获得信息外，你还需要其他信息来源。比如，你可以咨询医院的法律顾问，或许患者权利委员会也可以给你一些建议。

比如，你的法律顾问会建议你“在法律上，患者有权被告知所接受治疗方法的任何可能的意外反应，除非这些信息被照顾者认为会对患者健康造成威胁。”这样的指导十分不确切，医疗机构可以对自己的做法做自己的解释。

5. 一旦你和同事对矛盾的看法有了全面认识，你也得到了一些相关信息。下一步就是寻找令你们都满意的解决方法。没有简单的办法，双赢式需要付出时间和努力。

在这一阶段，创造性的方法就是集思广益，集思广益法容易得出一个创造性的、独特的解决矛盾的方法。每一个矛盾相关人都有机会就如何解决问题表述自己的观点，这是很重要的，如护士、医师或患者家属的叙述。

在集思广益的过程中要考虑到每一种观点，不嘲笑和不忽略任何观点是很重要的，这就意味着小组成员必须承认和尊重其他人的观点，这种相互倾听可以帮助化解矛盾中产生的敌意。在矛盾中充斥着竞争，每个人都想以自己为主，集思广益法可以确保组员以合作的方式进行沟通。

在这种情况下我们提出以下解决矛盾的建议：

- 关于不良反应的信息只告诉那些提问的患者。
- 在服药之前，患者能列举出药物的疗效及不良反应。
- 在病房内张贴一张服药指南，让所有想知道药物不良反应的患者自己看。
- 把制药公司的电话号码给患者，他们可打电话咨询，得到所用药物的所有信息。
- 药剂师可以准备一张关于药物不良反应的清单，患者能自己保存和查看。
- 给每一个收入院的患者发一张卡片——标明他们有权知道的每个治疗措施和药物的不良反应，并说明他们只需要问工作人员就可以。
- 等到不良反应出现以后再向他们解释。
- 实施一套鼓励患者积极询问问题的策略。

可以看出，这些建议反映了多种不同的观念。

6. 接下来就是从提出的这些建议里选择一种可接受的。在这个病房里最适宜的办法就是组织一个委员会，代表矛盾双方、病房的患者和病房的管理人员。

你被选为委员会成员，支持患者的知情

权；另一名护士也成为委员，但她认为知情、同意会产生一些不必要的麻烦，护士长、医师、患者代表均成为委员。

委员会负责制定政策——什么样的信息该告诉那些关心药物不良反应的患者，这个决定必须符合双赢式解决方法的标准，体现双方的观点，具有可行性（根据花费和职员能力），而且是合法的。

7. 下一步就是系统的回顾分析可以保留的、合适的、解决方案正反两方面的理由。在这一阶段，成员们会提出误导彼此的信息，导致彼此的不信任。在这种环境下想达成双方都满意的决定困难很大，因此易导致决定不完整而且不准确，这需要团队成员和领导者共同努力使大家能够尊重并鼓励人们表达自己的观点。

下一步就是系统的回顾分析可保留的适宜解决方案的正反两方面理由。在这一阶段，团队成员一定要对他人的观点保持开放、包容态度，并给每个成员提出反对或拒绝个人观点的机会。为促使团队成员意见逐渐趋于一致，需要形成畅所欲言的合作氛围。

考虑到沟通过程中成员间存在立场或观点的冲突，可能会提出误导彼此的信息，致使彼此的不信任。在这种环境下想作出双方都满意的决定困难很大，因此结果可能不完整且不准确，这就需要团队成员和领导者共同努力使大家能够尊重并鼓励人们表达自己的观点。

8. 经过多次讨论，把人们的观点缩减到以下范围：

- 给每一位刚收入病房的患者发一张卡片，告知他们有知道任何药物不良反应的权利，只要问工作人员就可以。
- 制定一项政策，护士和医师鼓励患者在服用一种新药前询问药物的不良反应。
- 要求患者在服药前列举出药物的疗效和不良反应。

经过大量研究，委员们觉得给患者分发卡片花费太大。大家想出一个办法，可以在“接受治疗协议书”上增加一个表格，所有患者必须填写。

我知道，所有治疗包括药物，有疗效也有潜在的意外反应。我知道我有权向给我提供护理的人询问潜在的不良反应，我希望他们采用我能够理解的语言来解释这些信息。我知道，如果经过细致考虑后我拒绝（包括治疗和药物）这一行为与我接受治疗的医院无关。

签名： 日期：

见证人：

这个行为受到委员会所有成员的一致认可，这样患者在刚入院时便告知他们应有的权利，让他们意识到欢迎他们提问题，并且所提问题会得到清晰的回答。

委员会做出的第二个决定就是支持以下病区政策：

每次患者服用一种新药时，都以一种简单清晰的方式告诉他们药物的疗效和意外的反应，与此同时应鼓励提问题。

委员会花费了大量的时间做出这个决定，没有一个成员觉得告知药物疗效很困难，但都不愿解释潜在的风险。在经多个角度考虑问题之后，委员们一致认为，只告诉患者部分信息是不公平的。最后得出一个一致同意的折中办法：只告诉患者那些最常见的、最可能发生的不良反应，以及一些被大众熟知的正确常识（比如便秘时可以服用缓泻剂，口干时多喝水、嚼口香糖，头晕时要避免剧烈运动）。

委员们一致认为，推动该项新政策的工作应由护士和医师共同完成。医师在开出一种新的药物时就负责向患者解释作用原理、疗效及风险，同时鼓励多问问题，这种授权将意味着不再要求护士花费多余的时间去执行此政策。

此外，还规定药物护士在发放首剂药物时要复述一下医师的解释。这样就可以验证患者对药物疗效和风险的理解，确定事实，改正错误，同时鼓励进一步提问题，医师和护士责任的分配使双方都可以接受执行所花费的时间。

委员们强调，护理人员不需要记大量药物的不良反应，鼓励参考药物说明书或咨询医院的药剂师。

委员们总结的这些解决方法令所有小组成员满意，同时从行政管理的角度看也是可行的。

9. 一致同意的解决方法就要进行下去，一旦实施，随后必须进行评价以确保健康护理机构对实施的解决方法是否依然满意。考虑评价的问题应包括：

- 那些认为患者有权知道药物不良反应的人感觉患者被告知是正确的。
- 评估反对的那些人，因为此计划可能耗时，而且担心这个计划会使患者感到有负面影响。
- 患者是不是感觉到他们的权利得以尊重。
- 在没有过度的成本效益和职员受聘类型限制时，此方法能实行吗？

在这里，委员会决定在实施所采取的解决方法6周后评价它的有效性。

这个护理团队运用双赢式的矛盾解决策略处理矛盾，双方都要为解决矛盾表达自己觉得可行的观点。这种行为是果断的，因为它可以防止任意一方随意添加色彩或完全曲解问题。这种行为是负责任的，因为它考虑到了矛盾状况下所有可得到的资料：双方的想法、感受及法律意义上的真实资料。

组内两成员间的矛盾

与前面的情况不同，这里的矛盾局限于护理机构的小范围内，下面举例介绍一下存在于组内两成员间的矛盾。

例如：你和David是一所医院同一病房的两名护生，你是刚进入临床的学生，而David即将毕业，你正在学习缺失的概念及它对想象力的影响。你希望Partain先生能成为你的患者，因为他最近刚经历了一次严重的心脏病发作，很可能以后不能继续以前的工作，因为身体功能的丧失会影响到生活的其他领域，因此他是你完成任务最合适的候选人。

David被指派为Partain先生的责任护士并且已经照顾他3天，当你问David是否可以由自己来Partain先生时，他以你经验不足为由拒绝了你的请求。

此时，对两个学生来说，Partain先生就是最好的候选人，在此情况下因资源有限而产生了矛盾。

1. 第一步是了解矛盾的所有信息。完成此工作需要主动去问和听，保证你能真正理解矛盾的一个技巧就是要对双方的表达感同身受，例如：

David：“我不能答应你，我要继续照顾Partain先生，因为我需要掌握心脏病患者是如何适应有限的活动水平，及他们对恢复正常功能感到恐惧的应对，我不能跟你换。”

这样很可能引发你们的争吵，因为你也需要通过Partain先生的恢复过程来理解有关丧失方面的知识，这种防御性的方法使你们的矛盾升级。相反，从David的立场理解此矛盾，对他的想法感同身受，然后再表达自己的观点。

你：“你想再照顾Partain先生一段时间，为了掌握心脏病患者对活动水平改变的反应。”

这一举动使同事感到自己被理解，鼓励他暴露出更多的观点。

David：“这是毕业前我的最后一个学习任务。如果现在放弃了Partain先生，恐怕我不会再碰到另一个心脏病患者来完成我的任务。”

你：“我知道你为什么不跟我换了，你担心Partain先生是你毕业前照顾的最后一个心脏病患者，你需要这段经验。”

除了能让David感受到理解外，从移情的角度出发也使你从他的角度看待此矛盾，没有这种态度，你很可能找不到有效的解决办法。

你也有权从你的立场叙述此矛盾，然后你向 David 强调 Partain 先生对于你完成学习任务的重要性。你没有期望 David 能支持你，但先前的耐心倾听能增加这个可能性。

2. 一旦你理解了矛盾，下一步就是寻找一种能够最大限度地让双方都满意的解决方法。与例 1 中的矛盾不同，这个需要在有限制的时间内解决。你可以向 David 提出以下建议：

- 当 David 不值班时，你可以接替他照顾 Partain 先生。
- 你可以告诉 David 一些你收集到的关于 Partain 的信息，它同样适用于其他的心脏病患者。同样，你也可以问 Partain 先生关于诊断方面的问题。

David 接受了你的建议，提出以下任意一点就会对你有所帮助。

- 当他与 Partain 先生交流时你可以在场（如果患者同意），这样你就可以获得一些零散的关于缺失概念和身体意象方面的知识。
- 你可以考虑一下 Tenn 女士的病情，她是病房里的一位糖尿病患者，她正因为病情使她不能再次怀孕而感到心烦意乱，Tenn 女士对于你的学习来说是一个很合适的个案。
- 她会给你一份收集的相对完整的资料，因为跟你的题目有重叠的部分或许对你有所帮助。

这种集思广益的方法可以产生多种对你们双方都有益的解决办法。如果你和 David 采纳了这些建议，你将得到比自己单独完成任务更多的信息。除了完成自己的学习目标外，你们还有机会学到另一方的知识，并且很可能成为亲密的好朋友。

3. 在采取了任何一种解决方法之外，检查一下是不是按你期望的那样发展是很重要的。这种情况下的基础就是你和 David 都能完成任务，任何额外的收获都是一种奖励。

可以看出，有效解决矛盾的两个重要过程就是移情和解决问题，这两种重要的策略保证你果断、负责任地解决矛盾。

多代人的团队

当组内成员由几代人组合而成时，护理会面对特殊的机遇和挑战。当我们希望每个人都能支持自己的观点时，可能对老护士或新护士自身动机产生误解并导致矛盾。我们的员工包括五代人：传统主义者，退伍军人或沉默的一代，生于 1937—1945；婴儿潮一代，出生 1945—1964；X 一代（或未知世代），生于 1965—1976；Y 一代（千禧一代或因特网一代），生于 1977—1991；和 Z 一代（或网络一代），出生 1992 到现今（Anthony，2006；Kupperschmidt，2006；Sherman，2006； Weston，2006 和 Bell，2013）。

尽管普遍认为不同代人之间会产生一些问题，但也存在着一些共同点。

传统主义者支持新教徒工作伦理的价值，把护理工作视为“职业”，他们为拥有一份好工作而自豪，遵守纪律并尊重他人，他们是执行者和现实主义者。美国有 10% 的护理人员超过 65 岁，面对寿命和经济方面的变化，护理团队面临比以往更大的冲击。

婴儿潮一代，占西方社会劳动力的 55%，他们提倡护理要更加开放、更多鼓励，将护理视为一门独立的专业，他们是理想主义者，有主见而且往往是工作狂。

X 一代人生长在双职工家庭，或许是独生子女，或许生长在单亲家庭，他们在护理工作中看不到任何工作安全性的证据，认为自己有责任为专业发展去锻炼一些技能。他们发现父母对工作的承诺与个人专业或生活并不能相匹配，他们愤世嫉俗，想要为个人优先权争取平衡和尊重。

Y 一代或千禧一代成长于数字技术和

多元文化主义迸发的时代，他们的童年受到较好的保护，入学前后的生活也受到家人的支持。他们同时承担多项任务，并期待随时反馈和专用化，他们习惯使用全球因特网。这时期，护理被视为一项具有顶尖技术配备，并能对问题做出快速反应的一门职业或工作。

Z 一代或网络一代、数字国度时期，熟知手提电脑和移动手机。这一代正在护理学校学习，并期望在他们浏览网站的同时也能够不断地学习、工作或参加社会实践。他们在电视上了解一些国际灾害，在 2008 年经济衰退时期他们处于高中时期，因此励志为社会做出改变（Kupperschmidt，2006；Weston，2006 和 Bell，2013）。

护理中的矛盾一般起源于一代人指责另一代人的“态度”，而不是基于不同生活经历所造成的不同世界观。在第二十三章讨论的 CARE 框架（澄清、阐明、要求、鼓励），有助于开始关于差异、观念和期望的对话。传统主义者关注的是细节和资源的最大利用，婴儿潮时期出生的人则注重达成一致并做出指导，X 一代成长的护士具有技术时代的超前精神和技能；Y 一代的人对不同文化和新的技术敏感（Kupperschmidt，2006）。Z 一代的护士能够和 Y 一代护士一起合作，帮助前辈们利用因特网技术加快工作效率，同时前辈们能够帮助年轻护士掌握面对面的沟通技能（Bell，2013）。发现这些差异的护士能提高工作能力，拓宽视野并且为高质量护理服务和团队精神的目标更好地工作。

矛盾解决与护理职业

在护理专业和组织中，如果矛盾能促进变化的产生，那矛盾就是一种积极的因素。除了精通管理矛盾外，护士还必须通过矛盾识别潜在的收益来形成一种积极的态度，在预测潜在矛盾时我们要变得精明。一项关于健康照护者复杂需求的研究表明，团队成员希望护士能够清晰地表达信息，以确保沟通质量，促进团队协同作用的发挥（Propp，2010）。人无完人，这种不完善就能产生矛盾，误解、不清晰、不适与分歧都会产生矛盾，坚持自己观点和有幽默感的护士能够通过改变得以成长。“虚拟团队”已经出现，在世界各地的人们能够通过网络方式进行交流。Ferrazzi（2014）报道称，完美的团队、正确的领导、适宜的沟通方式、恰当的技术支持能够促进团队工作效率的最大化（2014）。

记住：任何情况下都要保持耐心。

Hammerschmidt 和 **Meador**（**1993**）

智慧库

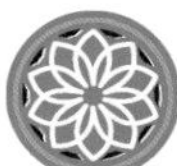

案例链接……

当“只听医师”不起作用时

“作为一名疼痛管理护士，我十分关注一位需要重置吗啡泵的患者。医师说患者必须来医院做，如果患者不来医院的话，出任何事，医师是不需要负责的，我应该“只听医师的”。我告诉医师，我可以家访去给他重置，他同意了，我从家庭健康机构工作人员那里得到一些指导。随着药物剂量的增加，我一共家访了四次去重装这个泵，患者和他的妻子都很高兴，上个月这个患者死了。毫无疑问，这个工作是很容易完成的，只是每个人都预料到存在问题，不存在什么矛盾，只是观点的不同。”

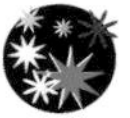

返回本章开头的“主动学习”，并写下你的答案

练习果断、负责地解决团队矛盾

角色扮演/技能构建：练习1

在这个练习中三人一组，一个人是赞成者的立场，另一个是反对者，第三个是指导者。你也在矛盾现场，任务就是以果断、负责的方式帮助双方解决矛盾，指导者将帮助双方用双赢式方法解决问题。

给正反双方的指导：

1. 你们试图用一种系统的问题解决方法来解决此矛盾。
2. 在资料收集阶段要充分考虑到你自己及其他人对矛盾的想法和感受。
3. 在你做最后决定前要尽可能听取多种建议。
4. 你选择的解决方法必须双方都满意。
5. 针对这次练习，你还必须遵守一个原则：当同事发表观点时，你必须对他或她所说的话做出移情反应，目的是让同事知道你充分理解他或她的观点。

给指导者的指导：

1. 提醒双方尝试运用双赢法去解决此矛盾是你的工作。
2. 你有责任提醒双方，在对方表态之后要做出移情反应。在听方做出移情反应之前不允许他们继续商谈。（比如，反对方不同意赞成方的观点，在赞成方保护自己立场前，必须知道反对方的观点。）

这里有三种矛盾情景，使每一个人都有机会扮演赞同者、反对者及指导者的角色，每一个人在这三种矛盾中的角色都不同。

情景1　资源有限导致的价值观矛盾

你们两个是护校奖学金评选委员，其任务是：在你们班里选出临床实践能力最好的学生。你们现在已经筛选出两名候选人，然而奖学金只有一个名额，你必须选择一位同学。

赞同者观点：你认为奖金应该给James小组，因为她一直都被公认护理病例写得很出色，在病例讨论会上提出了许多有用的建议，她一直很有礼貌，细心护理。

角色扮演/技能构建：练习1（续）

反对方观点：你不同意同事的选择，认为这个奖应该给Tiimms先生。你感觉他的工作已经超出了护理工作之外，他帮患者写信，花时间帮助患者家属。

情景2　目标矛盾

你在外科病房工作，现在有一个能让患者查看自己病历的活动，你们科的每名员工都要求对这一活动表达自己的观点，你和你的同事持相反意见。

赞同者观点：你坚信患者有权利查看写在他们病历上的任何东西，你确信病历真正归患者所有；毕竟那记录着他们的健康状况，如果你是患者，你也希望能看到自己的病历。

反对者观点：你认为患者接触自己的病历是完全不合理的，你认为这样会引起很多问题。一方面，患者可能不理解那些医学用语，还会误解病历中的一些信息，尝试用患者能够理解的方式去写可能会浪费大量的时间。你认为护士和医师是专业人员，患者应该相信他们会做得很准确。

汇报问题：

1. 应用双赢式解决办法最困难的方面是什么？
2. 双赢式方法解决矛盾有什么优点？

技能构建：练习2

全班同学都参与这个练习，目标是解决健康护理机构的整体矛盾。

精神科病房要求参加一项调查，是关于一种新开发的抗抑郁药疗效方面的研究。这种调节情绪的药物尚未上市，因为它还需要最后一个阶段的工作，就是在人身上做试验。你的病房要求参加这项研究，其中50%的抑郁患者给予这种新实验药物，而另50%的患者服用安慰剂，研究者将记录药物在患者身上的反应（包括疗效和意外反应），你们科室今天必须做出决定是否同意参加此次研究。需要6名志愿者扮演以下工作人员角色。

技能构建：练习 2(续)

护士长：护士长极力反对在人身上进行试验。护士长坚持认为不能让病房内的患者参加此项研究。"我的职责是帮助患者，而不是在他们身上做试验。如果我们参与了此试验，那我们在患者眼里的可信度将大大地下降。"

医师：医师极力支持此研究。"在医疗中要想得到前沿的知识，唯一的路径就是通过研究。"

护士 1：该护士对要求患者参加研究犹豫不决，"当人们沮丧时往往不能做出最明智的决定，此时他们可能会向我们寻求相应的医疗帮助。"

护士 2：该护士支持本研究，她认为你们病房应该做这项研究工作的代表。"临床研究总能有新奇的发现，而精神医学的研究则相对落后。"

专业治疗师：专业治疗师看到许多顽固的抑郁患者长期以来一直在治疗抑郁，他或她欢迎任何能够发现治疗抑郁的更有效方法的研究，"我们应该尝试任何有助于我们患者的方法。"

社会工作者：社会工作者对已经有压力的患者及家人再增加压力感到犹豫。"我们不知道这种新的药物的效用及不良反应，患者及家属又怎能放心呢？"

本组成员对是否参加药物试验研究持有不同观点，这段对话显示了一种价值矛盾。

这个团队成员的任务之一就是运用一种双赢的方式去解决矛盾。作为成员你必须运用该解决方法，每个成员在与他或她的商谈过程中都要尽量做得令人可信。

班里其他旁观者要仔细考虑，并准备对矛盾解决过程做出评价。

可以花 30～40 分钟来完成整个过程。

技能构建：练习 2(续)

汇报问题

1. 哪些因素能够提高人们运用双赢方法解决矛盾的能力？
2. 哪些因素使得团队很难用一种自信、负责的方法解决矛盾？
3. 小组能做出一个令所有成员都满意的决定吗？
4. 如果在角色扮演的 40 分钟内，小组没有对矛盾解决达成共识，你怎样评价这个过程？

反思：练习 3

在日记里，列举工作和生活中能够代表上述四代人的成员。想一下你更适合哪一代人？按你的观察，写下他们在行为或态度上的差异，通过对这四代人的理解过程，你学到了什么？

Q. S. E. N. 学习策略：练习 4

观察多个团队成员间的互动，包括对患者的照护情况。描述当成员意见不同或出现矛盾时的处理方式。选择一个例子描述。

选择一个例子来描述它是如何被处理的。

- 你如何描述团队之间的相互关系？
- 你如何形容指挥系统或层级制度？
- 有什么可以改进的？
- 你从自己团队互动中学到了什么？
- 这些互动如何影响护理安全？
- 这种互动对未来团队内部的合作交流有什么影响？

参考文献

ANA Career Center Staff: How to cope with stress on the job, June 2014, http://nursingworld.org/MainMenuCategories/Career-Center/Resources/How-to-Cope-with-Stress-on-the-Job.html (Accessed 1/19/15).

Anthony M: Overview and summary: the multigenerational workforce: boomers and Xers and Nets, oh my!, *Online J Issues Nurs* 11(2):11, 2006.

Beckett CD, Kipnis G: Collaborative communication: integrating SBAR to improve quality/patient safety outcomes, *J Healthc Qual* 31(5):19, 2009.

Bell JA: Five generations in the nursing workforce, *J Nurses Prof Dev* 29(4):205, 2013.

Chadwick MM: Creating order out of chaos, *AORN J* 91(1):154, 2010.

Chapman KB: Improving communication among nurses, patients, and physicians, *Am J Nurs* 109(Suppl 11):21, 2009.

Clark PR: Teamwork: building healthier workplaces and providing safer patient care, *Crit Care Nurs Q* 32(3):221, 2009.

Corless IB, Michel TH, Nicolas M, et al: Educating health professions students about issues involved in communicating effectively: a novel approach, *J Nurs Educ* 48(7):367, 2009.

Cushnie P: Conflict: developing resolution skills, *AORN J* 47(3):732, 1988.

Ferrazzi K: Managing yourself: getting virtual teams right, *Harvard Business Review* 120–123, December 2014.

Flanagan L: *What you need to know about today's workplace: a survival guide for nurses*, Washington, D.C., 1995, American Nurses Association.

Hammerschmidt R, Meador CK: *A little book of nurses' rules*, Philadelphia, 1993, Hanley & Belfus.

Harrington-Mackin D: *The team building tool kit: tips, tactics, and rules for effective workplace teams*, New York, 1994, American Management Association.

Kinder JS: *Conflict and diploma nursing education, management of conflict*, New York, 1981, National League for Nursing.

Kohn L, Corrigan J, Donaldson M (eds): *To err is human: building a safer health care system*, Washington, D.C., 2000, National Academies Press.

Kupperschmidt BR: Multigenerational employees: strategies for effective management, *Health Care Manag* 19(1):65, 2000.

Kupperschmidt BR: Address multigenerational conflict: mutual respect and confronting as strategy, *Online J Issues Nurs* 11(2):14, 2006.

Lamontagne C: Intimidation: a concept analysis, *Nurs Forum* 45(1):54, 2010.

Marick MF, Albright RR: *The complete guide to conflict resolution in the workplace*, New York, 2002, AMACOM.

Mayer BS: *The dynamics of conflict resolution: a guide to engagement and intervention*, San Francisco, 2012, Jossey-Bass.

McKeon LM, Cunningham PD, Oswaks JSD: Improving patient safety: patient-focused, high-reliability team training, *J Nurs Care Q* 24(1):76, 2009.

Propp KM, Apker J, Zabava Ford WS, et al: Meeting the complex needs of the health care team: identification of nurse—team communication practices perceived to enhance patient outcomes, *Qual Health Res* 20(1):15, 2010.

Sherman RO: Leading a multigenerational nursing workforce: issues, challenges, and strategies, *Online J Nurs Issues* 11(2):13, 2006.

Stecker M, Stecker MM: Disruptive staff interactions: a serious source of interprovider conflict and stress in health care settings, *Issues Ment Health Nurs* 35(7):533, 2014.

Thomas CM, Bertram E, Johnson D: The SBAR communication technique: teaching nursing students professional communication skills, *Nurse Educ* 34(4):176, 2009.

Weston MJ: Integrating generational perspectives in nursing, *Online J Nurs Issues* 11(2):12, 2006.

Zhani EE: Joint Commission Center for Transforming Healthcare tackles miscommunication among caregivers: top U.S. hospitals identify causes, develop targeted solutions to save lives, News Release, October 21, 2010. http://www.centerfortransforminghealthcare.org/news/display.aspx?newsid523 (Accessed 6/1/11).

第二十九章

临终护理沟通

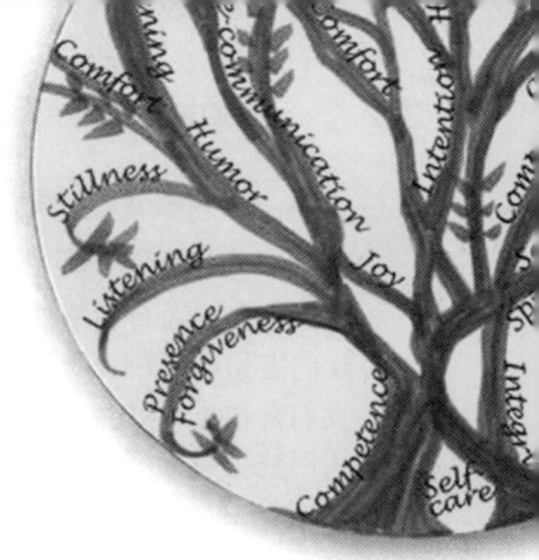

> 对死亡的恐惧源于对生命的恐惧,生活充实的人任何时刻都能坦然面对死亡。
>
> **Mark Twain**

学习目标

1. 明确临终患者在沟通中存在的恐惧
2. 讨论临终患者护理沟通的策略
3. 明确对临终患者和家属创造性表达的策略
4. 讨论在照顾患者及家属时护士的自护角色
5. 参与练习,建立与临终患者和家属护理沟通的策略

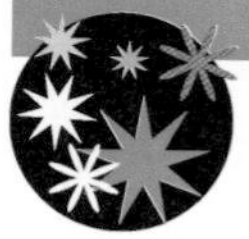

主动学习……

接受旅程中的变革过程:临终护理沟通

阅读本章时,请认真思考以下问题,写出你的答案。

写出你在本章中所学到的知识。

这些知识如何影响你的护理实践?

你将如何运用这些新知识或技能?

想一想……

对临终护理护士的建议

提到对临终患者的护理,需要理解两个专有名词:临终护理与姑息护理。临终关怀是"质量模型",给予面临疾病或伤害的人们以人文关怀,提供以团队为导向的专家医疗照护方案,进行疼痛管理,并根据患者需求和意愿为患者和家属提供心理及精神支持。相信我们每个人都有权无痛苦地死去,我们的家人同样有权利接受必要的"精神支持"(National Hospice 和 Palliative Care Association,2015)。临终关怀是建立在理解死亡是正常生命周期环节的基础上,深化了"好好生活直到死亡"的理念,它服务于家庭、社区和专门的晚期患者安养院。这项运动由 Dame Cicely Saunders 女士发起,是姑息护理这门新兴学科的基础。临终关怀通常在生命的最后 6 个月进行,由医疗保险和医疗补助共同支持,姑息护理"对那些治疗无效的患者来说是积极全面的护理,疼痛控制,对症护理、心理方面、社会方面和精神方面的控制是首要的。姑息护理的目的是为患者和他们的家庭尽可能地提供高质量的服务"(WHO,1990)。姑息治疗可以和正常的疾病治疗同时进行(MedlinePlus,2015)。

作为一名护士,在与临终患者交流时,为什么感到不舒服或不确信呢?停下来考虑这个问题,然后看方框 29-1,思考这些观点。

方框 29-1 很难打开患者的心门时……

- 我们害怕面对自己的死亡
- 我们害怕不知道该说什么
- 我们害怕说错话
- 我们缺乏与临终患者交流的个人经验
- 我们没有坚定的信念来战胜生命中的失落与死亡
- 我们害怕自己会控制不住感情,我们会哭
- 我们害怕会因为患者的死亡而受责备
- 我们担心会受到家人或患者的不敬,因为我们不了解患者的文化
- 只是陪伴患者而不为他们做些什么会使我们感到很不舒服
- 我们也许仅仅是不知道该怎么去做,正是不知道我们才害怕

摘自:American Association of Colleges of Nursing and City of Hope National Medical Center: *Training program facility guide*, Duarte, CA, 2000, End-of-Life Nursing Education Consortium (ELNEC); and Matzo ML, Sherman DW, Sheehan DC, et al: Communication skills for end-of-life nursing care, Nurs Educ Perspect 24(4):176, 2003.

当面对临终患者时,我们必须直视自己将会死亡的事实。然而,清楚生命有限这一现实后,我们可以选择怎样让自己的生命更加美丽,与亲人更亲密,更有意义。当我们接受了人终有一死的事实,就能更充分坦然地面对患者。在生命的神圣时刻能够没有恐惧地倾听……倾听就已经足够。我们不必做任何回应,而是让自己成为他们人生旅途中的伙伴(Nouwen,2005)。

为什么看到一个爱我们的人或我们爱的人接近死亡之时会难以接受?因为他们已经成为了我们生命的一部分。当他们死亡时,意味着我们生命中的一部分也会随之消失,分离是悲伤的源泉。在假期、生日或爱人的周年忌日时,我们会更容易意识到他们的离开。通过怀念,他们再次回到我们的生命中。"怀念意味着让他们的精神支撑我们的日常生活"(Nouwen,2005)。有些人甚至在亲人去世后感觉到更加亲密。情绪管理员会鼓励那些失去亲人者积极与那些有过相同经历的人进行交流,倾听他们对死亡的回应;同时建议他们积极表达亲人的离去对自身生活产生的影响(Loomis,2009)。

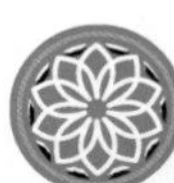

案例链接……

我感到心碎和无助时……一个实习护士面对死亡的感受

在肿瘤科时,我照顾一个 30 多岁的年轻母亲,她的癌细胞已经发生了骨转移。她是一个贤惠的妻子、慈爱的母亲,我祈祷不希望她死去。直到死亡来临的一刻,她是如此坚强、坦然地接受上帝对她的安排。当我走进她的病房内,她突然哭了起来,我感到很心碎和无助。我坐在她的床尾,握着她的手,帮她揉腿,希望能缓解她的不适。在接下来的 20 多分钟里,她不停地流泪,我只能保持沉默,耐心倾听她的心声。她谈到了对即将到来的死亡的恐惧,将离开她的三个女儿和丈夫时,我们一起痛哭,这是我为她提供临终关怀的恰当时机。第二天,我对她进行了关怀指导,并相互拥抱道别,我感觉此刻有什么东西是如此特别,我永远不会忘记她。•

临终护理沟通

过程

临终护理沟通是通过相互影响、交流而建立一种关系的过程。这些交流包括语言的或非语言的,是思想、观点和情感上的一种交换。"死亡不仅是一种医学事件,同时也是一种精神事件"(Young 和 Koopsen,2005)。专业人员和家属可以帮助患者创造一个环境,在那里他们能够进行个人角色的变换、理解和爱的表达。临终护理沟通工作者的必备素质为保持冷静、心境豁达和耐心倾听,能够

站在患者家属的立场，主动提供临终护理沟通（Norlander，2008 和 Seno，2010）。同时要思考以下建议：

1. 与人相处，关心的是患者而不是疾病。

2. 注意倾听，不要判断，倾听患者的需要、愿望和诉求。富有同情心的倾听意味着你将自身的不舒适和那些无意识的、确信的回应预留起来，这样效果会更好，可以让倾诉者以自己的方式诉说（Davis 等，2004）。说话时可以对患者微笑或只是静静地听。

3. 通过温和的接触，如在手上涂护肤液或背部按摩来表示你的同情之心。当患者出汗时，给他一块凉爽的毛巾。

方框 29-2 当我在你生命晚期照顾你时，对你及家人的承诺

- 我是诚实的。
- 我不会放弃你。
- 我会问你对你来说什么是重要的。
- 我将会竭尽全力帮你完成这些目标。
- 我将会适时回答你的问题。
- 我会问你需要什么，我能为你做什么。
- 我会在你的医疗团队中扮演积极的角色。
- 当我在不知道该做什么时，我会寻求帮助。
- 我会考虑如果自己是一个被关爱的家庭成员，会怎样被对待。
- 我会富有同情心地倾听。
- 我会尽量减少自己的问题以更好地服务于你。
- 我会注意自己的健康状况以更全心地服务于你。
- 我将把最好的自己展现给你，包括我的眼泪和微笑。

摘自：End-of-Life Nursing Education Consortium（ELNEC）. *Training Program facility guide*, Duarte, Calif, 2000, Consortium American Association of Nursing and City of Hope National Medical Center.

创造一个安静的环境，可以通过调暗灯光或拉开窗帘等方法，这些都可以创造一种气氛，在这种气氛下可以公开、自由地分享想法和情感（Corr 等，2003；Young 和 Koopsen，2005）（方框 29-2）。

一项有趣且令人欣慰的研究证实，临终时愿景和巧合是存在的，当人在濒临死亡时会将外貌或灵魂映射到接近他们的人身上，使其强烈地感觉以为亲人已经去世并且是很好的归宿。这表明临终患者需要“灵魂交流、心灵慰藉，需要临终关怀者的同情、理解与尊重”（Fenwick 和 Brayne，2011）。

智慧库

Ira Byock 在他的书籍 *Dying Well* 中提到，我们需要为临终患者做五件事，对他们说“原谅我”“我原谅你”“我爱你”“谢谢”“再见”（1998）。

临终护理护士的经验

作为一名护理工作者，我特别荣幸拥有兼职为临终患者及其家人和工作人员提供促进艺术表达的经历。对于其他护理人员，我很敬重他们的能力，能把这项工作当成护理任务来做。在与一位工作 5 年的护士的交流中，她为临床患者带来的舒适和带给他们的支持是令人难忘的。我请求她把经验分享给我，这是一位临终护理护士对她的工作及意义的陈述。本章介绍了 Elizabeth LaBatte 的观点（方框 29-3 和方框 29-4）。当你对死亡的过程有更多理解的时候，你就能更好地帮助患者恢复信心，面对那些敏感的人，可以更有针对性地讲解如何面对生命的结束。

方框 29-3 当死亡临近：一个安养院护士对患者的观察

一些人几个月之前已经知道生命即将结束，却不愿意谈论它，他们认为谈论会加速它的进程，他们可能消极地看待死亡，而不是积极面对，或者没有精神上的支持，害怕它的发生。当他们意识到死亡一步一步逼进的时候，一些人可能意志消沉，变得沉默寡言，对类似电视节目以及家人、朋友等都缺乏兴趣。他们做得最多的是打盹，以至于花费一天中大部分的时间睡觉。家人可能没有意识到这一变化，此时接触和面部表情变得很重要。在身体衰竭时营养已经不那么重要了，因为在这个时候提供食物会给他来更多的痛苦。告知他的家人，这是一个自然的过程，并提供流质柔软的食物。

早期，患者不能睁开眼睛，但是意识仍然清楚。一些专家相信，患者看到故去的亲人是一种幻觉，我认为当一个人徘徊于生死之间时意识更容易混乱不清。他经常同已故的深爱的亲人说话，伸手去拿空中的物品，谈论不熟悉的地方和事情。血压可能会降低，脉率和呼吸可能急剧的升高和降低，出汗增多，皮肤变的湿冷，皮肤颜色从正常变得潮红或者发灰发黄，甲床可能发灰，呼吸可能停止，而以腹式呼吸和嘴唇凸起重新开始。由于濒死时发出的喉音造成了堵塞，而这种堵塞是人不可能用液体清除掉的，这种令人心烦意乱的声音对其他人影响更大。

缺氧会使患者躁动，感觉到末日即将来临，在自然死亡之前，可能会发生短暂的能量激增，给家人虚假的希望。一些人认为这是精神力量作为身体力量的体现。现在，眼睛可以睁开却不能够看见，直到没有反应意识才会消失，听觉可能会很敏锐，患者可能会感觉到你的触碰。继续与患者交流直到死亡，尊重患者，使其度过这最后的时光。

方框 29-4 对死亡的看法：安养院护士对死亡的悲伤体验——给我们的启发

在患者生命的最后时刻，他们需要指导以离开这个世界。他们谈论着“想要离去”，因为他们觉得在他们的一生中他们已经完成了他们所需要做的一切，所以准备让上帝带走他们，在那个时候不要因为死亡而感到沮丧。如果这个人相信死亡之后生命可以继续，当他们的身体衰竭时，告诉他们寻找他们已故的深爱的人，握住他们的手。我记得一个患者告诉我他的姐姐正在看他，他告诉姐姐要减肥，他的姐姐已经过世一年了。他是如此专注于告诉她要做的事，以至于错过了她伸出的手。我们能够使他重新抓住她的手，他走得平静而安详。许多患者活着的时候解决了所有的问题，就能够平静地死去。另一些人，回首往事之后，对待冲突的态度有了明显的转变，一些人停止了数年来的争吵，决定“原谅所有的一切”。有些患者临终前脑海中会浮现出从未经历过的场景。一些人直到生命的最后时刻还在抗争，“我不离开”，就像在与某个人对话。如果患者觉得还未到自己离开的时候，而在他离开时就可能会很痛苦。年轻人尤其如此，他们会抗拒死亡直到身体不能支撑生命，逐渐的昏迷、衰竭、死亡。

个人的选择将会起到决定的作用。一些人在亲人在场时死亡，另一些人独自终老。如果我们可以自己选择时间，那就可以解释在我们死亡时谁可以在场。一些人告诉我，亲人在场会很痛苦。家庭成员可能会守夜 72 小时不休息，在他们离开房间后的几分钟内他们所爱的人死去。或者患者会比预想的坚持更长时间，直到家人来到，祝福他们，然后几分钟内死去。

> 最痛苦的泪水从坟墓里流出，为了还没有说出口的话和还没有做过的事。（痛苦的泪水从坟墓里流出，是因为还有话未说，有事未做，或是因为还有未了的心愿）
>
> **Harriett Beecher Stowe**
>
> 智慧库

一个安养院护士的分享

生命即将结束或者与病魔做斗争的人们可能想分享他们的经历，癌症幸存者通过相互交换支持、经历和处理对策受益颇多。一个处于卵巢癌四期的患者，在一个简报上同她的癌症交流小组成员分享了自己的经历和写作技巧。生活中她收集回复祷文作为她的遗产的一部分，作为激励他人的一种方式。我在这个患者家里见过她；她曾一个晚上呕吐七次，但她仍下床交给我她写作的副本，这些被选为分享的副本还没有印刷（方框 29-5）。

方框 29-5 为花生酱祈祷

在叙述了她几次祈祷得到回应的经历之后，她写道："我已经开始大声对上帝说话和唱歌了。当上帝显灵并成为你的伴侣和朋友时，怎样才算合适的反应？这不是我的片面之词，我 3 岁的儿子 Evan 儿子见证了发生的这一切。有一天，Evan 和我去散步，他说真的很想回家吃花生酱。我告诉他家里已经没有花生酱了，并试图解释关于钱和发薪日的问题；每个妈妈都知道可以和一个 3 岁的孩子讨论一些这样复杂的问题。Evan 沉默了一会儿，然后说，"但是上帝可以把钱放进邮箱，不是吗，妈妈？""哦，是的。"我说。"这对上帝来说一点问题也没有。"

几个小时以后我们回到了家，Evan 说："把我举到邮箱上，我要看看上帝是否把钱放在那里了。"我想祖母有时会送来 30 美元的钞票，有可能放在那里，Evan 居然真的拿到了一个装有 4 美元的信封。

方框 29-5 为花生酱祈祷（续）

"嘿！"Evan 说："上帝给了我 4 美元，那足够买花生酱了吗？"我说："是的"，"我们有足够钱买花生酱和其他东西，上帝不仅给了我们 4 美元，而是更多。"

我带他穿过马路到银行，告诉出纳员把纸币换成零钱，然后我把一堆的零钱给 Evan，"看，上帝给了我们这么多！"

创造性表达技巧

表达艺术为患者和家属提供了创造性的方式来表达情感。从杂志上选择一些材料作为拼贴画可以唤起个人对往事的记忆，为家庭创造一些有纪念意义的片段。带一些患者可能感兴趣的杂志以及剪刀、胶水、彩绘和垫板，让患者选择一些有感染力的词汇和图像，并把他们粘在背景上，无论何种需要都给予帮助。然后询问患者思想是否来源于艺术，可以留出一段时间有助于他们创造一个关于相爱的记忆之盒，雪茄烟盒作为拼贴画的封皮，成为令人回忆的纪念品。

在课文的封面和介绍中可以看到关于曼陀罗的介绍，染色的图样可以使人得到放松。曼陀罗染色书籍可以通过 www. free-mandalas. com 网站免费打印或者通过 www. google. com 网站搜到，并为读者提供彩色蜡笔和彩色标志物。

提供彩色铅笔、标记笔、水彩和水彩纸，让患者或其家属简单地画上蓝色、绿色、紫色的线条就能得到安慰。当你入睡困难时想象这个过程，可以帮助你进入梦乡（Hayes，2006）。

在患者死亡之前，悦耳的音乐可以帮助追忆往事和讲述故事。当你对患者不十分了解时，你可以通过患者的年龄来判断他 20 岁时那个年代的音乐。临近死亡时，发现来自于死亡学领域的音乐是有效的，它是姑息护理的一个部分，比如 Rosa Mystica，来自于 Chalice of Repose Project 的 CD（Schroeder-Sheker，2011）。

如果患者及家人感兴趣，鼓励他们记日记或写诗歌。你可以给家中生病的亲人一个日记本，让他们写些东西，以消除病程开始阶段的恐惧或迷茫。诗歌爱好者可以提供帮助，让他们选择吸引自己的词汇，把它们用在诗歌里，提醒他们作诗没有严格的要求，韵律也不是那么重要的。

Deborah Grassman 是退伍军人疗养院的一名临终关怀护士，在她的职业生涯中，亲自照顾了 10 000 个垂死的老兵。在她的书籍 *The Hero Within：Redeeming the Destiny You Were Born to Fulfill* 中，详细描写了通过回顾人生经历、写信或其他治疗形式，帮助临终患者探寻平和心境的事件（Grassman，2012）。

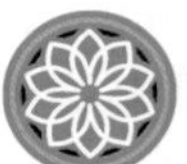

案例链接……

一位工作 30 多年的心理医生在讨论如何帮助患者解决面对死亡的恐惧时说，这并不是在医疗培训中能够学习到的知识。当他被问到“我们死亡以后会去哪里？”这样的问题时，他给出的回答是：当我们死亡以后，我们会回到我们出生前所在的地方（Yalom，2009）。

案例链接……

Sarah，77 岁，身患肺癌的临终患者，我提供给她美术材料让她制作卡片，当她绘画时她开始谈论自己的生活。当我询问她打算把卡片寄给谁时，她看起来很悲伤。我问她是不是有什么话想对某个人说。Sarah 哭了，并说她只希望自己能够告诉女儿她爱她，Sarah 知道她的女儿总是觉得她在批评她。我们谈论她该如何去做，不久安排了她和女儿见面，然后谈些让她女儿感觉更舒服的事情。

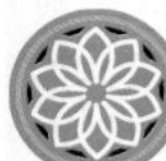

案例链接……

Suzanne，71 岁，临终病人。生活需要照顾，话不多。由于记忆丧失，她回答问题总是模糊不清，她爱好不多，并且很少与人目光接触。来自临终关怀医院的艺术社会工作者与她交谈，问她喜欢什么样的音乐，并拿了一张 CD。能够给她最爱的人唱情歌——由 the Big Bopper 唱的 *Chantilly Lace*，她感到非常高兴。她开始讲在纽约的时候她是多么的喜欢歌剧，她还曾在高中学校教过歌剧，在城市的歌剧舞台上跳过舞。艺术类的社会工作者从歌剧里面找到这张 CD，提到歌剧的事情，Suzanne 变得很有活力。

临终关怀的自我照护

临终自护是临终护理的基础，只有照顾好自己才能照顾好患者、同事。照顾临终患者和他们家人的这段经历，深深地打动了我们，并使我们以一种新的方式奉献自己。我们努力成长，我们反思自己的生活及它的意义。我们感叹疾病没有发生在我们所爱的人身上，晚上回到家里睡觉时，会把孩子抱得更紧。我们会用温柔的眼神注视我们的家人和朋友，我们心存感激。所有这些都给了我们力量，尽管像所有的护理一样，这是一份神圣的工作，但我们不是能够提供照顾的唯一护士。当我们生病时，我们需要从工作中寻找一种维持健康的方式。我们努力工作，现在我们需要努力娱乐。我们需要时间休息或参加一些有社会价值的活动，比如娱乐……

现在，重述那些用护士角色代替患者角色的创造性表达策略……创造性表达是护士自护的一种有价值的工具。在护士社团的国际会议上，护士荣誉团体被给予呈现他们自己的艺术品的机会，包括可视艺术品，纺织艺术品，散文和诗歌（Wendler，2005）。在第三十章中将会介绍更多关于自护方面的知识。

Cicely Saunders 女士写道："怎样使死了的人仍能留在活着的人的记忆里"可作为主题来指导你做好临终患者的护理工作。反思，你怎样才能给家人提供一次积极的经历，使他们在丧亲或之后的日子里能保持永久的记忆（Kuebler 等，2002）。

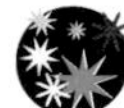
返回本章开头的"主动学习"，并写下你的答案

练习临终护理沟通

反思：练习 1

在你的日记里列举对你来说重要的人或事，反思一下，在你的意识里什么已经失去了。写一篇反思日记，以帮助你更好地理解临终患者的生活。

创造性表达/反思：练习 2

在网上搜索并观看影片《相约星期二》，关于一个男士讲述在他临终的日子里分发遗产经历的故事。与其他同学和同事一起看这部电影，并讨论它对于你照顾临终患者的启发。

创造性表达/反思：练习 3

阅读 Leo Buscaglia 的以儿童读物的形式出版的《弗雷迪的落叶》（*The Fall of Freddie the Leaf*）一书，它讲述了树叶经历四季的繁茂与枯竭的故事。通过阅读，你学到了哪些人生的道理？写一篇反思日记。

创新性表达/反思：练习 4

全班观看电影 Wit，可以从 You Tube 上搜索"The Play：Wit 2001"，讨论在照护 Vivian Bearing 时医疗团队的管理，并完成讨论问题。值得注意的是，这是一部有力量的、引人深思的电影，尤其是照顾 Vivian 的护士 Susie Monahan，这部电影已经作为医学护理院校的教学影视题材。

参考文献

Boucher J, Bova C, Sullivan-Bolyai S, et al: Next-of-kin's perspectives of end-of-life care, *J Hosp Palliat Nurs* 12(1):41, 2010.

Byock I: *Dying well*, New York, 1998, Riverhead Books.

Corr CA, Nabe CM, Corr DM: *Death and dying, life and living*, ed 4, Belmont, CA, 2003, Thomson/Wadsworth.

Davis M, Paleg K, Fanning P: *How to communicate workbook: powerful strategies for effective communication at work and home*, New York, 2004, MJF Books.

Fenwick P, Brayne S: End-of-life experiences: reaching out for compassion, communication, and connection—meaning of deathbed visions and coincidences, *Am J Hosp Palliat Care* 28(1):7, 2011.

Grassman DL: *The hero within: redeeming the destiny you were born to fulfill*, St. Petersburg, FL, 2012, Vandamere Press.

Hayes PM: Art therapy and anxiety: healing through imagery, Cross Country Education seminar, Tampa, FL, March 2006.

Kuebler KK, Berry PH, Heidrich DE: *End-of-life care: clinical practice guidelines*, Philadelphia, 2002, WB Saunders.

Loomis B: End-of-life issues: difficult decisions and dealing with grief, *Nurs Clin North Am* 44(2):223, 2009.

Matzo ML, Sherman DW, Sheehan DC, et al: Communication skills for the end-of life nursing care, *Nurs Educ Perspect* 24(4):176, 2003.

MedlinePlus: What is palliative care? http://www.nlm.nih.gov/medlineplus/ency/patientinstructions/000536.htm (Accessed 1/19/15).

National Hospice and Palliative Care Association: Hospice care. http://www.nhpco.org/about/hospice-care (Accessed 1/19/15).

Norlander L: *To comfort always: a nurse's guide to end-of-life care*, Indianapolis, IN, 2008, Sigma Theta Tau International.

Nouwen HJM: *The dance of life: weaving sorrows and blessings into one joyful step*, Notre Dame, IN, 2005, Ave Maria Press.

Schroeder-Sheker T: The Chalice of Repose Project. http://www.chaliceofrepose.org/history.htm (Accessed 6/1/11).

Seno VL: Being with dying: authenticity in end-of-life encounters, *Am J Hosp Palliat Care* 27:377, 2010 (originally published online May 3, 2010).

Wendler C (ed): *The heART of nursing: expressions of creative art in nursing*, Indianapolis, IN, 2005, Sigma Theta Tau International.

World Health Organization: Cancer pain relief and palliative care. Report of a WHO expert committee, *World Health Organ Tech Rep Ser* 804:1, 1990.

Yalom ID: *Staring at the sun: overcoming the terror of death*, San Francisco, 2009, Jossey-Bass.

Young C, Koopsen C: *Spirituality, health, and healing*, Thorofare, NJ, 2005, SLACK Incorporated.

Zomorodi M, Lynn MR: Critical care nurses' behaviors with end-of-life-care, *J Hosp Palliat Care Nurs* 12(2):89, 2010.

第三十章

继续责任之旅

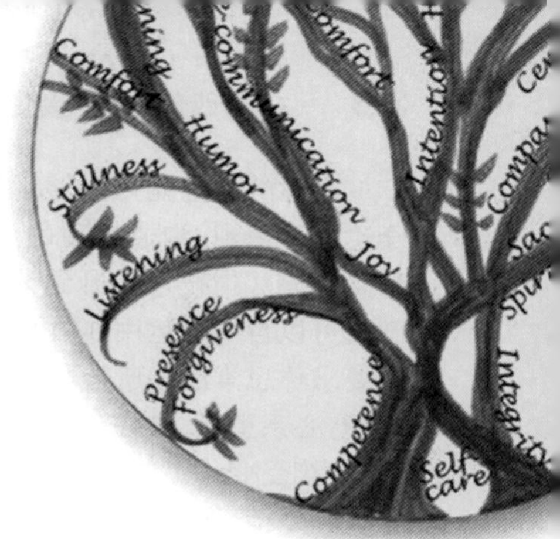

> 人类的伟大之处不在于改造世界，而在于改造自己。
>
> **Mahatma Gandhi**

学习目标

1. 检验积极应对现实冲击方法的掌握程度，完成从学生到毕业生的转变
2. 掌握获得生活平衡的三种能力
3. 找出具有 50 年以上工作经验的护士关于“生活馈赠”回应的共同点
4. 识别更新的策略
5. 讨论建立护理沟通技巧保持承诺的重要性

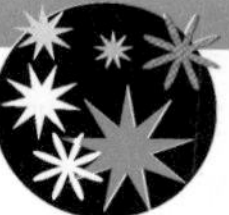

主动学习……

接纳旅途中的转变：继续责任之旅

当你阅读本章内容时，请思考以下问题并写出你的答案。

写出你在本章中所学到的知识。

这些知识如何影响你的护理实践？

你将如何运用这些新知识或技能？

想一想……

倾情投入

深呼吸，想象自己正承担着心仪的护理角色，你将会做什么？你看起来如何？会有什么感觉？你将会在哪里？本章内容将会让你为自己的成就感到骄傲，对自己做的事情充满信心并将继续进行，它鼓励你应对职业生涯中面临的各项挑战，关注那些前人经历过的、特定的、成功的策略，通过日复一日的体验来促进自身的学习和成长，并勇于承担自己的责任。2015 年《美国护士协会道德守则》5.2 节要求，护士要自我应对来自护理工作中的压力源，促进个人健康、安全和幸福。护士要健康饮食，锻炼身体，保证足够的休息，维持家庭关系和谐，参与适当的休闲和娱乐活动，并满足精神或宗教的需要。因此……护士并不是自私的为自己腾出时间玩乐、陪伴朋友和家人，事实上，这是职业上要求护士必须如此。

当你的沟通能力能够运用自如之后，你会迅速意识到，沟通护理是一次多么复杂的冒险之旅。当技术上升到艺术的时候，凭直觉就可以自如地运用你学到的知识。最后一章要求你思索继续所选职业必须面对的责任问题：心系患者，关注健康；让自己重新获得能量；接受变化。要做到这些，则必须在生活中找到平衡，迎接从学生到毕业生的挑战；从明确的学校期望过渡到模糊、陌生的护理实践；从低层次的护士-患者关系到需要解决多个患者之间的相互矛盾；从学生关注的焦点过渡到由于生活改变带来的压力，例如结婚、生子、搬迁、适应新工作等方面（Tingle，2001）。

现实冲击：向护理实践转变

Marlene Kramer 对“现实冲击”问题进行了一项经典的研究。当年轻的毕业生刚刚走进工作岗位时，他们以为自己做好了充分的准备，但实际上却并非如此（Kramer，1974）。明白这些有助于你在工作中更加积极主动地把握机会，尽管这不会简化个人和专业发展之间转变过程中遇到的情绪问题。这可能并非是确切情况，但有助于验证 Marlene Kramer 后续一系列的研究发现。

作为学生，你会学习到如何在学生角色中获得成功，并在毕业后完成从新手到专家的转变。在新的工作环境中，你将重新变成新手。Kramer 在研究中用更清晰的方式呈现了职业-官僚主义矛盾的发展过程中护士面临的挑战，包括不能为患者提供其所需时间产生的矛盾。Kramer 列出了现实冲击的四个阶段（方框 30-1）。

在角色转变过程中，你可能会经历情绪变化，包括“高兴、愤怒、悲伤、兴奋、怨恨、紧张、欣快、自我怀疑或满意”（Tingle，2001）。要知道这一系列的情绪变化是正常的，此时应对压力，学会自我照顾至关重要。例如，在轮休或吃饭的休息间歇，如果允许，在将自己的患者移交给别人照护前，确保患者的需求得到及时满足。你的自信心将会随时间增加，要对自己有耐心。Tingle（2001）总结了善于记忆的 NURSES 转型策略：

方框 30-1 现实冲击的阶段

1. 蜜月期：热情、兴奋、能量满满
2. 冲击期：护理工作现状与内心期望存在差距：愤怒、受挫、沮丧、疲劳、批判、消极的人生观。
3. 恢复期：从不同视角重新认识工作环境，找回幽默感。
4. 解决期：选择一种方式解决学校和工作中亚文化间的矛盾，认识两者价值取向和侧重点的差异。（在此阶段的行动包括频繁地转换工作、放弃工作重返学校、离开护理行业、职业倦怠，矛盾未解决并不断抱怨、文化适应，整合两种价值体系的建设性解决方案。）

N：从不放弃求助！
U：使用可获得的一切设施资源！
R：接受专业学会的激励！
S：与朋友保持联系！
E：实事求是地评价自己的进步！
S：专注于自身目标！

一项针对纽约 612 名新入职注册护士的调查研究中，从护士工作经历中提取了几个关键的主题：护士个人护理观与其生活经历期望值相冲突；对护士工作效率的期望与没有充足时间完成所有工作、了解患者需求相冲突；过高的期望与过多的工作与责任；来自医师不公平、粗鲁、严苛的对待；然而，在度过艰难的 6 个月后，护士重拾希望，情况有所好转，护士状态也得到更好的恢复（Pellico 等，2009）。挪威一项关于新护士工作满意度和工作价值的研究发现，从学校工作环境转变过程中没有实际预想的那么多戏剧性（Daehlen，2008）。

智慧库

领导希望招聘并留住业绩优秀的员工。把每一次新的临床轮转看成一次工作面试，在工作中，关注你的表现，整合所学的知识、临床技能和沟通能力，开始与护理专业人员和组织建立沟通网络。如果你处于在学期间或暑期社会实践，考虑一些无需执照的辅助岗位工作。领导通常会选择那些有工作经验的应聘者（Sherman and Dyess，2010）。

积极应对现实冲击：从学生到护士的转变

沟通在角色转变过程中起至关重要的作用。当你有疑问时，应该清楚知道你想问什么并花些时间决定谁更适合回答这个问题。有经验的员工可能知道你忽略的步骤，所以在得知你需要的信息前不需要犹豫，继续提问。如果情况紧急请及时告知，仔细倾听你接收到的答案并重复，确保自身的焦虑没有影响你对问题的倾听和理解。

Kramer（1974）提出了以下建议来实现文化适应：通过观察问题的各方面来评估工作场所的情况；思考你的行为会如何影响其他同事；建立适当、可达到的目标。

其他在面试时可以应用的积极主动策略有：穿着得体以示对面试组织或个人的尊重；即使那不是你梦寐以求的工作，也要表现出对这份工作的热情，回答简短明了，切记漫谈，不要提供个人信息，询问培训的时间及在实习期或助手阶段的具体安排，在线了解关于该组织的理念和使命，并询问面试下一步安排（Tuckerton，2014）。当你接受一个职位时，了解该组织发展历史，并关注该组织在技术实力和人际关系方面的地位声誉，和能够理解你此时经历感受的人表达你内心真实想法，这个人不仅是和你一起工作的人，而且是你信任的人。此外，作为新人你期望通过测试成为组织的新成员；你要知道其他员工同样也承受着压力；可以通过日记来记录每天的想法、感受、思考及对事物看法的改变、分享你获得同事尊重的喜悦（Dyess 和 Sherman，2009）。

实现工作与生活的平衡

Guterman（1994）提出了生活平衡的模式，他关注三个方面的能力：“制造成功，诠释意义以及更新”。三种能力对于平衡而言是必不可少的，而且是真正的兴奋，如生活中骑车的乐趣来自于运动，运动需要掌握平衡，而不仅仅是找到一个稳定点。

在一个经典的专栏里，Ann Landers 在一篇文章里将生活比喻成坐车旅行。文章指出，人们的生活重心不应该是车站或目的的，而应该是旅途本身。

制造成功

制造成功就是要设立目标，明确自己的目的地。Guzzetta（1998）将整体护理实践比作挂毯的编织方法，“挂毯的编织者描述编织过程就如一个关于医学的职业、改变、康复，是一份神圣的工作。”作为一名护士，你需要何种挂毯？你怎样装饰它才能做出独一无二的贡献呢？

然而，只是获得成功是远远不够的。平衡来自于生活理念为生命之旅带来的快乐，Rabbi Harold Kushner 如是说，回顾他的经典名言：“没有人在临终前说‘我应该在工作上花费更多的时间。’”护理为成功提供了很多机会——临床实践、行政管理、教学、科研，高级护理——也为护理倡导者提供了许多方法。平衡来自于对这种模式的三种组成成分的关注，要关心自己，明白护士的自我照顾是整体护理的基础。

诠释意义

对护理人员的意义

寻找护理人员工作的意义对于护士来说非常关键，Arnold（1989）认为这个过程可以有效地防止护士的疲乏感。她认为护士的疲乏感对患者而言是一种现存的危机，因为患者需要护士处于“意义创造者”的角色。而Arnold的工作进一步确认了许多职业护士对护理工作的必要性已达成共识。

Arnold（1989）提出，随着一系列的价值和信念转变为纪律和管理规定，许多护理学生成长起来。信念是一种良好的习惯，做正确的事情，相信所有的事情都会变好。当护士面对毫无意义的悲剧，或压力不断累积，护士的精神会失去平衡，以前的信念将不再提供决策所依赖的、正确的、内在向导，“祈祷和参与宗教服务变得困难”。在高压力下，传统消极信念可能“没必要将易懂的意义赋予到生活经历中。如果一个人认为精神的作用很狭隘，那么精神与强大力量的联系将不复存在。”现存危机的解决成为了“在更高目标的忠诚和信任支撑下，完全接受和忠于职守。护士们真正需要的是一个更广阔的视角，一种更深层次的理解来应对那些不被理解的痛苦和遭遇，而这些恰恰是护士们每天所经历的”。从以往的护理事件中可以看到，护士的工作是与那些被剥夺权利的人，害怕我们或本身恐惧的患者紧密联系在一起的。从这个调查中体现了意义的四个方面：通过直视恐惧和偏见来面对挑战；参与工作的意义；与家庭经历或不幸相结合的护理；来自人类一般经历的意义——每个人都有关心和尊重的权利（Zerwekh，2000）。

Kushner（2001）面对他的儿子死于早衰这样的现实时，他问自己：作为一个犹太教法律专家，一个好人，他的生活中怎么会有这样的悲剧？在他的《当不幸降临到好人身上》这本书中，他总结出一个人不能掌握生活中所发生的事件，而只能掌握他对于生活的态度。Kushner找出三种方式来赋予生活的意义：融入群体；接受痛苦是生活的一部分；知道你与别人不一样。作为一名护士，如果你对人类状况始终保持公开和敏感的态度，以上所提及的方式会是你生活的一部分（Kushner，2002）。

融入群体是指在你的生活中拥有一部分人，他们是你生活中固定的一部分，你向他们分享你的生活。护士们有时因与家人关系不和感到痛苦，直到你能处理好这些关系，你可以宣称你的好朋友是你的新亲戚。

能接受痛苦是生活的一部分，也就能够经历相对的快乐。完全正视患者或家人是指在面对危机时可以完全诉说自己的遭遇，以及分享成功化解危机时的喜悦。

当你对生活事件束手无策时，“你与别人不一样”这种想法会让你舒服很多。体会你得到的感谢，整理你收到的那些纸条和卡片，并把它们放在一本书里，以后当你再看到这些纸条的时候，重新体会那份快乐和自豪。

护士是意义的制造者

发展信念系统的能力，在与患者以及家人的人际沟通中得以体现，这种信念系统体现了一种内在过程，是超越人类理解力的一种理解或解释事件的方法。一个不确定自己信仰的护士说，当一个患者的家属不开心时，她会主动说：“这里有很多事情超越了我们的理解，但是我相信生活终有它的目的。”尽量多与那些家庭幸福的同事和患者沟通，你会更加清楚信念系统是什么。

生活留下的馈赠

时刻铭记你的护理事业已经是你工作生涯中的一部分。Lakeview 护理学院的 Danville 每年都会进行关于经验遗留的研究项目并受到下列机构的支持。其中一个项目是筹款活动，为患有慢性疾病的儿童提供医疗费用。作为长期从事护理工作的人员，他们可以从中发现生活留下的馈赠（方框 30-2）。

方框 30-2 生活的遗产

具有 50 年以上工龄的护士分享她们的工作经验时，主要围绕以下三个问题。①当你想到护理沟通时，你想给护理学生和刚毕业的护生传达什么信息？②你学到的一件很难的事是什么，愿意分享以促进护理专业的持续发展吗？③能从你的经历中分享一些有智慧的感悟吗？

受教育者的学历存在差异：文凭、学位、硕士、博士。他们的从业经验范围分布于不同专科技术领域，同时他们承担其他角色，如质量改进者，护理教育者，经营者，管理者，夜班监督者，行政人员，医保工作人员及承担政府职位。她们中的一部分在加拿大工作，一部分仍在进行临床实践，还有一部分已经退休。当你记录她们的回答时，寻找她们回应的共同点。

Ann Rinaldi：倾听、倾听、再倾听，用善意、同情、关怀的心来倾听。患者并不关心你是谁及你的个人生活，他们想知道你会怎么照顾他们。作为一个有困难经历的患者，要帮助他为即将发生的事情做好准备，因为许多患者害怕死亡，充分的准备可以减轻他们的恐惧。照顾患者是上天赐予我们的特权，要以行动做出表示！

Robrta Rauer：我想强调的是，你的患者已经视你为权威人员，他们依赖、信任你给他们提供的所有相关信息。给大家一个警告，不要随便分享个人信息；可以分享共同的兴趣爱好、运动、电影。些许幽默感可以帮助我们在护理工作中发展得更好，幽默感就像在日常生活中的一个微笑和一句愉快的问候一样有效。

Denise Geolot Sherer：沟通技巧是一项生活技能，永远不要低估它们的重要性。有效沟通的关键：人际关系、情感、态度、举止和肢体语言。你与患者和同事沟通的方式方法会影响护理计划的制订和患者的治疗结果。护理是医疗保健的重要组成部分，但并未受到很好的重视。研究表明护理角色能够增加获得成本效益的优质护理。护士团体需要扩大他们的影响力范围，成为医疗保健提供者、保险公司、政策制定者、监管机构和专业协会重点讨论的一部分，他们试图找出并解决当今医疗照护费用、照护质量及获得途径等复杂医疗问题。护理是一份很棒的职业，在我的职业生涯中，它经常带给我意想不到的转变。每个人都有机会开展一项有趣的、令人兴奋和满足的事业。我给应届毕业生的建议是：抓住机会，勇于冒险，你将得到美妙的奖励。

Kaarlyn Shilliday：用你期望的别人同自己交流的方式与患者和同事进行交流：语言、声音、语调、真诚的感激和感谢。当工作中出现难题时，他们总会这样做：放松，不要立即行动，反思你在整个事件中的问题，放下你的骄傲，勇于正视自己的不足，学会说对不起。过去的 50 年是重要的人生经历，我很荣幸能在这么多勤劳、专心、有趣、善良的人们陪伴下工作。

Betty Laing：对待患者要懂得换位思考，用你期望得到的方式对待他们。一个好的倾听者会让患者受触动，感到安心，这是有效的沟通方式！基本技术和知识是护士的必备技能，但照护却是护理工作的核

方框 30-2 生活的遗产(续)

心。我10岁时因车祸入院,正是护士的关爱和娴熟的技术促使我成为一名护士。关心和尊重也同样适用于同事之间,没有完美的工作环境,不要把所有的注意力都放在令人消极的事物上。同一般护士成长和发展的职业生涯一样,有经验的护士有能力使“菜鸟护士”及其工作环境变得丰富多彩。机会到处都是,看你如何把握!

Carol Washburn:你不需要知道所有的答案,甚至是“对”这样的话。在危机和困难时期,简单的交流最有效,冗长的解释常常不易被理解。从内心深处传递温柔的触摸、温暖的微笑和眼神交流最有意义。记住,照顾者之间建立的紧密关系能够提供坚实的支撑力量,增加对患者的支持。作为年轻护士,我觉得我必须要坚强、果断、独立思考。我没有感觉到团队给予的支持,特别是那些经验丰富的前辈的关爱和帮助。然而团队中有意义的关系能够为患者和亲人提供安全港湾,在那里我们可以自由提问、表达情感。记住,处在以任务为导向的生活中,我们要花些时间与自己和他人共处,这些短暂的时光对我来说是最有意义的。当我是夜班监督员时,我总是在早上接到一些护士因生病请假的电话。记得一天半夜,我接到一位护士打来的电话,因父母去世需要请假。她在电话里哭得很伤心,我只能安静地听她倾诉。那个短暂的电话瞬间将我们联系在一起,贯穿了我们共同工作的始终。电话中短暂的交流,提高了我们的沟通效率,保证我们更好地照顾患者。珍惜每一刻。

Kathy West:你要明白患者并不总是了解自己的病情,例如他们根本不明白结核菌素试验阳性与活动性肺结核的区别,或者不知道结核病是可以治疗的疾病。记住,医疗护理环境中也存在职场政治,当问题出现时,我们要知道如何识别并运用最好的手段处理它们。我不会为了爬到更高的位置去耍心机,时刻谨记你自己是谁,想要达到什么样的目标。期待你步入医疗护理行业,为提供优质护理服务贡献你的力量。

时刻谨记我们的护理工作关系到患者生命,而不是仅与我们自己有关。我们要照顾好自己,时刻集中精力,把自身烦恼放在一边,专注于解决患者的需求。Arnold(1989)提倡把融入作为生活的一部分,要意识到能量的释放与获得可以保持个人健康和后续能力对培养自己的人际关系是有必要的。意义的丧失能造成精神压力,但是在专业和个人生活上设定不可能达到的完美标准,会使人不知所措,并感到筋疲力尽,护理沟通的亲密度会消耗能量储存。因此,对更新的关注是有必要的。

能量更新

既然护士每天不可避免地要面对压力,是该考虑如何给你的生活添加能量、开心和快乐的时候了,考虑身体—精神—思想方法。

身体

寻找一项你喜欢的体力运动,要形成规律,但不要过分。跳舞、打网球、走路、跑步,可以列出无数。刚开始时,仅仅做移动的动作,每天2次,从10分钟开始。看看镜子,你喜欢所看到的吗?你是健康的榜样吗?你看到自己的身体是神圣不可侵犯的吗?

思想

考虑运用静修操练,“有意识地将注意力集中当下,自我认同、跟随思想前行”(Bazarko,2014)。静修操练是通过冥想、瑜伽、坐禅等方式进行主动的创造过程，亲近自然，感受和谐（Barzarko，2014）。这种做法可以实现自我照护，并促使自己更多地与患者和自我进行交流。美国护理协会出版的 *Mindfulness and You: Being Present in Nursing Practice*（Bazarko，2014）一书中对静修操练有很详细的介绍，可供购买下载或打印。弗吉尼亚大学有一个冥想科学中心，把护理中的静修操练和医学结合，遍及整个大学和社会团体。选择音乐、电影或阅读书籍来更新能量，为生活增添更多欢乐、笑声和幽默（参见第十三章），用美丽来装点你的世界。提供临终护理和延缓护理的病房，医疗人员和志愿者曾应用三种创造性的自我护理策略，下面是这些策略和一位参与者的评论：写日志——“这些话有什么用？我不过是需要知道从何开始。”表达艺术——“用艺术来表达自己使我感受到我以前没察觉到的感觉”；音乐疗法——“音乐给我一种自由的感觉，一种曾经拥有但已忘记的自由的感觉”（Murant，2000）。记日记、搞些艺术、听音乐来调整心情。

案例链接……

敢于做自己

一位护士回忆与一位重病患者进行深刻交谈的情景，她使用了危机干预策略，询问这位女性是否发生过类似的事情，以及她是如何处理的。这位患者能够识别出有助于她早期生活的应对资源：“在一家餐馆里我遇到了一位以前护理过的患者，她感谢我过去对她的帮助让她找到了生活中最重要的东西。出院后，她又回到了教堂，几年后她仍然记得我。” •

心灵

找时间读一些激励人心的资料或故事来丰富心灵。花点时间安静一下，光想别做，设定一个有规律的计划去安排你的生活，回顾关于想象和放松的那一章。写下你个人和专业生活的任务单（Kenney 1998），我的任务单是“重新鼓励、振奋护士去提供精心的护理并在旅途中寻找幽默和愉快，看 Jones 的 *The Path: Creating Your Mission Statement for Work and for Life*（1996）的具体说明，帮助你写出任务清单。

> 我喜欢把男人和女人看成是生活的艺术家，虽然从事风险和天赋并存的工作，却能将二者重新结合，构建出别样的人生意义，完美表达出他们是谁，他们信仰什么，即使在他们的学习、工作和抚养孩子过程中，也能不断地提升自己。
>
> **Bateson（2010）**
>
> 智慧库

保持联系

方框 30-3 提供了本书每个章节的反思内容，请认真阅读并思考。

最后阐述责任的持续性及其带来的危险和愉快。

一个护士总结说：“虽然护士可以戴很多帽子，但是他们都坚持对“护理艺术”的责任（Schettle，1998）”。在复杂综合的调配护理系统里，护士们承担着多于以往的临床和管理角色，影响着健康护理行业。而且，他们仍保持对患者及家属提供高质量护理的责任，提升个人和社会幸福的责任。通过电子沟通，他们继续关注全球健康护理问题。护士被要求发展全科医疗教育，护士正转向企业去设计合作健康项目，这些新角色要求新技术和以终身学习为目标的责任。

本书中的例子处理的是某个时期的某个问题，临床情况呈现出现实生活的复杂性，人们总是在与生活的诸多挑战作斗争。面对这种复杂性，为了处理困难局面，护士一定要与患者和家人一起成长。诚实、坦白的沟通就是对继续成长负责，对处理变化负责，对保持

方框 30-3 集中反思

第一章:练习自信的沟通,虽然不能保证你会得到你想要的,但是增加了得到的可能性。

第二章:深呼吸、聆听,不要理会那些不得不知道的答案。

第三章:在适当的时候提供帮助和信息,记住,人要自己做决定。

第四章:相比较差异而言,应把关注放在共同点上。

第五章:来自双眼和内心的微笑是温暖最好的代言。

第六章:相互尊重是健康照护的基础。

第七章:分享真实的自我,毫无欺瞒。

第八章:我们应清楚知道可以尝试设身处地地为别人考虑,但用虚伪永远不会成功。

第九章:在患者、家人和同事面前勇于自我表露。

第十章:细节至关重要,在特殊情况下可以挽救生命。

第十一章:问你需要知道的问题,明白患者是脆弱的,并且信任你不会探究超出必要信息以外的秘密。

第十二章:谨记表达观点与提供建议是不同的。

第十三章:学会自嘲,不要把自己看得过于重要。

第十四章:努力满足自己的精神需求,更好地支持他人表达自身需求。

第十五章:如果在你需要的时候却拒绝向他人寻求支持和帮助,你就不会感觉到帮助他人的美好感觉。

第十六章:明白适当的焦虑能促进你更加专注,不断学习和成长。

第十七章:记得 Ashleigh Brilliant 的一句名言:"我可能不是最完美的,但我在某些方面很优秀。"

第十八章:当你必须停止等待红灯或在商店门口暂停时,利用这个时间来练习深呼吸和放松。

第十九章:如果你的大脑不能区分在夏威夷和在此处的不同,那放下手边的工作去度假吧!

第二十章:记住 *The Little Engine That Could*,我想我可以,我可以,我一定可以。

第二十一章:在团队中工作,通过分享你的知识和想法来获得自身价值。

第二十二章:记住,电子通讯虽然方便,但手写的便条却是遗留的瑰宝。

第二十三章:当你面对一个人时,你想使你们的关系更亲密。

第二十四章:你可以选择何时拒绝一项不合理的请求或去履行它,这是一个选择问题,有时"yes"是正确的答案,但你要知道你可以说"no"。

第二十五章:记住,今天别人感受的痛苦明天可能就会发生在你身上。

第二十六章:记住,有时候你必须让别人知道你值得受到尊重。

第二十七章:记住,你不可能成为所有人的全部,但你可以在自我理解中成长,时而亲近,时而保持距离。

第二十八章:明白冲突和观点不同,有时可以激发出更好的解决方案。

第二十九章:思考这句名言:"他不是忙着出生,就是忙着赴死"(Bob Dylan)。我们都逃不过这句话。

第三十章:思考这句话:我照顾好自己,才能照顾别人。

与人沟通负责。回报是非常丰厚的。工作能带来快乐,但是如果失去快乐,将付出沉重的代价。这份快乐源于丰富的个人生活,对兴趣的追求和与你保持沟通的人们。让这最后的练习助你一路前行。

祝你旅途愉快!再见!

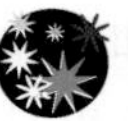
返回本章开头的"主动学习",并写下你的答案

练习继续责任之旅

自我评估/技能构建：练习 1

列举你在生活中扮演的角色，比如护士或学生，女儿或儿子，配偶、父母或社区志愿者等。然后画直径为 1.3 米的二个圈，把第一个圈切成像馅饼一样的几部分，有几个角色切成几部分。每一部分所占的比例应与你为每个角色所花费的时间相符。完成时，思考所用的时间是否反映你的价值；按照你花费时间的偏好确定第二个圈的分割比例。如果两种时间的分布出现不同，考虑你可能做出什么转变。

反思性练习：练习 2

开始记日记，记录日常护理工作中的喜怒哀乐。做两周的日常记录，并进行回顾。如果有帮助就继续写日记，或者在遇到困难时再试一试。开始时只回答一个问题："今天，什么让我产生一种想知道的感觉，一种敬畏的感觉"。

技能构建：练习 3

创办"快乐手册"，记录生活中发生的快乐事件。不开心时，重温快乐手册；如果你看不出有什么变化，选择有意义的事或活动，主动提供服务。

创造性表达：练习 4

创办"快乐盒子"，一套"反抑郁工具"，收集纪念品、励志剪报、感谢信、小玩具等提升心情的东西。鼓励一个孩子去做同样的事，把它称为宝盒。

创造性表达：练习 5

创办自己康复经历的手稿。把从杂志、贺卡、特殊照片复印件、大的纪念物剪下的图片粘贴在结实的硬纸板或垫板上，花时间反思这些选

创造性表达：练习 5（续）

择的意义，写下你学到了什么。如果你是学生，和其他人简单分享你的想法。这个活动可用于患者及家属身上，能够达到许多目的。为利用你内在智慧的力量，用支配手（写字的手）写下关于手稿的 3 个问题。比如"我需要学习什么课程？"用非支配手回答问题，反思你的回答。

专业和个人发展：练习 6

制订你自己的目标，用积极的方式记录，如"通过资格考试。"想象自己成功地完成了目标。写一篇关于未来自己的日记，写下你看起来怎么样？你听起来怎么样？你对自己是否有不同的呈现方式？保存好你对自己的这份愿望清单（Bolton 等，2006）。

创造性表达：练习 7

完成一份自我照护实践，你可以走到户外，坐在一个美丽的地方，如公园，花园或森林等自然风景中，集中精力体会你此刻的感觉，写一首感悟小诗。这种简短的 17 音节诗歌是从 8 世纪流传下来的，一种传统的日本诗歌形式。"诗句中的哲学寓意，在自然世界中沉淀自我，笔者将会敞开心灵之眼，探寻到任何有意义的事物，从而获得平和，接受生活的变迁"（Bolton 等，2006）。诗句的第一行有五个音节，第二行有七个音节，第三行有五个音节。例如：微风吹过树林，游走于枝叶间，有些叶子坚固的挂在枝头，有些却飘落下来。

Q. S. E. N. 学习策略：练习 8

所有护士都走在变得优秀和成熟的旅程中，提高照护患者健康的领导能力，为患者安全做出贡献，领导护理安全的文化进程，整个过程中不断收获经验。利用交通工具图像，以一名护理安

Q. S. E. N. 学习策略：练习 8（续）

全文化的领导者，描绘在未来 5 年里，你希望如何继续责任之旅

- 以交通工具为映像，在 5 年内你希望到达的目的地（目标）是哪里？
- 为了达到目标你需要做出什么改变，什么情况会限制前进速度？
- 沿途有什么休息站？
- 可能存在的弯路或路障有哪些？
- 你如何掌控你的前进速度？
- 谁可能是指导你前进的良师益友？

参考文献

American Nurses Association: Code of Ethics for Nurses 2015 with Interpretive Statements. http://www.nursingworld.org/codeofethics (Accessed 1/20/15).

Arnold E: Burnout as a spiritual issue: rediscovering meaning in nursing practice. In Carson VB (ed): *Spiritual dimensions of nursing practice*, Philadelphia, 1989, WB Saunders.

Bateson MC: *Composing a further life: the age of active wisdom*, New York, 2010, Knopf.

Bazarko D: *Mindfulness and you: being present in nursing practice*, www.nursebooks.org, 2014. American Nurses Association.

Bolton G, Field V, Thompson K: *Writing works: a resource book for therapeutic writing workshops and activities*, London, 2006, Jessica Kingsley Publishers.

Daehlen M: Job satisfaction and job values among beginning nurses: a questionnaire survey, *Int J Nurs Stud* 45(12):1789, 2008.

Dyess SM, Sherman RO: The first year of practice: new graduate nurses' transition and learning needs, *J Cont Educ Nurs* 40(9):403, 2009.

Fontaine KL: *Complementary & alternative therapies for nursing practice*, Upper Saddle River, NJ, 2014, Prentice Hall.

Guterman MS: *Common sense for uncommon times: the power of balance in work, family, and personal life*, Palo Alto, CA, 1994, CPP Books.

Guzzetta CE: Weaving a tapestry of holism, *J Cardiovasc Nurs* 12(2):18, 1998.

Jones LB: *The path: creating your mission statement for work and for life*, New York, 1998, Hyperion.

Kenney EG: Creating fulfillment in today's workplace: a guide for nurses, *Am J Nurs* 98(5):44, 1998.

Kramer ML: *Reality shock: why nurses leave nursing*, St. Louis, 1974, CV Mosby.

Kushner H: *When bad things happen to good people*, New York, 2001, Schocken Books.

Kushner H: *When all you've ever wanted isn't enough: a search for a life that matters*, New York, 2002, Fireside.

Murant GM: Creativity and self-care for caregivers, *J Palliat Care* 16(2):44, 2000.

Pellico LH, Brewer CS, Kovner CT: What newly licensed registered nurses have to say about their new experiences, *Nurs Outlook* 57(4):194, 2009.

Schettle S: A nurse's reflection: nursing in the '90s—old hats, new ways, *Am J Nurs* 98(5):16J, 1998.

Sherman RO, Dyess S: New graduate transition into practice during turbulent economic times (guest editorial), *J Nurs Educ* 49(7):367, 2010.

Tingle CA: Workplace advocacy as a transition tool, *Student Nurse Advisor* 1(16), July 15, 2001.

Tuckerton R: *15 minutes to a better interview: what I wish every job candidate knew*, www.Interview-aid.com, 2014. Kindle book.

Zerwekh JV: Caring on the ragged edge: nursing persons who are disenfranchised, *Adv Nurs Sci* 22(4):47, 2000.